世图心理

U0323928

当代精神分析理论

（客体关系系列）

客体关系家庭治疗

[美]大卫·萨夫 吉儿·萨夫 /著

Object Relations
Family Therapy

童俊 丁瑞佳 /译

李小龙 /校订

世界图书出版公司

北京·广州·上海·西安

图书在版编目（CIP）数据

客体关系家庭治疗 /（美）大卫·萨夫（Scharff，D.），（美）吉儿·萨夫（Scharff，J.）著，童俊，丁瑞佳译.—北京：世界图书出版公司北京公司，2012.7（2023.1 重印）
书名原文：Object Relations Family Therapy
ISBN 978-7-5100-4851-7

Ⅰ.①客… Ⅱ.①萨…②萨…③童…④丁… Ⅲ.①家庭治疗－精神分析 Ⅳ.①R749.055

中国版本图书馆CIP数据核字（2012）第 141887 号

书　　名	客体关系家庭治疗 KETI GUANXI JIATING ZHILIAO
著　　者	［美］大卫·萨夫（David E. Scharff）　　吉儿·萨夫（Jill S. Scharff）
译　　者	童　俊　丁瑞佳
校　　订	李小龙
责任编辑	曹　文
出版发行	世界图书出版有限公司北京分公司
地　　址	北京市东城区朝内大街137号
邮　　编	100010
电　　话	010-64038355（发行）　64037380（客服）　64033507（总编室）
网　　址	http://www.wpcbj.com.cn
邮　　箱	wpcbjst@vip.163.com
销　　售	新华书店
印　　刷	河北鑫彩博图印刷有限公司
开　　本	787 mm × 1092 mm　1/16
印　　张	34.5
字　　数	488千字
版　　次	2012年7月第1版
印　　次	2023年1月第7次印刷
版权登记	01-2007-4573
国际书号	ISBN 978-7-5100-4851-7
定　　价	78.00元

内心现实和家庭现实

　　在20世纪20~30年代，已有研究者试图从家庭或者婚姻角度来了解个体，但家庭治疗的正式兴起被认为开始于20世纪50年代。在那10年里，后来的一些重要人物进入家庭治疗领域，如Bateson等在Palo Alto（美国西部城市）开始进行交流过程的研究，提出了著名的双重束缚（Double bind），Jackson在此基础上创建了MRI（Mental Research Institute），Satir、Watzlawick以及Haley也被相继邀请进入这个团队，他们后来分别发展出Experiential family therapy、Brief therapy、Strategic family therapy等治疗方法。除他们外，还有Bowen、Böszörményi-Nagy等，他们也在这个时候登上舞台，并慢慢发展出自己的治疗方法，如Bowenian family system therapy和Contextual therapy。

　　家庭治疗的兴起有很多背景因素，其中之一就是对精神分析的修正。精神分析是20世纪中叶心理治疗的主要流派，也是家庭治疗当时主要的对话对象。许多早期家庭治疗师都受过精神分析的完整培训，如Ackerman、Bowen、Lidz、Jackson、Munichin、Wynne等。他们中的一些人不满于精神分析对问题的解释模式，试图寻找新的治疗方法。他们和精神分析划清界限，认为二者的方法论、认识论完全不同，如认为家庭治疗的主要立场是系统论、循环因果、人际取向，精神分析的立场则是强调内心冲突、潜意识幻想以及治疗关系。极端如Jackson、Minuchin等，其立场和精神分析截然对立。Minuchin就认为，在不考虑家庭相互作用的时候来理解个体根本就是不可能的事情。而精神分析则坚持认为，尽管个体问题发生于家庭环境下的性格形成时期，但此时此地的问题已经内化在个体的人格中，在治疗个体时会见家庭不仅无益，反而有害。精神分析师认为家庭治疗只是在表面和外部做文章，而家庭治疗师认为精神分析师有"长期的近视"，二者充满了猜疑和轻视。

也有些家庭治疗师试图调和二者，这种调和大体可以分为两类：一类是基于早期弗洛伊德的经典理论，在家庭水平上应用一些动力学的概念和思路，如Bowen、Nagy以及更早的Ackerman等；另一类则是基于客体关系理论，这种理论强调治疗师和来访者的互动，这种互动被Sharff等应用到家庭治疗中，并发展出客体关系取向的家庭治疗，即本书《客体关系家庭治疗》中的内容。

20世纪上半叶，在其他学科中发展出来的一般系统理论和控制论在50年代后成为家庭治疗的主要范式，该范式对"为什么"这种问题并不感兴趣。相较于原因，其更注重循环（recursion，circularity），将家庭中个人的问题看成家庭成员相互影响的结果。控制论的重要概念"反馈"也被引入家庭治疗当中，"好"和"坏"这种判断概念被"正反馈"和"负反馈"所置换。家庭系统具有自我纠正（self-corrective）的机制，并会达到一种内稳态（homeostasis），因此家庭中的问题个体往往只是家庭问题的索引。精神分析的本体论隐喻将家庭视为一个由不同零件组成的机械，而系统论的隐喻则将家庭视为一个能够自我平衡和发展的生物体，前者关注机械的各个部分以及各个部分的冲突，后者则认为系统大于部分之和。90

年代之后，这种情形有所修正，第二控制论（观察者不能独立于被观察的系统之外）和社会建构主义（人际、社会的相互作用建构了家庭话语）对家庭治疗产生相当大的影响。家庭治疗师不再被认为是独立的无偏见观察者，故事是被多个个体在某一特定社会背景下创建出来的，治疗师则是和来访家庭合作，重新制作新的故事。这种转向意味着对个体叙事的重新关注，也鼓励家庭治疗师从精神分析的视角重新进行思考。

精神分析是一个庞大的体系，在其100年的发展过程中产生了多种模型，弗洛伊德自身就至少有过三次大的改变（创伤理论、拓扑学理论和结构理论），后来发展出的自我心理学、客体关系理论、自体心理学均有其自身的理论立场。但这些理论也有相当的共同性，其重要概念如移情、工作联盟、投射性认同等虽然都是人际作用的产物，但其主要的工作点还在心理内部（intrapsychic）。即使如此，精神分析理论资源中依然有很多人际（interpersonal）理论的位置，这也是精神分析理论在家庭层面能够进行工作的地方。客体关系理论是二战后在英国发展出来的精神分析范式，在开始并不被正统分析师接受，后来却逐渐成为精神分析的主流之一。

本书作者即是20世纪60年代在美国接受了家庭治疗的思想，而70年代初在伦敦塔维斯托克（Tavistock）诊所受训，那里正是克莱茵学派的大本营，之后回到了美国试图综合二者，并在多年临床和教学工作的基础上，于1987年完成了本书。

客体关系家庭治疗可以归属于精神分析，也可以归属于家庭治疗，但这里的家庭治疗并非是以系统思想为指导范式的家庭治疗，其差别可以在治疗长度上表现出来。客体关系家庭治疗没有确定的时间限制，从四十五分钟到一个半小时，一周一次或者两次，持续时间视需要而定，但平均是两年时间。而一般的系统式家庭治疗时间则要少得多，多数时候不超过十次。原因就在于前者还是秉承精神分析的基本准则，不以症状改善来评估治疗成功与否，强调的是掌控发展性应激的能力，因此不会在早期就终止治疗，而后者更多是速战速决，和家庭不发生太多的情感联系。

相对而言，家庭治疗聚焦于家庭现实，精神分析聚焦于内心现实。客体关系家庭治疗试图在二者之间游走，既和家庭现实一起工作，又试图让家庭成员从潜意识的束缚中解放出来，认识并学会处理自己和其他成员的投射性认同。这种工作方式的难度会超过通常意义的家庭治疗和精神分析，治疗师需要承载不同家庭成员带来的痛苦混乱，既不能置身事外、隔离情感，又不能只见树木不见森林，将家庭治疗做成个体治疗。由于内在焦点的歧异，将家庭治疗和精神分析进行整合显然是一件非常困难的工作，本书则是这种努力中的一个杰出代表，虽然发行已经超过20年，但已然成为该领域的经典。

1990~1993年我在德国海德堡学习、研究家庭治疗，博士生导师是Helm Stierlin。他是精神分析师，也是家庭治疗师，是系统家庭治疗海德堡小组的代表人物。他于20世纪70年代提出的派遣理论，其实也是一种将精神动力学与家庭动力学结合起来的努力。他认为，根据自己是否在本我、自我、超我层面有未能满足的愿望，父母会通过向子女下达使命、让子女与自己形成孝顺与忠诚的纽带，来赋予后代生命以特别的意义。这是普遍而基本的代际传承形式，但几种偏异的派遣形式与家庭成员的心理健康紧密相关。以我之见，这几种偏异形式很像是儒家家族主义从正面强调的家庭动力学特征。正是在这一点上，我看到了精神动力学、家庭动力学与中国家庭现实的结合之处。

中国传统上被认为是家族至上的国家。较为贬义的说法是，中国家庭过分粘黏，界限不清，没有完成分离和个体化的任务。褒义的说法则是，中国家庭的差序格局减少了人际成本，提高了社会支持的利用度。

无论是将其作为背景因素，还是作为工作对象，精神分析和家庭治疗都会关注家庭的历史。中国的近现代史充满了苦难，历史创伤会给家庭留下印记，这些印记可能会通过代际传递下去。而当今中国处于快速变迁的时代过程中，家庭和个体心灵都在急剧变化中，各种新形式纷杂出现，比如4-2-1家庭、移民家庭、留守家庭等，其中激烈处也可能会撕裂一些家庭。另一方面，中国家庭可能只是一个概念，正如不存在一个理想的家庭一样，也不存在一个理想的中国家庭。有各种家庭，也有各种中国家庭，治疗师要做的更多的是去面对一个个家庭。

自从1988年Stierlin教授、Simon教授等德国治疗师通过"中德班"将系统式家庭治疗传播到中国大陆以来，系统家庭治疗在中国得到了快速发展和广泛的应用。本人回国19年来的临床实践，也基本验证了我当年的看法——系统家庭治疗好像是发明来对付家族主义的副作用的，但同时对中国家庭面对的现代问题也有用。当然，中国家庭的问题较复杂，还需要更多的理论工具和实践手段来进行解读和干预。非常希望本书阐述的客体关系家庭治疗的理念，可以为我们提供一种新的参照系。

2009年，我被选为中国心理卫生协会心理治疗与咨询专业委员会主任委员；2010年4月12日，中国心理卫生协会心理治疗与咨询专业委员会家庭治疗学组成立；2010年，我们10多家单位联合申报了国家科技支撑计划课题：我国家庭、婚姻、亲子关系问题的综合筛查评估与干预示范研究。本书的翻译即是该课题的成果之一，希望能对国内的同行有所借鉴。

赵旭东

上海同济大学医学院教授

中国心理卫生协会心理咨询与治疗专业委员会主任委员

2012年4月22日

《客体关系家庭治疗》中文版序二

性与爱是推动人类所有行为的驱力

当今世界，三百六十行每个行业都有其创始人。如果说木匠的祖师爷是鲁班的话，那么心理治疗行业的祖师爷应当是弗洛伊德。自从1895年《歇斯底里研究》出版、1900年《梦的解析》问世，西格蒙德·弗洛伊德（Sigmund Freud）所创建的精神分析学说已经有一百多年的发展历史了。将精神分析理论学说及其相应的操作技术应用于临床实践所开展的心理治疗，叫作"精神分析疗法"。

精神分析疗法，是世界上最早的心理治疗方法。继精神分析之后，新的疗法不断出现，比如认知行为疗法、来访者中心疗法、家庭治疗、团体治疗等。其中，很多疗法的创始人都是在认真学习了精神分析之后，才创立和发展出他们自己的疗法。精神分析疗法能够最细微、最深入地发现人类心灵的奥秘，是人类认识自己的最高智慧。精神分析疗法已经被公认是心理治疗和咨询师最基础的必修课程。

一百多年来，在精神分析学派内部经历了四代学人的发展。如果说弗洛伊德是第一代的话，荣格、霍妮、阿德勒、弗洛姆、沙利文等，应该算是第二代，他们是弗洛伊德的门徒，但是他们普遍强调社会文化因素的重要性，所以第二代学人的理论学说又被称为"新弗洛伊德主义"或"精神分析的社会文化学派"。近半个多世纪以来，安娜·弗洛伊德所发展的"自我心理学"、梅兰妮·克莱茵所提出的"客体关系理论"、鲍比的依恋学说等，算是精神分析第三代学人的贡献，他们几乎全部都在强调人际关系的重要性，特别是两岁以前母婴关系对婴儿心理发展的作用与影响。而第三代学人中，我们耳熟能详的专家名字还有很多，比如温尼科特、马勒、比昂、费尔贝恩等。科胡特提出了"自体心理学"，因此他可以算是精神分析的第四代学人。此外还有沙利文人际关系学说的发展分支"人际精神分析疗法"等。

在美国学习期间，我向美国的同行介绍我是"精神分析师"，他们回应我的眼神经常有两种，一种是"羡慕"，另一种是"不屑"。投来"羡慕"眼神的学者，他们知道一个人要成为一名精神分析师，是要经过漫长而严格的精神分析培训过程的，时间和金钱的成本都是很高昂的。所以，取得"精神分析师"名号往往是令人羡慕的，这似乎也意味着一种"权贵"，介绍自己是"精神分析师"也颇有些自恋的味道。而"不屑"的眼神所表达的基本含义是：哎呀，老古板，现在谁还做长程的精神分析治疗啊！现在大家都在做认知行为治疗，做短程和团体治疗，谁要说自己是"精神分析师"，那一定是"老朽"啦！

是的，从精神分析创立至今，世界上已经发展出一千多种疗法。但是，认知行为疗法、人本主义疗法和精神分析疗法三足鼎立，被认为是三种基本疗法，其他各种疗法都可以视为这三大学派的衍生品、杂交品，或者叫作"整合-折中疗法"。比如，认知分析疗法就是认知疗法与精神分析疗法的"杂交产物"。有时候，这种"杂交品"似乎在某些方面会更加具有独特优势。

弗洛伊德所创建的精神分析疗法，在很长一段时间内被认为是一种针对个体的长程治疗方法。现在，无论是德国、法国或是其它欧洲国家，很多精神分析师仍然会在工作室里摆放一张斜靠背的沙发，让病人在其上做自由联想，以显示他们是弗洛伊德的真传弟子，他们坚持为来访者做长程的、个体的精神分析治疗。

国内有一位资深心理学教授，他多年来很想学习精神分析，可是精神分析文献浩如烟海，他不得要领，每每难以入门。一次朋友聚会，这位教授很客气地求教，希望我们这些多年学习精神分析的同行能够用最简单的一句话把弗洛伊德理论说清楚。我当时回答说："用一句话很难把精神分析说清楚，但是用两句话大概是可以说清楚的。第一句话，弗洛伊德学说是想告诉我们，人是肉长的，饿了就要吃东西，这是本能欲望决定的；第二句话，客体关系理论说，婴儿饿了的时候要吃奶，而具体吃谁的奶、由谁给孩子喂奶，这是一个人际关系问题，因为孩子不仅是吃到了妈妈的乳汁，更是体会到了妈妈给孩子喂奶时的呵护和全方位的母爱。"

性和爱，是人类生存中的两大主题。如果说弗洛伊德主要探讨了人的生物属性，特别是性欲望（本能）的话，那么，客体关系理论则主要强调人际关系，强调人的社会属性，特别是个体对爱的渴望、人与人之间爱的表达与传递，它们是人类行为的动力和解读依据。性欲望和对爱的需要如同一个硬币的两面，两者是并列第一的内驱力，推动着人类的各种行为。因此，弗洛伊德学说与客体关系理论不是相互对立的，而是相互补充、相得益彰的理论整体。

如果说世界精神分析有几个热点地区的话，第一个热点地区是欧洲；后来，第二个热点地区是美国；现在，中国的心理治疗队伍正在迅速崛起，大家学习精神分析的热情与日俱增。近十多年来，中国除了"中德班""中挪班"，今年又有了"中美精神分析连续培训项目"，这些培训项目一旦贴出招生通知便会立刻爆满。在2012年4月武汉市心理医院主办的"中美班"开幕式上，一位美国精神分析家感慨说："二十一世纪，世界精神分析的热点在中国。"

近年来，中国的心理治疗师们经常会问：学习精神分析，如何入门？我建议，最好还是先从弗洛伊德学说学起，从弗洛伊德关于创伤、症结、欲望、压抑、心理冲突等概念开始，从有关神经症的理论和治疗技术开始，这是进入精神分析庞大领域的最佳途径。1997年至1999年的"中德连续培训项目——精神分析组"的培训，德国老师就是带领中国学员首先从经典的精神分析学说开始学起的。

在临床上，很多神经症病人的症状与性压抑有关。例如，某大一女学生为了早睡觉、集中精力抓学习，戒除了多年来的性自慰行为，结果却出现了怕脏的强迫洗手行为。当她重新恢复性自慰之后，强迫洗手的症状就消失了。这样的案例，用弗洛伊德学说是比较容易理解的，其强迫症状的形成原因主要是性的压抑，以及性驱力受压抑之后的转移和释放。

弗洛伊德学说重视潜意识中的创伤和症结，重视被压抑的性欲望，主要用于个体长程治疗，强调解释和领悟。精神分析治疗就是把潜意识的心理活动变成意识层面的内容，特别强调在治疗中对移情与阻抗的处理。但是，弗洛伊德学说也有其局限性，比如太过强调潜意识创伤和性欲望的压抑，比较轻视人际关系，特别是母婴关系对婴儿心理发展的作用与影响，轻视每个人内心对于爱的需要与渴望。临床上，的确有很多神经症案例难以用"创伤或性欲望的压抑、妥协"来解释。比如，某女36岁，离婚8年，离婚后住在妈妈家，怕脏，强迫性洗涤8年，每当有人碰到她的衣服时，她就认为沾染上了大便，就会立刻去洗衣服、洗手，反复洗涤。在心理治疗会谈中我们了解到，她离婚后经常进行性自慰，所以在性的方面她没有明显的压抑；但是她住在妈妈家里，妈妈经常闯入她的房间收拾东西，她刚换下来的卫生巾也会被妈妈扒拉出来，妈妈还会偷看她的离婚日记。对于妈妈的这种侵入行为，她虽然愤怒，但却不敢表达，毕竟是住在妈妈家里。她的愤怒情绪就这样被压抑下来，然后演变成了"强迫洗涤"

的症状。当病人在会谈中表达了对妈妈的愤怒，意识到了她对前夫的愤怒以及对母爱的渴望之后，她的强迫症状就立刻消失了。这样的案例给我们的启发是：心理症状不仅是个体心理冲突的产物，同时是人际关系问题的表现。

以客体关系理论的视角解读抑郁障碍、人格障碍、进食障碍等临床现象，解读移情与阻抗，往往会取得更有效的治疗推动作用。

精神分析治疗不仅被应用于个体治疗，还可以被应用于家庭治疗。家庭治疗是以家庭为单位所开展的心理治疗。除了大家熟知的结构式家庭治疗和系统性家庭治疗，家庭治疗还有一个重要分支，那就是"精神分析家庭治疗"，即以精神分析理论和技术为指导、采取人际关系取向所发展起来的家庭治疗。例如，一个12岁的女孩患严重厌食症两年多。在会谈中我们了解到，两年多前女孩的妈妈早出晚归、开餐馆、卖早点，挣了钱就给女儿交学费，报名参加"奥数班"。女儿很善良、很懂事，很能体谅妈妈挣钱不容易，于是就拼命学习。两个月后，女儿在奥数竞赛中取得了第一名。妈妈高兴极了，然后更早地起床卖早点，把挣来的钱全部给女儿报名更多不同类型的学习班，女儿也更加拼命地奔忙于各种学习班。直到有一天，女儿的学习压力越来越大，无力坚持，痛苦至极，无法兑现妈妈的期望，于是患了厌食症休学，再也无力去参加任何学习班。对于这个案例，从精神分析的角度来看，女儿是存在压抑和心理冲突的，似乎应该对这个女儿开展个体心理治疗，但是从人际关系或家庭互动的角度来看，有问题的不只是女儿，还有妈妈，或者更准确地讲，是妈妈与女儿的互动关系出了问题，妈妈不懂得女儿的辛苦学习、报恩之心，没有体谅到女儿的辛苦，没有想到她给女儿的内心造成了极大的压力。像这样的临床案例，如果只用个体心理治疗去治疗女儿而不去治疗妈妈，不去处理女儿与妈妈的互动关系的话，女儿的厌食症往往是很难治愈的。

如果说精神分析个体治疗的基本要素和原则是倾听、回应潜意识、解释、发展内省力以及通过处理阻抗、移情和反移情来促进理解和成长的话，那么，精神分析家庭治疗的主要特征就是评估发展水平、防御、阻抗和焦虑、小组精神分析技巧、移情和反移情、家庭治疗中个体和夫妻治疗的顺序，以及游戏的角色和针对养育儿童的家庭的其他技巧。

如果说精神分析取向的家庭治疗是沿着内心人际关系的连续谱来认识这些复杂的事物的，那么，客体关系理论为针对个体本身和家庭系统的动力的理解提供了理论框架和语言。客体关系理论确实提供了一种精神分析性家庭系统方法的可能性，因为它源自发展于人际关系观点的心灵内部的精神分析理论。

大卫·萨夫对于中国读者来说并不陌生，因为国内在2009年就曾经翻译出版了他的两本著作——《客体关系入门》和《性与家庭的客体关系观点》（世界图书出版公司出版）。当前这本《客体关系家庭治疗》是大卫·萨夫的又一力作。

大卫·萨夫受过精神分析及家庭治疗、团体治疗等训练，跟他的同事们一起勇敢探索、大胆创新，试图以精神分析的客体关系理论来解读家庭互动关系，他们积累了15年的临床实践经验，写成了《客体关系家庭治疗》这本书。他们将症状视为改变家庭困难的错误尝试，将家庭看成是一种不能适应变迁的人际控制系统，个人的问题是家庭系统紊乱的表现，问题是家庭引起的。他们将客体关系理论提升为架在个体和家庭治疗之间的一座桥梁，坚持认为内省是变化和发展过程中必须出现的，修通则是用于巩固成效。

客体关系家庭治疗，可以看成是精神分析客体关系理论与家庭治疗、团体治疗的"杂交品种"，以家庭和人际关系为取向，在解读症状的人际关系因素方面具有明显优势。作者在书中介绍了相关的精神分析客体关系理论，诸如阻抗、移情、修通、内摄认同、投射认同、核心关联、抱持等概念和技术在家庭治疗中的具体应用，并具体讨论了儿童各个发展阶段的家庭关系特征以及客体关系治疗方法，尤其是夫妻互动中的客体关系治疗，更显现出作者的创作热情与智慧。因此，《客体关系家庭治疗》对于我们中国读者来说，是一本难得的好书，它填补了国内客体关系家庭治疗方面专业著作的空白，扩展了读者的视野，扩大了精神分析疗法的应用范围。

该书的译者童俊和李小龙，都是国内精神分析学界首屈一指的学者，丁瑞佳也是精神分析学界的后起之秀，他们选择翻译大卫·萨夫的这本书真可谓"慧眼识珠"。《客体关系家庭治疗》交由他们来翻译，我相信大卫·萨夫应该是很放心的，因为书中的很多专业名词概念都被准确地翻译成了中文，语句也翻译得非常流畅生动，这极大地方便了中国读者的阅读。

该书最见长的部分是如何将客体关系理论具体应用于解决临床问题，书中还附有一些临床案例，以便读者理解他们的理论概念和操作技术。作者是假定读者已经充分掌握了精神分析的客体关系理论概念之后才来阅读这本书的，因此作者在理论部分只花了很少的笔墨。所以，这本书可以视为《客体关系入门》的进阶教材，适合对精神分析有一定专业基础的心理治疗师、咨询师以及对此理论和实践有兴趣爱好的人士阅读。如果读者还没有充分地了解精神分析的客体关系理论，建议读者把大卫·萨夫的《客体关系入门》和《性与家庭的客体关系观点》放在手边一起阅读，就会更加清晰明了。

我相信，该书的翻译出版肯定是精神分析在中国热点地区升温发展的又一把干柴！

丛中

北京大学精神卫生研究所教授

中国心理卫生协会心理咨询与治疗专业委员会副主任委员

2012年初夏于北京

专业地活着

人活着为了什么？或者说，一个人从事各种活动的动力是什么？这是精神分析这门学问研究和试图回答的问题，它因此也叫心理动力学。一百多年过去了，通过无数勇敢而智慧的人的探索，对这个问题的回答，已经相当圆满了。

1900年前后，"始作俑者"弗洛伊德对这个问题的回答是：人活着，是为了满足与生俱来的性驱力和攻击驱力的需要。这在当时是石破天惊的理论，也是人类的理智之光首次照入自己以生物学为基础的、非理性的精神深处。从此以后，无论什么关于人性的看法，如果不落脚到这两个驱力层面，就算不上深刻。

大约到了19世纪30年代，以克莱茵为首的精神分析师们开始从另外一个角度回答这个问题。与弗洛伊德有些不同的是，克莱茵学派的回答来自对婴儿和儿童的大量临床观察——而弗洛伊德的观察无论是数量还是质量都相当有限——他们的回答是：人活着，是为了寻求客体或者客体的回应。简单的一句话，奠定了精神分析客体关系理论的基础，也制造了经典精神分析和现代精神分析的分水岭。

客体（object），即对一个人人格成长产生过巨大作用的"重要他者"。跟其他精神分析术语一样，客体这个词汇，也是弗洛伊德最先使用的。但他并没有把它太当回事儿，或者说，他只是把它当成了二级词汇，他的一级词汇是性驱力。弗洛伊德认为，对于一个人（即主体，subject）来说，投注力比多是第一重要的，而客体不过是力比多投注的对象而已。很显然，这个观点既把作为主体的人贬低成了纯粹的生物学能量的携带者，又把作为客体的他者贬低成了能量指向的靶子。所以严格说来，弗洛伊德只能算是生理学取向的心理学家，而不是一个完整意义上的心理学家。而在客体关系学派的目光下，客体是主体存在的理由和证据：因为有你活着，所以我才需要活着；因为你活着，我才知道我正在活着。貌似简单的变化，把主客体双方都升级到了人的存在的水平。

尽管克莱茵学派声称自己是弗洛伊德的追随者，但他们却革命性地把弗洛伊德的二级词汇"客体"，上升到了一级词汇的水平。在现代精神分析领域里，或者在一切呈现和分析人性的艺术作品和科学研究里，你如果不能从客体或者客体关系层面来理解一个人，那你就没有真正深刻而完整地理解他。

性格决定命运。客体关系理论认为，性格是被早年的关系决定的，更具体地说，是被幼年时跟母亲的关系决定的，所以，一个人的母亲就是他的命运。这就是我们爱母亲的原因，因为她们如此重要；这也可能变成我们恨母亲的原因，因为她们对我们过于重要，重要到我们经常无力成为自己。

我的大学同学朱少纯，现在生活在美国波士顿。他曾经是精神分析的痴迷者，现在是哈佛大学精神病遗传学方面的专家。少纯在当地开了一家中餐馆，曾请过弗洛伊德的外孙女索菲·弗洛伊德女士去吃饭。享受地道中国美食的同时，他们当然要聊聊精神分析。少纯问过索菲，你如何看待经典的和现代的精神分析的区别。索菲说：客体关系理论比我外公的内驱力理论要更好一些。我相信这代表了弗洛伊德家族的声音，这增加了我对这个家族已有的敬重。弗洛伊德当年就是靠"造反"起家的，血管里流淌着他的血液的后人们，当然不应该反感任何创新的甚至革命性的理论与实践。

不过，比克莱茵更晚一些的精神分析师们，有很多是整合派的理论家，如现在还活着的奥托·肯伯格。整合的意思是，把驱力理论和客体关系理论融为一体。本书书名虽然包含"客体关系"四字，但书中却常常提到驱力以及跟驱力息息相关的心理防御机制。从这点看，弗洛伊德并没有过时，甚至几乎可以肯定地说，只要人的一部分是生物学的存在，他就永远不会过时。弗洛伊德并不是错了，只是不全面而已。

精神分析诞生一百多年来，为人类了解自身做出了重大贡献——我更愿意说是最大贡献。在无数临床和科研的基础之上，它让我们知道一个人的心理问题（当然也包括很多的身体问题）是怎么来的，同时也告诉了我们如何避免和如何解决这些问题。很多人在面临心理问题时求助于一些年龄超过千岁的传统方式，会有一些效果，但并不会有太好的效果。毕竟，它们是在人类童年时期、在整个科学知识和技术水平都很落后的大背景下的产物。没有任何知识可以超越时代的局限，精神分析也不会，所以才有古典和现代之分；也没有任何人可以超越环境的限制，弗洛伊德也不能，所以才有后来的克莱茵、科胡特。

在无聊的学派分类里面，客体关系和家庭治疗属于两个专业领域。之所以说学派分类无聊，是因为这样的分类过于强调学派之间的差异而忽略它们之间的相同之处。这本叫作《客体关系家庭治疗》的书，反其道而行之，把两个学派整合到了一起。仅仅是书名，就散发出了消融纷争、大气包容的肚量和气概。细读这本书，你就会发现，客体关系和家庭治疗都是在关注一个东西：身处亲密关系之中的人的爱恨情仇。

我是中国心理卫生协会精神分析专业委员会的秘书长，因为诸如此类的头衔，也因为自己知识的狭窄，经常被他人认定为精神分析学派的"死硬分子"。这的确是一个误解。我是因为只懂点精神分析，才只讲精神分析的，这并不表示我反对其他学派。我经常在公共场合说的一个看法是：在中国，系统式家庭治疗、结构式家庭治疗，以及本书涉及的客体关系家庭治疗，理应有比纯粹个体精神分析治疗更好的发展前途。

去年初，中国心理卫生协会家庭治疗学组理事长陈向一医生突然通知我，我被选为该学组常务理事。那一瞬间，我几近精神分裂，真切地觉察到了学派之别在我心中扎根竟然如此之深。但我很快就放松了，理解了此事对我的治疗意义以及陈理事长的深谋远虑，也看到了包括所有学派的整个专业领域的和谐前景。所以短时间混乱之后，我问陈理事长："我到底在哪边算卧底？"他的回答迅速而简洁："精神分析。"

十多年前，德国资深人本主义治疗师巴梦吉博士对我说：只有在你们中国，各个学派的治疗师才能一起讨论同一个案例。我知道这是因为她爱我们，才说得如此夸张。但我也知道，我们的老祖宗，的确没有因为观点差别而大动干戈，而且我还知道"一切有为法，皆梦幻泡影。"

本书的译者童俊医生是我多年的朋友。她的敬业精神和专业水平一直让我非常崇敬。童俊的专业背景比我广博，既受过系统的家庭治疗训练，又有深厚的精神分析理论基础，更有十几年不间断的个体治疗、小组治疗、家庭治疗和专业管理方面的实践经验。如此跨越的背景，也许就是她翻译此书的原因。相信这本书的出版，既有利于中国整个心理治疗专业的发展，也有利于消除有些人尤其是从业者们内心的关于学派的"分别之心"。

活着，其实是一门专业，每个人的专业。如果不学习点如何活着的专业知识，就会像那些业余地活着的人一样活着，给自己和他人制造很多灾难。读《客体关系家庭治疗》这样的书，可以让你更加专业地活着。作为本书的读者，你不必是心理治疗的专业人员，你只需是一个人。

更加专业地活着，其实很简单，就是能够让自己愉快，并且能够给他人带来愉快。

曾奇峰

中德心理医院副主任医师

中国心理卫生协会精神分析专业委员会副主任委员

2012年2月28日于云南和顺总兵府

《客体关系家庭治疗》中文版译者序

粘连抑或是分化

——谈《客体关系家庭治疗》

数年前，当作者夫妇访问并讲学于武汉市心理医院时，这本书是作者作为礼物送给我的。

当我浏览这部厚厚的英文著作时，我被其中的内容所打动，当即与出版社建立联系，协商翻译出版这部著作。其时，供职于世界图书出版公司的李征女士很快去美国谈好了版权并将翻译的任务交给了我。此时，距离我拿到这本书的翻译权已过去了四年有余。四年中，人事变换，当年的李征主任已离开世界图书出版公司。因而，当我拿着这部历经数年完全在工作之余翻译的著作联系出版事宜时，心中忐忑，既为人事变迁，更因自己工作的拖延而深感不安和愧疚。

感谢李征很快就帮助我联系上了世界图书出版公司的新主任于彬，更感谢于主任与她的同事们仍然看重这部翻译著作的内在价值，决定重新申请已过期的版权，并尽快出版这部历经艰难的著作——《客体关系家庭治疗》。我被出版社的宽容所打动，也为我心理治疗界的同行们：著名的赵旭东、曾奇峰和丛中教授，对本书的力荐而心怀感激。

这究竟是怎样的一部著作呢？对于这个问题，读者会在作者开篇的描述中找到答案。而我作为当初决定翻译这部著作的人，则更看重这部著作有关我们早年与父母内在关系的部分。

受过精神分析训练的治疗师们知道，成人的人际关系模式深刻地受影响于早年与父母的关系形态，特别是与母亲或母亲替代者的关系形态。人的命运往往受制于你有一个怎样的母亲和父亲，至少现代精神分析的各种流派无不是通过一个替代父母来修正早年的经验模式而重构个体内在的客体关系。我们的早年到底与我们的父母有着怎样的内在关系？这部著作综合了前辈精神分析家的智慧，认为我们早年与父母的内在关系是：

身心配对

在受精卵着床于母亲子宫的那一刻，婴儿与母亲内在环境的各方面就发生了亲密的联结。当婴儿占据母亲身体内部空间时，也创造出一种通向她内心的机会。

从婴儿方面来看，他出生所带来的内部心理组织是一个未分化的自我，在某种方式上包含的是子宫体验史。

随着婴儿被分娩，代替内在婴儿血肉相连的是通过广泛和高度结构化的身体接触而发生的关系，温尼科特称之为"身心配对"。

身心配对唤起了一种热烈关系的丰富性，即同时是极端的身体化和本质上的心理化。婴儿内在世界完全是通过母亲的照顾来组织的，特别是通过她的抱持和管理。当母亲移动她的孩子并开始视觉和声音上的刺激、凝视他、唧唧地与他说话、爱慕他时，就激发了孩子的振动觉和本体感受。这些媒介传达她对婴儿的感受和幻想，婴儿回应的组织化形成了其人格的基础。

在婴儿被称之为"自闭期"的前几个星期里，母亲被看成婴儿成长的活化剂。这意味着婴儿在"困乏"的前几周里，也进行着大规模的内心世界的组织。这样的过程是通过抱持、喂养、改变、唤醒和睡眠以及更多瞬间交流的微观模式来实现的，这种交流是形成情绪和人际意义的基石。

身体的关系对早期"母亲-孩子"的关系要比任何随后的人际关系都重要，成年人最接近这种早年亲密的身心配对的关系是性关系，在性关系中类似身心合伙的身体方面成为成年夫妻关系的主要部分。

过渡性空间

身心合伙在母亲和婴儿间的身体交界面上就像一层半渗透性的薄膜，为交流提供的是一种结构化但非常多孔的界面，影响着伙伴双方的内在世界。真实的高度身体化的交界面开始让步于身体合伙的象征性后继者，即一种母亲和孩子之间的空间，被温尼科特称之为"过渡性空间"。这个母亲和婴儿之间的空间是外在现实，与婴儿扩张的内在空间相匹配。在这一空间里也是婴儿开始成长和思考以及真正开始成为人的地方，也正是在这个空间里婴儿得以成长为成年人，并发展出性亲密关系的能力。

核心关联

通过抱持、喂养、改变、唤醒和睡眠以及更多瞬间交流，假设母亲和孩子在身体的自我界限下相互紧密地联系，同时到达身体和心理自我的中心来亲密地交流、相互确认对方的身份，这被称为"核心关联"。核心关联受镜映功能所推动，在镜映中母亲反馈婴儿的心情以及这种心情对她的影响，同时婴儿也反馈给母亲自己对母亲照料的体验。通过他们的自我集中在核心处的相互关联体验，婴儿内在客体关系核心得以建立，而当婴儿献出自己的体验时也给了母亲身份的认可，因此母亲内在客体关系也得到了基本的修正。

情境抱持

核心关联发生的空间与环绕母婴的空间是相互联系的。通过母亲对婴儿的全神贯注，母亲将这一空间缩小至她和孩子周围舒适的边界线上。正如婴儿与生俱来的对抗外界痛苦和嘈杂的刺激屏障，母亲得以发展一个"原始母性全神贯注"以排除所有不恰当的干扰，这种心理外壳是与物理性相联系的。这种物理空间可以延伸到婴儿的摇车、婴儿床、睡房或更远。母亲划出一定的距离，在这个距离里她仍能感受到与婴儿的交流。对于一些有工作的母亲来说，这个空间可能延伸到她们工作的市区，在母亲和婴儿都能接受的时间范围内，需要她转交这种"管理"或"核心抱持"给一个可信任的代替物，但仍然是母亲提供这个外壳，我们称此为"母亲的情境抱持"。

父亲的作用

相比婴儿喜欢与之共生的母亲，婴儿更兴奋于将父亲作为客体并受其吸引。这样，父亲的直接或核心抱持在母婴持续进行的方式中常常都不是核心的。事实上，他与婴儿的交流是将婴儿从母亲轨道上拉出来，并逐渐增加每次交流持续的时间。父亲对母亲性关系的需要使得他从婴儿处收回母亲的身体，帮助她一次一次从其与婴儿的共生中分离出来，这为婴儿将来分离于、独立于母亲铺平了道路。

父亲的部分角色就是打断母亲的核心抱持和情境抱持。但他主要还是支持这种抱持的，如通过保护他的妻子不受家庭或其他孩子的召唤，给予经济上的支持，满足她产后的需要（这些对母亲来说可能是退行的体验）。换句话说，他抱着她就像她抱着孩子。通过上述行为父亲也就支持了母亲与婴儿的亲附，我们称之为"父亲的情境抱持"。

理论描述的是一幅美好的图景，我们临床工作中呈现的则不尽人意。

放下我们几千年的文化和近代的民族灾难史不谈，仅仅就是1949年后所发生的一切，无不是上述人格发展理论的悖论。首先是鼓励妇女离开家庭顶起半边天，并同时鼓励母亲多生育。随后对过度生育进行修正——一对夫妇只能生一个孩子，整整一代人或两代人是独生子女。当母亲被鼓励生育很多孩子时，她们不能留在家里照顾孩子而使得提供"母亲的情境抱持"成为一种不可企及的幻想。当母亲只生一个孩子时，母亲们则大量地因各种原因留在家里与唯一的孩子纠缠，父亲们则因市场经济或各种其他的原因缺席于家庭，而使得父亲需要帮助母亲从与婴儿的共生中分离出来成为泡影，这也导致婴儿将来分离于、独立于母亲的成长之路愈发艰难甚至产生固着与停滞。因而我们的自我被认为边界不清、分化不良，家庭成员的自我过分粘连，家庭关系被认为是自我的泥潭……

面对上述情景，临床心理工作者们急于找到一种方法来解决面临的困难。我和大多数家庭治疗师一样对鲍恩关于"家庭投射进程"的描述甚感兴趣。这种描述认为，父母的未分化被传递到他们的某一个孩子身上，以此来稳定伴侣之间同等水平的自我未分化的不稳定的婚姻结合。

我认为这样的描述是我们临床所见问题家庭典型的写照。本书所描述的客体关系家庭治疗怎样帮助这样的家庭呢？

无需置疑，客体关系家庭治疗源自精神分析的基本要素和原则：倾听、回应潜意识、解释、发展内省力以及通过处理移情和反移情促进理解和成长。但这里我们强调的是对家庭系统的倾听和解释。当我们看到在家庭与治疗师的移情关系中反映出源于原生家庭早期体验的被压抑的情感和行为时，内省就发生了。治疗关系营造了一个环境，它类似于来访者早年的生活情景，足以刺激当时的情形再次发生；但它又与早年情景不同，让我们得以重新对此进行充分的修复工作。不同的出现是因为这些经过了培训、体验以及个人成长的治疗师，把一种发育良好的承受痛苦、焦虑和丧失的能力带入治疗关系中，提供的是一种"母亲的情境抱持"，也提供父亲帮助母婴分化的作用，让家庭所有成员能够作为一个群体直面他们的防御（通常聚焦在家庭中个别的问题成员上）和焦虑，使这个群体有机会一起应对阻碍家庭功能发挥作用的问题，并共同建构未来。

本书由童俊和丁瑞佳医生共同完成翻译工作，李小龙医生对本书进行了认真的校对，王华医生也对本书的翻译提供了帮助。尽管翻译人员努力地想做到翻译的"信、达、雅"，但结果还是远离期待，为此还望广大读者海涵。

世界图书出版公司的编辑们在很短的时间内进行了编辑和重校，在此一并感谢！最后感谢国家科技支撑计划课题："我国家庭、婚姻、亲子关系问题的综合筛查评估与干预示范研究"的资助。愿本书的出版能对那些正在痛着或需要变化的中国家庭提供帮助！愿本书的出版也能对那些致力于家庭工作的同行们提供帮助！

童俊
华中科技大学教授
武汉市心理医院主任医师
国际精神分析协会（IPA）候选人
2012年5月20日

前　言

　　我们分别积累了约15年的工作经验，才写下这本书。就是突然一瞬间，我们同时想到是时候开始写作了。将我们各自的章节整合为一本综合性的书籍比我们单独成章更有力。我们有在一起工作的基础，都曾在伦敦塔维斯托克诊所接受了为期一年的客体关系理论和家庭治疗培训，并从1977年开始，在华盛顿学院精神科精神分析家庭治疗培训项目中共同执教。

　　在本项目的进展和选择参阅材料的过程中，我们感到遗憾的是，以家庭治疗为基础的精神分析治疗相对很少。为了给家庭发展——儿童养育阶段的课程找一些相关的参阅资料，我们需要整合精神分析、儿童发展、小组进程并组织系统文献，使之与家庭进程和研究文献相配套。我们一起整合了各种观点，以此来支持和发展精神分析客体关系家庭治疗方法。因此，教学工作产生了本书的基本概念。我们写这本书也是为了增加我们的教学资源。我们还想以这本书代表家庭治疗精神分析方法作为一份家庭治疗的文献。

　　我们从各自不同的背景中达成了客体关系心理治疗的一致观点：大卫·萨夫曾是伦敦、波士顿和华盛顿的住院医生，吉儿·萨夫曾是英格兰和苏格兰国家健康机构医院和诊所的医生，并随后在华盛顿做过实习生。我们相对集中地在这里描述了我们已成形的工作经历，这样我们每个人都能有幸结识优秀的精神分析家庭治疗师，他们的影响塑造了我们的发展线路。

大卫 E. 萨夫（David E. Scharff）

　　在大学四年级的时候我开始对家庭治疗产生兴趣。那时，拉尔夫·哈伯（Ralph Haber）在耶鲁大学做创新的跨学科行为科学项目，他将约翰·鲍尔比（John Bowlby）、詹姆斯（James）和乔伊斯·罗宾逊（Joyce Robertson）的人类依附和母性剥夺理论，与婴儿和家庭发展的人类学和人种学连接起来。有一个学期，莱斯顿·哈文斯（Leston Havens）和南茜·渥克斯勒（Nacy Waxler）在哈佛医学院开了家庭治疗课程，这使我在马萨诸塞心理健康中心做住院医师实习期间就开始对此产生了兴趣。在那里，艾尔文·沙姆瑞（Elvin Semrad）首先教导我们从受约束的治疗关系中获得对病人的理解。亨利·格鲁尼鲍姆（Henry Grunebaum）和尼古拉斯·艾弗里（Nicholas Avery）也开了工作坊，我们在那里学会了如何从简短的家庭史中寻找家庭功能的关键线索。

　　1969年，当我去贝丝以色列医院（Beth Israel Hospital）接受儿童精神病学培训的时候，一位心胸开阔的儿童分析师、儿科医师理查德·查辛（Richard Chasin）主持了一个家庭治疗项目的开展，我很荣幸有卡罗·纳德尔森（Carol Nadelson）和理查德·布罗迪（Richard Brody）作为我的家庭治疗督导师。那一年，伦纳德·弗里德曼（Leonard Friedman）在英国客体关系学院担任一个学期的课程导师。他讲授了克莱茵、费尔贝恩、巴林特、温尼科特、冈特里普、马萨德·卡恩和其他人的理论，让人大开眼界，与西马德（Semrad）的强制的人际临床方法和最新家庭治疗方法产生了共鸣。

接下来的两年中，在伊丽莎白医院的NIMH项目小组里，我和马文·斯科尼科（Marvin Skolnic）一起工作，分享家庭治疗的兴趣，约翰·博列洛（John Boriello）介绍我认识了比昂在小组中的惊人工作。我想起当我置身于A.K. Rice小组的关系中时，我萌发了对小组治疗的兴趣，该小组由玛格丽特·里奥其（Margaret Rioch）指导，她把精神分析应用到小组中，激发引人入胜的体验。

后来肯·罗杰斯（Kenn Rogers）帮助我理解了在学校和医院病房的A. K. Rice小组的体验。随后由他介绍，我见到了亨利·迪克斯（Henry Dicks），他给我个人以及专业都提供了很有价值的帮助。

1972年到1973年，我在伦敦塔维斯托克诊所，那儿有许多一流的克莱茵学派和客体关系理论的老师，包括伊斯卡·维廷伯格（Isca Wittenberg）、杜格莫·亨特（Dugmore Hurter）、弗莱德·拜尔弗（Fred Balfour），以及罗伯特·高斯灵（Robert Gosling）。在汉普斯泰德临床中心（Hampstead Clinic）举行的安娜·弗洛伊德的周会上，我接受了她对儿童独特但十分有趣的观点。亚瑟·海尔特·威廉姆斯（Arthur Hyatt Williams）后来成为塔维斯托克临床中心青少年部的部长，他教给我在家庭环境里的相互投射认同，并成为我的良师益友。约翰·鲍尔比组织了一个意义重大的讨论会，推进了科学探索。在讨论会上，我有机会听到罗宾逊夫妇——詹姆斯·罗宾逊和乔伊斯·罗宾逊详细地展示了他们有关婴儿时期短期分离的研究，这项工作有着里程碑式的意义。我那时的同事也极大地推动了我的学习，如安顿·奥博赫泽（Anton Obholzer），现在是塔维斯托克的主管；约翰·拜恩·赫尔，他曾分享了我对家庭治疗的兴趣；还有贾斯汀·弗兰克、约翰·希尔，他们激发了我的研究兴趣，并于1975年与我合作写出了《两个世界之间：从学校到工作的转换》。

那时候我参加了在雷赛斯特的塔维斯托克团体关系研讨会，由皮埃尔·特奎特（Pierre Turquet）主持。顾问人员包括艾瑞克·米勒（Eric Miller）、伊莎贝尔·门茨艾斯（Isabel Menzies）、派迪·丹尼尔斯（Paddy Daniels），罗杰·夏皮罗（Roger Shapiro）和莎莉·博科斯（Sally Box）、海尔特·威廉姆斯和吉儿·萨维奇也在成员名单中。为期两周的研讨会成为我专业进修和个人成长中最深刻的一次学习和理论整合。

1973年我回到华盛顿，在瑞吉纳德·罗瑞（Reginald Lourie）和威廉姆·斯达克（Wlilliam Stark）指导下接受高级儿童精神科医师的培训，并开始接触克罗伊·麦得内斯（Chloe Madanes）和E.詹姆斯·莱博曼（E.James Lieberman）的非精神分析家庭治疗。1973年到1981年，我在普瑞特姆（Preterm）负责一个性和婚姻治疗的项目，在华盛顿做妇女医疗，我和爱丽丝·德·薇瑞艾斯（Elise de Vries）、莎莉·保埃（Sally Bowie），以及本·埃利斯（Ben Ellis）一起发展了性障碍和解决性发展问题的精神分析疗法，这些成果在我1982年出版的《性与家庭的客体关系观点》一书中有详细阐述。在华盛顿精神分析中心受训期间，詹姆斯·海特莱伯格（James Hatleberg）、安东尼·哈尼（Antoine Hani）、希妮·萨勒斯（Sydney Salus）和琼·雅寇比安（Jean Yacoubian）让我对儿童和家庭的理解更为深入，罗杰·沙匹若（Roger Shapiro）则激励我继续学习客体关系理论。在美国儿童精神病学会，肯·莱文斯克罗福特（Ken Ravenscroft）鼓励我和他一起研究精神动力学的家庭治疗。

我现在在健康科学统一服务大学（Uniformed Services University of the Health Sciences）卫生系的F.爱德华·海波特医学院担任精神病学和家庭治疗的副教授，以家庭精神科医师的身份为医学院的学生和他们的家人提供服务。我很感激他们教给我家庭发展中的"年轻态"。最后，我要对家庭治疗的主席拉里·埃赫曼（Larry Ehemann）博士、精神病学系主任哈里·豪勒维（Harry Holloway），还有查理斯·普瑞维特拉（Charles

Privitera）和理查德·麦克唐纳（Richard MacDonald）——前任和现任学生事务处的助理主管表达谢意。感谢他们在临床设置上的指引和配合，感谢他们在家庭治疗的教学和写作上给我的支持。

吉儿·萨维奇·萨夫（Jill Savege Scharff）

在我接受精神科医师培训的过程中，同样优秀的老师们有截然相反的观点，比如，苏格兰艾博丁罗斯诊所的比尔·奥格斯汀（Bill Ogston）分析师和社会心理医师肯·莫瑞斯（Ken Morice），这给了我许多次矛盾的经历。对内心深度分析和社会过程的热爱像两股平行的水流，在我的心里各据一方，不肯轻易握手言和。精神分析取向的个人和小组治疗听起来都不错，但是各成体系。这样的结论在一年后我在丁莱廷医院（Dingleton Hospital）由麦克斯韦尔·琼斯主持（Maxwell Jones）的治疗团体中工作时得到了印证。

在丁莱廷，我也在不经意间发现了家庭的重要性。最近转来和出院的病人会由医院的精神科医生、社会工作者或护士组成的小组巡回探视家访，从边远的小城镇到农场、渔村，只要是丁莱廷的服务范围就都会去。我们去探访时，家庭成员一般都在，用他们惯常的角色表达观点感受，或只是待在那儿。这给了我们一幅与产生精神病的症状征象完全不同的情景。一个上了年纪的老人表现出不自觉的抑郁，在医院需要接受电休克疗法，或者抗抑郁药物治疗，而回到农场，他的抑郁就有了意义。我注意到他每次想到驾驶卡车的时候就会手抖，而当他的老伴生气地上车自己开走时，他的心情就更加低落。

我从丁莱廷转到皇家爱丁堡医院（Royal Edinburgh Hospital），在乔克·苏泽兰（Jock Sutherland）的督导下做社区精神科实习医师，他不但是精神分析师，也是客体关系治疗师，主要工作包括个案和团体分析、婚姻治疗、社会组织发展咨询。他是我职业生涯中最为重要的人，我一方面继

续我在个体和团体心理治疗方面的培训，另一方面我开始为社会福利署的
职员、治疗师和相关领域的工作人员做团体咨询，他们每天面对的都是那
些患病率高、精神问题出现较多的社会弱势群体。这些又牵扯到个体心理
治疗和社会进程，但是这一次，他们在我心里并不是完全隔离的了。

　　客体关系理论提供了一个综合的框架。我并不仅仅是把它当成从苏泽
兰那儿学来的一种理论，更是把它当成一种工作方法，一种在个人和团体
情境下都有很好效果的交流方式。我喜欢它提出的观点：人格不再是线性
的，或是"液压说"的，而是符合控制论的。一下子，我对于个体心理分
析的理解启发了我对社会组织中团体过程的理解，也使我看到团体是怎样
影响个体角色和个体认同发展的。我从苏泽兰那里学到对于夫妻治疗可以
用迪克斯（Dicks）在塔维斯托克研究院研究婚姻时提出的方法，但家庭
治疗还无章可循。米纽庆（Minuchin）到学校来访时，他的个人激情、高
超技巧和对家庭治疗的投入给我留下了深刻印象，但他的方法却与我当时
觉得有可能的综合性方法相互对立。也就是在那个时候，我意识到社会工
作者涉入的深度，不只是和个人一起工作，还有家庭。在现在看来这就像
是一个彻底的改造，但我那时忽然意识到，家庭是联结个体和团体的关键
一环。

　　有了客体关系理论作基础，家庭治疗为桥梁，我离开这里去接受更
进一步的家庭治疗培训。我转到塔维斯托克临床中心，在青少年部接
受培训。在那儿，我的督导师亚瑟·海尔特·威廉姆斯（Arthur Hyatt
Williams）（也就是后来的部长）对我影响最大，与我共事的有资深专科
医师安顿·奥博赫泽（Anton Obholzer）（现在是塔维斯托克临床中心的
主管）、我在青少年部家庭治疗组的同事莎莉·博科斯（Sally Box）、
琼·汤普森（Jean Thompson），还有已故的施欧那·威廉姆斯（Shiona
Williams）。我也从皮特·布鲁根（Peter Bruggen）和泽尔达·莱维德
（Zelda Ravid）那里学到了怎样为住院病人做家庭治疗。

为了扩大在家庭方面的治疗范围，我在华盛顿儿童医院接受了儿童精神病的培训。琼·雅寇比安（Jean Yacoubian）教给我怎样去理解和享受游戏。当我在乔治·华盛顿大学做特别研究员时，罗杰·夏皮罗和约翰·辛纳（John Zinner）极大地促进了我的发展，让我成为一个家庭治疗师和项目监督。我在团体过程上的兴趣也在玛格丽特·莱欧茨（Margaret Rioch）指导的A.K莱斯的团体关系研讨会的工作中得到发展。

从离开华盛顿单独开始做咨询起，我对在华盛顿精神分析研究院接受的培训——儿童发展和个体心理动力学分析的理解进一步加深了。在那里，我遇到了很多优秀的老师：戴科斯特·布拉德（Dexter Bullard）和哈罗德·希尔瑞斯（Harold Searles），他们的个体动力学理论考虑到了家庭动力学对个体成长的影响，还有安东尼·哈尼（Antoine Hani），他允许我在他的讨论会上发表自己关于个体分析和家庭治疗整合可能性的观点。

从这一段开始，我们发展成为家庭治疗师的道路重合起来，我们将共同写作。我们要感谢埃文·莱科夫（Irving Ryckoff）和罗伯特·华纳（Robert Winer），他们在1976年和1977年分别邀请了吉儿和大卫两人加入华盛顿精神病学院的家庭治疗师培训项目。这次工作让我们结识了一群值得珍惜的同事：贾斯汀·弗兰克（Justin Frank）、查尔斯·普莱维特拉（Charles Privitera）、罗杰·夏皮罗和约翰·辛纳，还有莱科夫和华纳。感谢他们的合作，感谢他们的友情、坚定的支持和这些年来的鼓励。我们也十分珍惜与家庭治疗项目的同学们一起工作的这次机会，他们对我们的教学和这本书的早期手稿提出了宝贵意见。

在华纳领导下，我们和这群同事一起开设了为期两年的研究生课程，主要是深层次个体和团体理论，现在称为精神分析家庭治疗培训项目。我们设置安排课程，列出参考阅读的书单，以便为教学提供基础；我们反复推敲，以便更好地阐释儿童发展理论、个体精神分析、团体治疗等概念，以及由家庭过程的研究衍生出的、我们在课堂上教授和在年度学术会议上发表的观点。

工作人员的相互合作给我们提供了一个专业平台和不断扩展的思想源泉，我们从中汲取想法，也加入我们自己的观点。这本由我们两人共同完成的书没有包含同事们所有的观点，我们为书里所有的观点负责。尽管如此，我们还是希望同事们会觉得我们是站在他们的角度来写他们的精神分析工作和思路。

我们感谢所有以上分别提到过的老师们，也感谢那些我们没有写出名字的家庭治疗导师们，那些读了最初手稿的人：莎莉·博科斯、保拉·可辛、贾斯汀·弗兰克、迈克尔·康恩、戴维·莱维、查尔斯·普莱维特拉、莎拉·司考特、查尔斯·施瓦茨柏克、罗杰·夏皮罗、罗伯特·华纳和约翰·辛纳，他们提供了非常多的帮助。另外，我们在书里引述的大部分心理测验都是查尔斯·施瓦茨伯克提供的。我们也要特别感谢艾兰·古尔曼（Alan Gurman）编辑，感谢他对我们最初手稿的肯定和鼓励，感谢他仔细读过全书后给我们提出的意见，还有他在家庭治疗的文献方面的广博知识。我们还要感谢他和迈克尔·尼克斯、玛格丽特·莱欧茨、弗莱德·杉德尔、萨姆·斯里普对这本书最后定稿的褒奖。

在杰森·阿瑞森的公司，我们非常尊敬的编辑罗瑞·威廉姆斯总是不厌其烦地处理烦琐的文字编辑事务，而乔伊斯·范则为图书俱乐部的推广做了出色的工作。我们感谢杰森·阿瑞森，他在第一时间给了这本书热情的评价，并且给我们源源不断的鼓励。翠西亚·唐思科任秘书和后勤工作，保证了这本书从手稿一直到最后成书的顺利进行，并且耐心而高效地完成了文本处理工作，杰西卡·科恩也承担了一部分手稿的第一版的打字工作。我们忠实的管家波尔·格林，在我们写作期间一直照顾孩子，承担家务。

还有很多与我们共同工作的治疗师和曾经接受我们治疗的许多家庭。我们只能叙述这些家庭治疗的案例，通过这些案例，我们把知识和我们要教授的内容联系起来。尽管如此，我们还是对家庭成员的个人隐私做了处理，也通常不明确指出我们俩谁是这个案例的治疗师，这样也许就算是接受治疗的家庭本身也不会认出这是他们的案例。这样做并不会抹杀每个家庭的唯一性对我们的重要意义，却可以让我们在不干扰任何家庭的情况下，本着科学研究的目的展示我们的工作。我们对在住院部、门诊和私人咨询机构就诊的苏格兰、英格兰和美国的家庭表示感谢，感谢他们愿意与我们一同工作。我们也对彼此表示感谢，感谢互相的合作、鼓励和耐心。

大卫·萨夫

吉儿·萨夫

目录

第一部分　客体关系家庭治疗：概述

第一章　客体关系家庭治疗产生的背景

第二章　开始客体关系家庭治疗时的阻抗

第二部分　理论及其发展

第三章　客体关系理论和家庭治疗

第四章　治疗模型

第五章　家庭中的夫妻创造

第六章　婴儿对家庭的再创造

第七章　团体关系理论和实践的相关性

第三部分　技术和移情

第八章　评估

第四部分　生命不同阶段的家庭治疗

第十六章　离婚和再婚家庭

第十七章　有成年子女的家庭

第十八章　经历了丧失、损伤或死亡的家庭

第五部分　结束

第十九章　家庭治疗的终止

第一部分

客体关系家庭治疗：概述

第一章 客体关系家庭治疗产生的背景

家庭治疗领域内的分化

客体关系家庭治疗源自精神分析的基本要素和原则：倾听、回应潜意识、解释、发展内省力以及通过处理移情和反移情促进理解和成长。家庭并不是简单的个体相加之和，它是包含一系列关系的一个系统，这个系统在很多方面对家庭所起的作用是独一无二的。系统的这些作用对家庭本身的发展及家庭成员在经历家庭生活重要发展阶段时，可能起到支持或妨碍的作用。尽管我们也同样关注每个家庭成员，关注家庭成员之间以及他们和治疗师之间的相互体验，但这里我们强调的是对家庭系统的倾听和解释。当我们看到家庭与治疗师的移情关系中反映出源于原生家庭早期体验中被压抑的情感和行为时，内省就发生了。这类现象在治疗设置中反复呈现，使得这些感受以及对感受的防御得以意识化。

治疗关系营造了一个环境，它类似于患者早年的生活情景，足以刺激当时的情形再次发生；但它又与早年情景不同，让我们得以重新对此进行充分的修复工作。不同的出现是因为这些经过了培训、体验以及个人成长的治疗师，把一种发育良好的承受痛苦、焦虑和丧失的能力带入到治疗关系中，让家庭所有成员能够作为一个群体直面他们的防御（通常聚焦在家庭中个体的问题成员上）和焦虑。这个群体现在有机会一起应对阻碍家庭功能发挥作用的问题，并共同建构未来。短期目标不是消退症状，而是在增进群体工作能力、区分并满足群体中单个成员需要的基础上，通过当前家庭生活阶段的发展获得进步。

接受个体心理治疗培训的治疗师和精神治疗师会认可在个体精神分析心理治疗中历史的、反映的及内省导向的过程。当这些问题都来自内心时，他们会疑惑这种方法如何应用在家庭群体中，或者说为什么可以在家庭群体中应用这种方法。具有战略眼光的家庭治疗师可以从家庭作为系统的视角去理解，却也会困惑当他们的干预并没有要求内省，内省是如何被运用的。结构式家庭治疗师熟悉的是利用家庭对治疗师的反应来工作，以此解析支配家庭系统的结构并设计重建的干预，但是却不会将这种干预置于家庭有意识的觉察中。不管是个体心理治疗师还是上述两种家庭治疗师，都对一种整合了不同观点的方法持怀疑态度。克尔（Kerr，1981）谈到鲍恩（Bowen，一位重要的理论家，做了多年的精神治疗师，后来成了一名家庭治疗师）的一些观点，他说："个体和系统的思想是将人类行为概念化的两种截然不同的方法，试图将二者混合起来将导致人们无法看清它们之间的差异。"（p.234）

在美国这种差异被过分强调，我们认为这是可以理解的。但是，极端化意味着一方的治疗师不能够从另外任何一方中学习别人的长处。贝特森（Bateson）和帕罗奥多（Palo Alto，1956）小组一项杰出的研究引出了双重束缚和交流理论，杰克森（Jackson）所建的心理研究所中家庭治疗的相互作用方法即源于此理论。与帕罗奥多小组一道工作的黑利（Haley）进一步发展了策略方法，以促成家庭系统中的改变，他相信若非如此个体不会发生改变。与此同时，精神分析坚持认为，尽管个体问题发生在家庭环境下的性格形成时期，但此时此地的问题已经内化在个体的人格中。分析家在治疗个体时从不会见其家庭，甚至连儿童治疗师也更偏爱于这样一种纯粹内心的方法。米纽庆（Minuchin）是一名注重个体价值的家庭治疗师，然而精神治疗师认为他的工作具有操控意味，并因此视他为异类。总的来说，精神治疗师认为，家庭治疗只是在表面和外部做文章，而家庭治疗师认为，精神治疗师有"长期的近视"，这当中充满了猜疑和轻视。

然而，在家庭治疗中也能看到精神分析的影响。这个领域的开创者包括治疗师阿克曼（Ackerman）、韦恩（Wynne）和莱兹（Lidz）。韦恩在50年代的合作者里茨可夫（Ryckoff）就是一名精神治疗师。保罗（Paul）和弗拉莫（Framo）都受到了精神分析客体关系理论的影响，夏皮罗（Shapiro）和津纳（Zinner）也是如此，他们都是执业的精神治疗师。另一些认可系统和结构方法而没有运用或事实上反对精神分析原理的人，在他们的职业发展生涯中都明显受到过精神分析的影响。据博丹（Bodin）所说，芝加哥精神分析研究所，尤其是其他与自体心理学的关联影响到了斯泰尔（Stair）的工作，并通过合作影响了贝特森和黑利，同时，沙利文（Sullivan）的人际关系理论也影响了杰克森。鲍恩和米纽庆获得过精神治疗师资质，尽管他们不再从事精神分析工作。在欧洲，赛尔维尼·帕拉佐力（Selvini Palazzoli）在发展策略性家庭治疗的米兰（Milan）方法之前是执业的个体精神治疗师，斯迪林（Stierlin）目前还是精神治疗师，安东尔菲（Andolfi）有着四年的精神分析培训经历，如今仍然从事精神分析工作。在英国，莱恩（Laing）和库克林（Cooklin）都是精神治疗师，宾-霍尔（Byng-Hall）接受过精神分析培训，斯金纳（Skynner）尽管不是一名个体精神治疗师，但对精神分析所知甚广，还是一名受过福克斯（Foulkes）培训的小组精神治疗师。

看来美国的家庭治疗师摒弃了主流的精神分析，因为以经典弗洛伊德理论为主导的方法很难运用到人际关系现象上（Zawada，1981）。这套理论坚持把焦点放在内心世界，将人格看成是一系列意识和潜意识的结构，试图调和不被接受的、源于本能的冲动，这些冲动指向给予其满足的客体。读弗洛伊德的个案史，我们总感觉他有着和病人父母相似的清晰感受，但他并没有对这样的现实进行处理，而只是处理病人对现实的感知觉和歪曲。当父母并没有参与到治疗中来的时候这能说得通，但它留给我们的是聚焦于个体冲突的理论，这种理论很难运用到人际关系情境中。因此，对家庭工作而言，交流和系统理论更切中要害。

一些美国的精神治疗师也脱离了严格的弗洛伊德方法。沙利文（1953）发展出一种人际关系进程理论，却并没有得到广泛的认可。我们认为，他的观点虽然在临床上有一定影响，但作为理论并没有被普遍接受。其原因是，正如冈特瑞普（Guntrip，1961）所指出的，沙利文关注人际关系进程而将个人排除在外。近年来，肯伯格（Kerberg，1975）继续雅各布森（Jacobsen）的早期工作，发展出了一套源于客体关系理论的人格理论。他的理论是经过严格论证的，因为他细致地勾勒出了与传统理论关键的异同点。因为有此长处，这套观点在持客体关系理论的新弗洛伊德派眼里十分可信，他们欣然接受，但在我们看来，这一长处使他的理论走到了机械化、具体化的一面，很难应用到人际关系领域。科胡特（Kohut）因探索自体形成的缺陷而把注意力转向早期母婴互动。我们发现，他关于镜映的概念在分析性家庭治疗中非常有用，同时卡恩（Kahn）也展示了如何将科胡特的"自我"概念与米兰系统方法整合到家庭治疗中。

分析性家庭治疗的目标如同治疗本身一样，是可修正的，因为我们发现目标随着成长在改变，对未来的可能性要有一个开阔的视野。自然，这需要时间。家庭治疗设置倾向于每周会面45分钟到1小时，持续2年。一个家庭可以设定有限的治疗目标，并在一年内结束治疗。但斯迪林（1985）

也对"十次的治疗"进行了详尽的描述，他认为这种治疗可以在我们的工作中用来处理发展问题和外部危机。除了这些个案以外，我们并不期望治疗就此结束。治疗的长度是分析性家庭治疗和系统家庭治疗之间最主要的一个不同。显然，长程治疗费用负担更重，这对于不能或不愿支付这样一笔费用的家庭或者资金有限的诊所来说是一项劣势。在私人执业诊所中，我们接诊的家庭通常都能支付治疗费用，如果我们自己没有低收费时段，可以为这样的家庭配备优秀的实习治疗师以此减少他们一定的费用。在临床上，有人认为家庭治疗师把看一个病人的时间充分利用到每个家庭成员身上。在社区精神病机构，有人认为家庭治疗所花费的时间两者兼顾，因为它也为不在册的患者提供预防性心理健康服务。这些观点都支持为家庭治疗提供基金，但并没有说要用长期基金来做短期治疗。我们不依据症状的改善来评估治疗成功与否，所以我们不会在早期就终止治疗。我们评估疗效的标准是掌控发展性应激的能力，是否给这样的人群提供服务由临床工作者决定。

有时候我们听到这些临床工作者说，分析性家庭治疗对他们的目标人群没有吸引力。当然，一些极度贫穷或者有社会问题的就诊者需要更及时和具体的帮助。正是为了满足这些家庭的需要，米纽庆和他的同事们（1967）发展了旨在解决问题的结构家庭治疗。在这样的家庭中，单靠我们的方法起不到作用。但是，为贫穷的患者进行诊治并运用以解决问题为焦点的方法的学生报告说，对于那些能接受精神分析的家庭，应用精神分析方法可以帮助他们在非分析性短期家庭治疗中做出更加充分的回应。不能说贫困的、文化或智力缺陷的人就不能从精神分析性家庭治疗中获益。有些家庭符合文化定式，比如具象思维、指令依赖、满足等，另一些家庭则比较喜欢引起思考的方法。考虑到存在不同的机遇和治疗建模，文化和认知并不一定就是一种妨碍，所以我们同意博克斯（Box，1981）等人所说，精神分析性家庭治疗并不适合所有人，而是针对那些在咨询中不仅仅为了症状的缓解，还表现出对理解感兴趣的家庭。同样，不是所有的学生都想走这样的路，但是采用系统方法的学生可以用精神分析性家庭治疗的培训来装备自己的心灵，如同一个盘子，用以承载家庭系统的印记。

当然，方法之间有不同也有相同之处。沙特尔（Satir）和我们一样对家庭年代学感兴趣，她和其他MRI成员用结构化家庭访谈来获得信息，而我们会等待这样的材料在与此时此地的联结中出现。接着，她会根据家庭的反应而脱离标准化访谈，这与我们倾向于跟随家庭的思路是相似的。MRI小组进行重构问题的干预，用战术来引起改变。这与我们的方法完全不同。我们极少布置家庭作业，也从来不给任何指导，尽管我们可能为可选的行为试着给出一系列建议，或者偶尔给一些忠告。

像黑利（Haley）和策略型治疗师们一样，将症状视为改变家庭困难的错误尝试。黑利（1971）和我们一样从发展的角度来看待家庭，而不是试图发展一种家庭类型学或者症状学。我们也将家庭看成是一种不能适应变迁的人际控制系统，我们认为，个人的问题是家庭系统紊乱的表现，问题是家庭引起的（Madanes & Haley，1977）。但是我们不坚持从客观上确定目标，我们关注的并不局限于问题，也不赞成策略型治疗师的速战速决（Haley，1980）。我们不认为个人的改变必须依赖于家庭的改变。我们见过很多个体在个体心理治疗中发生变化，有时包含家庭的改变，有时则没有。但是，我们与策略型家庭治疗最大的不同在内省力上。斯坦顿（Stanton）断言，"保持深思的、反映的、旁观者的姿态并做出一些解释，只会让家庭去重复一些模式……对他们的改变毫无帮助"（p.370）。我们相信，解释是必要的。然而，没有引至内省的解释或者当需要解释的时候袖手旁观，的确对家庭没有帮助。这本书介绍了我们对解释和内省的运用，我们也希望通过精神分析性家庭治疗能让这些家庭产生持久改变和成长。

黑利的治疗和其他策略型方法强调指导性。精神分析性家庭治疗是非指导性的。我们并不打断病人，不要求病人沉默，不要求他们改变座位，也不给他们指导、悖论或者其他。然而当倾听和谈论所说的内容时，自相矛盾的话就会发生作用，我们着重于将说出来的内容与没有说出来的，以及非言语交流的材料联系起来。所以我们的解释是为了说明潜意识的关系而不是解决表面上正在讨论的问题。精神分析性家庭治疗有时也会有较多的指导性，特别是围绕治疗空间的界限，比如当父母不能阻止儿童用标记笔在墙上涂鸦的时候，我们要告诉孩子这是不允许的。我们当然也会引导家庭将注意力转移到被忽略的功能或信息上，但目的是为了能够让家中所有辈分的人在所有层面上的体验能够有最大程度的表达。

我们的方法更类似于米纽庆描述的结构化方法（1974）。他的方法并非围着症状打转，而是探寻潜藏在现有问题背后的结构。阿蓬特（Aponate）和范杜森（Vandeusen）强调，重要的是提高结构化治疗师对自身反应的自我觉知、回应及亲和力。这些部分"成为一个盘片，家庭在上面刻下其印记，供治疗师阅览解析。此外，治疗师在个人反应上的亲和力让他能够以自然回应的方式接近和触及家庭"（p.328）。听起来似乎就是我们所用的移情和反移情，虽然米纽庆告诉我们在他的家庭治疗示教中并没有运用精神分析观念，但我们认为分析性体验在这里是有些东西可教的。我们猜想，在我们看到的米纽庆、安东尔菲、黑利、惠特克（Whitaker）和阿克曼等所做的相当精彩的临床干预中，甚至是非凡的吸引力这一特质本身都源于一种特殊的管理和运用移情、反移情体验的能力。除非这些体验都意识化，要不然这样的技能不大可能传授给那些不具备这种特殊禀赋的人。我们认为，把焦点放在移情和反移情（精神分析法的标志）上，对策略型和结构化家庭治疗师们会大有助益。

米纽庆和他的同事们（1967）描述了治疗师在促进家庭成员之间的契约和集中家庭与治疗师之间的约定方面的作用。我们不太主张用同样的方式构建这种发展，但我们也同时关注到两个方面。同样的，我们并不在与家庭成员的关系中建构我们的位置以获得预计的转换，但是我们把治疗师放在中立的位置。所谓中立，意味着治疗师是开放的，家庭成员能够以他们习惯的方式使用治疗师，同时我们也能抽身其外讨论发生在我们身上的情形，让家庭对这种现象获得一种新的体验。我们并不设计具体的方法去重新建构家庭，我们也不布置任何任务。但是如同在结构化家庭治疗中一样，我们的确进入到实施进程中，出于职业考虑而让自己与之发生关联。尽管我们也让自己作为空白屏幕来反射出家庭关系，但与一些弗洛伊德派分析家不同，我们并不像完全的空白屏幕那样行事。正如米纽庆所说的"追踪"一样，我们也使用家庭的符号和言语去沟通。这不仅促进了交流，还让我们接纳家庭的体验，并与之建立联结。随后我们让自己抽身出来，以便弄清对我们来说发生了什么，所发生的事情对家庭来说又意味着什么。

与其他家庭治疗技术相比，一个很重要的区别是我们运用了历史研究方法，以此在当前家庭以及双方原生家庭中理解早期关系。斯坦顿（1981）认为，系统方法与历史性反映和内省取向是相对立的。他说，"不强调过去是因为过去与变化不相干……我们不能改变过去，因为过去不再存在"（p.390）。他还提出，系统治疗师并不否认潜意识进程，也确实运用它来设计干预措施，但是他们并不将这些带进患者的知觉中。他们并不把潜意识意识化。他们相信改变是发生在与治疗师的人际关系中，但都是在患者的知觉之外发生的。他们不鼓励移情，将移情抛开。而在我们看来，过去依然是存在的，并且在现在的关系中持续发挥着作用。每一个现有的家庭系统，无论健康的或不健康的，都充满了"过去"或者说是被"过去"侵入，如同编织物被织成了布料。我们认为与家庭分享我们对于家庭潜意识的认识是合理的，这样他们就可以在未来的生活中进行自我解释。与系统治疗师一样，我们运用潜意识来确认我们的干预，在我们的个案中这种干预通常运用的是言语解释。当然有时也会出现用行为进行解释，比如我们用言语收集信息终告失败，所以采取行为来回应，或者我们参与到儿童的游戏中。我们可以采取这些行为，但这并非是精神分析方法的特征。

我们不热衷于将我们带来的扰动停留在家庭觉察之外。我们倒是宁可这些扰动被识别，并作为检验家庭范围内处理过去和将来事件的原型。出于同一目的，我们并不将移情撇开，而是用它来做解释。我们的目标在于消除抑制作用，使潜意识驱力得以浮现，被潜抑的关系得到阐释。

我们也对情感进行工作。斯坦顿称，系统治疗师不鼓励情绪宣泄。安东尔菲是一名整合了结构化和经验治疗模式的系统治疗师，他在录像带上示范用于扑灭情感反应的干预，在他看来那是控制治疗的巧妙运作。我们的印象是，这种对情感交流的否认反而引发了情感的爆发，家庭也能学到这一点。尽管如此，我们将情感浮现视为潜意识痛苦或兴奋的信号。行为学家指出学习是在觉醒状态下发生的，我们也发现，当解释与带有感情的表达相联结时，家庭就在学习并发生改变。

赛尔维尼·帕拉佐力（1975）运用与其他同事一起发展出来的米兰方法，赋予了家庭自动适应性机能一种积极的意义。在我们的工作中，我们可能指出一种防御状态的益处，但并非表明这就是件好事而需要继续保持。我们更倾向于去询问家庭丧失的严重程度，看看这种小小的获益在抛开他们的代价之外是否真的那么有价值。悖论和反悖论是米兰指导的标志性方式。帕拉佐力（1985）报告了一个惊人的案例，一个普遍适用的指导让慢性精神病发生了逆转。一个普遍的解释在精神分析方法中可能会不管用。她的解释集中在父母私生活的权力和责任上。我们很赞同这一点，即家庭中作为婚姻双方的夫妻与孩子的分化是一个普遍适用的观念，但是我们不得不用更多更慢的方法与对抗婚姻关系的运作力量进行工作。

范·特罗梅尔（Van Trommel，1984）是一名米兰传统学派的策略型家庭治疗师，特别关注治疗师系统和病人系统的关系。他的毕业论文就是为了理解家庭的，他不得不首先理解自己，否则他无法工作。当描述他对米兰模型的理解时，他强调治疗师的评估工作，即诱发抱怨、理解抱怨的功能，寻找家庭系统中这种功能的模式，并找出在家庭和他自己之间这种模式的重现（Van Trommel，1985）。这种病史采集、模式识别以及从家庭系统和治疗师系统两方面的影响来工作的方法与我们的方法类似。特罗梅尔指出了很有趣的一点，尽管我们认为自己是对一个系统的部分与另一系统的部分相关联的复合体进行工作，但事实上我们是对个体进行工作。这看起来似乎很荒谬，然而我们发现这是关键。在我们看来，我们工作的系统是个体和小组之间的人际关系系统。我们将这些家庭成员个体之间的关系置于家庭同治疗师这样一个治疗性关系的背景中，所有具备人性的人都能超越系统的机制。对我们来讲，悖论和反悖论在没有人刻意努力的情况下挑衅了系统。这就是我们与策略性治疗有分歧的地方。

鲍恩（Bowen，1978）是一位很欣赏个体的家庭治疗师，他认为家庭工作与其中一人完成的效率要高于与全家人或者夫妻两人一起完成的效率。治疗师"教练"这一个体在庞大的家庭系统中对不同的部分进行干涉，以此引发变化。我们并不这样做。但是作为个体精神治疗师，我们清楚地意识到我们对心灵内部的观念受到我们的家庭治疗经验和同时运用于家庭治疗和个体治疗的客体关系理论参照系的影响（Winer，1985）。我们对鲍恩关于"家庭投射进程"的描述很感兴趣，它针对父母的未分化被传递到他们的某个孩子身上，以此来稳定伴侣之间同等水平的自我未分化的不稳定的婚姻结合。这和我们的理论是一致的。继津纳和夏皮罗将克莱茵的投射认同观念运用在婚姻和家庭工作中，我们也旨在发展出关于"什么被投射给哪个孩子"的具体特性，并弄清楚他们在认同哪一种投射或拒绝认同哪一种投射。

在伯瑟尔梅尼·纳吉（Boszormenyi-Nagy）、弗兰（Fran）和保罗（Paul）之中，我们的工作更接近于比尔斯（Beels）和费伯（Ferber，

1969）描述的"反应者—分析者"的关系。现在，弗拉莫通过父母的婚姻关系来处理家庭问题（1970，1976，1981）。在整个家庭治疗过程中，我们一段时间只集中在夫妻治疗上（或者个体治疗上），但和弗拉莫不同的是，我们在大部分治疗中并不排除年轻家庭成员的参与。我们将祖父母纳入治疗，正如很多治疗师所做的那样，但是我们并没有对祖父母做过弗拉莫（1981）描述的马拉松式治疗。纳吉在家庭环境下对个体说得更多，围绕着伦理和忠诚来组织建构他的工作（Boszormenyi-Nagy & Framo，1965；Boszormenyi-Nagy & Spark，1973）。我们的方法没有那么抽象，更多的是对杂乱无章的家庭生活的一种联结。当然，我们同米纽庆和黑利一样将儿童纳入治疗，但我们对他们的"游戏"的观点更接近于日拉巴克（Zilbach，1986）。在"反应者—分析者"小组之中，我们的方法与博克斯及其同事的方法最接近，我们也都曾经在塔维斯托克诊所一起工作；同时也接近夏皮罗（1979）和津纳（1976）以及他们两人的方法，因为我们中有一人是接受他们培训的，而且我们两人与他们都有过合作。津纳和夏皮罗工作的相似之处，就是小组解释性方法的运用和比昂（Bion，1961）小组治疗的信任。我们将家庭小组模式作为可以命名的防御，然后指出他们保护自己不受到迄今未命名的小组焦虑影响的功能，直到焦虑可以被揭露和修通。我们和博克斯一样强调反移情，这是我们从塔维斯托克诊所克莱茵学派的督导中所学到的。虽然在技巧上有相似之处，但我们的方法和夏皮罗、津纳、博克斯的不同之处大部分在于费尔贝恩（Fairbairn）的客体关系理论。实践中我们也有差异，因为我们试图将儿童和婴儿纳入家庭工作中。作为儿童治疗师，我们倾向于以发展的阶段去评估家庭。这与斯金纳的做法一致，他是一名儿童精神科医师，也运用以客体关系理论为基础的小组解释方法。严格来讲，他比我们更具有权威性和指导性，而且他会在治疗中留出一个月的间隔以减少对治疗师的依赖。他还坚信应该限制治疗长度，以此不再强调与治疗师共同的修通。

这里说到的我们与其他家庭治疗师的区别，可能看起来比较专断。他们的做法都是建立在阅读、不时对访谈录像带的观察和个人讨论的基础之上。我们也意识到人们讲的和他们真正做的总会有不同。在我们没有通过实践来学习别人的方法时，我们不能胡乱评价这些方法。我们的目的是，呈现给大家我们的方式是如何顺应家庭治疗领域中的情形的。我们将这一领域看成是部分被理论定义的系统，理论赋予这些部分以特征，而各理论之间又是相互关联的，有些相互适宜，有些则有摩擦。每一部分对构成整体都有贡献。同样，我们感受到治疗可以在心理系统的任何部分进行干预，不管是个体治疗中的心灵层面还是家庭或集体治疗的人际层面。作为精神分析取向的家庭治疗师，我们在家庭内在的微小层面以及与之相关的个体成员的发展性内心世界进行干预。

杜恩（1981）曾说过，独立的个体是家庭的亚系统，这些亚系统本身包含了如觉醒水平、意识、潜意识体验的亚系统。在此我们加上这样一点，即在个体中反映了对原生家庭不同发展水平关系的体验的亚关系。接着我们注意到，这些内化的关系在现有家庭成员的关系中不断寻求表达。因此，在家庭小组中我们有相互交叠的关系系统，所有人无论好坏互相影响。精神分析取向的家庭治疗是沿着内心人际关系的连续谱来认识这些复杂事物的。客体关系理论为针对个体本身和家庭系统动力的理解提供了理论框架和语言。

起源于精神分析

客体关系家庭治疗源于将客体关系理论运用于家庭发展中。它利用精神分析的技巧，如倾听，自由联想，通过对阻抗和防御的解释将潜意识意识化，发展内省以及修通从而引起改变等（Freud，1917c）。但它并没有从弗洛伊德（1923）后来发展的结构理论中汲取什么，尽管它对个体精神动力关系中的结构感兴趣，这与我们对家庭动力系统的结构运行感兴趣相似。我们认为，由于这个理论强烈的内心化倾向，经典的精神分析理论对理解家庭并没有帮助。人类的人格被描述为性驱力和死本能的表达与适应社会现实需要的妥协物。重视有机体对已有环境的适应的自体心理学，强调有机体为适应现实环境而导致和促进对驱力掌控的冲突（Hartmann，1939）。尽管完全意识到了个体和家庭中存在着对性和死亡的感受、害怕和幻想，但我们不能将这些作为家庭生活的决定性因素，我们更倾向于将此看成是在关系中出现的。

另外，我们受到了鲍尔比（Bowlby，1969；1973a；1980）行为学研究的影响，他描述了人类对亲附的基本需要和在早年与照顾者分离的毁灭性影响。马勒和同事们（1975）早期的研究探索了孩子通过"分离–个体化"阶段与母亲关系的发展。较新的婴儿观察研究不仅仅关注与母亲关系的特质（Brazelton etal.，1976；Schwarzbeck，1978），随后的贝内德克（Benedek）的早期工作，还关注到婴儿与父亲关系的品质——但没有涉及夫妻作为一个整体的关系特质。弗赖伯格（Fraiberg）和他的同事们报告了对母婴二元一体的治疗。至今还没有很多家庭互动关系作为个体早年成长决定性因素的精神分析研究证据，尽管对家庭互动在个体生长后期中的病理影响有所描述（Shapiro，1966；Shapiro & Zinner，1979；Sharpiro et al.，1975）。精神治疗师和家庭治疗师弗雷德·桑德尔（Fred Sander）写信告诉我们，他仍然希望迎接这个挑战，即整合结构化理论（强调其适应性的方面）与其他家庭系统和客体关系的观点。这个理论的贫乏是导致传统个体精神分析理论和家庭系统理论的两极化的主要原因。

弗吕格尔（Flügel，1921）是一位早期的弗洛伊德式精神分析家，他创立了精神分析理论的学术期刊，并展示了这些理论是如何运用到家庭背景下人格发展过程中的。他探索性地观察了存在于兄弟姐妹关系中和"父母–孩子"关系中的爱与恨的情感。他描述的家庭作为一系列二元体相互交错，每一个都涉及婴儿性欲和俄狄浦斯驱力，这一点从历史的角度来看并不奇怪。尽管弗吕格尔受到他阐述的理论的局限性和精神分析性情景限制的影响，但他的观察对预言客体关系观念还是十分重要的，正如他写道："……在接受他对他家庭圈子成员的态度中，一个孩子同时也在更大的范围内决定了自己与同龄人关系的基本原则"（p.4）。他带着遗憾地写道，那时对婚姻关系了解得太少，让他不得不略去对此的讨论而有失公平。

另一名弗洛伊德式的精神治疗师格罗特扬（Grotjahn）1960年在美国出版了他的著作，他看到了个体、家庭和小组潜意识过程的联系。他曾在分析性小组治疗中治疗过家庭成员，对被分析者的家庭成员同时进行访谈甚至是治疗，并运用家庭会议来支持分析或者减缓阻抗，特别当病人采取理智化形式的时候。他总结说："缺少结构的家庭或者家庭成员没有清晰的角色定位，这会培养出不清晰或者模糊自我认同的孩子"（p.88）。他还写道："神经症家庭和神经症个体一样失去的是它与不同成员潜意识简单自由交流的能力。整个家庭的成长和动机面临危险，那是因为这样的家庭被切断了从经验中学习的体验"（p.123）。为了给自己的观察寻找理论依据，他引用了弗洛伊德1921年关于小组心理学的论述以及1936年在精神分析代表大会上关于家庭神经症主题的文章。尽管格罗特扬本人是自由思想者，但他对个体精神治疗师的忠诚可能是导致他1960年并未做出对整个家庭进行治疗的原因；他也没有将他的观察发展为家庭动力学的理论。我们认为，弗洛伊德理论不能支持这样的发展。

客体关系理论确实提供了一种精神分析性家庭系统方法的可能性，因为它是源于发展的人际关系观点的心灵内部的精神分析理论。首先，它是个体心理学，但是因为它的人际关系内涵，它也成功被扩展到夫妻（Dicks，1967）、小组（Bion，1961）和家庭（Schaff，1982；Shapiro，1979；Shapiro & Zinner，1971；Skynner，1976；Zinner，1976）心理学领域。它是由费尔贝恩（1952，1954）在苏格兰的封闭工作小组、拜林特（Balint）、温尼科特（Winnicott，1965b；1971b）和冈特瑞普（1969）的英国独立小组发展起来的，正如萨瑟兰（Sutherland，1980）所说，他们都受到了克莱茵（1932，1948）的影响。直到费尔贝恩，我们才转向一个连贯的理论，把其他作者的观念整合进来。继弗洛伊德对结构理论的兴趣之后，费尔贝恩对描述内心的结构很感兴趣。弗洛伊德认为，结构是源自机体在本能驱力和现实之间的协调，费尔贝恩则假设结构是在机体第一次人类关系过程中，体验到对现实的无助的婴儿性依赖在其发展过程中进行协调的产物。对于费尔贝恩来说，基本驱力不是对冲动的满足，而是在一定关系中的需要。这个理论并没有因为是纯科学的而受到阻碍，且它来自经验并具有实践意义。在个体分析中，客体关系理论直接适用于治疗关系，因为它是由个体治疗临床工作中从对关系重要性的觉察方面发展起来的。

在给客体关系理论一个介绍性的小结时（Fairbairn，1963），我们应该提醒自己这只是一种人格模型。它不能被看成是具体的现实，也不能被作为"真相"，它只是为给我们提供一条思考和工作方法而做的想象的结构（Sutherland，1963）。我们会在第三章详细阐述客体关系。费尔贝恩将精神看成是包含了动力结构系统的自我，这些结构在早年关系背景下产生并被修正。婴儿一出生即寻求对母亲的亲附。因为无助的依赖，婴儿对母亲的回应、他自身的亲近、舒适，以及对食物的需要是不是得到满足都异常敏感。攻击性不是本能的，但是会在试图纠正母婴情景挫折的时候出现。孩子的自我通过内摄或接纳来处理它对母亲关系受挫的方面，然后压抑它们，与忍受这些痛苦的自我和所有被唤起的不可忍耐的感受伴随在一起。受挫体验被描述为婴儿对亲附的需要是被不舒适地拒绝还是被过度刺激导致的痛苦。这些对他人的体验分别称为"拒绝性客体"和"兴奋性客体"。遭遇这些客体关系的自我部分，则分别称为"反力比多自我"和"力比多自我"。

现在，我们看到自我中有两个被压抑的系统：力比多系统，具有需要、兴奋和渴望的特征；反力比多系统，具有攻击性、激惹、恨和轻视的特征。剩下的自我就称为"核心自我"，能够运用更加理性、平和的方式自由处理与亲附对象将来的体验。核心自我保持着自身的客体，称为"理性化客体"，作为压抑的兴奋性、拒绝性客体被消减为相对去性化和去攻击性的客体。

与母亲的体验中产生的焦虑越是无法忍受，潜意识的压抑会越激烈，剩下更少的自我去自由关联。在健康的情形下，拥有一个"好母亲"的婴儿发展出的人格中主要包含与理想化客体相关的未被压抑的核心自我。这个核心系统能够整合、学习，与潜在客体发生关系而适应环境。它最终从母亲那里接手过来而成为第一组织者。这是一个开放的系统，有韧性和适应性，倾向于让人联想到满足早年关系去塑造将来的关系。但不可避免的是，它的功能在某种程度上被已被压抑的反力比多和力比多系统所着色，以此来保护核心系统和它的主要关系。

萨瑟兰（1963）注意到，与外界脱离关系的被压抑的系统是以封闭的形式在运行，非常阻塞，强迫他们的客体符合早年关系中不被满足体验的形象。被压抑的客体关系在这些系统中不能从新体验中学习和成长，因为他们不是意识上的，也因为他们在自我中已经得到满足。但是，被压抑的客体关系一定会通过对此时此地的婴儿性体验的重复和他们被投射的其他心理寻求出路。

这里，费尔贝恩承认克莱茵学派的"投射"概念对其思考的影响。正是"投射"概念让客体关系理论非常有用。对于为什么人在小组和家庭中是那样地彼此对待，让我们有了一种思考方式。费尔贝恩认为被压抑的系统攻击核心自我，因此再度体验早年创伤，部分是在秘密而可怕地确认，部分是为了保护早年丧失。同样，为了保护美好的记忆和满足关系的潜在性，被压抑的反力比多和力比多系统可能会被除去，驱逐出自我而进入亲附形象的精神中。这样他们将被体验为最初与亲附形象的不满意关系的重复，可能作为受害者，也可能作为攻击者。但婴儿通过各个阶段向前发展，随着其思考能力的成熟，也会比较少地需要诉诸分裂受挫体验来保存好的体验，因为到那个时候矛盾是可以忍受的，并被视为一个整体的客体关系。健康的、更加开放的核心系统能够根据更高水平的情绪和智力发展体验重新学习和针对被压抑的系统进行工作。

迪克斯（Dicks，1967）开拓了婚姻治疗的心理动力学方法，将客体关系理论运用在夫妻动力学中。他研究了个体内心结构在夫妻意识和潜意识水平的交错。在选择生命伴侣期间，核心自我系统在寻找理想化客体的基础上进行选择。因为婚姻提供的关系类似于早期母性体验，因此它提供一个恒久的对照顾形象的亲附，它从婴儿性体验中引出感受。当然，在成年人中精神不仅仅是处理片面的无助的依赖，还有相互的、达成一致的相互依赖。尽管如此，在婚姻承诺的保险下，象征着从原生父母处体验到的被压抑的客体关系回来重新寻求无论好坏的表达。每一对夫妻都将对方看成部分理想化、部分兴奋性和拒绝性需要，正如之前的客体。健康状态中，这为重新整合被压抑系统和扩大核心自我系统提供了机会。但是，相互联锁的部分在一个僵硬的封闭系统中，被压抑的关系被重复，并进一步被压抑来保持婚姻而不顾它被耗尽。这样的情形中，核心自我不是确认在夫妻身上找到客体的单独身份，而是期望它去符合内心的图画。这种相互共谋来压抑困难的客体关系将使夫妻产生问题。

当夫妻有了孩子，被压抑的客体关系中未代谢的残留物就会造成对现有家庭的新威胁。趋势就是通过把力比多和反力比多客体或自我投射到孩子的心理上来保持婚姻关系。简单来说，孩子被看成是自我或者配偶憎恨的部分，类似于祖父母憎恨的部分。任何一个孩子都可能或多或少因其体质、身体相像、出生顺序和环境而携带任何一种投射。于是，父母内心感觉到的强烈的憎恨或不舒服指向孩子，或者从孩子指向父母，这取决于被投射的是被压抑的自我还是客体。

用这样的方式，我们发现费尔贝恩的客体关系理论尤其适用于理解家庭动力学，斯金纳亦认为如此（1976）。在美国，夏皮罗和津纳在国家心理健康研究所第一次提到迪克斯和克莱茵学派关于投射和投射认同的理论（Zinner，1976；Zinner & Shapiro，1972）。保罗、弗拉莫和伯瑟尔梅尼·纳吉都表达了对客体关系理论的兴趣（Paul，1967；Paul & Grosser，1965；Framo，1970；1976；1982；Boszormenyi-Nagy & Spark，1973）。库克林（Cooklin，1979）修正了菲尔贝尔纳的理论，发展了与系统模式相一致的家庭治疗精神分析框架。赛尔维尼·帕拉佐力（1974）考虑到对厌食症的治疗从心灵内部转移至超个人的方法，他写道："……只有建立在客体关系（特别是内摄客体负性方面的关系）基础上的心理动力学理论，才能够对身体体验的精神病理做出具体的贡献"（p.84）。但是，潜在的客体关系概念化的出现并不是告知她家庭系统的悖论指导技巧。斯利普（Slipp，1984）将客体关系理论提升为架在个体和家庭治疗之间的一座桥梁。

在这一点上，我们需要描述梅兰妮·克莱茵的贡献。我们参考了克莱茵的著作（1935，1946，1948，1957）和西格尔（Segal）对克莱茵工作的介绍（1964）。尽管克莱茵和费尔贝恩都背离了弗洛伊德的理论，但费尔贝恩延续了他对心理结构的兴趣，而克莱茵受到亚伯拉罕（Abraham）的影响，对本能的作用更感兴趣，弗洛伊德经常认为本能具有核心的、促成动机的重要性。在儿童分析中，克莱茵（1961）有机会发现和描述原始的幻想，这种幻想伴随婴儿在对母亲的关系中试图满足或者转移本能的冲动。她特别强调了死本能的作用。在她看来，正如1935年讨论的，破坏性来源于死本能，这种死本能的力量是天生决定的。克莱茵聚焦于个体病人源自破坏性力量的本能，作用是破坏早年关系。她写道，将死本能力量转向的原始企图导致了将客体分裂为理想的"好的"和"坏的"客体，然后把客体的部分投射到他人内心。这种投射既可用作保存好的自我，也可用来保存好的客体。

这种假设被比昂（1961）、埃兹里尔（Ezriel，1950；1952）和蒂尔凯（Turquet，1975）运用到小组功能中。比昂将工作小组看成一个被行为所困扰的群体，这些行为不是去工作而是对抗焦虑的防御。某些个体通过投射自己的一部分给小组其他成员来处理他们的混乱和无助，其他成员则因为他们自己的缘故，变得与投射物很相似。各式各样的投射认同过程发生在小组的子群中，表达了小组在与领导者的关系中对抗焦虑的基本防御。这个理论被证明适用于家庭，家庭作为小群体试着通过自己的工作养育下一代，而父母则是作为家庭群体中的领导者（Shapiro，1979；Shapiro & Zinner，1979）。

客体关系家庭治疗运用弗洛伊德的历史的、反映式的、非指导性的分析方法，但是它的理论大部分源于客体关系和小组关系理论。它通过儿童发展的精神分析理论和母婴父婴相互影响的研究而得到进一步发展。它还运用游戏治疗中学来的技巧与年幼的家庭成员进行交流。它运作的模式存在于家庭和治疗师之间，在治疗性空间中的倾听、谈话和游戏。在这样的空间中，移情反移情过程得以发生，这对有关治疗师体验到的家庭的客体关系系统的阐明是必要的，这也是内省得以出现的关键地方。精神分析家庭治疗坚持认为，内省是变化和发展过程必须出现的，修通则用来巩固成效。

我们对客体关系家庭治疗的介绍是浓缩了的，我们意识到只有已经熟知客体关系理论和家庭治疗文献的人才能充分理解。我们的目的是呈现一种概况，并表明本书的方向。随后的章节会更为全面地讨论三种主要的精神分析理论，即客体关系、儿童发展和小组关系理论，对客体关系家庭治疗的影响。然后，我们将描绘出精神分析家庭治疗的主要特征：评估发展水平、防御和焦虑、小组精神分析技巧、移情和反移情、家庭治疗中个体和夫妻治疗的顺序，以及游戏的角色和针对养育儿童家庭的其他技巧。有一个部分专门介绍特殊生命阶段的家庭工作。最后，我们讨论修通和结束。

下面将提供一个临床案例，作为从简单介绍到本书核心部分的过渡，然后下一章将介绍进入精神分析家庭治疗工作的困难。选这个简短的临床案例，不是因为它做得很完美，而是因为它展现了实际工作中一般的精神分析家庭治疗形态。我们已经对治疗录像进行了重新建构，由大卫（治疗师）和吉儿（作为他的顾问）观察，他们一起回顾这个治疗。仿体字表示大卫讨论他的反移情反应，吉儿对整个过程的评论贯穿始终地分散在文本中。我们想，你们会感到突然被扔进深渊里，因为还没有详细讨论过概念，但是我们希望现在让大家看到我们做了什么以及我们是如何思考的。通过这个例证，我们希望为随后对探索详细的概念提供一个提前共享的临床脚本。在这个案例中，简短介绍了客体关系家庭治疗的特征，还有随后哪些章节中会出现相关描述。后面的章节，我们会针对这些特征一一聚焦。也有可能在读完全书以后，你会再有兴趣回头读这个案例。

理论付诸实践：临床个案

马丁，8岁，被转介至大卫处进行评估，因为他在学校表现不好，而且认为自己受到朋友的不公平对待。心理测试结果显示，马丁患有发育性语言障碍，这个结论在很大程度上解释了他在学习上的困难。精神病诊断研究和心理测试确认，马丁患有儿童期过度焦虑障碍，并伴有抑郁和身份认同问题。一旦有压力，他就会出现短暂的紊乱，这让他感到无法做出有效反应。

作为诊断过程中的一部分，我们与父母的家庭进行了会面，因为父母认为马丁的姐姐使得马丁和朋友之间的问题更加恶化。

马丁家庭来见S医生，S医生对他们表示欢迎，并向家中的兄弟姐妹（5岁的比利和11岁的蕾切尔）做了自我介绍。马丁的父亲是一名成功的内科医师，看起来非常有阳刚之气，穿着干净整洁，短发。马丁的母亲是一名家庭主妇，穿着宽松舒适的上衣和裤子，长头发盖住了脸，蕾切尔也是这样。比利披头散发。父亲和孩子们坐在沙发上，蕾切尔坐在沙发的最远端，旁边依次是比利、马丁和父亲。母亲单独坐在父亲和S医生之间的椅子上。父亲的手臂舒展地放在沙发靠背上，似乎保护着马丁，而马丁也依次将手臂绕着比利。蕾切尔在沙发最远端，母亲坐在椅子上，她们看起来彼此孤立，相互成直角相对。

父亲首先看着蕾切尔，带着讽刺却溺爱的口气开始说话："蕾切尔在这里很激动。"母亲解释说蕾切尔原不想耽误上学，因此并不想来这里。

这里暗示，蕾切尔和马丁一样在学校的表现对家庭很重要。家庭从一个具有讽刺意味的评论开始本次治疗，而这个评论和蕾切尔的感觉正好相反。男性之间有着非常友好的身体联结，而好斗的女性之间则是孤立的。

S医生注意到父亲喜欢讽刺挖苦，微笑地问这里是否有那么多可笑的事情。

观察者感受到S医生也在取笑，所有的人都在微笑。

S医生后来报告他多么喜欢这个友好的家庭，而他也在第一时间感觉到蕾切尔一直被作为牺牲品。他想这个家庭将他们所有对治疗的阻抗放在她身上，说她在激动，其实她没有。所以他支持蕾切尔发出自己的声音，在这个阶段选择不强调小组共谋进程。

男孩们说他们听到了嘲笑，很快乐。他们格格地笑着表示他们很享受，然而，蕾切尔说她受到了批评。

当他们坐着的时候，男孩们开始玩耍，马丁专注于飞机，比利则快速旋转直升机的螺旋桨①。同时，父母开始讨论实质问题，也就是马丁感到孩子们应该不改变规则地公平比赛。如果他们作弊，他会非常愤怒，并希望母亲来为他主持公道，让世界对他公平，而事实上她根本做不到。蕾切尔补充说，当她和马丁在外和朋友一起的时候，马丁自己改变游戏的规则，而遭到对抗的时候就会发怒。父母都竭力表示他们希望蕾切尔能够公平比赛，不要和那些跟年纪小的孩子玩游戏时改变规则的女孩们一起玩。当他们谈论的时候，马丁开始微笑，他放下飞机，拿起救护直升机，飞过所有人。

S医生在工作中产生的想法是，整个家庭关注某人成为受害者，有人错了而要为此负责。他们急着去决定这是谁的错误，那是因为这样会比感觉自己是受害者要好受些。比利用手指指着蕾切尔说，这是她的错。马丁拥抱着他，突然袭击救护车，直到比利的飞机将他们射下来。S医生说这个家庭希望蕾切尔成为马丁的救护车，而比利击落了这样的观点。他说有一个家庭规则被不断地打破，也就是蕾切尔应该照看好马丁，如果她不这样做，她就是不合作。母亲重申马丁确实需要照顾（马丁此时笑得更多了），而蕾切尔不合作（她此时开始咬嘴唇）。她立刻变得不安，责怪母亲对马丁的照顾比对她的照顾要多，母亲是马丁的童子军领袖，而从来不为她出头。父亲和母亲表示抗议，并笑话她蛮横的责怪。S医生说他学到了家庭中的另一个规则，也就是说当蕾切尔不安的时候，她总是被证明是错误的，然而马

---

① 家庭治疗中的儿童游戏，见第十三、十四章。

丁不安的时候，就是需要被照顾的。

我们不想说明，我们经常试图定义家庭"规则"。选这个词是为了与病人症状相适应。但是，我们感兴趣的是定义运作的共享的潜意识家庭假设[①]。

S医生报告，他意识到应该持续支持蕾切尔发出自己的声音来反抗家庭对她的反应的忽视。

父母对他的解释反应各异。母亲哭了起来，她说这让她很不安，不是医生所说的都是事实，而这确实就是蕾切尔怎么看这些事的。父亲的反应是移向蕾切尔，将一只胳膊安慰似的绕着她，另一只绕着比利和马丁，安静地听着母亲说话。母亲说："我不知道怎么让她明白，我也很爱她。我让她去上音乐课，等她，我不介意做这些。但当她说'你从未为我做任何事'的时候，我想，我做的这些事，她总是全部忘记了。她说我是马丁的童子军领袖。但是她忘记了我也是她的童子军领袖，她忘记了我也是她的领袖。"

医生说："蕾切尔正在告诉你，你是一个坏妈妈。"

母亲说："不是！"蕾切尔说："不是！"然后他们停住了，不能继续交流。

当医生支持蕾切尔时，他看起来加入了反对母亲的行列。事后分析，我们看到母亲不能忍受自己被认为是"坏的"，蕾切尔也不能忍受分享一个这样的妈妈。这可能也是S医生不能忍受的一些东西，所以导致了他突兀的评论，过早地聚焦于焦虑而不是关注家庭对此的防御。这样的评论对

---

① 共享的潜意识家庭假设：见第七章。

家庭来说同样也很难接受，因为它突出了其中一人而不是将他们的相互关系与小组进程联系起来。

S医生后来报告他感到他做错了什么事情，使这样的联盟产生了危险。他对母亲似乎比较刻薄，就像他感到这个家庭对蕾切尔一样。作为家中年长的孩子和作为父母的一方，他知道他在"父母对家中老大刻薄"这一点上很敏感。在意识到自己的反移情[①]时，S医生决定退回去。

当S医生问及他们对他所说的有什么感受的时候，治疗恢复了。而且，也能够从他们那里得到修正。

这时，S医生说他感到很内疚，因为他未能公正地评判家庭，而对他来说这并不是常有的感觉，可能有一点是他对家庭移情的反应。从他在责备母亲事后内疚的体验看来，他意识到自己在家庭进程中的共谋。这样的反移情分析让他能够更有效地解释这个家庭倾向于用责怪的方式来避免成为受害者。

S医生指出，当马丁感觉像受害者的时候，父母开始责备蕾切尔，认为她应该为他做更多。而蕾切尔感觉自己像受害者，并责怪母亲，让母亲也感觉自己像一个受害者。母亲接受了对家庭模式的描述，说："这么说是对的。"

在母亲感到充分理解的承诺后，她建立了一些信任感，这样就能打开她作为女人低自尊的痛苦话题。

S医生问到，在母亲的成长中她是否也有过这样的情形，是不是

---

① 非共情解释作为对反移情的防御：见第二、第九和第十章。

每个人都一心一意听她回答①。

母亲说家里共五个小孩，她是家中老二，大小顺序依次是女孩、男孩、女孩、女孩、女孩。她说："你知道，我被当成男孩，可我不是，我永远无法弥补这一点。我一直努力在学校表现好，比其他大点儿的孩子做得更好，但我还是感到自卑。不管我怎么取悦他们，我都令人失望。我离家的时候才意识到这点。我去念大学也是为了取悦他们，但至少有一次我去那里，得到高分，不是为他们，而是为了自己。"

她丈夫说："现在她几乎不为自己做任何事。她从来都把孩子们放在第一位，为孩子们买衣服，从来不给自己买。"S医生说，他感到这个家庭希望蕾切尔能成为完美的人，特别是能帮助她的弟弟也好起来。母亲因为自己不是男孩，也不是一个足够好的女孩而感觉很糟糕。"我很高兴你不是一个男孩"，父亲紧挨着蕾切尔说，让蕾切尔有些害羞和感激。

这就是一个很好的父亲对女儿干预的例子，试着解除世代传递给她不好的女性自我形象及对男人的憎恨。这可能源于父亲感到他是一个成功的男人，儿子也足够多了。我们想知道为什么相比他的妻子，他在支持女儿女性形象时感觉更舒适，而在治疗中支持他妻子的时候与其没有任何身体接触。我们发现"父亲-女儿"的联盟是以母亲为代价而产生的。我们可以假定，他可能让妻子对他的不胜任处于压抑的感受，这样她通过投射和内摄认同②来认同。

---

① 考虑父母的个人史和世代传递：见第八章的评估和第九章的技巧。
② 投射和内摄认同：见第三章、第五章、第六章和第十章。

S医生问父亲，怎么看自己作为家中的儿子。父亲说，他是家中最受宠的、最大的也是唯一的男孩。他丝毫不愧疚地享受这一点。当他说到这一点时，比利开始玩摄影升降卡车，展开卡车的梯子，并将它指向马丁的生殖器。他们那一刻全都沉浸在"父亲最伟大"的阳性崇拜的想象中。而父亲补充到，自己还是个孩子的时候并不是那么雄心勃勃，比较满足于普普通通。"就像我一样"，马丁嘟囔着。直到上大学一年级，父亲才开始意识到他有能力做大学工作。

母亲告诉我们，让马丁去管理小汽车是多么困难的事，就像让他去作曲或指挥一样。而蕾切尔在这些方面非常出色。她开始充满钦佩的谈起蕾切尔，竭力表扬她。"我们很为她感到骄傲，我不想让她感到我不在乎。"她哭了起来。

一旦母亲表明自己作为女孩感到自卑，家庭就开始接受为什么母亲需要蕾切尔那么好的解释，因为她感觉自己不好。接着，母亲也能够说蕾切尔实际上是非常出众的。

S医生说蕾切尔只是感到她没有什么特别的，就像母亲感到她的父母认为她不那么特别一样。"是这样的"，母亲表示同意。S医生继续说道："马丁作为一个男孩，让我们感到他都是对的，正如父亲在家中一样，但事实是马丁不会总是对的，因为他有弱点，他确实需要专业的帮助。到现在为止，家庭希望有一个合作的女孩来掩护他。同时，父亲在外的工作很特殊，所以母亲掩护了他，代替了他的职责培育孩子，这通常是孤军作战。"

"是的。"母亲再次点头。

S医生解释，她对公平与否的评论反映出她倾向于以同样的方式评价现实，这种现实的观念也被孩子们学到了。所以在游戏中，他们也体验到家庭中年长或年幼、男性或女性、成功或失败的特权和责任的冲突。

　　S医生推荐了家庭治疗和家庭教师给马丁，家庭表示接受。

　　这样的访谈展现了家庭、治疗师的反应，顾问作为观察者是为了解释和描述客体关系家庭治疗观念。这个治疗呈现出的工作方式是在随后章节中所探讨的多方面的综合。整体来看，他们呈现了一种加入家庭的治疗方法，这种方法让治疗师发展出一种对他们共享的生活、相互关系和他们的内心世界的理解。我们提供一个包容和关心的环境，在这样的环境中，家庭成员更多地了解自己并改善他们的关系。但是，这样的过程并不总是顺畅的。因此，当个体分析治疗师或家庭系统治疗师能够开始以客体关系家庭治疗方式一起工作时，我们首先从检查表面问题开始。

第二章　开始客体关系家庭治疗时的阻抗

个体治疗师转向家庭治疗

我们发现，越来越多致力于个体心理治疗的治疗师和临床工作者对家庭治疗工作感兴趣。然而，这只是一种试验性的兴致，充满了犹豫。个体心理治疗师没有意识到临床上的技巧可以转移到家庭工作中，他们因为感觉要像初学者一样从头做起而退缩。实际上，他们拥有的经验为家庭工作做了很好的准备。在让病人表达驱力和不同发展水平上，成熟的个体治疗师对各种客体的多样移情很有经验。在有效的个体治疗中，有对原生家庭的再造，并在移情中把被再造的家庭反映到现有生活中。个体治疗师通过专业的培训，体验移情表现和反移情反应，并对此进行工作，从痛苦的拒绝卷入到不舒服的骚动，这需要认真的学习和修通敏感的区域。这样的培训是对家庭工作独一无二的最好资产。内心客体关系的复杂网络已经被用来工作，因此，治疗师并不需要一想到家庭治疗设置中处理类似复杂的问题就感到恐惧。

　　他们知道，一天的治疗时间中看一连串的病人是很艰难的工作。他们习惯想象在一个小时的家庭治疗中会随着成员数量的增加而成比例地增加工作量。常识让我们认为，明智之举是不要尝试太多。那些受过弗洛伊德驱力理论方法培训的人想象处理多重复杂的驱力材料，害怕这凝聚一团的自我会被淹没。停留在我们所熟悉的个体治疗实践中似乎要简单一些，而不要设法同时治疗六个人吵吵闹闹的场景。对比理想化（带着一贯藐视的混合物）出来的想象中的家庭治疗，内心舞台看起来更易管理；相比个体治疗适度的自身形象，家庭治疗看起来太无所不能，提供给这么多人这么多东西。它被想象成那么与众不同，以至于被认为个人临床技巧不可能转移过来。我们坚信他们可以转移，特别是通过客体关系理论架起桥梁的时候。

　　当然，我们并不是想把他们之间存在的差异最小化。在幻想移情中处理受到驱动的客体关系与亲自介入到整个家庭或家庭中几个人参与的客体关系中，是有区别的。喧闹和活动的层面对于人们试图做出反馈具有更大的冲击力，可能会精力分散，也可能让人感到失控，非常的混乱。但是，心理动力训练忍受模糊性、处理反移情反应以及相关理论都会支持个体治疗师冒险一试的愿望。我们发现最有用的理论是客体关系理论，因为它给了我们一个多重移情的概念化体系，这帮助我们能够在家庭现实和想象的关系中，以及他们与我们的关系中进行工作。家庭会议不仅仅简单地充实了个体病人内心的客观关系，而且还栩栩如生地表现了个体成员相互参与到他/她独特心理结构中的动力系统。

　　即使没有兴趣成为家庭治疗师，个体治疗师也可能发现，一次家庭会议对了解个体精神病理起源、支持正进行的治疗以及害怕承认自己需要个体治疗的病人来说都非常有帮助。它为我们看清家庭发展出的移情提供了机会，它让病人处于一定的情景中。这就是为什么，个体治疗师会发现家庭工作有帮助的原因，但同时在这一点上也出现很多焦虑，不仅仅焦虑要尝试新事物，而且特别焦虑在家庭设置下进行工作。

家庭系统治疗师转向分析性家庭工作

我们的学生，包括已受过结构化或策略型家庭治疗培训的家庭治疗师，他们中有一位感到很有能力胜任家庭工作及督导与家庭工作的治疗师。她说，"在单向观察镜后做干预的督导师，就如同绿野仙踪一样"，她的能力转移到了精神分析性家庭治疗的初期阶段。但是，她缺乏忍受模糊性和对移情工作的经验。当治疗开始进行，她倾向于给予指导并表现非常活跃。学着静下心来，善于接纳、跟随家庭的主题，抱持而不是管理家庭的焦虑，这些对她都是挑战。她的阻抗不是在对家庭的工作上，而是深入的体验，以及等待和未知的痛苦感受。这些阻抗建立在治疗师个人对忍受痛苦能力的焦虑的基础上，它们可以随着家庭工作的深入被逐渐挖掘和修通。

个体治疗师有精神分析工作这一核心优势，而他们却不认为这是一种资产。非分析性的家庭治疗师们有家庭工作背景的优势，但他们并没有重视其价值并从中获益。两种类型的治疗师都能用先前的背景作为学习精神分析性家庭治疗的开始，两者都应该准备好遭遇随着治疗进行而出现的阻抗，并且这些阻抗将越来越位于核心。

意识和潜意识的焦虑

在华盛顿精神病学校举办的精神分析性家庭治疗培训项目中，有一节讨论课程报告，其中列举了很多开始阶段对家庭从事分析性工作的焦虑。

　　首先提到的焦虑是，父亲不能参与。两个案例中，丈夫都打电话给妻子，妻子便说她们的丈夫太忙不能来，或者只能在晚上来。其他的人也在想，单亲父母或离婚的父母或携子再婚的家庭是否可"算作"一个家庭以便满足我们课程中的临床要求。（这是当夫妻双方不愿意在一起而存在于家庭中不完整的、损害的和不规则的焦虑，是在不得不面对不能让家庭完美或者将父亲排除在外的团体上存在的冲突。）

　　讨论课随后集中在对愤怒场景甚至是暴力场景的恐惧，然后是在孩子面前讨论性话题的不自在。（和整个家庭一起工作，会给置身其中的治疗师带来不舒服、幼稚的感觉，因为他们要激发父母的战争，并希望看到成年人想要保持的隐私。）接下来，课程转向讨论害怕"吸进家庭系统"。（一种出于未分化的、无助的、更加原始的焦虑。）有人提到，合作治疗师在处理这些焦虑的时候非常有帮助：如果一个人将要被"吸进"，另一个人可以拉他一把。（令人担心的是，治疗师会因为强大的家庭动力中任何角色的使命感而过于情绪化地卷入。的确，当治疗师屈服于获得语言能力前的无助的退行，所有思考和讲话的能力都会丧失。）问题就提出来了："当家庭不可避免地激发起一个人自身固有的弱点和自动防御的家庭角色时，治疗师还能保持客观吗？"

　　我们转到偏袒的问题上进行讨论，有人对问题青少年感到共情，有人对疲倦的父母感到共情，还有人对受虐的妻子感到共情。小组听着一个成员讲述她对自己治疗的一位母亲的认同。两周一次的治疗中，这位母亲和她气人的儿子每周轮换着进行治疗。治疗师和这位母亲讨论怎么管理这个糟糕的男孩，当她看到这个男孩，她自己感受到了这位母亲对他所有的无助感。小组不能从这个案例中移开，问了越来越多的细节。（小组对案例中母子轮流做个体治疗的安排有非常激烈的讨论，这也揭示出面对家庭工作的焦虑时需撤回到二元一体的倾向。）

选择双重个体治疗的形式来避免家庭工作带来的焦虑：竞争和分享，这在工作中被观察，被接受或被排除。家庭确实是一个复杂的系统，这也扩大了治疗师的焦虑体验。治疗正开始的时候，移情已经形成并且很活跃。但是，个体治疗师已经知道怎样在个体治疗的中间阶段包容多重的移情。我们在家庭治疗中教的也是一种相似的抱持功能，所以，个体治疗师有着比他们自己认为的对家庭治疗更好的准备。

对从事家庭工作的阻抗

当家庭的抱持功能受到巨大挑战时，对家庭工作的阻抗被理解为对保持治疗中抱持功能所产生焦虑的防御。对这些阻抗的理解能解放个体治疗师，让他们自由扩展到对家庭的评估和治疗工作。我们已经发现，分享和讨论这些阻抗对学生的转变非常有帮助。进一步讲，这也是一种在教授对家庭治疗阻抗时的小心谨慎、共情的分析方式，家庭治疗在最开始也需要对不情愿的家庭进行这样的工作，即建立家庭对治疗承诺的基础。呈现这些阻抗的发现被证明对治疗师很有帮助，并能鼓励治疗师去面对焦虑，更为开放地学习家庭治疗。

个人和制度阻抗的交互影响

对做家庭治疗的阻抗不仅在心灵层次上有意识或无意识地运行，也受到治疗师所在系统的影响，而系统对新治疗模式的阻抗反映在工作人员特别是主管的个人焦虑上。

一位儿童指导诊所的主管，也是一名儿童治疗师告诉我们，在读了很多文章之后他相信家庭治疗是有用的，但是，他并不太愿意让所有成员都参与进去。所以，他一如既往地继续分别接待儿童和父母。当他从低年资同事那里学到家庭治疗也可以针对其中的部分成员后，他才感到现在可以尝试做家庭治疗了。对他来说，家庭治疗意味着对治疗协约采用指导性的、权威的、严格的方法，这样他那非指导性的风格就不能工作。他的诊所现在教授家庭治疗。

他的阻抗因为家庭治疗的相关文献而加剧，文献中结构化和策略型方法是主流。很多文献描述的是指导性的、短程的方法，这与受分析性治疗培训的治疗师不同，他们认为这些比较表面化。此外，传统的分析性驱力理论非常内心化，并不是那么容易运用到小组情形中。即使是自我心理学，可能看起来不那么机械论，仍然不足以人际化。这些分析性理论都缺乏一个交际和反馈回路来处理相互作用。因此，经过分析性培训的治疗师不是绕开了家庭治疗就是避开了他们有利于发展出比精神分析性驱力理论和自我心理学更适合家庭治疗设置的系统或交流基础方法上的分析性背景。我们将这种极化看成避免焦虑的方式，而不是在互相排斥的两者之间做出的明智选择。

一旦治疗师真的开始家庭工作，还要面对和修通另一阻抗。它以找不到家庭成员、不能如约到来或过早终止刚刚开始的家庭治疗的形式出现。

一组学生正在讨论为什么他们几乎没有家庭的案例。第一个说她的代理机构并没有做家庭治疗，所以"没有家庭"。那里有青少年候诊名单，但是她并没有想到，他们当然是生活在家庭中，也可以进行家庭治疗。显然，当治疗师不是对家庭治疗缺乏信任并将这种矛盾投射给代理机构时，至少是可以从清单上挑出一个案例进行家庭治疗的。深入的讨论帮助她看到这点。随后她承认这是她自己的阻抗，并决定努力去做一个案例。

一个家庭接一个家庭，成功进入家庭的治疗师将会影响代理机构欢迎家庭而不是忽视家庭。就像儿童在家庭中成长，治疗师的态度受到代理机构主管的政策和工作习惯的影响，但是同样受到外部同僚和老师联络的影响。通过个人和专业上的成长和发展，治疗师可以向代理机构描述变化的可能性。代理机构为执行其提供服务的任务而发展其政策。在任何一个代理机构，这样的政策都被看成是在那里工作的所有治疗师的焦虑和防御合并的结果（Jacques，1955；Menzies，1960）。一个主要的意识层面的焦虑是，恐惧有太多的患者处于危难中——多到不能处理。一个家庭正是如此呈现的。但是，家庭治疗师能展示给他们这种恐惧能够被处理，以及所有家庭成员可以通过帮助一个人来获得有效的帮助。

接下来，进一步讨论困难。有些学生感到坚持让家庭到场非常不舒服，有些学生为必须给督导准备案例而焦虑，并认为这样可能导致为了让个案得以继续治疗而给出过早的动力学解释，结果却往往是家庭害怕再来。我认为他们的焦虑看起来是担心能否满足课程的需要，实际上是担心会见家庭。学生们承认，他们相信如果他们受到良好的个体分析或结构化或策略型家庭治疗的培训，他们会以此为背景。夫妻治疗不是那么困难，但是深入家庭的治疗工作感觉是更加困难的，因为需要注意更多的人和动力。有些人也证实了其中一位的陈述："你感到痛苦；它那么真实，它不仅仅是一个报告。我非常强烈地意识到我自己没有完成这件事。"在个体治疗中所具有的胜任感在家庭设置中消失了，治疗师没有了对家庭系统治疗的掌控感做基础，因此对权威指导有着十分急切的需要。

当我们在面对一个家庭时，个体治疗师普遍感到更多的自我暴露感，非常脆弱，产生胜任感的缺乏。这是因为有人见证着这项工作。治疗师是在处理一个小组，对于小组来说他/她如果不是敌人，便是局外人，所以痛苦是直接的。不熟练的治疗师在个体治疗中通过倾听病人世界中的故事而受到对自身的保护，因为他们有时间和隐私的空间用于学习和工作。直到后来，病人在移情中重新演绎其完全的情感卷入，希望治疗师在那个时候已经为此做好了准备。但是在家庭治疗中，相互作用就发生在此时此地，不管你是否准备好。这让人感到势不可挡。

怎样让治疗师获得更多权威？一些理论学派教导一种指导性的模式，蓄意尝试与其父亲认同来获得对家庭的控制。为争取控制的战斗可能会随之而来，没经验的治疗师会感到精疲力竭。当然，权威需要源于某种对家庭的深度体验和家庭治疗培训。到那个时候，治疗师需要获得帮助来忍受这种不安全的感受。督导或者良好的制度可以在面对焦虑时提供一个抱持性的环境。

脑海中持有的整个家庭体验就是我们试着去培养的。不管是受到个体治疗培训还是家庭系统培训的治疗师，在忍受复杂性时都有非常大的压力。它需要治疗师花时间发展出介入和中立之间的平衡。关于介入，我们的意思是治疗师愿意作为家庭投射焦虑的客体。中立，则是指在检查对家庭的体验时治疗师可以保持冷静而不带报复色彩或让旧戏重演。介入包括忍受家庭对其中某一成员的态度所激发出的治疗师的某种心境，即投射认同的状态。中立包含治疗师观察到发生了什么，并为治疗性目的而运用这些材料的能力。介入发生在将家庭作为一个小组时。与个体治疗一样，中立允许对所有个体同等的共情回应，不管他们是什么角色、性别或是病理。在达到介入和中立的平衡之前，成为与家庭工作的一员的经历会遭受观察能力丧失的威胁。治疗师会感到像一个小孩那样被年长者弄得混乱，与之工作时忍受这些体验是很有压力的，治疗师可能需要允许家庭的吸附并破坏他的治疗性潜力。

治疗师被吞没的反应可以被看成是对家庭在面对发展性任务时多么不知所措的反移情体验，包括试图在治疗中纠正自己路线的庞大的工作任务。我们希望培训能够对这种反移情体验加以处理，而不是防御性的置换或付诸行动。但是到其可以被容纳之前，诸多防御都可能派上用场，例如不共情的动力学解释、保持距离的过度运用、偏袒和转向、回归到二元一体以及简化等。这些可以在评估过程中检测出来，但是他们在治疗中期会变得最为困难。在那时，介入/中立平衡受到严峻的考验，挣扎的治疗师通常会体验到另一波阻抗，而这需要通过对反移情的防御进行分析来修通。

对压倒性反移情的防御

压倒性反移情的防御，首先会出现在家庭治疗进入中期且评估变得更加受阻的时候。

距离化 治疗师选择保持一定的距离来避免各种想象的陷阱。如此的话，治疗师可能痛苦地将自己锁定在局外人的位置上，在这样的位置上时，治疗师针对家庭看到的越多，感觉置身于家庭的体验就越少。当然除了家庭，治疗师自身潜意识也不许治疗师入内。治疗师能发现这一点，并通过体验来检查和学习。这种被排除在外的位置让人想起家庭中作为孩子被赶出父母房间、被赶出兄弟姐妹的游戏，以及被阻拦进入重要家庭事件或家庭讨论的体验，这些感受会比在个体治疗中更多地让治疗师面对这些自己都没有解决的困难领域，从而感到巨大的压力。相比系统治疗师更主动的改变状态，分析性家庭治疗师会感到痛苦和混乱。在这一点上，一些治疗师选择放弃，而不是进行个人的探索、与同事或者督导师继续讨论，或者在必要时寻找治疗师。

非共情的解释　另外一种对分析性家庭工作焦虑的防御是不共情地运用解释，这将吓跑已经不知所措的和压倒性的家庭。治疗师在摆脱他们而感到如释重负的同时也怀有内疚，下一个案例也会带着这样的内疚而强迫性地重复同样的过程。这种对家庭工作的阻抗导致将来不会有持续的家庭治疗案例。有一些家庭会有文化不利（culturally disadvantaged）①、缺乏对象的恒常性（object constancy）②和缺乏对承诺的赏识等问题，可能不管怎样都会放弃治疗。所以，治疗师有希望摆脱家庭的破坏性力量，对他们进行工作是一件很棘手的事情。督导师不想太早对治疗师面质，因为这会增加防御和内疚，使问题更加复杂化，但还是需要找到一条干预的方法。我们鼓励治疗师在抑制防御地运用这些知识时熟悉动力学框架，不管是以过早解释的主动攻击形式还是以抑制解释的被动攻击形式。特别是揭露攻击性或者震惊类型的材料时，"不足解释（Underinterpretation）"给家庭带来的只能是恐慌。除非这些是主动的回应，否则家庭成员可能害怕他们已经扼杀了治疗师，而宁愿不再回到他们犯罪的情景中去。尽管我们也同意有帮助地、不带评判地接受作为一名患者的家庭（带着理解任务的态度）是开始家庭工作很重要的一部分，但适当地早期解释也确实能吸引家庭进入家庭潜意识，并给家庭成员提供一种看待过去和追求未来的方式。家庭治疗中，治疗性手法和时机的掌握和个体治疗中是一样的。

偏袒和反转　治疗师常会通过偏袒某一家庭成员来防御焦虑，试图通

---

① 儿童所处的家庭得到社会文化环境刺激相对较少，与生长在一般环境下的儿童相比较时，常处于文化不利的地位。

② "分离-个体化"的过程中，"自我"作为一个结构，形成最终的发展。其最后阶段是对象的恒常性，"自我"形成和确立为一个永久的存在，从环境（母亲）和其他人那里被视为单独的存在。最后，"自我"的结构和发展、儿童永久的经验，使"自己"作为一个独立的身份。

过减小小组的大小来避免个体在家庭中的孤独感，正如小组的大小是导致反常状态的原因。一位宁愿不被排斥在外的治疗师会将这种感受投射进家庭，并不得不防御以免将家庭某个成员排斥在外。这会在意识层面呈现出来，如担心某人会不来参加治疗，比如父亲太忙、父母不将获得语言能力前的儿童包含进来等。这表达了治疗师工作中联系和包含这一角色的困难——比如，对面质不参与的父亲或包含制造麻烦的小孩的恐惧。

回到二元一体　这里进一步给出一则案例，展现出如何通过缩小小组的大小来防御焦虑，这个案例用的是回归到二元一体的方式。

被督导者呈现了一个复杂的家庭，一个有暴力、性虐待和充斥着吼叫声和哭泣声的家庭。母亲和父亲通常坐在一起，两个十几岁的小女孩坐在一起，两个潜伏期的小孩没有参加治疗。有很多有趣的话题值得讨论，而督导师首先关注的是两个没有参加治疗的处在潜伏期的小孩。治疗师说她并没有想到要将他们纳入进来，因为他们太小，看起来是一个分开的小组，而不在付诸行动之列。随后，她能意识到她将他们排除在外是因为她不知道对他们如何进行工作。（这里的阻抗不仅仅是针对如何同孩子交流和游戏，还针对自己需要开放地置身于家庭中体验，并从中学习。）在这个家庭中，不同的两人小组表达了对小组功能运作的阻抗，并在排斥两个年幼孩子上达成了一致，治疗师与这种防御性配对形成了同谋，来抵制一些想象的或者即成的灾难。在督导会议中，在报告她与家庭各成员之间多重相互关系的时候，被督导者坐得离督导师很近。总的来说，在亲密友谊中，他们可能已经再现了家庭对二元一体的渴望。他们发现了这个现象，并达成一致，相互之间保持更多的距离为整个家庭的呈现腾出空间。这是帮助被督导者很重要的一步，让他不单独与单一成员联系而是保持一定的距离，这样能够带着其放大的焦虑容纳家庭体验。

简单化　如果更复杂的防御失败，那么最后剩下的方式就是简单化①。简单化是一种令人反感的防御，因为它允许治疗师在抹杀了深度理解时还继续与家庭工作。这个类型面临的将是过早运用指令，只要他们有这样的观念，治疗师就告诉他们做什么会造成现在的结果。当然，伴随着分析的指令用在接受他们的阻抗时是很有用的，在这样的案例中，我们找不到他们不起帮助作用的防御的运用。简单化的倾向通常难以察觉，可能会归咎于家庭对心理有意性（psychological-mindedness）②的阻抗或仅仅被看成治疗师工作的特征。

战胜焦虑

有两种实用的方法减少焦虑，并能缓和获取家庭治疗技巧的过程。这是我们从个体治疗转向家庭治疗过程中取得的经验，从夫妻治疗开始会简单一些，因为两个人的系统不会那么混乱。我们也发现，进入家庭治疗后有一个合作的治疗师会让压力小很多。就像一对父母逐渐地学着创造和管理一个家庭，合作治疗师可以通过彼此从个体到家庭的治疗转变中相互支持。我们两人早期在塔维斯托克诊所的督导中是采取同事示教的形式，这让我们双方都受益匪浅。20世纪60年代和70年代早期在NIMH接受夏皮罗培训的家庭治疗师也是这样做的，夏皮罗带着遗憾地写道：现在的金融环境证明，开销的正当性是比较艰难的。

与家庭工作最关键的，是在个人的客体关系中忍受个人不舒服和混乱的能力，除非这些能用作治疗优势。个体治疗师已经培训了其忍受模糊性、未知的、处理移情以及等待最终决议的能力。让这些培训融入家庭工

---

① 感谢弗雷德·桑德尔（Fred Sander，M.D.），他对初稿的批判性讨论让我们加上了简单化的防御。

② 了解别人，同情他人的能力。

作临床技巧中去的是实践，这种实践只有在遭遇我们所描述的阻抗时才能实现。

所以，在会见家庭之前分析阻抗是有道理的，当阻抗在家庭治疗实践和培训中卷土重来的时候还要继续分析。以这种方式承担责任的治疗师是在工作中创造个人的柔韧性以及给家庭提供认识阻抗和工作动力的一个榜样。完成了这个阶段的工作，就为治疗师对反移情进行工作做好了准备，这是精神分析性家庭治疗的核心部分。在这个阶段，治疗师会从未来进一步经过家庭和小组进程、儿童发展以及客体关系理论中获益。

意识到这些对压倒性反移情的防御，可以提醒治疗师一个需要过程和回顾的功能领域，可能的话还需要请教咨询。只有当治疗师能够面对抵抗焦虑的防御时，才能够面对家庭。

第二部分

理论及其发展

第三章 客体关系理论和家庭治疗

　　客体关系理论指的是一种关于人类人格的精神分析理论。这种理论认为，人类婴儿自出生开始就有能力积极地跟他人建立关系。在弗洛伊德的概念中，婴儿是受本能冲动支配的自恋生物，这种观念已经被抛弃。取而代之的是，人们认为婴儿从出生就在寻求与其母亲发展积极的伙伴关系，在满足其对食物、温暖、娱乐和休息的需要的过程中，对母亲进行回应并修正母亲与其联系的方式。这一观点并不是基于婴儿观察研究，尽管近年来的研究结果证实了婴儿在人类关系中作为发起者和合作伙伴的心智能力（Tronick et.al，1978）。这一观点是来自心理治疗中退行状态的临床经验，通过在病人与治疗师的关系中的重现追溯至婴儿期的观念。客体关系理论指的是一系列理论，它们都基于这样一个核心概念：从出生开始，婴儿的"自我"（自我应对现实的部分）就有能力与一个"外在的客体"（亲附客体，即照顾婴儿的人）建立关系。与客体相处的体验内化在婴儿的内心成为"内在客体"，与自我对应的部分紧密相连；两者中都有一部分存在于意识层面，一部分则被潜抑进入潜意识。随后的前俄狄浦斯期两人关系和俄狄浦斯期三人关系的发展过程都有赖于前面的基础，而无论这个基础是否稳固，都会因其特别的建构而各具特色。

"客体关系"这一术语中的"客体"一词并非单指某个人、对某个人的记忆或某种经验，它代表了"内在客体"。"内在客体"是一种自体内部的心理结构，也是在整个发展过程中与重要他人相处内摄经验的合成物。"客体"一词单独使用时，可以指"外在客体"（亲附客体，一般最开始是母亲，后来很快也有父亲），也可以指"内在客体"（内部心理结构）。如果通过上下文无法弄清楚我们所谈论的客体究竟为何种类型，那么我们会特别指出客体是内在的还是外在的。

包含了客体关系内容的不同理论主要是由巴林特、温尼科特、费尔贝恩和冈崔普各自发展的。每个理论家都因为其着重于某一特定方面而著称。但是，因为他们的理论都有着共同的前提，因此他们被视为一个群体，即"不列颠客体关系理论家"（Sutherland，1980）。美国读者可能会指出，克莱茵也是一位客体关系理论家。但是，克莱茵关注的是婴儿在本能的影响下对内在客体作用的重建，而不关注婴儿因亲附需要所导致的内在客体的结构化。在英国精神分析学会内部，克莱茵小组有时被称为"英格兰"学派，与巴林特、温尼科特和费尔贝恩所属的"独立"群体完全不同（冈崔普不是这个学会的成员）。所以，我们也将克莱茵的贡献与其他人分开来看。当治疗师必须选择加入某一群体或需要理论上方法的一致性时，理论上的不同才事关重要。我们这里并非如此，所以我们可以运用任一理论小组中对家庭临床工作中有意义的概念。但是，当我们简单回溯我们的观念所依赖的这些理论基础时，是值得去区分他们之间的差异的。

不列颠学派

迈克尔·巴林特

巴林特（1968）注意到，并非所有的病人都符合神经症的描述，即他们的内驱力被实际的或想象中的现实力量所抑制。在治疗中，有些病人还远远没有达到要去揭示有怎样的心理过程被抑制的程度，他们所要面对的情形更为糟糕，在他们内心除了空虚感外一无所有，他们的人格中缺失了一些东西。巴林特意识到，这是一种早年的基本缺陷，影响了随后自我与客体的联系方式。他称这种情形为"基本缺陷"，并认为这是由母亲与婴儿适应失败所导致的。他描述了这种基本缺陷如何导致在个体后来的客体关系中产生不安全感，所以个体要么紧紧地依附于客体以寻求支持，要么是变得对新客体感到非常恐惧以至于高估现存的内在客体，再要么从自身内部而不是关系中去创造性地制造客体，这一客体比原生的更令人满意。对于巴林特来说，人格发展的基础依赖于令人满意的客体关系，所以治疗师不得不将自己作为客体呈现给病人，对这一客体病人敢于再次联结以修复缺陷和复原其人类关系。

唐纳德·温尼科特

温尼科特（1965a）也关注到早年母婴关系互动中的困难所导致的人格分裂。当婴儿的母亲无法如意地回应他时，这种不共情的母亲照料会令婴儿试着调整自己以顺应母亲的需要。这种情形导致婴儿压抑自己"真实的自我"而去发展一个"虚假的自我"。这个自我似乎是顺从的，但其真实的自我在缩小，或是在自体中秘密地滋养。正如巴林特所说的那样，温尼科特（1956）也认为母亲与婴儿之间相互适应得好的环境是个体健康发展的必要条件。这种情形会在健康状况下通过母亲"天生母性的全神贯注"而出现。母亲会感到被婴儿所接管、专心于婴儿、被婴儿内心所紧密地认同并准备好对婴儿的生理和情感需求做出回应。在怀孕的时候，母亲就已经通过生理和心理上调整为与婴儿的紧密联系做好了准备。当然，当母亲处于有所担心或有其他孩子要喂养或需要挣钱等情形时，她就不可能处在全神贯注的状态中。母亲的照料并不需要完美，但要"足够好"（1960a），让婴儿感到他是被她爱和关心的，这无论对婴儿还是母亲都是宝贵的。在这种信任的关系中，婴儿他真实自我的发展才不会被扭曲。

婴儿的内在世界是根据母亲的存在来组织的，特别通过母亲对他的握、抱、举起，也通过宝宝需要满足其身心需要时母亲的声音和凝视的目光。温尼科特（1971b）称，这种母亲与婴儿之间的关系即"身心伙伴"。在与母亲互动的经验里，婴儿的自我找到了可信赖的客体。有时候，"客体"一词指的是整个过程中存在的客观事物。但是在这里却不是那样。在这个阶段，婴儿和母亲被视为一个整体，客体只是被婴儿体验为他自身的一部分，直到婴儿的认知功能发展到能够区分他者。

这让我们回到温尼科特对理解自我和他者的主要贡献上。他描述了婴儿从对放在嘴里的大拇指和找到自己的拳头的感官体验，到对由母亲提供的填充动物玩具的羊毛熟悉度的连续谱。温尼科特（1951）称之为"过渡客体"，即在被感知为母亲与孩子之间的"过渡空间"中呈现他们自己。这些客体是"我或非我"、是"母亲还是非母亲"，对于婴儿来说是模糊的。婴儿在其自身的范围内对这个问题的探索促进了其对自身和他人的进一步定义。过渡空间是一个交往双方都能投入其中的空间，在那里双方能够相当亲密地进行有创造性的、充满游戏感的交往，而不必担心会对彼此的界限有所侵犯，也不必担心会退行到更早期的心理融合阶段。

罗纳德·费尔贝恩

巴林特和温尼科特都没有将自己的工作发展为人格结构的系统理论，

也就谈不上是一种对弗洛伊德结构理论正式的挑战——这种结构理论源自他将婴儿的组织看成主要为了寻求本能冲动的满足的观念。因为有着哲学背景，费尔贝恩并没有回避他的发现在理论上的含义。他发现精神病状态是源于婴儿感到不被关爱的体验，他同时也得出这样的结论，即原始的人类需要被爱和被认可，而不是本能的满足。本能冲动并非自由浮动的能量，而是自我功能的方面，在原生关系背景下不同的发展阶段中出现。所以，对于费尔贝恩来说并不存在本我，也没有名声鼎沸的被禁止的力比多（性的或生的本能）或攻击本能（死本能）。他认为根本就不存在死本能，因为在他看来攻击性不是一种本能，而是在挫折时出现的回应。力比多是存在的，它属于自我，驱使自我寻找客体。当婴儿自然地去寻求与母亲的亲附时，我们就能够看见力比多的影子（Bowlby，1969）。

在出生之前，婴儿处于对无时不在的母亲完全依赖的状态中。一旦出生，婴儿与母亲的关系就发生了变化。尽管母亲或多或少都能满足婴儿的需要，但是相比其在子宫里的时候，出生后这种被母亲照顾的体验不那么令人满意。因为婴儿对成人依赖，并且无力改变这一点，从而相对不令人满意的情形是不能改变的，所以不得不去应对。费尔贝恩提出了一个婴儿内心如何处理应对的模型。

出生的时候，婴儿的内心与客体的关系（通常是对母亲的体验）是未分化的原始自我（自我中处理现实的部分）。相比较在子宫里的极乐世界，这个客体不可避免地相对不令人满意。为了防御由这种新的不确定所带来的焦虑感和由挫折所带来的痛苦，婴儿的自我内摄了这个不令人满意的客体。"内摄是一个过程，借此过程一个表现外在客体的心理结构在内心中被建立起来"（Fairbairn，1954，p.107）。以这种方式建立起来的内在客体不是一种记忆，而是代表一种痛苦关系的防御集。自我会通过将现有的内在客体分裂为其相对令人满意的方面而进一步地防御。这一相对令人满意的部分称为"理想客体"；而令人无法忍受的挫折部分称为"被拒绝的客体"（这样称呼是因为这一部分被拒绝进入自我的潜意识领域）。被拒绝的客体进一步被认知功能有限的原始自我分成两个方面，否认需要的方面称为"拒绝性客体"，令人兴奋的需要方面称为"兴奋性客体"。自体分裂出来，压抑其自身的两个方面。这两个方面被投入到拒绝性客体和兴奋性客体，分别称为反力比多自我和力比多自我，并分别伴随着有关暴怒、难耐的渴望的情感。这样就让剩余的自我部分，即"核心自我"在与理想客体的关系中更加意识化、理想化（Fairbairn，1952）。

奥托·肯伯格（1975）解释了费尔贝恩的观点，指出分裂是一种更为原始的防御机制，通常的结果就是边缘型人格和自恋型人格，而压抑则是较高水平的功能，与神经症和正常功能相联系。但我们必须清楚，费尔贝恩认为分裂和压抑是部分相同的机制，常常共同存在。婴儿心理发育的问题并不在于是否存在分裂，而在于婴儿与原始的和其他被分裂的客体在多高水平上修正原始的分裂。与其讨论是否存在分裂，我们还不如考虑在每个个案中使分裂不让步于对客体矛盾心态的容忍而得以持续的水平和程度（Fairbairn，1952）。在客体关系理论术语中，"分裂"意味着分裂与压抑都发生了，也意味着客体和自我对应的部分被隔绝在自我中被压抑和关闭的那一部分中。总之，根据费尔贝恩的观点（1963），自我包括三个部分：（1）与理想客体有关的意识层面中的核心自我；（2）与拒绝性客体有关的潜意识反力比多自我；（3）与兴奋性客体有关的潜意识力比多自我。

在意识层面的核心自我系统是一个开放的、可适应的系统，它处理现实，并学习整合对客体的新体验。它通过压抑力比多和反力比多两个系统以保持自身的自由。但是，潜意识反力比多系统是以压抑暴怒、轻蔑情感为特征的，而潜意识力比多系统是以压抑渴望和令人不舒服的兴奋情感为特征的。两者持续地对核心自我功能轮番侵犯，除非压抑被强有力地保持着。核心自我还有一个继发的压抑作用，因为潜意识反力比多系统将力比多系统压制到自我潜意识中更深的层面。之所以会这样，是因为渴望必需的兴奋性客体的情感比朝向拒绝性客体所带来的暴怒体验更加痛苦。

因为压抑，拒绝性和兴奋性客体没有经由进一步的体验而改变，力比多自我与反力比多自我没有发展出与这些客体有关的更成熟的方式。在母亲的照顾下，对他人满足自身需要所导致的对相对不令人满意的情形的依赖可以得到调整和适应，不必再那么大量地压抑，而且被隔绝在对内在客体的潜意识关系中的自我会越少。费尔贝恩意识到，母亲照料的品质很大程度上决定了内在客体的特征和分裂的严重性。当然婴儿的柔韧性和适应性也会影响到结果。但与克莱茵不同，费尔贝恩不认为婴儿是母亲如何被感知的唯一决定因素。他也不像克莱茵那样，认为客体的内化是口腔融合乳房的幻想，他认为客体的内化是心理结构形成的过程。与克莱因不同，费尔贝恩认为攻击性不是死本能的产物，而是被照顾中受挫折的结果。

亨利·冈崔普

与费尔贝恩一样，冈崔普也将本能行为视为源自客体关系的心理结构功能的一部分。同时，他对费尔贝恩的心理结构理论补充了一个进一步的假设。他认为，在严重退行的精神病状态中力比多系统被进一步细分，一部分作为撤回被分裂出去，退行到没有客体可联结的潜意识自体中（冈崔普喜欢更具个人特征的术语"自体（self）"，而不用更科学意义上的术语"自我（ego）"）。这种从现实到自体的撤回会成为严重精神病理状态中心理的主要部分，或者它会成为严重防御的自体中不愿被揭露的秘密部分。这种对撤回的需要是他们担心会失去自我并消失于虚无中的极大的焦虑的很好证明。

梅兰妮·克莱茵的贡献

冈崔普曾经强调克莱茵（1928，1932，1948）是对弗洛伊德的人格结构理论提出挑战的第一人。当时她注意到婴儿能够建立客体关系的时间要比弗洛伊德所认为的早得多（Sutherland，1980）。克莱茵的工作深深影响了费尔贝恩理论的发展。但是不同于费尔贝恩，克莱茵保留了弗洛伊德所强调的发展的本能的基础。对克莱茵而言，客体关系源于幻想，幻想产生于婴儿与母亲的关系之中，更具体地讲是出现在婴儿与母亲乳房的关系中，这种幻想起因于本能对环境的力量。克莱茵的工作（1948）强调了婴儿原始的感知和心理机制，而并非母性环境的实际品质。

偏执—分裂位态

克莱茵假设在生命最初的半年中，婴儿通过分裂、投射和内摄原始的心理过程来组织个体经验。死亡本能会使婴儿焦虑，婴儿则通过将由此产生的攻击性投射到母亲的部分形象中（如母亲的乳房或者是想象出来的母亲的阴茎），使焦虑转向客体。于是乳房被感到具有攻击性，当这充满攻击性的乳房被重新内摄后就产生了一种内在的"迫害性客体"。在生存本能的影响之下，乳房被体验为充满了爱和安抚，婴儿将好的体验投射给它，然后重新内摄好的感受和好的体验成为"理想客体"。（克莱茵在使用术语"理想客体"时与费尔贝恩的用法是一致的，更接近于他所说的"力比多客体"。对于克莱茵来说，"理想"就意味着完完全全的好，同样，"坏"就意味着完完全全的坏。克莱茵认为"好的客体"是一个更为成熟的整体对象，而不是部分的客体，这是在发展更晚一些时候的心理现象。）婴儿将理想客体想象为所有好东西的来源，他要么会贪婪地占有客体，要么嫉妒它的力量。两者都会导致欲望客体的摧毁，并伴随一种自体内部瓦解的混乱感。婴儿将攻击性的和爱的感觉都投射到外在的客体上，以保护其好的体验而不受到其中混乱、破坏性自体的摧毁。好的情感被重新内摄在内心中对抗坏的情感，同时给内心带来一种拥有理想客体的感觉（Segal）。通过口欲合并驱动使内摄作为一种幻想发生，婴儿的吸吮成为生本能的表现，而咬噬则成为死本能的派生物。理想客体和迫害性客体都只是部分的客体，因为很小的婴儿还无法矛盾地意识到母亲作为一个整体的人。"偏执—分裂"位态将会作为一种原始心理格局保留下来，即使个体正常的发展允许人格进入下一个位态也是如此。

抑郁位态

婴儿在8个月的时候开始认识到母亲是一个完整的人，在她的身上可以体验矛盾的情感。作为一个客体，她不再需要被分裂成几个相互独立的部分客体。婴儿不再将与母亲在一起的经验理想化，因为迫害性的部分未被分裂出去。相反母亲提供了一个"好的客体"，好的客体身上那些理想的部分被哀悼，那些迫害性的部分被容忍。婴儿发现好的客体是脆弱的，容易受到诸如嫉妒、贪婪和攻击性的攻击，于是它短暂的丧失得到了哀悼。婴儿对它的破坏性发展出内疚感。此时婴儿有了关心客体的能力，并学着如何做出修复。在这种自身破坏性的内疚感面前，婴儿会变得如此绝望，以至于会退行到更早的"偏执—分裂"位态中，或者会以躁狂的逃跑形式出现，或者对客体加以控制。但是在正常情形下，这种抑郁会被忍受，抑郁位态的成果能继续保持。一旦认识到母亲是一个完整的人，婴儿就会构建出母亲和父亲在交媾中联合起来的幻想。此时的幻想基于本能的源自口唇融合的愿望，因此父母可能被想象成是相互喂养、相互吞吃的，或者是致力于终极的满足，而在这种满足中婴儿是被排除在外的，因此感到的是被剥夺和嫉妒。

内摄认同和投射认同

由克莱茵提出的另外两种心理机制：内摄认同和投射认同，对于我们理解婚姻和家庭间的互动很有帮助。西格尔（1973）曾经将"内摄认同"简单描述为"当客体被内摄进自我，与它某些或者全部特征进行认同的结果"（p.126）。相反地，"投射认同"是"将自我的某一部分投射到客体的结果，导致的结果就是客体被感知有了自体投射部分的特征，也可能导致自我认同那个被投射的客体"（p.126）。"病理性投射认同"是"自体或部分自体失去整合，然后投射到客体并失去整合的结果"（p.127）。投射认同有不同的目标：避免与理想客体分离；获得对坏客体的危险性来源的控制；通过将自体坏的部分投射到客体身上而将其摆脱，然后进行攻击；将自体好的部分拉出来进行保护而不受自体中恶劣状态的影响；"通过一种原始的投射补偿来改进外在客体"（pp.27~28）。

客体关系理论与家庭

客体关系理论学家主张，在生命的头一年，安全的客体关系的建立是婴儿在家庭内部发展到两三岁时的个人关系的必要基础。以此类推，我们认为对早期二元一体的母体中个人人格发展的完全理解是建立包含婚姻和家庭关系的理论所不可或缺的。起初家庭成员之间发展出来的客体关系形态很大程度上是由婚姻关系的特性决定的，这种婚姻关系特性的兴奋和受挫是对早年父母双方在其孩童时期的二元一体的回应。

我们描绘的理论前提和我们的语言主要源于费尔贝恩对早期二元一体的研究。我们采用他的心理组织模型是因为这个模型在理解家庭生活中人与人之间的心理交互作用时非常有效。这个模型为我们提供了心理结构观念的开端，所获得的体验与孩子对那时正在发生的一切的不成熟的理解从根本上塑造了个体的心理结构，让我们概念化了孩子理解和记录为他们提供未来心理体验蓝图的母亲的体验方式。反过来讲，它也让我们看见这种情形在现实中是如何影响与真实母亲的关系的。总之，它为家庭中孩子的内在世界和生活现实之间搭建了一座桥梁，也为我们提供了一条来回于内在现实和外在现实之间的路径。这种联结是由克莱茵学说中内摄认同和投射认同的概念完成的。

尽管我们不同意克莱茵提出的本能基础，但我们也发现她很多观察非常有用。所以，尽管我们不能接受投射是源于使死本能偏离的需要，我们仍认为它是发生在焦虑、暴怒和嫉妒的形势下。我们发现，她对内摄认同和投射认同概念的理解在治疗关系上非常有帮助。但是我们从克莱茵那里吸取的大部分内容是她的语言，它将心理过程描述为本能的，它是生动的、直接的和身体的。我们运用克莱茵学派语言是因为它与身体最接近。

和克莱茵不同，我们并不认为内摄认同和投射认同仅仅来源于婴儿。我们将它们视为夫妻之间、父母与孩子之间、兄弟间甚至包括家庭小组与治疗师之间互动的过程。我们将这些看成起因于养育至关重要的关系驱力的过程，而不仅仅是来源于寻求满足的本能力量。尽管我们同意费尔贝恩关系中提出的"攻击性是出现在对挫折的回应上"，我们也同意鲍尔比（1969，1973a）所说的"攻击性是所有物种固有的基本特质"。正如克莱茵所看到的，有些婴儿自出生在气质上就比其他人更易于受挫，有些在气质上更加积极和具有攻击性。我们将这归因于基因遗传而不是本能。

婴儿出生后的发展是在结构合并以及与母亲、父亲和其他照顾者相处的环境中塑造的结果。我们不同意费尔贝恩说的对客体（相比子宫的极乐世界）不可避免的不满是防御性内摄客体的唯一动机。尽管我们同意将内摄解释为一种防御，但我们认为在客体关系中的愉悦也是接受的动机，简单地拥有任何这样的体验都可能动机十足。接受不仅仅是一种防御，还是允许心理分类的操作，是婴儿原始的思考和组织体验的方式。这与克莱茵学派关于幻想融合的观念更接近。

费尔贝恩描述反力比多自我压抑的行动在心理中对抗力比多客体。当两个人进入一个亲密关系中，比如婚姻，共享的反力比多系统通常都攻击着兴奋性需要客体和它的力比多自我，有效地推动了它们的压抑，所以最终人对自己的渴望没有意识。我们临床上看到的是夫妻相互之间吵架、抱怨，却不能谈论潜在的伤害和渴望。然而，我们也见到夫妻在性和情爱姿态上的过度关注和恒久不变隐藏了他们相互之间基本的蔑视。这里我们在费尔贝恩的可能性观点上加上了力比多系统也可能压抑反力比多系统的观点。

费尔贝恩进一步意识到母亲照料的质量影响了基本的不满足形势。正常的母亲不可避免地有时会因为忽视或推开孩子、生病或情绪不好、对孩子发出的信号没有正确回应等而做出了拒绝。显然，这里有一个拒绝的连续谱，从偶尔到有时到经常到严重。大部分孩子都没有故意忽视或虐待他们的父母，但是所有孩子都会有他们的需要被拒绝的不可忍受的体验。具体而言，随着他们慢慢长大，他们可能将这些合适的、促进成长的设置体验为部分的拒绝。

另外，对婴儿而言想得到又得不到的母亲会尽她所能地贡献她自己，这是诱惑她的婴儿。比如，她可能会在需要的时候提供乳房，晚一些时候给糖果而不是饼干，或是和初学走路的孩子一起洗澡，使得他们淹没于身体的性欲中。这里也有一个连续谱。正如克莱茵强调的，婴儿身体固有的攻击性通过乳房或被感知的母亲为幻想染上颜色。因此，由于外在客体体验产生的内在客体可能会：（1）相比出生前，状态相对不令人满意；（2）实际上是拒绝性或兴奋性的；（3）感到婴儿的拒绝或兴奋。

在心理治疗中，尽管移情中有可信的证据，这样的重建还是假设性的。但是在家庭治疗中，因为历史是在现有的关系中来纪念的，我们总是能对我们处理的事情更加清晰。令人兴奋的需要和拒绝需要的严重程度、范围以及沿着他们不同的表现（如喂养、消除、尊重身体隐私等）的多变性说明了正常人格特质的广阔范围，也说明了心理结构中病理结果的形式，还说明了家庭成员之间不同特质的分布。

我们不直接依赖于巴林特和冈崔普对于分析性家庭理论的详细说明，尽管我们发现他们的研究在临床环境中是有启发作用的。比如，家庭治疗师很熟悉揭露家庭秘密的情形，揭露会遭到反抗，因为家庭对此有恐惧。家庭害怕如果这部分经历暴露了，将会毁灭整个家庭。直到这种撕扯得到解释（在非分析性家庭治疗中，通过治疗性的自相矛盾或行为上的不学而知来克服）才能够让秘密公开。当我们看见家庭传达着空虚感时，巴林特想到的是，对于家庭成员来讲那里一无所有。就像巴林特描述的个体对"基本缺陷"的反应是对客体的依附或创造，家庭成员可能会依附于相互之间的关系而不是冒险与同龄人扯上关系，或可能创造客体或家庭中关联的方式。这两种解决方法在乱伦的家庭中同时运作。当父母之间的性关系中失去了某些东西，而父亲在家庭内部却需要依附于客体，所以他和妻子用女儿的形式为他创造了一个更令人满意的客体。

温尼科特对母婴关系和过渡空间的描述让我们现在有了试着转向概念化家庭功能运作和治疗性任务的根据。

家庭功能运作的客体关系模型

母亲—婴儿交界面

起初婴儿栖息于母亲体内。当血液流过子宫与胎盘的交界面时，会在婴儿内部环境中形成一种亲密的、有结构的相互作用，婴儿与母亲内在环境的各方面都有着亲密的接触。正当婴儿占据母亲身体的内部空间时，它也创造出一种通向她心理空间的机会。很多文献描述了怀孕母亲心理的流动性，即倾向于"初级过程"或非理性的思考，以及对心理重组的开放性（Bibring et. al，1961；Jessner，1966；Wenner，1966），还有更多的情绪不稳，情绪化触摸，对自身以及母亲认同的婴儿潜在的全神贯注。这意味着婴儿极大地扩展了母亲与他自身内在客体生活的交流通道，包括分裂的潜抑领域。自体与客体的连锁反应影响就是母亲对成长中客体的全神贯注，这意味着她自体的重大重组。

从婴儿这一面讲，他在出生前并没有一个包含了外部世界经验图像的内部心理组织，但是的确多少存在一些有一定组织的结构，一个逐渐增长的复杂"连线"，在出生时形成了未分化的自我，而且它在某种方式上包含了子宫体验史。尽管有人已经收集了一些论据，我们现在还不知如何去讨论（Liley，1972）。

身心配对

下一阶段开始于婴儿的分娩，母亲会在某一时候放弃与之处于联系状态的内在体验，这一体验通常伴随解脱和丧失相结合的感觉，代替这一体验内在联系强度的是通过母亲与婴儿广泛和高度结构化的身体接触而发生的关系。温尼科特称之为"身心配对"（1971b），它唤起了一种关系的丰富性，即它同时是极端的身体化和本质上的心理化。婴儿内在世界完全是通过母亲的照顾来组织的，特别是通过她的抱持和管理。当她移动她的孩子（Freud，1905a）并开始从视觉上和声音上凝视、唧唧地说话、爱慕时，就激发了孩子的振动觉和本体感受。这些媒介传达她对婴儿的感受和幻想，婴儿回应的组织化形成了他人格的基础。

精神病学文献倾向于在称为"自闭"期的前几个星期里，将母亲看成是活化剂（Mahler，Pine & Bergman，1975）。但是，母亲一直都知道她们的孩子早在一个真实的微笑出现之前就通过伸手、模仿和吸奶等行动强有力地吸引着她们。现在的婴儿研究表明，婴儿从一开始就是忠实于母亲体验的有能力、积极的伙伴，倘若他没有遭受初生的痛苦或残缺。引人注目的研究记载了婴儿与母亲在口头谈话、视觉凝视和情感表达时相互影响的能力（Brazelton et al.，1974；Stern，1977；1985）。这些不同系统的互换生理模式根据一定的节奏发生顺序而具有合作性，并发展出组织性（Call，1984）。婴儿尚未发展的能力迅速变得有组织化，三个月的时候他便能够传达情绪，并能和父母玩一些有目的的游戏。

这意味着婴儿在"困乏"的前几周里，也进行着大规模的内心世界的组织。这样的过程是通过抱持和管理母亲对婴儿以及婴儿对母亲早期的节奏调和，通过喂养、改变、唤醒和睡眠以及更多瞬间交流的微观模式来实现的，这种交流是形成情绪和人际意义的基石（Brazelton，Koslowski & Main，1974）。最开始的时候，视觉和声音交流是早期身体相互影响的一个整合部分，后来才从中挑出并逐步分化。身体的关系对早期"母亲-孩子"的关系要比任何随后的人际关系都重要。成年人最接近的回应是性关系，在性关系中类似的身体方面的身心伙伴成为成年夫妻关系的主要部分。

经过数月的怀孕、分娩和婴儿期，身体上的伙伴关系会首先有所发展。怀孕关系是生物性的共生，会在没有母亲或婴儿自愿参与需要的情况下持续下去。这种关系以出生——这一戏剧化的生理事件而告终，但是它形成了身心伙伴得以产生的生理前提，新的伙伴关系开始于出生的那一刻。然后这种关系持续数月或数年，逐渐转变为一种主要为心理的合伙，尽管它持续包含很多身体成分。结果如下图：

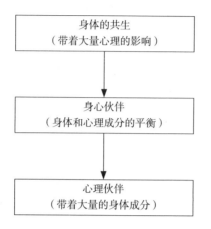

身心伙伴在母亲和婴儿间的身体交界面上就像一层半渗透性薄膜，为交流提供的是一种结构化但非常多孔的界面，影响着伙伴双方的内在世界。真实的高度身体化交界面开始让步于对身体伙伴的象征性后继者，即一种母亲和孩子之间的空间，被温尼科特称之为"过渡性空间"。这个母亲和婴儿之间的空间是外在现实与婴儿扩张的内在空间的匹配，这一空间也是他开始成长和思考以及真正开始成为人的地方（Winnicott，1951）。这是穿越合伙的心理方面发生的空间，包括声音和凝视谈话，母亲和孩子之间的游戏。这个空间继承了婴儿在母亲怀孕期间的身体准备的热情以及前几个月的母婴关系。也正是在这个空间里，婴儿得以成长为成年人，并发展出亲密关系的能力。

核心关联

母亲和孩子之间的交流在过渡性空间中发生，也定义着过渡性空间。我们观察发现，母亲和孩子之间心无旁骛地关联，他们在觉醒期间相互凝视，或者我们可能看见孩子闭着眼睛，躲在欲睡的母亲的怀中；当孩子哭的时候，母亲体验到乳房内有刺痛或松弛感；当乳头放进孩子用力吮吸的嘴中，母亲感到她的乳汁被挤出，在这样全神贯注的喂养之后，母亲也会有一种遍及全身的水分排出感。我们想象这种相互联结和吸收、双向认同的体验的平行心理过程。我们假设母亲和孩子在身体的自我界限下相互紧密的联系，同时到达身体和心理自我的中心来亲密地交流，相互确认着对方的身份，我们称此为"核心关联"。核心关联受镜映功能所推动，在镜映中母亲将自己的心情以及心情对她的影响反馈给婴儿，同时婴儿也将自己对母亲照料的体验反馈给母亲。通过在他们自我集中的核心处的相互关联体验，婴儿内在客体关系核心得以建立，而当婴儿贡献出自己的体验时，也给了母亲身份的认可，因此母亲内在客体关系也得到了基本的修正。

核心抱持

过渡性空间的创造和核心关联的建立是母亲和孩子共同积极努力的结果。当然，母亲负有使他们能够发展的责任，成功与否依赖于母亲在养育或喂养孩子，抚摸、举起和安置他的身体，通过凝视和声音的相互交流，以及对其警戒或疲乏信号的回应中母亲共情地联系婴儿的能力。我们可以将所有这些行为总结为母亲对孩子的"管理"。我们已经讲到，这些身体的交流是对展现给对方情绪和感激的媒介。换句话说，"管理"传达着对孩子的需要和焦虑的全神贯注，这样孩子就能感到被爱、有价值感和被理解。母亲通过对孩子的身体管理和心理全神贯注，给孩子提供核心关联空间和材料的能力，我们称之为"核心抱持"。

情境抱持

核心关联发生的空间与环绕母婴的空间是相互联系的。通过母亲对婴儿的全神贯注，母亲将这一空间缩小至她和孩子周围舒适的边界线上。正如婴儿与生俱来的对抗外界痛苦和嘈杂刺激的屏障，母亲得以发展一种"原始母性全神贯注"（primary maternal preoccupation），排除所有对养育父母的不恰当干扰（Winnicott，1956）。这种心理外壳是与物理性相联系的，在这个外壳中，母亲保护着自己和她的婴儿，尽管也存在大量正常范围内的变异。在他们周围的物理空间可以延伸到婴儿的摇车、婴儿床、睡房或更远。母亲划出一定的距离，在这个距离里她仍能感受到与婴儿的交流。对于一些有工作的母亲来说，这个空间可能延伸到她们工作的市区，在母亲和婴儿都能接受的时间范围内，需要她转交这种"管理"或"核心抱持"给一个可信任的代替物，但仍然是母亲提供这个外壳，我们称此为"母亲的情境抱持"。

现在我们需要考虑父亲为婴儿提供抱持的角色。父亲当然也与婴儿直接交流。这些交流是具有不同特征的，相比婴儿喜欢与之共生的人，婴儿更集中、更兴奋于将父亲作为客体受其吸引。这样，父亲的直接或核心抱持在母婴持续进行的方式中常常都不是核心的。事实上，他与婴儿的交流有将婴儿从母亲轨道上拉出来并逐渐增加每次持续时间的目的。他对母亲性关系的需要使得他从婴儿处收回母亲的身体，帮助她一次一次从其与婴儿的共生中分离出来。这为婴儿将来分离于、独立于母亲铺平了道路。父亲的部分角色就是打断母亲的核心抱持和情境抱持。但他主要还是支持这种抱持，如通过保护他的妻子不受家庭或其他孩子的召唤、当她不能工作或者选择不工作的时候给予经济上的支持、满足她产后的需要（这些对母亲来说可能是一个退行的体验）。换句话说，他抱持着她就像她抱持着孩子，我们称之为"父亲的情境抱持"。通过不在她的时间里提出需求，他也就支持了母亲与婴儿的亲附，感到母亲在生物学上准备好代表他来做照料的事情。在现代婚姻中，有些父亲分担相同的育儿工作，有些父亲甚至成为婴儿的主要照顾者。在我们看来，婴儿首先与一个母性的客体相连，尽管客体的外在来源是父亲或一个或数个照顾者经历的合成物。尽管婴儿开始会区分与不同外在客体的体验，但他还是集中于母性客体。

情境抱持规定了母亲存在的环境范围。它为婴儿揭开了一道逐渐感知他者的曙光，但只有核心关联给它一种独一无二感。当婴儿长到七八个月，在建立自我的核心感中与父亲的关联和与母亲的关联变得同等重要。婴儿能够体验到自己是与两个人有关的实体。再大一点儿，婴儿的情境抱持扩大到包含更多的重要他人。当然，在此之前很长一段时间，慈祥的祖父母、善良的邻居的爱和兴趣也支持了婴儿父母提供情境抱持的尝试。

总之，情境性抱持发生在若干水平上。在最外层，我们有邻居；再进去一层，我们有祖父母和家庭；然后，我们有父亲为母亲和婴儿提供的情境抱持；最后，还有母亲提供的她与婴儿的外壳。在父母相互恪守对爱、婚姻的承诺中，他们能提供了一个情景抱持的更深远的重要方面，因为在这样安全的环境中婴儿才能够在自己的毁灭性和嫉妒愿望之外感到安心。当然，情境性抱持也容易受到攻击，特别是来自同胞兄弟姐妹的嫉妒、疾病或者婚姻紧张的攻击。

支持圈中心是母亲和婴儿通过他们核心关系相互交流、影响、分享、建构和修正他们内在世界的核心抱持。我们注意到，情境抱持和核心抱持在一个连续谱上——他们相互交错双亲和关联部分。当意识到他们的共存时，我们想要对其进行区分以便定位家庭功能运作的困难性。

家庭治疗中的核心抱持和情境抱持

核心抱持和情境抱持的区分也适用于客体关系家庭治疗。它们描述了治疗性关系的两个必要方面。它们也告知我们在个体治疗、夫妻和家庭治疗之间的技巧修正的必要性，我们将在第四章中对此进行讨论。在第十章中，我们还会描述到它们澄清了移情和反移情的概念。现在我们简短来讲，即家庭治疗师在家庭的治疗性契约中需要同时提供核心抱持和情境抱持。

治疗师的情境抱持通过设置的安排、会谈能力、关心家庭安全的传递，以及最基本的简单接待家庭的水平来调解。建立了我们与之工作的情境抱持之后，倾听、与家庭交流看法，我们在治疗师着手家庭事项的核心上提供核心抱持，家庭也面对核心关注、相互影响、理解的治疗师。正是此处我们应该"钩上"家庭，正如母亲通过深度理解的能力"钩上"婴儿。

这为我们采用解释技巧来达到家庭体验的核心准备好了路线。我们表露自己的中心意愿来体验家庭的核心体验，通过这种核心关联我们可以达到一个核心理解。当家庭接受我们对其体验的理解时，每位成员都希望能够更理解彼此。也就是说，变得更能核心关联，家庭能成为所有家庭成员更好的抱持情境。

尽管我们知道需要为家庭提供两种抱持，但家庭成员仅仅会体验我们没能在情境抱持中理解他们。之所以如此，是因为家庭以在移情中退行转换的回应方式来应对这种情形，这种退行接近于情境这一连续谱的末端。在这一点上，被感知的情境失败被拿来代表和隐藏核心抱持和情境抱持结合成更加复杂的网络的失败。我们将在第四章和第十章中讨论这种对于失败的移情预期的变化。

改善家庭抱持能力和核心关联

前面所讨论的关于抱持的形式让我们现在得以在客体关系方法的基础上对家庭治疗目的做出说明：即增加家庭为其成员提供抱持功能的能力和增加家庭成员相互提供抱持的能力。这样，通过对他们整个环境的理解和他们相互帮助这两个过程的同时进行，让他们相互获得更多的理解和同情，这就形成了工作任务的基本要素，类似于源自母亲创造母性环境的同时也同婴儿的内在世界进行交流的双重任务。在情景抱持关系中，她为婴儿的内在客体世界结构提供了背景。在核心关系中，她为这种内在客体的机构提供了基石。在家庭治疗中，我们提供理解的期望。也就是说，我们提供一个抱持功能，让家庭从核心处走向真实的相互理解。我们提供给他们抱持环境，然后给予解释帮助他们修正他们的内在客体关系系统。

客体关系方法是关于如何与父母在一起的问题，这就像养育孩子。我们分享我们的理解的尝试不仅仅是在语言上。这些是我们同时抱持整个家庭和与家庭核心相关联的方法。我们的解释是为了让家庭看到我们正在做些什么，去理解他们并忍受他们的焦虑。同时，解释也为家庭以及家庭成员提供了回应我们的机会，以他们的角度回看我们并让我们更为坦诚。如果他们想在相互之间成功做到这些，那么他们首先需要能够与我们一起这样做。

客体关系方法从根本上讲是一种工作和理解的方式。它包含家庭成员相互联系的需要，而在这个需要过程中的困难正是形成他们困难的问题。当我们加入他们的时候，试着提供一个更好的关联方式，我们带来一种与他们一起工作的方式，带来理解他们潜意识中妨碍家庭内部更成熟的客体关系进一步发展的客体关系。理论只是在它帮助我们一路前行的范围内有用（Sutherland，1985）。

在第四章中，我们会讨论基于发展性考虑的家庭和夫妻治疗模型，这也是我们一直在讨论的。在提出这个模型的过程中，我们将其与个体治疗模型做了比较和对照。这样做的原因是，我们想展现个体治疗和家庭治疗在理论和实践上都应该相互融合。当它们在临床设置上从根本上相互关联的时候，个体治疗和家庭治疗应该是相容的、互补的，起着双向催化的作用。

第四章　治疗模型

应用"母亲–孩子"之间早期关系的原理，我们可以建立个体治疗和联合治疗（家庭治疗和夫妻治疗）之间的操作关系模型。每种治疗形式都源自早期"父母–儿童"关系，他们通过各自对这种关系的不同回忆所给予的特殊回应产生各自的影响力。

在上一章中，我们探讨了情境抱持、核心关联和抱持的起源。最初这些都源于母婴的"身心伙伴"。每一种早期的抱持环境都对应着其将来与成人之间、成人和年长的孩子之间的相互作用水平。在接下来的两章中，我们将具体探讨儿童在家庭中的成长，但是我们首先要找出治疗师在个体治疗、家庭治疗和夫妻治疗中的经验和所起的作用。

个体治疗模型

病人的内在客体生活是通过意识层面的交流和直接交流为媒介（通过

核心自我）与治疗师相联系的。公开的交流内容包含了所有理解潜意识、分裂和潜抑、内在客体生活所需要的材料。在无意识领域，部分自我和客体的关系处在意识之外，但是也随着有意成为意识层面交流的内容而与之间接交流。这正好在精神分析心理治疗师非常熟悉的移情范畴内。对于家庭治疗师，这属于元信息传递学领域：这些信息某种程度上在病人的意识或者公开的意图之外，但是作为信息的一部分，接受过培训的治疗师对此相对清晰。我们在任何治疗中所关注的交流，不仅只有大多数有限意义上单纯的支持和问题的解决，还包括病人与治疗师内在世界交流的能力。治疗师有一个内在客体系统，虽然我们有赖于它较少的分裂、僵硬和彻底抑制，这个系统的组织与病人的内在客体系统是相对应的。

治疗师应该有更好的途径进入这些被抑制的领域，包括（正如病人所做）被压抑的客体和被压抑的自我部分。我们依赖于治疗师的相对成熟，依赖其灵活的自我理解，来让这些内在的客体关系更有效地工作。如果治疗师与病人在一起比较舒适，那么当病人身上发生一些事情时，治疗师会感到被激活了，就可以对之进行工作，可以从首先觉察病人的体验开始。也就是说，治疗师能够共情，然后能够反馈给病人一个透彻的或经过代谢的内在体验。在接受病人内在客体的"投射"并确认它的过程中，治疗师发挥了"赞同"功能，如同确认婴儿体验的母亲。这种被称为"镜映"的过程引起了很多学者的探讨（Kohut，1977；Pines 1982，1985；Scharff，1982；Winnicott，1971b）。我们现在用来描述这些相互作用的术语，即接近于中心或核心关联地带。正是在这个地带，治疗师和病人之间关于被压抑的内在客体关系方面的交流才得以发生，也正是在这个地带，内在客体关系因受到直接的影响才能被修复。

这些关键性交流的基石是投射认同和内摄认同，正是通过投射认同和内摄认同，双方才能允许对方进入其内在空间。随着这些认同的不断积累，它们构成了移情或反移情的相互关系，而这正是精神分析治疗的核心。可以看到，我们高度强调的移情是在每个人内在世界之间的焦点移情。另外还有一种移情我们没有涉及，就是病人对治疗师提供抱持环境能力的移情，情境抱持既类似于母亲对婴儿的抱持和保护，也类似于父亲对哺乳母子的抱持。

在讨论个体治疗或分析的过程中，区分移情的这些方面有很大的可能性。我们还没有一种恰当的语言用来区分在精神分析性心理治疗和精神分析中移情的不同。因为这种语言的缺失，这些不同可能被感觉很独特，但又不能经常被描述清楚。特别是在两者边界模糊的时候，如治疗变得张力十足，或精神分析还没有产生移情神经症或运用艾斯勒（Eissler，1953）所称"参数"的"非分析性"技术来取得进展的时候，这样的特殊性真实地凸显出来。这种对两类不同移情的区分，源自原始关系的可分的两个部分，因此我们把对母亲的和父亲的抱持能力的移情称为"情境移情"，对母亲的核心关联的移情称为"焦点移情"。

情境移情

情境移情是治疗师被用来作为抱持环境的提供者，这种抱持环境中包含了病人的焦虑。治疗师创造一个空间，以前可能受阻或没有能力成长的病人，在这个空间里可以成熟起来发展新的心理力量。当我们讨论治疗师提供抱持情景的方式时，我们也在讨论比昂"容纳"（1967）概念中的一种功能。"容纳"的概念是比昂的重大贡献之一。莎莉·伯格斯（Sally Box，1984）认为，"容纳"是青少年家庭中一个根本上促进成长的过程。伯格斯说，整个"容纳"过程包括作为容器容纳婴儿或父母的焦虑，也包括空想的能力——吸收对于婴儿或父母来说难以控制的焦虑和幻想。"容纳"的概念包含了情境抱持、核心抱持和核心关联。这种情境移情仅仅是对"容纳"的情境抱持方面的移情。这可以与焦点移情区分开来，焦点移情从病人早期核心抱持和核心关联体验发展而来。促成情景移情并且影响治疗师抱持功能的因素有：

（1）母亲对婴儿的抱持；

（2）父亲对婴儿的抱持；

（3）父亲对母亲的抱持；

（4）父亲对母亲和婴儿的抱持；

（5）父亲和母亲相互的性抱持；

（6）父亲和母亲对家庭的联合抱持（包括兄弟姐妹）；

（7）家庭对父亲、母亲和孩子的抱持；

（8）上一代以及他们对现在家庭的抱持。

在心理治疗或者分析的早期阶段，当病人告诉治疗师他们的生活和苦楚的时候，情境移情就被激活了。失败的理解往往并不归咎于治疗师内在进程中不能接受病人内在世界的体验，而是治疗师未能提供病人在最开始依赖又不确定的抱持情境。这个阶段，治疗师并没有变成病人的内在客体，而更像一位慈爱的亲属，病人与他讨论自己的内在客体，就像病人可以对一名亲属讲述他的核心家庭。在治疗师现有层面的理解上，病人可以探索他的内在客体。治疗师的角色非常关键，这个角色能够催化内在组织，甚至重塑内在客体和自体。但是，治疗师还没有作为一个主要的内在形象被载入。

焦点移情

当治疗师确实成为病人固定的内在客体时，病人被这种实现所撞击，即治疗关系发生了一个重大转折。在治疗设置中，这种转变的影响类似于人们陷入恋爱。这种转变并不是心理治疗中通常发生的，但是在分析性工作中，这就是移情神经症结晶的时刻。一旦这种独特的对治疗师的依恋得以建立，新的工作才有可能开始。因为对病人来说治疗师先前仅仅只是一个外在客体，而现在是一个完整的成型的新内在客体。成为病人的内在客体的治疗师才有可能重新组织病人的内在客体史。这种焦点移情的主要成分有：

（1）与母亲的核心关系；

（2）与父亲的核心关系；

（3）与父母（作为一对）的核心关系；

（4）与同胞兄弟姐妹的核心关系；

（5）与延伸家庭成员、祖父母和其他主要照顾者的关系。

我们将用一个简短的案例来解释在操作过程中的这两种移情。

个体治疗中的焦点移情和情景移情案例

哈维小姐在接受分析第三年的一次治疗中，在进到治疗室躺下后，开始和治疗师争辩："你不知道这样的交谈对我没用吗？你真是太顽固了。"在这样的情况下，治疗师试着问她一个问题，但是她突然爆发了："不要再这样了。你只是再次打断了我。你从来没在对的时候提问。"治疗师说他感到应该沉默。之后他问，这让她想起了她早年生活中的什么事情。尽管哈维小姐不会总是回答这些问题，但那天她说："你知道受诅咒的是我母亲。不然还有什么？"他说他想象不到她那么小的时候会这样吼叫。"不，我从来不吼。我不能发言。但是她对我吼，我只是感到越来越糟。"此时治疗师便可以说他感到她正在做她母亲曾经做的事情，用她感觉到的母亲对待她的方式来对待治疗师，他们的工作就是如何去理解她不得不这样做的原因。

在这个案例中，病人抱怨情境移情，但事实上她在这个环境中很开放也充满了信任。正是在她对"治疗性联盟"的信任这一部分让她可以继续进一步地展现移情（Greenson，1965；Zetzel，1958）。这和早期的分析阶段有明显的不同，那时候她因为太恐惧治疗关系，所以不会允许这样的材料呈现。那时候，她隐藏了大部分痛苦的内在世界部分，因为她对治疗师提供的情境（抱持环境下的情境移情）弥漫着源自早年经验中的不信任感。现在她能够传递她内在世界的内容，她重新演绎了核心关系的版本，治疗师成为移情的接受体。这种移情是她部分自我的内在呈现，基于她对母亲的体验，她也做出和内在部分客体一样的行为。

关于移情类别的研究在操作中是尤为重要的内容，在个体治疗的特定时间里可以延伸我们对不同治疗和分析的理解。一个情境移情的检验对分清病人处在哪个心理治疗阶段非常有帮助。

尽管如此，我们希望焦点移情和情境移情在家庭治疗中都能够被运用。个体心理治疗不可能充分利用焦点移情，精神分析在焦点移情结晶为移情神经症之前需要等待很长一段时间（至少一年）。但是家庭带着整个已装备好的移情设置来到治疗室，他们相互间的焦点移情可以很有效地得以利用和修正。这并不意味着每个家庭成员都会发展出对治疗师的焦点移情，但确实意味着家庭中已经很活跃的焦点移情呈现在了治疗师的房间里，而在个体治疗中这些只能用语言来告知。

家庭治疗模型

当家庭来到家庭治疗师这里，正如个体治疗中的病人一样，也带来了情境移情。家庭关注治疗师的倾听、观察、理解以及提供他们情感安全的能力。家庭治疗师同这样的情境移情工作，最初的工作也正是从这里开始。尽管个体治疗师也有对情境移情的工作，但他的兴趣主要集中在病人的内在客体世界，尽管其内容还不是病人对个体治疗师移情的问题。

与家庭治疗师不同，他们的角度主要是将家庭看成一个整体小组，并关注到家庭对家庭成员提供抱持的能力。对应这个视角的移情是家庭共有的移情，即对治疗师帮助家庭成员作为小组的抱持能力的移情。这就组成了家庭共有的情境移情。

共有的家庭抱持

最简单地说，共有的家庭抱持与母亲对臂弯中的婴儿的抱持和父亲对此的支持以及父母婚姻关系的联合抱持相对应。在这个外壳中，母亲和婴儿有他们"赞同"的核心关系，这个关系是婴儿最先建立的内在客体。在更为复杂的家庭情形下，家庭作为一个整体为此提供了外壳，在这个外壳下抚育了多种核心关系的成长——孩子、父母和祖父母或婴儿照料者之间的关系。在这个空间里，家庭成员相互提供内在客体的材料和体验。让家庭成为一个独特小组是一个持续性的过程，这个过程不仅促进了相互内在客体的建立，同时也让他们在亲密的关系下生活。这就意味着，在治疗中家庭通常带来设定为焦点移情的这些内在客体关系。

个体治疗工作很早就对个体的移情呈现进行工作，其分析后来结晶为对移情神经症这一原始客体关系的修订版。在家庭中，我们找到多种多样原生客体关系的翻版转化到他人身上——父母、同胞，甚至宠物。家庭治疗师理解了这些多重焦点移情的生命力和重要性，发现它们太复杂而难以作为清晰的临床移情现象被运用在家庭治疗的早期阶段。

家庭对治疗师的共有态度并入了对治疗师和治疗性环境的情境移情中。作为家庭治疗师，我们应该首先考虑来自家庭整体的移情，因为这是组织我们理解和干预最为有力的方式。

当我们进一步观察家庭对其成员的抱持能力时，发现情况比我们至今为止所描述的还要复杂得多，因为它也包含了若干二元一体的相互抱持和若干二元一体对相互抱持的支持或破坏的总和。临床上我们最终将兴趣集于这样一个复杂的移情框架上，但我们是从家庭小组共有的情境抱持能力开始工作的。这一共有的外壳设定了一个边界，在这个边界之中成员维持着使其成为一个家庭的隐私空间，通过这个空间他们与包括我们在内的其他小组进行联系。当我们在空间边界上遭遇家庭的时候，就会通过我们的反移情感受到这一联合的抱持能力。

在精神分析性家庭治疗中，治疗师与家庭的关联同样很多都源于个体治疗或分析中对移情的理解。这一点我们将在第十章专讲移情和反移情的时候详细论述，因为与其他任何形式的精神分析性方法一样，这些也是精神分析性家庭治疗的基石。但我们看到，移情的源头是不同的。个体治疗从病人的内在客体获得移情信息，而家庭治疗师从家庭共有的抱持空间的相互关系中获得移情信息。家庭成员在治疗中主要是通过他们相互的影响而提供抱持，他们的困难被理解为他们一起促成的功能中的困难。我们这里可以回忆一下，这很快变成了婴儿为工作中的母亲提供抱持，就像她从一开始提供抱持环境给她的婴儿一样。儿童以同样的方式为父母提供他们共有的抱持，我们可以说儿童的抱持是次要的共有，这不是一个处理问题的有效方式。儿童和所有家庭成员，以和他们的年龄、发展相应的方式，为这共有的抱持功能做出自己的努力。任何人缺乏这样做的能力都将成为家庭的一个缺陷，而需要被代偿。

移情的源头，也就是家庭治疗所要处理的部分是情境抱持移情。正是在这里，我们从情感上意识到了家庭为其成员提供抱持的困难，这也是我们在做家庭治疗时需要商讨的失败。在实践层面，这意味着我们应该从对每个家庭成员的情感保持等距开始，带着一个整体的观念，即我们真正站在家庭作为一个整体的位置上，让它能帮助每个成员去成长、爱和工作。斯迪林（Helm Stierlin，1977）在这一点上说得相当漂亮，他说"当家庭治疗师发现他自己站在任何一个成员一边或者对立面上，这就是反移情的信号，即有什么不对劲了"。当然，在家庭治疗设置中会不断发生这类情形，每一次都是家庭共有抱持中出现张力的讯号。这也是值得我们注意的有用的地方。

在这个层面上组织我们对家庭的理解，我们依次为家庭和其假定的缺陷抱持能力提供外壳。在我们提供的抱持的安全中，家庭开始冒险放松它自己的抱持功能来尝试新的抱持模式。

这些为新抱持模式奠定的基石，虽发生在个体之间却影响着整个小组对日常微小事物的处理。在治疗性设置中，我们看到这类例子。当我们这样做时，我们关注和试着去理解家庭共有的焦虑，并回馈我们的理解。我们可以通过对其中一人的交谈做到这一点，我们主要的焦点在于，以这样的方式让一个人为整个家庭小组讲出其共有的焦虑。我们帮助他们解决共有的困难的能力可以带动他们相互的抱持和帮助。

家庭治疗中的相互作用以各种形式呈现。无论何时治疗师和家庭都可能聚焦于一个人或两三个人的亚群体的行为。这意味着个体人或者亚群体不是简单的理论上的家庭小组整体的行为，而是信息来源。但是在任何一个亚群体之间的事件中，家庭都作为一个整体受到影响，并在某种意义上起反应或不起反应。这些家庭层面上的有些反应对整个抱持功能是有益的，有些是无益的。最有用的移情就在这个水平上，也正是这个水平的组织帮助我们决定从哪里开始干预。当我们这样做了，我们就会知道即使我们与一个家庭成员或者亚群体有片刻对话，其结果都是立即在整个家庭中产生影响。

家庭治疗中的移情案例

詹森家中有三个男孩，但是在本次治疗中两位年长的男孩在外野营，只有11岁的汤姆在家。当这个家庭到来时，詹森先生说他们希望在最后五分钟的时候讨论治疗费用的问题。我大约两周之前与他们就这个长期存在的费用问题达成了一致。

汤姆以不寻常的亢奋状态开始了这次治疗。在来治疗的路上，詹森太太对丈夫说如果他还不修好车，就不坐他的车。汤姆看上去鬼鬼崇崇的，模仿着他父亲四处张望的样子，说："是，是，我正要去修的。"这听着像是对感到受摆布的父亲非常形象的模仿。当他靠近盛气凌人地对待父亲的母亲时，我看到汤姆闪烁的眼神。他继续道："这只是一件无关紧要的事，但是当你担着我或妈妈的生命风险时，或者当操作失控你害了其他车里的人时，情况就会变得很严重。"父母都为汤姆对父亲傲慢的讽刺温柔地笑起来。詹森先生承认他应该为此事负责，詹森太太也在开车带她回家这点上做出了一定的让步。她说："这种拖延听起来很熟悉，是不是？"但是，这里她指的是频繁遭遇他们俩不断延迟的付款，也指以前对她长期形成的拖延的讨论。詹森分享了比之前承认的更多的模式。

现在汤姆了有一个可以了很少被父母打断的机会，这对于讨论詹森先生提出的汤姆和朋友相处困难的话题来说，是一个失误。"为什么你不告诉医生你和小朋友们很难相处呢？"这通常是必然让汤姆心痛的问题，他说："爸爸，我来的路上告诉过你，在这里我不想谈这个！"詹森坚持着，于是汤姆站了起来，跨过沙发，悄悄在他耳边很认真地说了些什么，我认为是在提醒他们已经同意了避免谈及类似话题。詹森先生看起来是在提出异议，我和往常一样对此感到失望。詹森还是试图来讲，"公共汽车上怎么样？那个小孩撞了你，你做了什么？""我也撞了他。"汤姆说。当他说这个的时候，他对着詹森先生露出牙齿笑了起来，这个样子让我想到他在治疗开始之前直接取笑父亲时的得意。但是，这次露齿的笑是两人分享的。

詹森再次转回进攻的状态，他说："真的，我们应该谈谈这个，因为这是你的一个问题，因为这个我们才来这里的。"汤姆将他的脚抬高划过椅子（这样他就背对着我们），将他的头低下。

对于父亲坚持的举动，我有一种不明确的不舒适感。父亲违反承诺而坚持让汤姆谈。如果他不坚持的话我也感到受阻，所以我暂时站到了詹森先生这边，"希望让汤姆来谈"。我甚至感到我给了他压力，譬如我说"汤姆，说吧，这很重要。如果你不讨论你的问题，那你还期望得到什么呢？"但是我知道他会撤回并感觉受到攻击，就像他在学校的作为方式。我发现自己想说这个，我通过感到可能对汤姆的刁难而检视了自己。

我被詹森先生试图把这说成汤姆的问题吸引住了，这看起来似乎来自他被汤姆（有詹森太太的支持）和詹森太太捉弄的感觉。对我来说，本次治疗就是家庭让其中的一个成员成为替罪羔羊的重新演绎。要不是在参与"刁难汤姆"时很不舒服，我可能还不会意识到这一点，尽管我也想这么做。我带着反移情参与到詹森先生的感受中，这种感受有轻微的施虐性和事与愿违感。而我所做的是回应我与詹森先生共有的另一种感受：想要了解汤姆的困难的愿望。我认为这是他想成为一个好父亲的很好的可操作性的部分，正如我想知道也是因为我想帮助他，而如果我不能作为一个帮助者提供帮助会感到受阻。

我转向詹森先生，问道："汤姆对提及此事感到很受打击，为什么你这么想让他谈呢？你应该有很重要的原因。如果你告诉我们当你想让他谈但是他不想谈的时候，你是什么感受，我想可能会有所帮助。"

詹森先生很认真地对待这个问题，开始告诉汤姆他的感受。当他开始的时候，我想起治疗中的大部分困难是詹森先生不想在这里谈话。他说当他不知道怎么帮汤姆的时候很困扰。他和太太都应该是能帮他的，但他们并不是总能知道怎么去做。詹森太太也参与进来，看上去已经含着眼泪，赞同地表示因为汤姆她很不开心，所以当他们问汤姆或者希望汤姆来谈这个的时候，并不是想伤害他或批评他或让他感觉很糟，只是想帮助他。

我于是问到，当詹森先生不知道怎么帮助汤姆解决困难时，是不是也让他感到自己作为一个父亲是个失败者。詹森先生说绝对是的。现在詹森太太开始哭泣，部分为汤姆，部分为自己不知道要做什么而感到很糟糕。这一刻她并没有提到她母亲曾对她完全不关心所给予自己的很极端感受。但这只是此刻的一部分。

汤姆现在开始说话了，非常地坦率："好，我认为问题会好起来的。我只是不知道规则，就这样。现在我知道了。"

"什么样的规则，汤姆？"我问道。

"噢，这很难讲。你知道，当他们说事的时候不能过度反应，或者不知如何让事情回到原来的样子上去。比如他们相互嘲笑，我不知道这个是为什么，所以过度反应和认真把它当回事都没意义。"

詹森夫妇相互看了看，轻松了一些。"所以你要把那个小孩推回去，是吧！"詹森先生说。

"正是这样！"汤姆说，他们相互咧嘴笑着。"你只是必须了解怎么和其他小孩相处的规则。当然还有其他的，但是我们并不确定其他的是对的。"詹森太太说她现在仍有顾虑。汤姆应该在一周内去露营，他去年在学校也有麻烦。"这是真的，"汤姆承认，"我是这样的，但是我会好起来的！"

詹森先生对我说："这也是真的，汤姆和小孩在一起好很多。事实上，他和一些小孩子的小群体相处得极好，现在只是和大组在一起的问题。"

然后，我说因为我们只剩下五分钟，他们是否想让汤姆离开，我们可以就经济问题讨论。

"这不关你的事，汤姆，不要担心。"詹森先生说。

"他什么都知道，亲爱的。"詹森太太对她的丈夫说。

"我去车里。"汤姆大声说，然后他就跑出去了。

我开始和詹森夫妇回到账单的问题，这是他们最后想做的事情。

当我们谈话的时候，我对自己轻轻地笑了起来，因为这次治疗进程中的一个平行问题：我们最后看起来也在获得正确的规则。但是，我没有在此时说出来。我在两周之后的分别会面中告诉了他们，在可以讨论这个问题之前，我不想徒增怒火。

这次治疗解释了源于家庭抱持功能的移情的重要性，以及对个体或亚群体涉及整个家庭的抱持功能工作的角色。治疗师感到在一个顽固的家庭模式中呈现出了家庭在为孩子提供抱持上的困难，这是家庭中三名成员都体验到的窘境所造成的。治疗师直接向家庭中的一名成员发问，即父亲。当父亲开始回答治疗师的提问时，他同时也开始与孩子对话。儿子便能开始谈及自己在陌生世界中的困难，因为他感到了"被抱持"。同时，父母感到在作为父母的能力和相互的关系方面更强大了。当他们这么做时，儿子对父母婚姻关系摇晃的顾虑也放松了，家庭成了所有人更好的容器。

夫妻治疗模型

我们正在发展的模型中，对夫妻治疗有着特殊的理论上的关注。相对于家庭治疗中情境移情的工作和个体治疗中焦点移情的工作，夫妻治疗有着中间立场。对于某些人，与夫妻一起工作看起来是治疗性模型中最困难的。这反映出夫妻能设立一个双向的相互影响的体系，这个体系施以强大的压力来排除外来者，对即便是看起来被信任的治疗师亦不例外。

夫妻双方的任何一个人都有其内在的客体世界。当他们通过核心自我功能相互联系时，他们分裂的内在客体"招募"这些交流的意识，同时也为了建立潜意识而交流。这也建立了我们在家庭中谈到的投射认同和内摄认同，也同样呈现了心理治疗中移情的主要成分。无论如何，这里相互的投射和内摄可能呈现为一个来自相对封闭的两人系统的反馈圈的刻板模式。这在夫妻中可能尤其真实,他们的核心关系带有顽固的、经过时间打磨的病理色彩。

夫妻也有源于母亲对婴儿抱持的相互抱持能力。当我们首先探索抱持环境时,我们注意到婴儿反过来对母亲也有情境抱持功能。最初,在互惠的进程中,婴儿是次要的伙伴,后来迅速变成主角。所以,当求爱的一方开始充分考查他们相互执行这个功能的能力时,就源于早年的经验。这里再次区分情境抱持和核心抱持,核心抱持是指他们核心关系的抱持方面。

总的来说,夫妻有核心关系,包括内在世界、核心的、被压抑的部分和为其提供外壳的情境抱持关系的直接交流。也就是说,情境抱持关系,只要它仅仅源于他们两人而不是更大的家庭,就是一个通过定义和限制的两个人的抱持。然而从定义上来说,这是一个比现存的家庭治疗更为有限的环境。当抱持涉及三个或者更多人时,它会将复杂化的环境无限扩大——家庭治疗,给希望干预夫妻互锁关系的治疗师提供更多的杠杆作用力或切入点。

夫妻治疗中的振荡移情

夫妻治疗工作中使用的移情方式同时借鉴了个体治疗和家庭治疗,并以居中的结合点告终。我们的注意力被分配在夫妻一方的内在生活(与核心关系紧密相连)和他们双向的抱持环境之间。我们通过来自两人内在世界和来自他们在抱持环境中共有的困难以及两方面相当的混合物来接收到移情信号。当我们感到这僵硬的共有情境抱持环境困难时,我们参考任何一人或两人的内部世界,以获得有关形成僵局的信息。反过来,当他们的抱持环境进展顺利时,我们能够看见他们更多的外部世界,因为他们相互提供人际信任,这样对内在阻碍和困难的探索可以继续。在这一点上,我们有时对情境抱持的困难进行工作,因为夫妻的相互信任感受损,如果我们没能这样做就没有任何内在的东西可以拿出来分享。

另一方面，我们可能需要转向某一方的内在世界，因为只有在其了解到我们能够促成一个安全、安心的对更多共有困难的抱持环境之后，抱持性环境才能够改善。如果我们幸运或熟练，我们可能能够就夫妻中的一方进行内心探索，接下来是另一方。他们共有的事实组成了核心关联的瞬间，他们这一历史瞬间将成为他们共有的情境抱持能力成长的纪念。下面的案例说明了在夫妻治疗中注意力的转换聚焦。

夫妻中的情境移情和焦点移情案例

皮特和莎拉年龄都在五十多岁，结婚15年，没有自己的孩子。皮特与前妻生有两个女孩，跟他关系很亲密。莎拉也帮衬着她的弟弟，弟弟的孩子就像是她的孙子一样。最开始他们来做夫妻治疗的原因是他们感到婚姻面临破裂。那时候皮特的系统性红斑狼疮开始发病，这是一种自身免疫疾病。开始他的治疗效果很好，但两年后又复发，这时他就变得非常紧张，十分关注自己的健康、用药、饮食以及生活环境。在皮特通过更强的控制来面对焦虑一年多之后，莎拉有在婚姻中被逐出的感觉。他们不能远足，以免在太阳下恶化了他的病情。他在饮食上做了大量的投入，也就意味着他们不能经常轻松地上餐馆吃饭。但是，最让她烦恼的是他用同样的方式掌管着整个房子。因为他是一个在家工作的工程师，他说在他的环境中不允许有任何移动和变动，他需要在他留下书的地方找到那些书。

这次治疗是在莎拉能够面对皮特对自身健康的巨大焦虑时进行的，自从他的病复发以及他对死亡的否认失败之后，他们的生活发生了改变。他能承认这些，不仅仅因为莎拉担心，他也愿意尝试处理使他变得可怕的、强控制性的巨大的忧虑情绪。治疗出现这样的突破之后，他们轻松了一些，开始讨论问题，看起来更加亲密。他们说感觉回到了生病以前相互爱恋的关系中，尽管莎拉说她现在认识到还存在很多不满意的地方，但那些大多数都是在发病之前的事情。

我们可以看到，皮特和莎拉的抱持环境被疾病以及疾病复发事件破坏了，他们在接受共有的威胁——对皮特健康的焦虑及由此带来的压力，这导致了之前抱持环境的崩解。无论如何，这很大程度上在接下来的治疗中得到了修复，修复的过程实际上就是让整个抱持能力更加强大——尽管仍需要治疗师的存在以保证其充分的抱持。

在这次治疗中，莎拉称五年前的一个周末他们有过一次很激烈的争吵，之后事情变得好起来。皮特在欧洲出售他的最新发明，他去的时候莎拉将他的书移到了另一个房间中的临时架子上，并重新装修了房子的地板和墙。皮特现在责怪她在他出去时完全重装了房子，特别是之前她没有就此向他提起过一个字。她否认："我只是重新整理了一些东西，做了需要做的一些维护。他在的时候是绝对不会让我做的。他坚持房子应该是一个他可以安静工作的地方。"但是她也承认，她在沙发上铺了一张纤维垫，一条新毯子，带回家一个加外框的杂志封面来摆放他的发明，并把它挂在了墙上，她认为这是个漂亮的作品。

皮特回到家，从倒时差恢复过来之后，告诉她说他非常生气。他说完后，她脾气爆发，抓起沙发上的纤维垫就掀起来了。她对我诉说道："我只是失控了，萨夫医生，我只是发我自己的脾气。但是我用看电视来平静自己。但皮特发了更大的火，他掀翻了餐桌上的食物。"他清洁的时候她就在电视房里，尽管她说她并不记得她看的是什么电视。

整段时间，我都感到烦闷和想与之保持距离。她对房子和重新装修的描述无休无止让人厌烦。皮特保持沉默，她一直说着："我希望你能来看看我们的房子。我们谈了这么多。我想你是不是能这样做？"就像我真的要理解她和她感到完全不能容忍的事情。她希望我到他们家去看看的想法看起来并不是一个真实的希望和请求，我能理解她和"她内心的房子"，知道她是怎样待在她内在空间的。莎拉现在用这样一种生动的方式描述这个房子，就像我开始要住进去，我越来越感到被包含进去了。所以这种"距离"正在消失，我不仅感到越来越被拽进房子中，也感到自己越来越在战火中。

皮特说他从来都不同意移动书，这只是她重新安排的一部分。莎拉说他确实同意了。我感到站在他们中间，不知道相信谁，就像我应该相信他们中的一个而和另一个对立。皮特说即使他曾经同意，这也只是说让她移动后还原，并不是她理解的那个意思。他还说他并没有想到会因此发生争吵，因为他们一直相处得很好。但是他开始更深入地回顾过去。现在他感到被控制了，而且房子里没有东西是他的。

从感到被关在门外和被分割，到现在感到被包含在他们的困境中，我开始感到他们相互的问题也正是我现在与之挣扎的：他们都感到被关在门外和被排斥，也感到无力改变这种情形。

我转向皮特，问："这和你现在感受被你母亲控制怎么联系起来？"

"8岁的时候我父亲就离开了，"他说，"我母亲控制欲很强，你知道的，她跟我关系很亲密。就是这样。在我50岁生日的时候我说了一番话，而她居然纠正我的语法！现在，我对她的控制感到很恼火。这是真的，莎拉并没有像我母亲那样做，但是我自己总是会像我母亲那样。而今天我感觉她就像我母亲一样。"

我转向莎拉，"你真的没有告诉皮特所有你重新装修的事情吗？"我带着这样一种方式询问反映我对事实表示怀疑。

"我不得不说，是的，我没有。"她承认，"因为如果我告诉他，他绝对不会让我做的。他真的想让所有的事情都保持原样，工作需要只是一个借口。他从来不改变，也不允许我改变家里的任何东西。"她开始哭泣。

我对皮特说："这样她就适合作为你可以控制的母亲？"皮特承认是。我继续问莎拉："但是为什么你这么控制这个房子呢？在你的成长经历中发生过什么事情吗？"

"我并没有真的给你讲过我的家庭。"她说，"我母亲有病，在6岁的时候我就被送出去了，因为母亲的病——可能是疑病症。我的父亲是智利来的医生，深爱着我的母亲，他需要在医院工作，这样她也可以留在他们那儿，所以他不能同时照顾我。"

"9岁的时候我被送到结核病疗养院一年，尽管我从来没有结核病。后来，我跟一个姨妈住。我的表妹和我住一个房间。我在房子中间画了一条线，让她不要越过这条线。所以我从来没有自己的房间或和父母在一起的地方。我经常想我的母亲快死了，这就是为什么父亲要照顾她。但是在我10岁的时候她奇迹般地恢复了，怀了我的弟弟。他们有了一个新家，我也跟他们一起住。"

"你父亲怎么样？"我问。

"我以前认为他很特别。但是我母亲的病把我们分开，后来她得了抑郁症。现在他半衰老了，事情不同了。但是，我很爱他，非常想念他。"

她还在哭。我突然感到放松了，与她和他们的接触，就像我真的被允许进入了这个房子。当治疗快要结束的时候，我用一点时间讲了下面这些话：

"莎拉，你感到被关在房子之外和家庭之外。这里没有房子，也没有空间给你。这在你的控制之外，是因为你生病的母亲。你，皮特，当她在想你的时候你正在旅途上——她真的渴望你，你不在的时候非常担心你的病情。这引起了她对母亲疾病的回应，她确实曾害怕她可能真的会死去，但是同时疾病感也曾经控制着她，剥夺了她的爱。"

"皮特，你感到她在控制你，就像你妈妈那样，然后你感到父亲的缺失，并非常渴望他。当你感到她试图做一些你控制之外的事情，感到你会被剥夺一些什么，我想这关系到你自己对失去爱的感受以及对自己的失控，具体的事情是，当你父亲去世时，你母亲控制你。"

"所有的这些都集中到房子上来。这是一个你们拼命想要感到受关注的地方，一个你们希望有着关心你们的父母的地方。如果你们不这样感觉，就会很痛苦、很失望。"

几次治疗过后，莎拉说她感到他们变得更加亲密，可能她不必坚持一定要求皮特一同过来治疗了。他说，如果他们希望得到比现在更多的帮助，他更希望继续来治疗。

在这个治疗中，抱持和容纳移情被象征为房子。通过反移情我感到被关在门外，正如他们都长期强烈地感受着这一点。当他们描述自己的房子，我感到更多的是被打动，更有力量来为他们提供一个抱持情境。房子上的战争对于我变成了移情：我感到被拉入火坑，不能帮助甚至了解谁是对的或无理的。这是一个更为分裂的内在客体和他们现在重新体验失败的战斗。我的反移情感受让我问他们各自内在客体关系的僵局。他们在这一领域的工作立即有了一个联结，澄清了什么在渐渐破坏他们共有的抱持能力。当他们分享这些时，他们开始一步步复原各自的内在客体——真实地在他们共有的抱持空间里重新装饰"家"的这一过程中分享。

这个治疗的工作包括了对移情线索的接收，线索既有来自对夫妻相互情境抱持能力的失败，也有来自我和他们相互间直接交流的内在世界。我的评论最初是用于影响他们此刻对抱持体验的内在世界，然后扩展到他们共有的失败体验和当失败发生时他们受到排斥的感受。婚姻的焦点更容易在他们内在客体的核心和他们共有的抱持能力之间来回转变。

接下来的两章中，我们将讨论家庭和孩子的成长问题，这将会增加我们对这些问题的变迁的理解。

第五章　家庭中的夫妻创造

夫妻的形成

恋爱

恋爱是一种个人的体验。人们被爱的感受所包围，并且只发生在相爱的两个人之间。这是一种全心投入的状态，恋爱中的人不关心周围发生的事情，一心将自己奉献给所爱的人。他们会说自己有多么的爱慕对方，并非常欣喜地发现自己有多么的可爱。那是一种弥漫性的感受，人们沉浸其中随之起伏，其内心的态度、感受和冲动异于往常，甚至比以往更为强烈。陷入恋爱中就意味着两个人进入一种爱的氛围，并且因为这样的体验和他们随后持续的关系，双方都会发生变化。缺乏界限、时间感被扭曲、无视身边的环境和同伴，这一切都表现了一种潜意识中两人的融合。当然在意识层面也存在个人的选择和随之而来的责任。

婚姻的结合

在结婚前后，有众多的力量来损毁或巩固这一婚姻关系。在迪克斯的（Henry Dicks，1967，pp. 129–131）《婚姻的张力》一书中，他从三个层面对这些因素进行了描述：

（1）社会规范和价值观念子系统；

（2）个人价值观念子系统；

（3）潜意识力量子系统。

我们始终都认为，这是一个非常适用的分类，但是我们还是在迪克斯的第一个子系统中增加了一个潜意识的维度，并根据我们的需要对这些因素重新进行命名和排序。

子系统1：公共现实——意识层面 夫妻之间因为相似的宗教、社会、种族或文化背景而相互吸引。有时候看起来人们因为截然相反的生活背景而相互吸引，但是你可以发现，通常这种截然相反只是体现在某些方面，而并不是所有的方面。一旦得到父母的支持并符合群体期望的时候，婚姻就能够获得良好的发展。然而有时候，人们也会不在乎他们的婚姻是否会引起周围人的担忧和失望，甚至会以此来表达对群体期望的反抗。

子系统2：公共现实——潜意识层面 社会的潜意识期望也会加载于夫妻关系之中。父辈将激情与活力赋予了年轻一代，同时也希望年轻人能够承载他们所投射的幻想，诸如亲密无间的关系、性的满足以及与他们所代表的更宽泛的群体建立沟通。同时，父母们也渴望看到一种关系发展为婚姻，作为夫妻双方父母的年轻的、不朽的、爱的提供者的再生形象。我们的观点是，夫妇是他们父母和更大范围内亲戚潜意识投射的焦点，就像他们的孩子是为了延续他们一样。

子系统3：个人现实——意识层面 对一种被支持关系的需要使得人们走进婚姻，这其中也包含对满足感和确认感的需要，也有对给予和接受爱、钦慕、可信赖的依恋，以及生育和抚养下一代的需要。迪克斯将这一层次与费尔贝恩的"成熟的依赖"这一概念相对应。也就是说，在一个健康的夫妻关系中，每一个体都有着明显的不同，并且有能力与不同的客体建立合作的关系。

　　子系统4：个人现实——潜意识层面　在这一层面，被分裂和被压抑的兴奋性（力比多的）和拒绝性（反力比多的）客体关系积极地参与，形成一个潜意识的联结。陷入爱情中的人格具有流动性，用以支持核心自我执行水平所建立的承诺。在这个过程中，兴奋的或者力比多的系统极少被压抑，这是以兴奋的、有性吸引力的、浪漫的状态投注于理想的、爱的客体的结果。这样，被爱的人就包含了一个对恋人的兴奋性和理想的客体。反力比多或被压抑的系统更容易被忽视，因为它在爱的理想化力量下更深地被压抑了。看起来，很有必要让婚姻击败矛盾情感。现在，婚前同居的现象呈现为一种不带理想化面对潜意识反力比多系统的尝试，但是事实上我们发现，结婚的那一刻仍然被体验为承诺的关键步骤，这一承诺允许被压抑的不可避免地回归。我们同意迪克斯说的子系统中的潜意识相互作用的混合决定了更长时间里的婚姻质量。

　　总之，联结通过社会和个人层面上运作的意识与潜意识过程而发生。虽然存在很多对婚姻是否般配所做的意识性评估，但是这种关系主要是基于合适感的直觉形成的。这种合适感会发生在人格结构的任何层面。如此我们就不会对鲍恩的话（1978）感到意外了，他认为在婚姻中的两个人总是试图要处于相似的成熟水平。

　　在健康的婚姻中，两个人的人格结构主要由核心自我构成，核心自我中人格的大部分能够在意识层面进行互动，并且没有过度的冲突和困难。人们爱着他们的伴侣，那么真切，充满柔情，始终如一。力比多系统的活跃使得人们产生性兴奋，追求浪漫并敢于冒险。通常，核心自我能够恰当地感知理想化客体，并处理有关拒绝的瑕疵和焦虑，因为这些都未能达到难以忍受的程度。在这种情况下会有责任感和自我的接纳释放于人格中，于是在一种相互信任的婚姻关系中，人格结构被压抑的那部分回归了，并不会过度威胁到整体的联结。

自我被压抑的部分会被投射到对方，这包括女性和男性的部分。乔提安（Grotjahn，1960）对此做了详细的阐述："当一个男人陷入爱情中时，他将自己女性的部分投射到那个女孩子身上，并深爱着它。"如果做不到这一点，"那么他必然会将这一部分内摄到他自己的内心，他将无法全身心地去爱一个女人。"类似的，"一个女人自身男子气的抱负和需要将会被投射在她丈夫身上（p.93）"。如果这个妻子因为对丈夫的嫉妒或不尊重，使得她必须分裂其男子气概，并只是将其中的一部分投射到她的丈夫上，那么据乔提安所言，这个妻子将不能够完全成为一个女人。虽然我们认同关于男性和女性因素的投射的基本观点，但是我们并不同意他的结论，即必须进行完全的投射才能获得自我满足。相反，健康的关系允许投射和再次投射，使得在夫妻关系中建立起一种成熟的投射均势。这种平衡能够促进性身份的确立，产生对配偶共情式的认同，获得满足，并在养育孩子和达成其他生命目标的过程中建立伙伴关系。

夫妻双方会将自我中那些不想要的方面投射到爱人身上，健康的婚姻是能够容纳这些投射的。在爱和信任的氛围中，这些投射能被接受、处理、修正并回归。如此爱侣双方能够发现人格结构中被隐藏起来的那些层面——这些层面曾经被体验为对伴侣的控制、扰乱或操纵，并且为自己的这些部分承担责任。这样，双方得到发展，婚姻关系在生命周期中得以成熟。

在正常情况下，核心自我与力比多自我保持着相当紧密的联系，它会持续地受到来自反力比多系统的攻击，它不会因此而减少，相反会热切地寻求建立关系、进行有创造性的工作以及获得快乐。这是精神生活的健康状态。然而在恋爱中，人格结构处于亚健康状态。在结婚之后的一段时间，夫妻双方的人格结构恢复到更寻常的功能水平。结婚以后，那些被压抑的令人激动的和拒绝性的系统将逐渐回归，这种回归将侵蚀那些被拔高的功能状况，人格结构得以恢复。在最理想的情况下，婚姻将能够彼此容忍甚至从中获益。一旦夫妻双方能够修通这些冲突，婚姻将会达到一个新的成熟水平，并且有能力养育新的生命，甚至是面对更为原始的心理过程。

如果夫妻能够在怀孕之前就完成上述任务，那么对于他们的子女无疑是最好的。这使得合作伙伴关系得以发展并获得稳固，也有能力对抗来自心理冲突所引起的危险。这也使得在被新生命更多地干扰之前，婚姻中的客体关系形态得以建立，夫妻双方可以做好准备以共同面对在养育孩子的过程中所遇到的各种困难。这些困难会给夫妻双方以婴儿似的情绪体验，让夫妻能够处理婴儿的各种需要、挫折感以及无助感。这是为准备成为父母、将家庭建设成为健康的"心理田地"所做的必要热身。

家庭中的夫妻创造

婚姻的氛围及其发展水平将会影响夫妻如何与婴儿建立关系。客体关系系统中，被压抑的部分会在婚姻关系中浮现出来，如果有足够的时间对此进行修通，这一领域会更清晰地为开始家庭事业服务。婚姻关系质量的重要性无论怎样强调都不过分。它将家庭置于一个中心的位置，就像母亲与婴儿通过凝视对方的眼睛而将对方置于内心的中心位置一样。父母关系所构成的客体关系系统形成了一个人格结构的基因池，其中所混杂的父母人格的各个层面都有可能被孩子所摄取并以之形成自己的人格。在心理学层面来说，存在一个出生之前就形成的人格结构，这一人格结构是基于父母将自身人格的某些部分对胎儿的投射。这一点非常重要，它等同于由基因遗传所赋予的气质和体质所组成的心理结构。在怀孕时身体和心理的状况、分娩时的情况、父母与婴儿相接触的机会、照顾的环境、父母养育孩子的经验以及处理包括兄弟姐妹在内的家庭的扩展等过程中，会有很多的变数发生。

然而，夫妇不会永远等着要一个孩子。对完美的追求在夫妻客体关系系统中是一种再生跨度的否认，最终是对死亡的否认。父母总是会将潜意识的幻想投射到未出生的孩子上，对其人格进行预设。如何更好地消化这个过程将是夫妻要面对的事情。很显然，夫妻的发展水平将会随着孩子的相继出生而发生变化，这使得他们提供给每一个孩子以不同的特殊客体关系环境。在孩子人格发展的过程中，这一点与孩子的出生顺序有着相同的影响。如果夫妇在怀孕之前没有完成修通的工作，那么就有可能出现如下情况：包括夫妻潜意识中压抑的客体关系在内的、未得以解决的过程导致了一种夸张的分裂和对婴儿的投射。有足够支持的夫妇或一个强悍的孩子能够应付这种局面，但也会相当困难，夫妻必须要安全渡过它们自己的客体关系风暴，同时还要调整自己以适应一个孩子。

受孕：生理和心理

一旦夫妇为怀孕做好了准备，那么通常会有三个月到半年的时间作为受孕的延缓期，它为继续处理受压抑的客体关系的回归提供了时间。兴奋的关联方式会随着有目的的性行为去抑制化，有一对夫妻曾称其为"密集轰炸"。或者是在反力比多力量出现时禁止性行为，直到夫妻根据基础体温计算出"正确的时刻"来达成一个完美的结果。受孕的方式已经影响了夫妻对未来婴儿的看法。不管怎样，因为胎儿就是夫妻希望得到的，所以就被作为理想化客体。这也是夫妻力比多系统潜意识部分渴望的激活胎儿，也被作为他们的兴奋性客体，不过他们不得不等待它的到来。与反力比多相关的担忧和挫折感直到妊娠的晚期才会出现，到那个时候，夫妻间的性活动和生活方式将会遭到相当的干扰，并由此而产生怨恨。

意外怀孕中，这种情形出现得要更早一些，因为胎儿被视为被害客体，他迫使父母陷入漫长的关系或令他们从其他的生活目标上转移开。这样的挫折通过夫妻在现实中的调整和对怀孕的接受而被修通，否则它们将持续地折磨着夫妇并影响他们对胎儿的看法。如果一切顺利，夫妻会接受彼此作为再生繁殖的搭档。怀孕作为夫妻创造性结合的检验，确定了他们在彼此眼中是理想的，并将这种感受延伸到他们对胎儿的感觉上。

当受孕失败时，尤其会激发人们痛苦的潜意识客体关系。此时，受孕将超越自然性行为而处于优先位置。尚未怀孕，孩子就已经开始主宰夫妻，因为他们渴望拥有孩子，却感到被孩子摈弃。难以琢磨的胎儿变成了令人兴奋和拒绝的客体。一旦怀孕成功，夫妻将视胎儿异常特殊。如果无法怀孕，他们则要面对巨大的挑战来处理丧失、自我意象的打击以及对彼此和彼此结合所产生的失望。他们不得不放弃对可能存在的胎儿所进行的理想化客体的投射，并使之回归到他们的关系中。如此一来，夫妻双方会重新审视在爱人身上发现的理想客体。如果他们发现在这种新的现实中不能找到理想，夫妻双方将会很痛苦，甚至可能分开。但如果在爱人身上理想化客体得以复活，夫妻将会调整以适应无子女状态或者决定收养孩子。

不孕和收养

汤姆和亚历克西斯已结婚五年，虽然没有避孕，但亚历克西斯一直没能怀孕。她说他们一直无法受孕，因为她不确定自己是否想要孩子。汤姆则期待要孩子，无论是自己生的还是收养的，因为他非常希望成为一名父亲。亚历克西斯感到他的愿望过于强烈，以至于让她担心汤姆想要成为父亲的念头更甚于想成为她丈夫的念头。因此，亚历克西斯感到一定要拒绝接受做生育检查，以此来检验汤姆在这个问题上的态度。在夫妻治疗中，亚历克西斯探索了她的这种不情愿。她是被一个有爱心的家庭收养的，但是她一直都感觉亲生母亲并不爱她，因为养母告诉她说她是被"选来"的。她会在意识层面认为，对她而言不要孩子或者收养孩子更加自然，就像她的养母一样。在潜意识中，她担心汤姆只爱她的孩子而拒绝她，就像她亲生母亲曾拒绝她一样。汤姆想要成为一个父亲的愿望，是受到潜意识中想要取代父亲的愿望所驱使，他的父亲曾将他遗弃。汤姆希望能够给孩子所有那些自己没有得到过的东西，但是他过于急切地想这么做，导致他没有将足够的情感给予亚历克西斯。亚历克西斯谈起她一段儿时的经历，说那时她要接受一次阑尾手术，却没有人能够给她足够的支持。汤姆的行为对亚历克西斯重新修复这一段记忆相当有帮助，所以她最终决定，如果汤姆愿意在那儿陪着她，她就去做腹腔镜检查。在这个过程中，汤姆给了她很人的支持，这样他们能够进一步做矫正手术。正是因为他大体上对亚历克西斯有了适当的关注，他们才能在不孕手术失败后考虑收养的问题。

许多婚姻都在不孕的压力下挣扎着。如果不是这样，婚姻中的夫妻关系将通过共同处理他们的丧失而加固。如果夫妇将要收养孩子，他们就能够把将被收养的婴儿作为一个理想化客体，为完成他们的哀伤提供机会。当他们等待时，他们就一直做着准备，作为这样的父母，他们不能想象孩子拥有他们自身的特质。他们面临如何为陌生人恪守承诺的任务，这是一桩完全难以预料的事。核心自我必然不得不立即找到它的理想客体。一个容易相处的婴儿会推动这个过程，而一个难以照料的婴儿则使得这个过程变得困难。更大的可能是孩子的到来会激活养父母潜意识拒绝性客体。因为收养，夫妻会发现对孩子表达愤怒和失望很困难，但是收养社工能帮助推进这种夫妻之间负性情绪的表达，以此来保护孩子避免其陷入内疚、拒绝性模式中或放任、溺爱的反向形成中。攻击性的表达同样允许我们发现伴随着攻击性感受的被压抑的爱的感觉。这样孩子就不需要被置于拒绝性客体的位置上，而是可以再次作为夫妻的理想客体。

怀孕

妊娠期又给了夫妻九个月的时间处理怀孕带来的压力，同时也在他们的关系中重新调整、成长和发展（Brenner & Greenberg，1977；Greenberg & Brenner，1977；Jessner，1966；Jessner et al.，1964；Jessner et al.，1970）。这些改变是逐渐发生的，夫妻有时间做出反应和调整。女性调整自己以适应身体的、激素的和情感上的改变；同时丈夫则调整其对妻子的看法。一个男人可能会拒绝怀孕的妻子的身体，这是对妻子的母性形式有性渴望而感到罪恶的反应，或者因为对他自己的母亲孕育弟妹所产生的愤怒被激活。夫妻有可能害怕婴儿会将他们两人完全占有，或者将另一人完全占有并与之结成强有力的同盟而排斥自己。这样婴儿将会被视为夫妻理想的两人关系的竞争者、闯入者和破坏者。

怀孕让母亲有时间在身体上做出调整以适应她的孩子。当她的身体膨胀，身体的边界也发生着变化，相应的，她情绪的边界也进入一种不断变化的状态。这也可以说明，为什么妊娠期的女性会出现难以预料的情绪反应。她的客体关系不断地合并，发展成一个集合，就像她的身体适应并滋养着胎儿。当她退行时，她再次体验到被照顾的感觉。这一次是由她丈夫来承担，在妊娠期丈夫对她支持和包容，在分娩时给予指导。她则支持胎儿及长大后的婴儿。怀孕对有的女性来讲可能很简单，不需要太多的支持；而有些女性则需要丈夫帮助来应付恶心、乳房压痛以及因体重增加带来的不便。如果怀孕非常困难，丈夫也不能给予支持，那么夫妻就会将怀孕这一令人厌倦的特点与胎儿的人格等同起来。他们将胎儿看成是令人生畏的拒绝性的、迫害的客体。一旦孩子出生，如果孩子出现腹痛或睡眠问题，焦虑的父母会加重这种焦虑，惩罚性的客体关系就会一直持续下去。当然，管理良好的婴儿，或者能够安抚婴儿的让人满足的体验会改变这种情形，特别是在母亲完成分娩感觉好些之后。

早期妊娠期间，女性意识到自己怀孕，但是她对胎儿本身尚未有现实感。直到她能够听见胎儿的心跳。即使在那个时候，她还只是感觉胎儿是她的一个附属部分。一旦她感到胎动，胎儿就变成了单独的个体；很快，丈夫也能够感觉到胎儿的活动。此时，夫妻对胎儿的存在有了验证。当胎儿踢或打嗝，习惯性地引起母亲腹部的振动时，夫妻对胎儿的这些行为可能有很多种不同的解释，如古怪或滑稽等。这些动作确认了婴儿的现实性、独立个体性，并形成了对其身份的猜测的基础。父母设想，这将是一个活跃的宝宝，难以管教或是懒惰被动。当胎儿什么都不做的时候，父母可能会担心是不是伤害了他，或者他死了。在妊娠晚期，当对可能拥有一个残疾孩子的恐惧威胁着正常夫妇或折磨着那些本身就期待惩罚或攻击性想法或行为的夫妇时，毁坏的幻想变得更加明显。

投射认同

共情的发展

对胎儿的幻想一部分是对胎儿所发出的信号所做出的回应，另一部分则是夫妻对他们创造孩子的愿望和恐惧的反应。丈夫和妻子沉浸在对孩子的幻想中，通过这些幻想发展出理解孩子的方式，为今后共同抚养孩子打下基础，并且发展出父母的价值观。基于这些对成长中胎儿的体验所建立的幻想就是最早的投射。母亲因为胎儿在其体内，所以与之有着恒定的身体上的关系，这样她能了解到孩子静止和活动的节律，幻想孩子会跟谁相像，会具有谁的特质。同时，母亲在身体上满足胎儿的需要，在孩子出生后又会自动地准备好对婴儿的需要做出回应。母亲在关注自己内在体验的过程中收集了身体上的线索，将自己置于胎儿的位置，想象着他的感觉状态。这样，母亲发展出共情的能力，为产后提供一个敏感的母性环境铺平了道路。如果母亲否认或拒绝怀孕，或者觉得自己感受之外的东西太腻烦，共情的发展就会受到妨碍。在婴儿出生后，他的体验中可能就会包括不共情的母性环境。

人格和病理的确立

潜意识幻想并不能促进对婴儿共情的理解。相反，婴儿有可能被用作父母自体中那些不想要的、秘密部分的载体。这样，夫妻就会与他们的孩子身上的由他们幻想出来的部分进行战斗，而不是在夫妻关系上做出努力。

> 西蒙和蕾妮的胎儿就承载了他们秘密的力比多部分的投射。结婚时，西蒙已经56岁了，蕾妮32岁，与西蒙的独生女同龄。西蒙有过一段持续了25年的不快乐婚姻，前妻是一个冷漠的、对性厌恶的女人。他欣喜地发现了热情和充满爱意的伙伴蕾妮，特别是当她愿意嫁给他并希望有他的孩子时。但是西蒙提出了反对，认为对于蕾妮来说自己太老了，恐怕活不到对蕾妮和孩子有足够支持的年纪。尽管如此，蕾妮仍然跟西蒙一起生活，无论是只有一年还是有二十年，如果西蒙死去，至少她还有他的孩子。

> 蕾妮很快就怀孕却又流产，紧接着再次怀孕。她说她很激动，但是她谈到流产比怀孕更富激情。于是，我问她流产是不是对她造成了很大的伤害。她笑着说："你应该很了解的。第一个孩子是独一无二的，他对我来说最特别。"

　　蕾妮是独生女。从她母亲去世到父亲去世前，蕾妮一直跟着父亲四处出差，在18岁时就成了一名名副其实的女主人。所以对于蕾妮来说，死掉的胎儿有着来自父亲的俄狄浦斯婴儿的意义，更因为婴儿也像父亲一样已经死了。我担心蕾妮对这种幻想的投入会影响她对即将出生的婴儿的全心投入。但事实上，流产事件允许她埋葬这一潜意识的幻想，使活着的婴儿不受乱伦幻想负担的伤害，这种乱伦幻想是有可能投射在活着的婴儿身上的。

　　西蒙对他这个年纪是否还要一个孩子非常矛盾。在蕾妮失去了第一胎之后，他意识到他多么想和蕾妮有一个自己的孩子，但是他不得不压抑自己的这个愿望，这源于他对死亡的恐惧，也源于蕾妮对他来说就像自己女儿一样的乱伦的恐惧。流产时间推进了西蒙和蕾妮整合了他们关系中否认的乱伦部分，有利于活着的婴儿。

养育孩子的实践

　　孩子需要父母共情的养育，但同时也需要明确的限制以及父母在对待孩子时有共同一致的策略。父母间发生的冲突，或父母中的一方无法与另一方抗衡的病理状态，都会在与孩子的关系中呈现出来。这一点我们在孩子出生时养育环境的发展中就能看到，比如婴儿每次啼哭时母亲给孩子喂奶，这样的母亲没有想到要去区分孩子的需要并予以相应回应。她是在满足自己的需要：有一个安静的、依附于她的孩子，并且满足她与孩子在身体上的关系。

　　如果丈夫反对这样做，而她坚持，那么在她用对孩子的忠诚代替与丈夫的合作时，他们的冲突不会显现；如果丈夫不反对，那么她也会代表丈夫这样做，以确保婴儿不会在照顾性环境中体验到任何被拒绝。只有当夫妻因为愤怒和贪婪的不适感将负性客体关系压抑在婴儿的口欲期时，冲突的情况才会发生。婴儿看来永远不会愤怒或是贪婪，他的攻击性的确被有效地压抑了。但同时，婴儿每次只能吸吮一点点乳汁，不能供给与胃容量相应乳汁的乳房是会令婴儿不满的，这反而压制了他饥饿、吮吸和宽慰的充满活力的体验。由于过度刺激了婴儿的攻击性和贪婪，这让其变成了令人窒息的兴奋性客体（还可能很快被感知为是拒绝性甚至迫害性的）侵犯着孩子体验挫折的权利，所以这个循环是永久性的。当有一个被严格遵守的4小时时间表强调让孩子"学会等待"时，人们也会看到负性客体关系的运作。这里有一种关于"溺爱"孩子的焦虑，是建立在孩子可能"贪婪地挖掘母亲"的幻想基础上。每个婴儿都不同，婴儿对喂养的需要每天也不同。不管是按需要喂养还是按计划喂养，在潜意识兴奋性或拒绝性客体关系的影响下都会引起过于字面化的解释，从而导致对婴儿不共情的母性环境。

在这种情形下，婴儿无力达成自己的满足，也无法对这个母性环境感到足够好。到了婴儿无法忍受的程度时，与兴奋性和拒绝性客体相关联的体验将不得不被压抑。难以忍受的越多（同时取决于现实的母性环境和婴儿与生俱来的气质、适应性），这种压抑就越严重。被耗尽的核心自我将会有一个更加被贬低的理想客体与之认同，这将导致低自尊和不令人满意的关系。个体在应对客体压抑层面时所采取的方式决定了人格特点和病理状态的细微差异。

在这里我们并非指责母亲，而是要呈现出在早期体验中实际发生的事情是怎样塑造人格的。母亲之所以那样做，源于她自己的人格、她与自己的母亲之间的体验以及与丈夫之间的体验。其中，夫妻关系是关键。如果丈夫能够给予足够的支持，那么妻子就能够在丈夫的帮助下承担一些由婴儿哭闹所带来的焦虑，并且能够随着婴儿的表现去发现他的需要。有些丈夫会带给妻子压力，要求她们使婴儿保持安静，这样他们就不会被实际上和象征层面上巨大的照顾责任所干扰。

鲍勃从技术学校毕业后就与梅蜜结婚了。梅蜜24岁的时候，他们的第一个儿子出生了。她比较顺利地怀孕，并自然分娩。当她从医院回家时一切照顾孩子的准备工作已经就绪，所以她感到很放松。孩子开始哭泣，她查看孩子的尿布是干的，便试着抱他摇晃、走来走去，但是他仍然不停地哭。当她试着给孩子喂奶时，他不断拱起身体并拒绝吸吮奶头。她开始变得惊慌失措，想不到应该做什么。丈夫从楼上下来接过孩子，他说孩子可能是刚从医院回来疲惫了，于是他将孩子放进一个安静的房间，可孩子继续哭。梅蜜非常焦虑，她的乳房也很痛。丈夫将她搂在怀里，说："让我们等等看。"过了五分钟，孩子睡着了，这对新婚父母也打了个盹儿。一个半小时之后，他们被孩子的哭声吵醒，哭声不同于刚才，这一次孩子真的是饿了。

梅蜜学会了分辨孩子的哭声。若是孩子疲倦了，她就会将孩子放下。她的母亲有一次来家中看见梅蜜这么做，就不停地在婴儿房的门口徘徊，紧张地抓住自己的胸部，担心得快要哭出来。她严厉地指责梅蜜，说自己曾经用过各种方法来安抚小时候的梅蜜，但从来没有这样做过。此时，梅蜜帮助母亲恢复了信心，就像她丈夫为她做的一样。

我们可以看出，梅蜜与鲍勃的信任关系是如何让他们作为父母去发展出应对孩子的措施的，由此他们避免了梅蜜重复她母亲的经验。梅蜜出生时，她的父亲在战争中被俘，这影响了母亲对梅蜜的回应，从而导致梅蜜形成了易于焦虑、依赖以及倾向抑郁的个性。

在肛欲期、"阴茎-自恋期"或"生殖器-俄狄浦斯期"的进一步体验，将会对婴儿的客体关系进行确认、强化及修正。健康状况下，当婴儿逐渐有了更高级的认知能力，他便能够从整体上去考虑问题，并且不再局限于用原始潜意识中的幻想、分裂和投射机制来应对焦虑，这时婴儿就在越来越高的水平上实现互动，并获得新的体验。从身体上讲，初学走路后孩子的无助感会减少，由此他们较少依赖养育者，能够获得更多的自主性。在每一个水平上，客体的拒绝性和兴奋性的部分都会与理想化客体相整合，并且自我的整合也收获颇丰。但是，在学步期如果父母难以与成长中的孩子建立关系，将会妨碍这样的发展。不可预期的丧失，比如父母亲死亡、离异等事件，或者相对性丧失，如弟妹的出生或者母亲陷入抑郁之中，这些都会对孩子造成影响。

　　因为凯西太太与她7岁的女儿桑德拉关系紧张，凯西一家来寻求帮助。她对养育桑德拉感到心力交瘁，因为桑德拉总是要求她的关注，需要她更多的关心和安抚，比如看电视到很晚或者当桑德拉感到害怕时她就要跟母亲睡在一起。桑德拉总喜欢嘀嘀咕咕，喜欢控制、挑衅别人。她似乎只是在跟朋友们一起玩或买糖吃的时候才会感到高兴。凯西先生对此视而不见，直到事情失去控制才会进行干涉，因为母女间的冲突常常会令他想到他母亲与他姐姐之间不愉快的情景。在他父亲服兵役不在家的那些日子，作为家中唯一的男性他常常感到要去制止她们的冲突，但他无力做到这一点。现在家里还有两个大点儿的男孩，他们也总是显得脏兮兮的，没有礼貌，但是凯西太太跟他们相处得很好。

　　在一次家庭会谈中，凯西太太很认真地谈论桑德拉，而桑德拉跟3岁的妹妹米丽娅姆玩耍，那两个男孩子亚当和鲍勃则拖着一群飞机玩具。桑德拉对米丽娅姆却格外地温和、容忍。凯西太太解释说，桑德拉小时候一直很可爱，她未像米丽娅姆那样在2岁时有过可怕的经历。她说自己和桑德拉有过一段美好的时光，这种状况一直维持到桑德拉4岁。我问她，那个时候发生了什么事情（记录显示当时米丽娅姆应该已经出生）。鲍勃回答说当时桑德拉最喜欢的猫死了，凯西太太说她的姑妈去世了。我听说了这些丧失，也了解了这些对他们来说意味着什么。于是我问他们，米丽娅姆的出生有没有对桑德拉造成伤害？"完全没有。"他们回答道，"她变得很糟糕是在这些死亡事件以后，但却是在米丽娅姆出生之前。"

后来很清楚的是，这些困难在凯西太太怀孕明显的时候就发生了。凯西太太将桑德拉留在家里一个星期，她去给姑妈的遗产充当遗嘱执行人。从那时候起，凯西太太与桑德拉就被困在了这样一种相互挫败的关系中。当凯西太太说起这些的时候，凯西先生则在我办公室里四处走动，欣赏那些挂在墙上的画和我的证书，他没有充分发挥父亲的作用。会谈中，凯西太太发现米丽娅姆令人惊讶不已，并持续地敬佩和宠爱她那优秀的丈夫。

凯西家庭中的关系不允许对痛苦的内在客体关系做出任何回应。凯西先生不愿意在太太身上发现他那充满攻击性、总是批评人的母亲的新版本，而凯西太太则将先生视为自己母亲的替代品（母亲在她去上大学的时候去世了）。凯西太太一直否认母亲去世对自己的重要性，她从来没有哀悼过，相反，她一直在美化对母亲的记忆。

随着桑德拉的出生，之后再添一个新宝宝，凯西太太重新创造了她与母亲之间不可思议的关系。桑德拉对妈妈再一次怀孕的撤回和消极态度都会被体验为"可爱的桑德拉"的完全丧失，就像她已经死了，正如凯西太太的母亲死了一样，凯西太太再一次失去了她的家人。她的丈夫没有给予她支持，就像她父亲所做的那样。她对于母亲抛弃她所产生的怨恨被压抑了，她感到绝望，她必须压抑桑德拉的怨恨和抑郁，因为她无法面对自己的暴怒情感。看起来如此多的暴怒来自被否认、被压抑的痛苦关系，那必定是凯西太太与她母亲所处的关系，在这一关系中，那些母亲身上理想化的特质一直都是不真实的。这些暴怒也来自凯西先生在与母亲的关系中所压抑的怨恨，但是他将此投射到姐姐身上，姐姐代表他继续与母亲斗争，正像桑德拉现在所做的那样。在没有干预的情况下，凯西先生和太太各自对将被他们母亲所压抑的部分重新投射在与桑德拉的关系中。而桑德拉认同了这样的投射，并的确发展成为一个挑剔的、有控制欲的女孩。

夫妻会很爱他们的孩子，并在各个层面上共情地予以回应，但是也会在一定的时候受到阻碍。

斯图亚特和玛丽亚刚刚生了一个女孩，取名为特里萨。小婴儿很讨人喜欢，也很好带，但玛丽亚却变得抑郁。斯图亚特在前一次的婚姻中已经有了三个女儿，他也非常高兴能再有个女儿。但是玛丽亚一直希望能有个男孩，所以因没有如愿而感到很沮丧。在治疗过程中她解释了为什么会有这种愿望，并由沮丧变得生气。当玛丽亚13岁的时候，正处在更年期的母亲意外地有了最后一个孩子，是个男孩。玛丽亚照顾他，就像他的第二个母亲一样。当她离开家去上大学时，他因为失去她而倍感伤害，以至于每个假期玛丽亚回到家里，他只给她一个冰冷的背影，对她而言这是一个巨大痛苦的来源。拥有一个男孩将会给她一个机会以修复这一丧失，并成为最好的母亲，同时她也希望自己像母亲一样可以养育一个男孩。斯图亚特在12岁时被父亲抛弃，由他的母亲和姐姐们抚养长大，因此跟女孩们待在一起他会感到舒适。他承认自己有可能不知道如何照顾一个男孩，但是他没有认识到自己那么渴望有一个男孩，这种渴望与他对父亲的渴望一起被压抑在心底。斯图亚特和玛丽亚意识到这一点，他们做出了调整以适应目前的情形，两个人都毫无保留地爱着他们的孩子，玛丽亚不再抑郁了，于是他们终止了治疗。

我再次见到特里萨时，她已经5岁了。她变得非常难以相处，在穿着方面不断地与母亲抗争。特里萨坚持要穿一件不合时宜的派对装去学校。当我们谈到此事时，我发现那是特里萨唯一一件连衣裙，玛丽亚买给她的大部分都是中性的衣服。当她是一个婴儿时，穿游戏套装；当她学习走路时，则穿一些罩衫；现在她5岁了，她应该是穿粗布衣和蓝色牛仔裤到幼儿园的时候。虽然她的衣服在样式和颜色上非常女性化，但是特里萨想要连衣裙。在取得斯图亚特同意后，玛丽亚让步了，允许特里萨挑选5件连衣裙——都是派对装，这只是暂时的停战。

第二年，特里萨6岁。在经历几年不孕的焦虑之后，玛丽亚生下了第二个孩子。这一次，他们有了一个男孩。玛丽亚得偿所愿，她感到激动不已，斯图亚特发现有一个男孩令他感到欣慰，并突然回忆起现在26岁的大女儿出生的时候，他曾经变得抑郁。他帮助玛丽亚照顾婴儿，他所做的远远多于他对特里萨做的。玛丽亚注意到，现在她与特里萨在一起时不再感到害怕，并且也因特里萨是个女孩而感到高兴。特里萨与玛丽亚相处得越来越融洽，在喜欢穿裙子的同时也愿意穿短裤、牛仔裤。

夫妇两人把特里萨当孩子来爱，但是并不特别地认为她是个女孩。他们并没有否认她的女性身份，但是中性的衣服显示出了一种可能性——她既是男孩也是女孩，这就像她的名字"特里萨"一样，"特里萨"既是一个英国名字（斯图亚特的家族来自英国），同时也是一个西班牙名字（玛丽亚的家族来自西班牙），特里萨从与她充满爱意的父母所进行的正性互动中获得足够的自我力量，使她有能力为确认她的女性身份做斗争，并且迫使她的父母去面对他们潜意识中被压抑的这一点。

这个案例展现了父母在共同抚养孩子的实践中是如何进行投射认同，

从而决定孩子的人格结构和自我认同感的，也证明了同胞兄弟姐妹出生的作用。在这个案例中，同胞的出生没有引起创伤，反而成为一种安慰。被压抑的客体关系通过他们在孩子身上引发的不自在或关系困境，从而损伤孩子使之得以回归。健康的家庭系统是足够开放的（或是由于治疗而被打开），这样才能让孩子被压抑的部分呈现出来，接着被重新处理。将来的多重互动在更高水平上的发展修复了孩子对关系的期望，因此孩子在意识层面对理想客体兴奋性和拒绝性方面都会有更成熟的感知，而不需要通过分裂、投射或认同的方式。

利希滕斯坦（Lichtenstein，1961）提到，母亲不仅仅传递给孩子认同，孩子也是"满足母亲潜意识需要的喉舌、工具（p.208）"。但是，我们想说的是孩子为夫妻双方做到了这一点，并不仅仅是对他的母亲。孩子变成了夫妻关系的喉舌和果实。孩子在这样做的时候，一方面给予父母认同，另一方面也接受父母认同作为他们的孩子。然而，孩子对夫妻创造的反应表明，婴儿以及后来的儿童并不是被动接受这个角色。对于他们的自我认同，对于他们成长于其中的家庭的创造性，孩子都从个人的角度和发展的角度做出了充分的贡献。

第六章　婴儿对家庭的再创造

本章以费尔贝恩（1994）所做的一项观察来开篇。费尔贝恩提出，俄狄浦斯情境是由婴儿早期对母亲形象分裂为兴奋性和拒绝性这两个形象构建而成的。当孩子后来试图调整并同时适应这两种矛盾的关系（即同母亲和父亲的关系）时，他将父母双方兴奋性的一面放在其中一人的身上，拒绝性的一面放在另一人身上，通过这样的安排，他便简化了看起来无法想象的复杂关系。这样，内在的兴奋性和拒绝性客体的本质，以及与父母任何一方相关联的潜在性都得到了修复。费尔贝恩写道："……孩子通过这样做为他自己建构了俄狄浦斯情境"（p.124）。本章中，我们将根据现在对婴儿、儿童发展的观察研究和临床经验重新来检验这个观察结果。

根据发展的要求，歪曲现实的内在需要导致孩子以一系列形式"创造（invent）"了家庭。我们用"创造"这个词，部分是因为温尼科特（1971b）曾在描述孩子"创造"过渡性个体甚至乳房时用到它。如果孩子有需要，母亲会把乳房放在能被找到的地方，而找到乳房的孩子也有必要保留自己创造了乳房的幻想。随着儿童成长，对家庭的创造当然并不是一个全新的、可获得专利的发明。家庭还是从前的家庭，但是孩子所做的很多新事情从根本上重新塑造了家庭，使其变成一个新家庭，这无论对新成员或其他成员来说都是一个"再创造（reinvention）"。事实上，如果孩子的到来没有对家庭进行重新塑造，这才是严重的病理指标。

四种形式的创造力

婴儿用四种方式来创造他们的家庭：

（1）婴儿为了他们自己不得不去发掘家庭中已经存在的东西，就像是他们自己创造的。

（2）婴儿的存在和成长从根本上改变了家庭，可以说是婴儿创造了新的家庭形式。

（3）婴儿用他们有限的能力理解他们的所见来创造家庭。他们用早期的方式解读家庭，从而引起分裂，婴儿有限的、具体的逻辑常常源自身体的思考和体验。

（4）婴儿重读他们之前的经历和历史，但会受到他们现阶段模式和发展的影响，所以在这个阶段，他们回顾性地重新创造历史。

我们将简单描述前两种形式，详细讨论第三种和第四种，这也正是本章要讨论的主要问题。

首先，通过在某些发展的决定性时刻突然注意一些始终存在的细节，婴儿不得不去发掘家庭中已经存在的方面。

第二，婴儿的存在和成长改变了家庭，这样的重新塑造为家庭中所有人创造了新的形式。在婴儿成长期间，家庭新建的不稳定性创造成了共有的幻觉，即婴儿几乎是有意让他们改变的。

第三，这是我们讨论的核心问题，婴儿随着自身成长而用创造家庭的方式看待家庭。这一系列对家庭的看法是不同寻常的，因为它们建立在婴儿有限的思考和推理能力的基础上，由其每个新发现发生时的实际年龄和发展阶段而决定。它们也同样受到激励婴儿的每一个观察的影响，如两岁时的分离和自主意识的突出，三到四岁生殖器性欲特征的突出。

孩子看待事物的方式的特殊偏差是值得注意的。除了认知能力的成熟，在每一个新阶段，孩子仍然会根据以前的发展性思考模式和客体关系来看待新事物。这就像试图通过回到代数，甚至回到几何或更简单的算术来理解微积分。尽管早期的数学规律提供了基本的词汇表，新的概念也必须要调整到能适应旧的系统。成长的孩子就是这样的。用古老的术语试着理解成长，孩子扭曲了每一个新步骤，这就构成了他们积极"创造"事件含义的最初方式。事实上，他们以退行的方式重新创造，并将这些新事件当作是旧事件的变量一样解释给自己。婴儿的解释是一种创造，尽管其解释是基于熟知的原理。在这个进程中，他严重地扭曲了事情，这些扭曲倾向于走向分裂、抑制，并保存在人格中一直未被修复。它持续地发挥作用，首先因为它被抑制了，其次还因为它先入为主并有着早期模式的固执性。早期的思考接近于"身体的"思考（如在思考之前的身体性组织方式）。这些早期解释充满儿童的身体体验，这些身体体验是即时的、未经复杂的思考和言语提炼过的。

正如我们已经看到的，婴儿关系的最早时期是高度身体化的，包括被抱、躺在母亲身体里、与父母声音和眼神的交流。这些都有着身体体验的所有基本要素。因此，婴儿能够回归的根基是身体方面的关系，这些与母亲和父亲的关系进入了婴儿的内心。最开始，身体交流组织了孩子的生物节律——保持机敏的能力，以及获得睡眠、苏醒和饥饿、满足的循环秩序。另外，对身体交流的强调在前俄狄浦斯期的发展中相对突出。所以，退行到早期形式意味着儿童的思想回归到更基于身体的状态。

我们引用一位正常的三岁女孩对她母亲说的话："妈妈，我的屁股像一只美洲鳄。"她对自己的外阴像她的嘴这一新认识已经组织化，并将其与口头的攻击性联系起来，因为这种攻击性随着她两岁时弟弟的出生被加强了。一位女病人提供了偏移发展的例子，她在分析中发现她性别身份认同的混乱。她最终认识到这是建立在两岁半至四岁时的早年泄殖腔混乱基础上的，那时候她由母亲导致的肛门作用混乱引发了生殖器唤醒，因为母亲给她的肛门塞药，父亲也在场打她的屁股。

我们所说的在某种意义上婴儿创造了家庭，是指孩子思考的退行特质，因为孩子在三四岁时通过源自婴儿性的思考和分类带给了家庭最有趣和最重要的扭曲。这就是孩子的婴儿性思考过程，由身体体验和早期分裂机制决定，最为根本地扭曲了俄狄浦斯现实并引入了大部分的发明创造。我们部分同意费尔贝恩对于兴奋性或者"力比多"父母与令人沮丧的、拒绝性的或"反力比多"父母最终建立在婴儿与母亲的关系基础上的观点。但是，基于我们所学到的关于父亲和孩子的关系，又不得不加以修正。

俄狄浦斯分裂是随着性线（sexual lines）发生的，这个观念是由另一种因素所引起的。这四种不同的创造发明方式都来自生殖器性特征的体验，这种体验发生在阴茎崇拜和俄狄浦斯发展时期，组成了混乱的扭曲，源于补充和修正了回溯性创造的孩子的新的成长。克莱茵（1935）发现，最早的俄狄浦斯阶段发生在6~12个月，婴儿在那个时段有了一幅父母被锁定在性交中的图像，他嫉妒并攻击。克莱茵对婴儿想象母亲拥有父亲阴茎的描述让很多人难以接受。对出生第一年孩子的观察并没有指引我们去考虑生殖器（不管是他自己的还是父母的）对孩子而言有这样一个特殊的含义。后来我们了解到克莱茵的观察结论是在针对两岁半至五岁的儿童做分析性工作的基础上所得出的，这让我们注意到，她所观察的是生殖器期和俄狄浦斯阶段孩子的早期性体验。在这个阶段，更早的体验被回顾性地重复书写了。这样一来，孩子成长的前沿便引入了第四种创造力量，影响了对事件和关系的理解。我们认为，克莱茵所报告的"创造"，正是孩子们引领她去报告的性的早期发展版本。

婴儿观察研究的贡献

我们现在转向20世纪70年代早期的婴儿观察研究。首先是很早（出生第三至第四周）就开始对婴儿与母亲或者主要照顾者进行声音和眼神交流的多画面所做的研究和观察。研究发现，这些婴儿很快就发展出对母亲的特异性，在大约三个月的时候，母亲和婴儿的互动模式会显著区别于婴儿和陌生人的互动模式。并且，这些模式也区别于母亲和自己兄弟姐妹的早年相互影响模式。尤曼（Yogman，1982）比较"婴儿-母亲""婴儿-陌生人"和"婴儿-父亲"的相互影响，通过多画面技巧评估相互影响的模式。他发现婴儿同父亲的交互模式与同母亲的交互模式不同，所以意味着不同的发展功能。

"婴儿-父亲"是一种较快唤醒的模式，有较短的强烈唤醒的稳定水平，有时是一个略短的减速期。这与婴儿同陌生人的模式有些类似，这种相似是父亲的一种功能，为"部分的旁观者"这一观点提供了支持。直到父亲的角色被部分当作与母亲相似的角色，作为第二亲附形象，父亲才被看成主要提供安全或容纳整个亲附过程的角色，作为母亲和婴儿的容器来保护他们不受外界干扰。同时，父亲就像一名友善的第五纵队①队员，是

---

① 1936~1939年，西班牙内战期间在共和国后方活动的叛徒、间谍和破坏分子等反革命分子的总称。1936年10月，西班牙叛军和德、意法西斯军队联合进攻西班牙共和国首都马德里时，叛军将领拉诺（Queipo de Llano Ysierra，1875~1951）在一次广播中扬言，他的四个纵队正在进攻马德里，而第五纵队已在首都等待。后"第五纵队"即成为帝国主义在他国进行颠覆活动时收买的叛徒和派入的间谍的通称。

最开始将婴儿从保护性共生中拽出来的人。尤曼的研究发现，婴儿在与父亲的交流中更加兴奋，有着更多的突发刺激和大幅度肌肉运动游戏，这更加具体地说明了父亲从一开始就较少是孩子成长和存在的背景或情境部分，而更多的是一个特殊的焦点，是让婴儿必须持续观察的新发现客体，而母亲提供了婴儿存在的情境性背景。尽管不在生殖器时期这一阶段，也不仅仅如前所知只在俄狄浦斯期间，甚至不仅仅在父亲获得特殊关注的"分离-个体化"时期，但从一开始父亲就有着这样特殊的角色。父亲更具有兴奋性客体的特征，母亲更具有提供安全和界限的特征——当然，母亲同样有潜在的拒绝或忽视客体的特征。后续，我们将进一步讨论这个主题。

我们已经看到，同父亲在一起的婴儿创造了一种获得高强度唤醒的模式，然后能够快速转移、避开凝视和撤回注意力。这给了婴儿一种体验，用客体关系术语来讲就是练习与最早期力比多、兴奋性客体的关系。父亲提供了在"理想化"（或者过得去）的客体与兴奋性客体之间来回移动的体验，而母亲形成的模式更多的是婴儿对受挫客体的调整，这与理想化是并列的，但更加平静、可靠和有限制。我们频繁地观察到，父亲通常在缺席之后受到婴儿热烈的欢迎，而婴儿对缺席的母亲的归来却非常拒绝和愤怒。这样，两种早期线索和回应模式形成了两种同客体关系交际的两极，两种模式的不同运用也促使了最早期人际分裂机制的发展。从最早的几个星期，婴儿会略有差异地对待父母，在父母之间婴儿有在兴奋性和受挫性客体之间来回移动的体验，但是不会有失去或者杀死相对坏的客体的体验。我们现在应该修正费尔贝恩的观点：是早年的母亲形成了俄狄浦斯分裂的基础。父亲同样在婴儿最早期的离散关系中扮演着重要的角色，并对随后的俄狄浦斯发展产生影响，我们对此应该予以同等的关注。

作为一对夫妻的父母与婴儿

我们已经看到母亲和父亲不同的功能。但是几乎从最早期开始，婴儿就有了与父母（作为一对夫妻）的关系。我们知道，没有同等的广泛性研究观察到婴儿对父母同时在场的反应和相互关系。马勒和同事们（1975）写道，婴儿"可能很早就察觉到父亲与母亲的特殊关系，而我们对于这一点在婴儿'分离–个体化'阶段和前俄狄浦斯后期的重要性的理解，才刚刚开始"（p.91）。

梅兰尼·克莱茵对婴儿俄狄浦斯结构的概念再现于欧内斯特·阿贝林（Ernest·Abelin）关于儿童观察的文献中（1971，1975）。他在1975年的《父亲最早角色的深入观察和评论》一文中列举了一个男孩的痛苦。男孩名叫迈克尔，七个半月到十一个月，他看到父母拥抱并想去他们床上。阿贝林很清楚，在一岁前迈克尔已经开始与人竞争以获得更多的关注。如果迈克尔实际上憎恨一个人并将其作为竞争对手，那么这个人就是他的母亲。到十八个月大的时候，迈克尔坚持将他的父母放在一起。当他将要和父母中的一方出去散步时，他可能会说"爸爸，也去！"或者"妈妈，也去！"阿贝林写道，"对他来说，没有什么可以代替双亲作为一对夫妇"（p. 300）。到两岁的时候，他就在自己和父母之间玩着交互的三角游戏。

在这一点上，阿贝林聚焦于孩子希望父母两个人在一起，并让自己与他们在一起。他认为这种游戏可能是防御，涉及更早的三角关系的焦虑。对这个游戏的描述包含性兴奋特质，我们可能在孩子稍大年纪会将其与性唤醒联系起来。重要的是，孩子用和父母的关系来玩游戏，将其作为探索所有被纳入和排斥的关系，以及控制所有在两者间转换的排列和感受的方式，以此来对抗焦虑。阿贝林推断：

迈克尔很早就开始知道他的父母是夫妻的关系。在短暂的竞争迹象（同母亲）之后，一个仪式性的游戏"让父母在一起"在重归于好的阶段发展起来。这是很多可能性的折中措施，以避免激发"早期三角关系"过程的全面焦虑。如果完成了这个过程，将会导致"与有竞争的父母一方认同"，形成了心理自我形象与中和的组内关系的积极投注[p.30]。

在美国精神分析界，这个发现代表了一种新的观念。尽管我们并不希望把婴儿与作为一对夫妻的父母的早年关系——或者他们简单地作为一个三人小组——解释为一桩俄狄浦斯事件，但早年的三角关系假设得出了这样的观点：婴儿带来了史前俄狄浦斯期三角关系的经历和情感。于是就有儿童三角关系的线路或历史，这种情形将在孩子出生的第三四年的时候成为焦点，但是在婴儿早期有着重要的史前奠基。因为婴儿有对分裂和联结这一对父母的需要，从此父母双方都被需要。

在强调三角情境之前的阶段，二元关系占据了中心位置。我们可能会说，在早期包含两种二元作用的主要情节，一是对父亲，二是对母亲——但是另外有一个重要的子情节。仅仅在俄狄浦斯阶段，三角的子情节才突然成为中心。直到那时，早期的二元作用给婴儿至少一种，通常情况下是两种亲附形象：坐在母亲身上，孩子看到父亲；或者坐在父亲身上，孩子看到母亲。当婴儿用母亲或父亲作为一个观察陌生人的栖息地时，这种情形也会发生。情形可能会更加复杂，因为很多婴儿拥有不止两个亲附形象：母亲、父亲，可能还有祖父母、兄弟姐妹和其他照顾者。首先，婴儿看起来在亲附形象之间转移，或用一个人在相隔一段距离的情况下观察别人。但是在大约8个月的时候，婴儿有一个认知上的转换，在亲附形象之间的关系明显变得清晰，因为他懂得了更多。在皮亚杰的术语中，婴儿对恒久客体和客体间关系轮廓有感觉运动的亚结构（Piaget，1962）。这也是克莱茵的"抑郁态"位态（1935）。婴儿对这两种亲附形象关系的新关注的成长，与婴儿随着年龄和认知的成长相对应，也与他尝试修正其分裂的亲附形象及在脑海中持有一个同时给予和剥夺的单一客体相对应。

作为一对夫妻的父母与分离期的孩子

我们已经看到，当婴儿继续成熟，他试图处理与父母两个体间不对称的关系，对父亲和母亲的回应出现了分化。另外，婴儿对他们同时在一起的反应又会完全不一样，也有对于"他们是一对夫妻"这个含义有一系列的焦虑。这就提供了另外兴奋的可能性，也提供了另外拒绝和排斥的可能性。我们应该将不同的性别涵盖进来，作为早年阶段偏移发展的事件。发展在继续，18个月的时候，男孩变成男孩，女孩变成女孩。到了两岁，这一点应该很牢固了。关于性别认同形成方式的诠释，我们给出下面这个小案例。

一个15个月大的男孩摸他的阴茎，这还不能称之为手淫。性别分化是由父母双方来支持或破坏的，或者说，当孩子在两个兴奋性客体之间来回移动的时候，其性别认同通过整个家庭的相互影响和家庭关系的性欲化方式来实现。将孩子当作一个男孩或是一个女孩，这应该都是被允许和被赞赏的。但是一些家庭可能犯错，比如只支持女性特征，女性化所有的男孩，或者可能因为家庭中男性化男孩的生存环境被剥夺了而培养出一个特殊的男孩。在一个分化良好的家庭中，生物和心理认同是一致的，但是对于一个男孩来说，与父亲的关系是和与母亲的关系不同的。男孩由父亲的评价"像我"和母亲的评价"像我所爱的你的父亲"而被重视。这种情形在女孩身上颠倒过来。当父母双方任何一方在这一点上有困难时，父母的影响会相互校正或者相互补充。

举个例子，如果一个男孩的父亲对自己是不是一名男性有着摇摆的感觉，并非常焦虑或者受到儿子出生所带来的威胁，那就可能由对男孩和男人有着健康观念的妻子来代偿，她能支持自己的儿子的男性特质。但是，如果妻子也很害怕男性认同——这就是她当初选择了一个男性特征摇摆不定的男人的原因——这个男孩的男性形象就会变得模糊。我们对此加一句提醒，夫妻关系在这个时间上同样是由成长中的男孩或女孩来内化的，它构成了一个分开的、独立起作用的因素。对这种情形具有讽刺意味的画面是，如果母亲威胁并"阉割"父亲，抓住每次机会来降低他的威信，男孩就会将其作为关系特征和与他作为一个男孩有关的重要因素来同时内化。如果母亲温和一些，尽管不是非常支持男性特征，也会与上述情况完全不同。所有这些都发生在俄狄浦斯期之前，但是其重大的影响会再次复苏。

在"分离-个体化"阶段，婴儿对父母亲关系的知觉发生了改变。阿贝林（1971）记载，出生第二年孩子在对母亲失望后开始启用父亲，如通过游戏电话机给父亲打电话。父亲同样被用来支持孩子从母亲那里分离出来的努力，支持孩子缓解焦虑和丧失感（Greenspan, 1982）。但是孩子也经常将父母视为夫妇，以此与他们分化。当言语开始发展，孩子开始对父母共有关系及其差异有了具体的印象，如区别父母和管家，或父母和兄弟姐妹，这样的认识形成了另一种俄狄浦斯情境的先驱——尽管它在这个阶段也不是明确地被性欲化，除非父亲制造了一个早年性欲化的氛围让其印刻在儿童发展过程中。

这是儿童另外的一种创造——要离开父母双亲的驱力。它同时是痛苦和必要的，最终当同性的反力比多客体能够被允许战胜异性父母一方时，儿童就能接受两种客体的丧失，这个阶段特别重要。

作为一对夫妻的父母与阴茎自恋的儿童

现在我们转向最后的前俄狄浦斯阶段。尼格拉（Nagera, 1975）谈到过女孩第一和第二阶段的俄狄浦斯发展。依据他的观点，在第一阶段中小女孩将其幻想付诸行动，她幻想自己是一个小男孩，把母亲作为正确选择。随后，在第二阶段，她恢复到如同女孩一般的行为，将和父亲在一起作为她的选择。我们应该考虑，尽管这一情节肯定了女孩的双性恋，但它对普通女孩来说几乎必然是错误的。

埃奇库姆（Edgcumbe）和恩伯格勒（Burgner，1975）与尼格拉持相反的意见，他们通过研究证据来支持他们的论点，即女孩一直知道自己是女孩，他们对女孩幻想自己是男孩作为正常甚至大多数神经症女孩发展中的主要因素提出了怀疑。他们提出"阴茎自恋期（phallic-narcissistic phase）"是俄狄浦斯期发展的真正先驱。这是二元关系占主流的最后一个阶段，也是生殖器主导身体关系界限的第一个阶段。不是小女孩行为像男孩，而是女孩们和男孩们都没有生殖器分化。他们都用身体，而且第一次都用力量十足的生殖器引导自己的身体尝试与父母双亲关联。儿童这样做的方式是由他们的生活史和与父母的关系史来决定的。所以男孩和女孩都极具表现欲地跳跃着，运用整个身体向父母双方展现自己的威力。女孩和男孩都展现他们的生殖器给母亲和父亲，期盼赞赏，并且带着对两性生殖器这一新兴趣去观察自己。现在，阉割焦虑突然冲击着男孩和女孩，不过还没有集中在希望阴茎或阴道能够替代三角关系中的母亲或者父亲。孩子仍然主要关注自体和客体一对一的关系。男孩对父亲性的驱力和女孩对母亲性的驱力毫无疑问地形成了随后消极俄狄浦斯问题的根基，也就是说，性的客体很快成为正性俄狄浦斯发展的逆流。但是在较早的二元体中，阴茎自恋期——正常孩子所处的家庭允许其发展——我们通常可以看到两种强大和相对无关的正性驱力。生殖器期的儿童由于性的驱使而指向父母双亲中的任何一人，却没有清晰地觉察到这两种渴望在任何合乎逻辑的相互竞争中都存在。

同时，分裂仍然继续着，所以当对父母的双重阴茎诉求变得高涨时，孩子就成了一个有经验的分裂器，他学会了安全地分裂开背景，平静地调整对母亲的心态、对父亲的兴奋及运动性刺激。我们已经看到，父亲作为一个兴奋性客体有着一个很长的历史且至今仍旧如此。这就意味着当认知跳跃发生，兴奋被看成是女孩"父性客体"和男孩"如父亲般的兴奋性客体"的归属。这符合男孩对他自身的兴奋性和更加活跃状态的专注，他在生理上已经为此做好了准备。相比女孩的活动，兴奋性客体对他更具诱惑。

总之，在这些发展阶段之间的过渡——男孩和女孩相对类似和未分化——被新的认知所激发，在这个过程中，三种主要的流向合而为一：第一，儿童刚刚出现性的激发；第二，他在认知上认识到生殖器的不同并对此感到焦虑，同时又加以炫耀以追求父母这两个外在客体；第三，孩子现在重新调用了分裂机制。

分裂和三角关系的再创造

正如我们看到的，分裂是孩子旧有的机制。最初他分割每个关系，但是也把父母分裂开了。孩子用分裂行事，在父母之间来来去去，就像被一个主要客体伤害时为恢复提供的一个新的基础。孩子区分父母和将他们放回一起是类似但不完全相同的过程。现在孩子已经有了新理由去沿着性线分裂，因为生殖器性欲化的兴趣处在两个不同的客体中，这两个客体给他们对配对的旧有兴趣以全新的冲击。孩子发展出一种新的投注，分裂兴奋性客体的所有方面至异性父母一方的身上，与他（她）形成一对，直到对作为一对夫妻的父母和同性父母一方的失落感变得明显。这实际上是孩子在操纵丧失，慢慢地把他的悲伤和焦虑带进来。如果父母抵抗得住而不被分裂，孩子会感到面临困境，可能感到愤怒或沮丧，但罪恶感较少。如果父母因为他们自己的原因与分裂共谋，孩子将从丧失中获得更多，却忍受着罪恶或遭受报复的恐惧，这种报复是在对关系负责的秘密认识中所固有的，他们只是在做出反应时就启动了这个阶段。从治疗角度看，揭开涵盖了这些认识的防御是一项长期的工作，但对于愤怒和报复由此形成的坏客体的内摄对于我们的治疗工作来说并不陌生。

在如此复杂的领域，孩子转向通过随性别来编排好的和坏的、欲望的和恐惧的客体来简化情境就不足为奇了。孩子已经创造了一个复杂的情境。尽管比几个月前在认知上更完善，创造了复杂情境的孩子依然不能那么容易地解决问题，所以再一次通过诉诸旧有的理解方式来解决新问题：分裂再次被激活并用来解决问题，但是现在是性的分裂。这是发展阶段的新创造。我们可以看到，这并不是用分裂或潜抑来决定发展水平和随后病理的问题，而是分裂的发展水平问题，它的范围以及被分裂对待的客体的命运决定了性格和病理。

理论上，我们很少强调孩子的两个常见情境。俄狄浦斯情境几乎都是讨论第一个孩子和其父母的关系的。当家庭中出现兄弟姐妹时，就意味着当前的理论是有缺陷的。事实上，有一个或几个哥哥姐姐的孩子是有着不同的体验的，哥哥姐姐可能有时候与其竞争父母的关注，也可能有时候作为一个照顾者。这形成了早年一个或多个次级"原初客体"的存在基础。例如，我们可以说，年幼兄弟姐妹会较少地带着早期的侵入性专注于与母亲的排外关系中，但是，可能有更多被拽出、竞争和合作的早期体验。他们具有排外特性的关注和赞赏较少，所以也很少有对"被坏客体拒绝"的恐惧。尽管年长的孩子可能更看重独有的关注，但这对他的自恋和与之并发的情境是一件好坏参半的事。这种情境通常得益于一个被修正的领域。

另外一个应当提到的情境是单亲家庭，不管是由父亲还是母亲单独抚养。我们将在第十六章中讲述这类家庭的临床经验，但是需要在此考虑到发展事宜。我们已经回顾了父亲和母亲部分地完成相同的角色和部分地拥有互补的角色——当然，一个单亲父母能够完成多元角色并不是那么容易——父亲（母亲）的缺失可能让最初的共生更加紧密，分离更加困难。孩子很有可能将单亲父母客体分裂为"好的"和"坏的"这一工作做过了头，从而减少了分裂和形成两个整体形象的机会。另外，对于父母作为一对夫妇的印象也彻底缺失。这是一种对发展有妨碍的剥夺，因为孩子感知和测试关系的主要方式缺失了。这种剥夺一般可以通过运用补偿性的途径被战胜。但使用补偿性的途径通常更为艰难。一名单亲父母很可能还有其他关系，这种关系可能填补很多缺失功能，但单亲父母与其祖父母、爱人或兄弟姐妹之间的关系是与夫妻关系不同的。我们都知道很多这样的孩子，他们渴望缺失的父亲（母亲），捏造对他们的幻想，坚守他们存在或关心的零星证据，或深深地、杂乱地投入到与替代品的关系上，有时候看起来像是失去了对存在的父母一方的忠诚。同时，他们还存在幻想中兴奋性内在客体的增强和拒绝性客体的加强感。但是对父母作为一对夫妇的形象，在与其变迁、给予力量支持孩子亲附能力和攻击的关系中是最为复杂的。对于单亲父母来说，最困难的是在俄狄浦斯发展期及之前将父母作为一对夫妻呈现给孩子。

三角关系的生殖器性欲化

现在，我们试着把当前这些趋势整合起来。我们从克莱茵图示化的、可能是惊人的观念开始，即孩子对父母的幻想锁定在性交中以及对这种幻想的多重反应。我们一直在讨论孩子从很早（至少是7~8个月）的时候开始就有父母在一起的体验，并分享了很多这方面的经验。尽管我们不能确定克莱茵的解释，即这种体验在开始时是否带有生殖器的意味，但我们能想象她从那里获得这个想法以及为什么在对3~4岁孩子的分析中具有吸引力。心理体验以及与父母的关系，从一开始就意味着强烈的躯体体验——我们已经将其特征描述为"身心伙伴"。因此，孩子倾向于用身体语言表达与父母之间关系的最古老方面，因为对孩子而言，这是关系的初始"语言"。这会是一种"身体交合"，即使不是特指生殖器性的。到孩子进入以生殖器为中心的俄狄浦斯期时，他就依据早期关系的体验建构生殖器性欲问题，同时也根据现在对生殖器性欲的兴趣重新建构早期经验。这样就产生了对过去和现在的扭曲，在性关注的新语言下重建了过去，同时以过去的思维和组织方式来理解现在。此外，孩子理解性的首选方式，如解剖和交合，会趋于被记忆和贮存起来，并且被吸收和被再体验，因为这是第一个模型，这一首先铺设的模型有着特殊的力量（Bowlby，1973b）。

那么我们就能定义俄狄浦斯发展，即孩子在三角关系中的生殖器性欲。它的发生是因为生殖器期孩子对不同性别产生了理解上的新认知、性器官的新性欲化以及兴趣转向三元组合和人生的变迁（三者的同时发生）。孩子突然再也不能忽略他自己的愿望、感受和行为的三角含义，因为认知的发展使这一认识不可避免。两种关系都值得重视，因为都属于早期觉醒一类，这两种方式都有孩子突然再也不能否认他胜任的事情。于是，就有了两个单独的丧失问题。以那个女孩的例子来说，她对失去母亲的危机感和集中在母亲身上的攻击性是需要处理的一件事情。但不久，她又需要处理丧失父母作为一对夫妻的额外含义，在这一点上，防御性地使用分裂起了作用——因为可以用相对较少的精力去攻击和处理坏客体，女孩和父亲之间的二元关系能被予以高度评价来弥补对母亲的失去和对父母作为一对夫妻的丧失。

性活跃导致了儿童对父母作为一对夫妻的分裂，如果事情真的会发生，分裂会沿着性线发生，但这带给孩子的不是纯粹的收获（就算在幻想里也不是），可能还有威胁性的报复、对父母好的方面的拒绝，甚至可能存在失去结合了保护和包容的父母形象的威胁——即本质上失去家庭单元的内化。整个家庭被看成是错综复杂的，而孩子在这个单元内部应是最安全和最受宠爱的。因此，失去异性家长展现在孩子面前就会带有失去"父母作为一对夫妻"这一容器的威胁，即失去家庭抱持能力的基石。在俄狄浦斯分裂得到父母强有力支持的家庭中，这变成一种扩大的威胁。下面举些例子来说明这些发展过程。

·个4岁小女孩对妈妈说："对不起，妈妈，我比你更爱爸爸，但我也很尽力去爱你了。在我6岁时，我对你的爱就会和对爸爸的爱一样多了。"

这个女孩正挣扎于对二元关系命运的矛盾情感之中。当她确认了二元关系的摇摆不定时，便试着去补偿它，并竭力去支持家庭的抱持能力。不久，她画了一幅画（图6.1），上面有一根香蕉和一株带洞的女性化的树，并标记"家庭备忘录"，意味着针对家庭单元的某些运作。

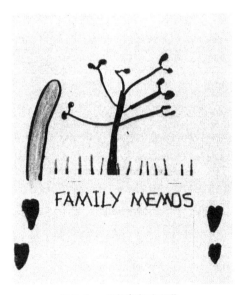

图6.1　"家庭备忘录"

另一个4岁小女孩要求妈妈离婚并把自己留给爸爸。8岁的姐姐干涉她说："别对妈妈说那些。你可以这么想，但是不要说出来。"

当然，对8岁的姐姐而言，对妈妈和爸爸作为一对夫妻的关注已经浮出水面了。但我们也有从4岁左右到整个青春期的孩子对离婚的重复体验，他们对离婚的反应是试着让父母重新结合起来，对失去结合的父母和失去其中任一方都感到同样难过。通常，兄弟姐妹尝试用他们相互之间的关系来取代失去的父母关系，他们经常大声喊出："我们是唯一可以在父母间来回转移的拥有特殊体验的人。"

对父母作为一对夫妻的反应

两个来自个体精神分析的案例

对许多接受分析的病人来讲，"父母作为一对夫妻"这种关系的缺失构成了他们发展中真实的困难。

一名年轻女性在接受分析的第一年中，讲述的唯一早年场景如下。13岁时母亲离开了她和她16岁的姐姐，那时由姐姐的男友照顾她们。周末时，天真的13岁女孩偶然发现他们所谓的照料者与姐姐性交。病人把这段记忆与她失去母亲的深刻感情联系起来。在父母离婚后，她几乎没见过父亲，感觉母亲也很遥远。虽然她想念母亲也渴望父亲，但是更强烈的感觉是缺少一个能照顾她的性伴侣。姐姐和男友正是对失去的"父母作为一对夫妻"的一个空洞的讽刺。病人随后的困难被看成一部分源于她母亲对配偶的需要，不只是提供一个父亲，更是给家庭提供一对夫妇。例如，她和母亲常常一起照顾她姐姐。后来，病人在性别认同和维持亲密关系方面都出现了混乱和困难。

另一个例子来自对一名年轻男性的分析。在他长期被父亲虐待的感觉背后，存留着一段记忆，即母亲在照料他众多兄弟姐妹中的一个孩子时，父亲不准他进入房间。病人在记忆中大概三四岁，但最初的置换从一两岁就开始了。尽管这看起来是一个典型的俄狄浦斯情境，父亲把他从母亲身边拉开，但俄狄浦斯情境的上演代表了事件的严重偏斜。病人感到被父母双方剥夺。他通过把这一切责任都推给父亲来开始分析。随着对矛盾情感容忍能力的增强，他可以开始对母亲表达愤怒，说她像一个"婴儿机器"。后来在分析中他提供的早年情境不仅仅是父亲把他从母亲身边拉开的画面，也呈现了他因为受到"父母作为一对夫妻"的排斥而受伤的撤回。他通过责备父亲，自恋地展示自己以及趋向同性恋解决了这一困难。随着分析的进展，他逐渐意识到被作为夫妻的父母排斥的离散感。

一个家庭的案例

最后一个案例来自7岁的劳拉，她的父母维勒先生和维勒太太让我见见她，因为她在学校表现很差，对怪物和被绑架感到恐惧。如果父母在她睡觉时离开，她的恐惧就变得尤其强烈。我很了解劳拉的家庭，因为她父母前三年在我这儿接受性治疗、夫妻治疗和个体治疗。

在候诊室，劳拉热情地向我问候，毫不犹豫地离开了妈妈，在我身边蹦蹦跳跳地到了游戏室。她谈笑自如，要玩一些黏土。当她把黏土在手里捏了一会儿之后，她碰了碰我的手，让我知道她的手有多暖和，然后马上就看着门，焦急地问会不会有人进来——显然是害怕妈妈可能闯进来。当我让她画一幅家庭的画时，她画了一股烟，这股烟把一个阴茎状的房子和很丰满的天空连起来（图6.2）。我倾向于认为，房子和世界是由性关系建立起来的。她后来又加上了两个家庭：一个是三只小鸟在房子的一侧，另一个是四只章鱼在另外一侧。她有个小两岁的妹妹，而她看起来正在家中争取她自己的位置。

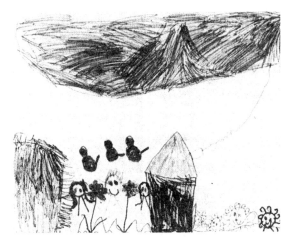

图6.2 劳拉的房子、家和天空

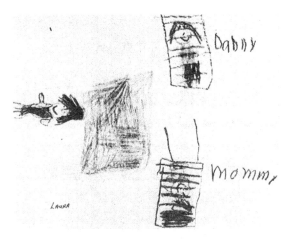

图6.3 劳拉和父母在游泳池

　　这幅家庭图画展现了在过度兴奋的幸福支使下的创造——早期潜伏期的孩子试着去掩盖俄狄浦斯恐惧的一个防御性的尝试——因为当我们开家庭会议时，她画出了完全不同的画（图6.3）。她说这幅画是自己和父母在一个游泳池边上。游泳池与床很相似，她刻意与父母保持相同的距离，画画时的一个失误把她的一只胳膊扭成了一个生殖器凸起的样子，使得这一点很清晰，即她认为自己是以性的方式来到父母之间的。当我们把这两幅画放在一起看时，会发现她通过性的角度来看世界，用性的观念来看待自己与父母的关系。

她的恐惧有一部分代表她对自己闯入父母之间的性欲望的反映。在家庭中，父亲公开把关系性欲化，而母亲则对性较为恐惧，在劳拉的早年生活中她一直超然于性之外。

在下周的家庭会面中，劳拉父亲画了一幅家庭图画，把自己描绘成一个令人兴奋的印第安人，带着他的三个女人在帐篷里（图6.4）。在他印第安人的眼里闪烁的光芒显示了他作为兴奋性客体的一丝疑惑。劳拉母亲的家庭图画描绘了她与劳拉之间愤怒、拒绝的关系。她在家庭吃早餐的场景中安排了一场争吵（图6.5）。这个争吵也是母亲和父亲之间类似争吵的一个置换。因此，劳拉的两幅带有性意味的有关家庭问题的图画就可以被看成是她自己尝试在父母的争吵中关联父母的性欲化版本。第一幅画里房子和天空的交合是一个版本。第二幅画中，她用一个凸出的生殖器胳膊闯入他们中间的方式在很大层面上提示现阶段导致她恐惧遭到报复的内心挣扎。

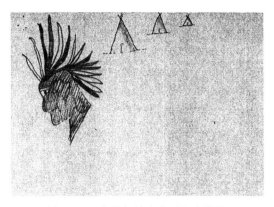

图6.4　父亲的印第安人形象和帐篷

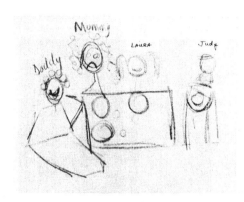

图6.5　母亲的家庭战争

然而，更早期的恐惧不久也显露出来，这证明了维勒家尝试用性欲化的关系来克服对攻击性和家庭分裂的危机感的真正恐惧。母亲实际上的拒绝很快就变得清晰，部分是因为母亲对劳拉会代替她在父亲心中的位置感到恐惧。劳拉很快画了一幅"巫婆妈妈"的画，她将母亲与一个怪物配成一对，当父母不在而不能保护她时怪物会来伤害她（图6.6）。这个怪物和巫婆是她内在的"坏夫妇"，同时也是对父母

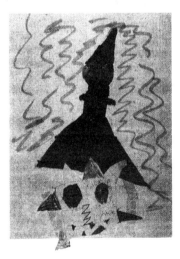

图6.6　劳拉的"女巫妈妈和怪物"

关系的一个恐惧版本。

劳拉对自己消极的看法也在图画里通过文字说明表现出来："我把事情搞砸了"（图6.7）。为了讨论的需要，她这个看法可以被理解成她是不好的，因为她"搞砸了"父母的性关系。但这些图画也揭示了生殖器期家庭的性化版本，当她以一种兴奋的方式被父亲吸引时，随后的俄狄浦斯家庭的性方面就成为早年拒绝和迫害与父母双方之间关系的新版本，现在通过分裂把兴奋性的部分放到父亲身上，而把恐惧的部分放到了母亲身上。这种早期看待拒绝和迫害关系的观点既有现实的基础，即害怕被整个家庭抛弃的困难，也有基于劳拉的发展性贡献的幻想基础。一旦这些方面被揭示出来，劳拉和整个家庭都会明显好转。

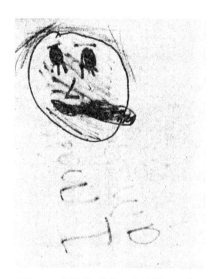

图6.7 劳拉的"我把事情搞砸了"

劳拉的很大一部分恐惧源于对现实的恐惧，即父母关系可能破裂，剥夺她父母的配对关系。但劳拉的恐惧可能会被完全孤单地扔下，而远远超过了现实的程度，因为她把父母的困难理解为她自己俄狄浦斯性侵入的结果。这也建立在早年对带敌意的母亲照顾和不稳定的父亲照顾的体验基础上，现在她理解为生殖器的俄狄浦斯危机。劳拉和父母在不同的客体关联困难水平上需要帮助，这些困难与俄狄浦斯困难密切相关。但对他们三人中的每个人来讲，这种困难包含了通过分裂将所有的恐惧和拒绝都归结于母亲客体，通过俄狄浦斯期的性伪装控制前俄狄浦斯时期对被抛弃和依附不足的恐惧，以及沿着性线把母亲客体分裂为积极和消极的成分。当父母配对被剥夺时，三个人都存在着对自身是否有足够力量的担忧，他们把这种想法理解为他们像孩子般攻击自己父母配对的结果。在劳拉的早年成长中，这样的恐惧阻断了俄狄浦斯情境的发展。随后，恐惧成为"创造"体验的组织者，集中在劳拉害怕自己新的性兴趣会影响父母、破坏他们之间的配对关系上。父母的病史说明他们每个人都在多年前也经历着相似的过程。

　　家庭治疗和分析性工作一样，并不能完全说明这些扭曲的个体发展。但我们确实在父母和孩子具有症状特征的图画中看到了早期问题的性化作用，我们也能看到孩子的扭曲和父母的影响所产生的相互作用。对于劳拉和她父母的任何一方来讲，这里具有性意味的症状是由前俄狄浦斯问题建构的。对这个家庭的治疗终点就是对三个有症状的家庭成员构建良好的家庭单元的内化，并在很大程度上解决俄狄浦斯期分裂和俄狄浦斯期的性扭曲。

　　在这个案例中，另外还有一点是我们作为家庭治疗师不能忽略的。尽管我们之前一直强调婴儿和儿童为他们自己的成长做出了贡献，但是外在现实显然也塑造了情境。婴儿通过"创造"和"再创造"塑造并扭曲了历史，这种方式有很多可能的解释。但家庭现实、来自父母和重要他人有意与无意的反应对孩子和家庭的潜意识特征也有着同等重要的影响。

乱伦

我们一直在探讨的这些话题中，乱伦可能是孩子创造的最终结果。当然，事实上并非如此。在孩子的内在生活中，这些现象的普遍存在表明父母对塑造现实的责任感非常关键。从这些幻想中提供安全感是他们的责任。孩子对父母双方都有着恒定的渴求，在他出生第四年后会对其中之一赋予显著的性欲化特征。如果父母共谋，比如让女儿代替母亲的位置与父亲在一起，或者如果父母双方都鼓励兄弟姐妹在他们的位置上性欲化地付诸行动，那么幻想的命运就被严重地改变了。这在心理结构和内在客体关系上有着重要的含义，尤其是对女孩。孩子越是在成长中感到把乱伦付诸行动是可以的，她就越会在功能上性欲化，她的客体关系也就越糟糕。如果孩子比较健康，而且向往更高水平的客体关系，成长就会将她置于"俄狄浦斯"付诸行动的日益增加的冲突中，至少在我们的经验中，她就倾向于更少地在功能上性欲化。对俄狄浦斯期的发展根本上的背离让我们更清楚地看到孩子对自己成长的作用是有限的。

现实和幻想的汇合

母亲和父亲的早期恐惧与孩子看待现实的方式有千丝万缕的联系，正如在劳拉一家的案例中，我们在家庭治疗中首先试着理解的正是这些现实。在个体心理治疗中，我们强调的是患者以幻想作为表达现实的方式，使事情不断地发生。也就是说，我们强调的是患者持续再创造家庭的方式。但是在家庭治疗中，我们也寻找家庭保持持续模式的方式，这样孩子的创造就不可避免。这两种看待历史的方式都是真实的。他们相互兼容和互补。尽管我们之前一直强调孩子的创造力，但我们也很好地意识到这种创造，弄清楚了那实际上是什么。在某种程度上，最有创造性的方面是孩子自己的想法得以产生。这一点让孩子开始感到他想要把父母分开，所以他需要为父母的离婚负责。多年之后年迈的父亲承认，在孩子3岁时因为他的存在将父亲和母亲绑在了一起，因而那时他恨这个孩子。

那么我们说，婴儿创造了俄狄浦斯情境，即使它到他出生的第四年才占主要地位，这究竟是什么意思？我们是指之前的三年中，婴儿有着包含身体性内化的、对父母任一方彼此拥有的关系的全部体验。在早年，孩子对这种关系有着高于一切的兴趣并贯穿了整个发展阶段，正常情况下没有任何特殊的冲突。诚然，有一段分裂、有一段羡慕和嫉妒，但当孩子在那些年开始成为一个男孩或女孩时，他或她不将其看成与父母任何一方关系中的冲突，或是与联合起来的父母的关系的冲突，除非父母自身的问题使冲突过早出现。

然后，就是二元发展开始性欲化和性别差异突然迫使新的认识出现这一时刻的到来。这些事件叠加起来，孩子就突然看到了其他的不同，并同时面临必须将关系排除在外和不希望排除的痛苦。早期的原始情境现在被重新唤醒，或者早期对父母关系的感觉现在以性的方式被重新解释，分裂重新被激活，对种种事情加上了身体的性内化的解释，三年或更长时间里的关系中拥有的父母两人的全部体验重新复活和被重新解释。也就是说，它被重新创造了。一方面，4岁孩子利用的信息已经被深深地储存在躯体体验的语言中；另一方面，关系中新的生殖器性欲化现在成了孩子理解历史的依据，就像它一直是与生殖器有关的身体事件一样。因此，沿着性线把事物分裂成"好的"和"坏的"这样的尝试就发生了。首先，因为分裂被重新激活。第二，3或4岁儿童的生殖器力量使得性别认同和性关联变得尤其重要。第三，它的发生是因为儿童的认知能力即使快速发展，但仍有限。最后，儿童集中研究父母配对，把这一配对作为竞争者来对抗他与父母亲配对的愿望。现在，对父亲关系的兴奋性方面作为次要形象被男孩和女孩以不同的方式运用着，但他们都会回顾从最初几个月开始由父亲带给孩子的身体互动。现在我们知道，两种不同的亲子关系储存在两种不同的联结模式中，我们能进一步明白为什么孩子对父母双方和这两种关联方式都那么重视，以及为什么孩子讨厌失去任何一种关系了。

所以孩子通过"消除"父母的一方来达成和解，可能给母亲或父亲在不同辈分上一个有距离的位置，就像小汉斯给他爸爸一个机会当祖父（Freud，1909）。孩子的创造依赖于对母亲身体关系的婴儿式体验，在长大到4岁时，这已经成为最重要的与客体相互渗透的身体体验——孩子现在尝试沿着性线重新创造被嫉妒的状态。

第七章 团体关系理论和实践的相关性

我们从事的家庭治疗是以精神分析理论为基础的，特别是客体关系理论。但我们不应该认为精神分析取向的家庭理论仅仅来自个体治疗。如果说有任何不同的话，团体分析治疗对于理论的发展有更大的影响。我们尤其遵循比昂和依泽瑞（Ezeiel）所提出的模式。比昂是克莱茵学派的精神治疗师，他用客体关系理论诠释了团体进程，而依泽瑞则是塔维斯托克专科医院的团体治疗师。此外，我们也受到福克斯（Foulkes）研究的影响，他是弗洛伊德学派的精神治疗师，在英国伦敦的团体分析研究所的同事介绍了他的学说。团体心理治疗技术很容易被引用到家庭治疗中，并且非常有用。特别是成为某一操作性团体成员的经验对促进发展个体如何处理团体的情况非常重要，以此类推，处理家族团体也与之相似。我们曾作为参与者、同事或督导（如D.E.S的案例）在塔维斯托克和A.K.莱斯团体关系会议中获得了一些经验，这些经验对于继续发展我们自己特殊的团体治疗技术非常有帮助，并且我们不断地提醒学生们要怎样去做。在本章中，我们将用这些会议中的经验来说明对团体过程的理解以及它们与家庭治疗的共同点。

团体分析：S. H. 福克斯

福克斯是一位弗洛伊德学派的精神治疗师，也是团体治疗的开拓者（Foulkes，1948；1964；Foulkes & Anthony，1965）。他的主要观点是，组成团体的个体既可以被看成是带有自己生活经历、独一无二的个体，也可以被看成是团体中的一部分。他们可以被视为一个相互关联的系统中的若干节点，在这些节点上会呈现团体的重要性。换句话说，个体会为了团体而表达，福克斯用"团体的领导者"来称呼治疗师，因为治疗师试图在心理层面去承载团体中的每一个体，也包括他自己以及作为团体一部分的他们。

家庭导向的团体分析：罗宾·斯金纳

斯金纳（Skynner，1976；1981）将福克斯的理论运用于家庭治疗中。他简略地描述了他在家庭治疗中所运用的团体分析的特点：

（1）我们不应该把对团体的部分和整体同时进行考察视为矛盾的，也不应该认为对某一方面的关注就是对另一方面的否认和拒绝。团体治疗师需要倾听和观察的不仅是个体的贡献（当放在个体相关的整体来看，都有其独立的意义），还需要看到作为一个整体的内部的交流（不考虑是谁说的，而是作为整体看待），并且持续地尝试将它们联系在一起，通过一个去理解另一个。

（2）一个家庭，就如同由陌生人组建起来的小团体，它有自身固有的潜能，能够产生有建设性的理解，推动自身不断成长以及获得积极的改变；同样，它可能拥有造成混乱和阻碍发展的能力。因此，在这样一个人为的小团体中，治疗师的主要任务就是促进这些潜在的成长因子发展，并且创造环境，使这些成长因子得以呈现并能够最大限度地发挥作用。

（3）虽然治疗师有责任领导团体中的所有人，他必须在团体关系中处于承担责任的权威位置，但是团体作为一个整体而言，其潜在的智慧和领悟力是高于治疗师本人的。因此治疗师必须关注和尊重团体告诉他的关于他自己的事，并愿意在工作中不断纠正他的观念（1976，p.192）。

我们发现这些假设与我们的观念相契合，只是这些观点来自比昂而非福克斯。派恩斯（Pines，1982）也曾经与福克斯一同受训，他一直对在治疗和个人心理发展过程中的镜映作用感兴趣。团体功能就像个体成员的一面镜子，总是通过在其他几个成员之间展开镜映，使某些更困难的互动得以松解。他把这比作美杜莎的传说。在传说中有一面盾牌能吸收美杜莎带毒的目光，借此可以直接攻击她。我们也很有兴趣将这一概念运用于家庭治疗中。成长中的孩子不仅仅是像传统精神分析描述的那样只与母亲发展关系，孩子同时也生活在团体中，每个成员都会反射出这个孩子的不同方面，由此孩子就能够建立起一个多维的自我印象，包括年龄、性别、角色和责任感。孩子也将家族团体视为一个成长的背景，在这当中能够看见许多具有重要意义的人和事汇集在一起，包括家族的过去、现在和将来。反过来，家族成员也会轮流看着孩子的眼睛，在那张脸上探寻他们自己遗传和命运的图像。

团体关系理论：威尔弗莱德·比昂

在一个军方机构中工作时，比昂（1961）通过对军队小型团体的研究发展了他的团体关系理论（Rioch，1970b）。他注意到，当一个团体要去完成任务的时候，无论这个任务是选举军官、上战场作战还是检查队列，团体要表现出来的不仅仅是任务行为，还包括相互依赖、攻击性行为，这些可能对完成任务行为有所支持，但一般都会让工作陷入混乱。他感到这些附加的行为表达了对满足和慰藉的潜意识需要，这些要求非常强烈，而且会以明显且可预测的方式发生，就像有一些亚群体与工作团体共存。这些亚群体不仅仅建立在对必须完成任务的假设之上，也建立在潜意识的需要被满足的基础之上。比昂称之为"基本假设团体"，并对它们分类如下：

（1）依赖性

（2）战斗/逃跑

（3）配对

比昂（1961）认识到基本假设团体对完成任务既有支持的作用，也有破坏的作用，比如当必须接受命令时，依赖行为对于军队设置来说是合适的，如果需要在没有监督的情况下就能执行任务的话，依赖行为就显得不合适。战斗行为在战场上是需要的，而逃跑行为则适合打败仗的时候；反之，团体内部的斗争或者是擅离职守的行为则会干扰完成任务。当团体中的两个人被派去执行任务，要求他们联手的能力，或者两个人做决策优于任何一人单独决策，那么他们两人之间的斗争或擅离职守都会破坏团体。当两名成员搭档会相互排挤和消减对方的能力时，就不能很好地执行任务了。团体成员会与这对搭档串联起来，希望这对搭档能做点什么来帮助团体脱离困境，就像一对夫妇可能忽然怀孕，希望孩子会成为婚姻的挽救者。

特奎特（Turquet，1975）对大型团体做了研究，并入或融合在匿名大型团体中可以作为对个人认同威胁、错位、疏远和湮没等焦虑情境的防御。他所描述的一种融合类型就是成员同质化，以此消除彼此间的矛盾，由此而避免相互嫉妒。

在对大型团体进行研究的过程中，斯普林曼（Springmann，1976）对瓦解过程印象深刻。他注意到，小组内的矛盾和凝聚力的缺乏是形成默契的主要障碍，并且认为基本假设机制相较于比昂由小型团体研究得出的三条更为根本。他提出瓦解是一种尝试，即降低群体增强的攻击性，保护领导者不遭受毁灭性的打击，这样来维持依赖于他的希望。霍普（Hopper，1977）在对斯普林曼的回应中，同意社会瓦解的发生是作为"保护领导者避免某类人深仇大恨的方式"（p.10）。他认为当依赖的愿望没有得到满足时，仇恨会愈演愈烈。在最近与霍普的谈话中，我们了解到他进一步研究了有凝聚力与无凝聚力的关系。受到特奎特提出的融合概念的启发和比昂引入的"怪异客体（bizarre objects）"（1967）的影响，霍普现在假设并入现象的发生是作为应对分离和个体化的防御，以此避免来自认识到天赋差异而引起的嫉妒。由作为个体的团体成员的害怕所导致的嫉妒会产生十分恶劣的影响，并且这种严重程度可以瓦解客体或自身。当个体为了保持自身的健全状态而把并入投射到团体中，投射就在团体经验和报仇式的破坏中被瓦解了，并产生了凝聚性和持续性，那时再体会到的投射，就是对意义的怪异而又无意义的攻击。

团体移情：亨利·依泽瑞

就像比昂一样，依泽瑞也是一名克莱茵学派的治疗师。他也从客体关系的角度来看待团体情境，他论述了每个成员如何将自己的"无意识幻想客体"投射到各种各样的其他团体成员身上——只有在它与他自己的无意识幻想一致时，他们每个人才会留在指定角色里，并"会试图扭转讨论，直到现实中的团体对于他幻想中的团体有所回应"（p.68）。依泽瑞限制个体成员对此时此地移情表达的干涉，这种表达集中于团体对个体有什么作用。他试着弄清楚团体想要从个体这儿得到什么，他称之为"必需性客体关系（required object relationship）"，团体不能忍受从个体这儿得到什么的想法，他称之为"回避性客体关系（avoided object relationship）"，以及如果对必需性客体关系的要求没有得到满足的话，团体害怕发生致命的后果，即"灾难性客体关系（the calamitous object relationship）"（1952）。依泽瑞感到这个假设的共性允许开始现实检验，并发现从那之后回避性客体关系会以一种更少伪装的形式浮现。把我们工作中的这种观点与费尔贝恩的理论整合起来，我们注意到必需性客体关系既可能是力比多客体关系，可以用来避免反力比多客休关系，也可能正好相反。而且，这种灾难可以被看成是婴儿对机体恐慌和生存威胁的无助达到难以忍受状态的一些表达。"因果关系表述"对允许工作团体紧紧把握它当下的现实性和用更为成熟的思想和关联方式重新处理过去经历的影响有显著作用，我们对此印象深刻。

家庭导向的团体解释：
罗杰·夏皮罗和约翰·津纳

　　罗杰·夏皮罗和约翰·津纳现在是华盛顿精神病学院的同事，他们将比昂的理论应用到20世纪60年代和70年代早期国家精神卫生研究院的一项由夏皮罗主持的针对青少年住院病人家庭的临床研究项目中。他们论述了家庭作为一个工作团体所面对的毕生的一系列发展任务，这些任务受到基本假设团体机制的干扰，他们称之为"家庭共有的无意识假设"，它从本能需求和防御需要发展而来。

　　津纳和夏皮罗（1974）也发展了家庭团体的概念。他们认为家庭在精神上是单一的，作为团体的各种特征都有可能被否认，但是通过投射认同，这些家庭团体的特征会在某一家庭成员身上呈现出来。正是基于此，家庭中的某个成员会成为家庭问题的"替罪羊"，尤其是当"替罪羊"承载了家庭中所有的混乱最终变成一个临床意义的病人时。夏皮罗（1979）

和他的研究小组也将肯伯格关于边缘型人格障碍的理论（1975）运用于有边缘型青少年问题的家庭治疗实践中。津纳和夏皮罗（1975）在报告中提到，这些家庭是以分裂的防御机制为主要特征的，家庭将那些压抑的自体和客体力比多的部分与有着攻击性的部分分裂开来。他们写道："在这些家庭团体中，所谓'好的'那一部分（给予、安慰、爱）与所谓'坏的'那一部分（剥夺、惩罚、恨）是相互独立存在的，并且分别被作为一个整体投射到不同的家庭成员身上，于是在与有问题的青少年所建立的关系中，每个家庭成员都表现为单一而不矛盾的心理对象。"出现分裂是为了防御家庭共同的潜意识假设，那就是"恨"的情感会摧毁"爱"的客体。

潜意识假设的发展

比昂（1961）认为，家庭成员在潜意识中通过其特有的"效价"以一定形式参与到家庭团体的过程中。在这里，效价指的是"个体为与团体建立联结、形成基本假设团体并在其中做出行为而做的准备。"人类有着群居的特质，因此与团体建立联系是一种潜意识的本能行为（p.136）。个体的效价会因为关联到其他人相似的或互补的效价而被加强。由这些相似的或互补的效价所集合起来的个体会作为一个团体而行动，寻求各种方式满足他们共同的潜意识需要。我们与家庭工作的经验帮助我们把重点放在这些过程上。

个体在家庭团体中成长，家庭成为个体发展这些效价的最初地方，而家庭则受困于诸如焦虑、竞争的需要以及其他一些类似的必须去完成的事情。因此，家庭团体过程促进了团体中个体的人格发展，同时也受其影响。在家庭的语境下，这些效价或者那些团体成员之间的移情以及在不同团体之间的移情，其内容会因为个体发展到不同的成熟水平而出现不同的形式，并持续地被加强和修正。但是，这样的修正工作经常会因为焦虑以及对修正本身的共同防御而受到妨碍。于是，为了避免受到威胁，家庭永久地固化了那种避免进一步成长的客体关系系统。

来寻求治疗的家庭只是带有问题的一个小团体，它必须支持它的成员以完成相应的发展阶段，从幼稚到成熟，从出生到死亡，同时也要保证家庭繁衍后代的目标。因此，家庭既代表了其中的个体，也代表了它的社会背景；它承载了社会的文化，也表现出在生物学上的永恒。就像比昂所描述的任何一个工作团体一样，家庭会尽力去完成它的任务。然而，它不仅仅会为团体运作，同样也倾向于回应所有成员共同的潜意识需要，包括依赖、发泄攻击性（或者逃离攻击性）和性关系匹配（父母作为婚姻关系和养育下一代的夫妇之间的竞争和失职）。这些需要形成了比昂所描述的三种团体过程，即依赖、战斗/逃跑以及配对这三种基本假设团体，同时也形成了特奎特所说的融合的基本假设团体，而斯普林曼和霍普的瓦解理论强化了这个过程。在家庭生活中，基本假设团体有时会支持主要的工作团体，但是当它们与当前的发展阶段不相适应的时候，就会产生干扰的效果。

如果说依赖行为有助于家庭成员面对生活中的危机和死亡事件，战斗/逃跑行为则适用于家庭的分离与个体化，也可以帮助家庭抵抗来自其他团体的攻击，甚至抵抗疾病或压力。配对行为有助于夫妻之间建立婚姻的纽带，父母一方与孩子的联结也有利于孩子的学习，或者帮助孩子从伤害中康复。但是如果这种联结发生在一个错误的时间，比如说父母一方在晚上不断地被孩子拉着一起睡觉，这种情况就会明显地使夫妻之间的联结受到冲击。那么，夫妻就会变得各不相干，也不能够通过私密的交谈、一同放松以及享受性生活等方式来维持他们的婚姻关系。此时，基于依赖性家庭假设的配对关系，就将作为家庭工作一部分的遗传学意义的父母配对关系排除在外了。

家庭中融合的基本假设团体有助于形成融洽的家庭氛围、共情式的认同以及产生共同生活的愿望，这适合于建立早期母婴之间紧密的关系。但如果在比较后期的关系发展中，融合仍然占优势的话，就会使得家庭去否认彼此间的不同、相互间的冲突以及必须面对的丧失，这也被称为"陷入（enmeshment）"（Bowen，1997）。瓦解的基本假设团体会促进冲突的产生，呈现观念上的差异，以及完成不同的人生目标。但是，也就如霍普所说的那样，团体过程中存在瓦解时，客体关系很容易受到攻击，以至于它们会被分裂成许多特异性的客体碎片。感到威胁的家庭会压抑原始的融合或者原始的分裂，以保证自身的安全。在这两种情况下，家庭内部相互间的理解和发展过程都会受到妨碍。在融合的状态下，融合取代了相互间的理解和冲突解决；反之，在分裂的状态中，冲突会攻击联结并破坏相互理解。在精神病患者的家庭中，这些过程有时会轮流成为主导，以此来回应对整合体验会使自身或他人或家庭毁灭的担忧。

在家庭工作中，我们通常应对核心家庭——它作为一小部分，却呈现了它所属的那个大得多的扩展家庭团体的特征。此外，家庭内部的客体关系有许多层面，不仅仅与早期的不同发展水平一致，也对应代际间的客体关系投射，这些投射来自家族的关系，包括祖父母、父母、妯娌、叔伯、同族兄弟之间的关系等。因此我们在同家庭这样的小团体一起工作时，可能会体验到一些非常典型的大型团体的特征，这并不令人感到奇怪。在家庭中，小团体包含了大家族团体的特征。大部分时间里，家庭都在与这些现象做斗争，尽力防止这些问题凸现出来影响家庭功能。但是，在那些被确定有精神病性功能的家庭中，我们常常会发现融合与瓦解的过程同时存在。

这些材料使我们认为，有比比昂所描述的基本假设团体更为原始的形式在发挥着作用。我们称其为"融合-分裂"的基本假设。为了便于在家庭治疗中使用，我们将这些基本假设团体功能分成了以下层次：

（1）融合/分裂；

（2）依赖；

（3）战斗/逃跑；

（4）配对。

大卫（1982）曾经指出，这样的分类符合传统的精神分析理论的发展步骤，从较早的伴有偏执分裂焦虑的融合阶段，历经口欲期（依赖）、肛欲期（战斗/逃跑）以及生殖器期（配对），直到俄狄浦斯期（合作）。

在家庭治疗中运用团体过程的解释方式（Shapiro，1979；Skynner，1976）能够帮助被阻碍的家庭学会体察到基本假设团体所带来的冲突，并试着了解他们潜在的需要和恐惧。由此，这些家庭在处理其发展任务上将不再受到干扰.

团体关系的体验和家庭治疗

在我们看来，阅读团体理论和与家庭一起工作（甚至跟他们生活在一起）这两个方面似乎是相容的，但在一项新的研究中所获得的证据却表明并非完全如此。克拉夫特（Kraft）和马库斯（Marcus）及其小组用一种新的技术对在家庭动力系统中使用团体治疗理论进行了研究（1959）。他们将一个家庭成员分别放进不同的治疗性团体，当治疗师们将数据进行对比的时候发现，每个家庭成员都会习惯性地将他们在家庭中的行为呈现在治疗团体中。但是，直到在实践过程中对这个观点有强烈印象之后，我们才完全相信这种一致性。当时，我们和另一些人卷入到一个基本假设团体过程中，同时那些人也愿意去弄清楚自己在关系中的那一部分。我们体会到一种激发的状态，这种状态推动了一种积极的个人领悟，包括对效价、团体过程以及对团体任务的关注。我们认为，这应该是源于潜意识幻想的作用。在由塔维斯托克模型所建立起来的并由玛格丽特·瑞欧驰（Margaret

Rioch，1970）介绍到美国的A. K. 瑞克团体关系研讨会上，以及在英国本土的塔维斯托克研究会上，我们都有机会获得这种领悟的体验。这些研讨会通过一系列设计好的不同的团体事件，使每个成员都能够检视在理解自身和团体功能方面是如何行使权威性的。这些团体事件包括：一系列有着固定成员的小型团体会谈，每个小团体都会有一名顾问协助完成整个过程；一系列更为混乱的大型团体会谈以及一个团体间的任务，任务中每个团体都要决定是否和如何构建团体形式，以及如何对关系进行研究。在这里也包括了团体成员怎样与顾问团体建立关系的问题，这些顾问对团体任务进行设计并能够为完成任务提供建议。如此一来，这些研讨会就变成了一个实验室。人们能够在其中检视那些被压抑的过程。这些过程发生在工作中的邻居之间、社会上、国家事务中。我们也能将这种团体的过程看成是家庭活动，包括与家庭相关的亚团体和扩展的家庭团体的活动。

这种研讨会不仅仅是基于比昂的团体关系理论，也基于系统论。我们发现，系统论对于家庭治疗是非常有帮助的。米勒（Miller）和莱斯（Rice，1967）认为，企业是一个复杂的、组织良好的、各部分联系密切的系统。它有着被明确定义的活动，那就是必须从外界获得原料，通过一系列的步骤，最终以成品的形式交还给外界。"就如同一个活跃的系统，个体或者团体可以被视为一个开放的系统，他们通过并且只有通过与外界进行交换才能够存在。"（p.14）我们也将家庭视为一个企业，它从生物的和社会的背景中汲取原料。人们自己选择伴侣组建家庭，怀孕并分娩孩子，然后在孩子青春期之前的日子里对他进行照顾，在经历青春期之后达到完成阶段，交付给社会一个自主的人。他要么去工作，要么接受进一步的教育，还要面对同辈关系和性关系。同时家庭这个企业也推动着成年父母的发展，他们有能力让孩子离开，接受他们自己生命周期的下一个阶段，并着重于夫妻关系、工作和休闲生活。

在一个扩展的家族中，家庭在与其他团体交往时也是一个开放的系统，包括与别的家庭、学校或外界环境中的其他团体交往。家庭通过自身的界限与其他团体进行交往。在家庭内部，界限是由各种各样的活动、各种亚团体或各种发展任务所限定的。一个代际间的界限区分了孩子与父母之间的不同。系统论认为，因为企业必须与它的外界环境进行交换以获得生存，而同时要让自身安全，因此通过边界所进行交换的张力被特别地强调。边界的特点反映了团体内部的限度。团体间的行为不仅仅是各自特征的表现，也反映了一个团体对其他团体的幻想。

如同莱斯或塔维斯托克的那些研讨会中的小团体一样，家庭是由许多个体组成的团体，他们之间有着紧密的联系，有着共同的经历，同时也存在于与其他有相似或不同经历小团体的关系之中。就如同在团体间的任务中对团体形式进行的选择一样，家庭也必须处理与其他团体的关系：它扩展的家族、社会代言人、商业机构、政府、学校，以及其他类似的团体。塔维斯托克研讨会中的经验能够提高治疗师们的能力以帮助家庭在它的历史情结和社会文化情结中找到它自己。

尽管在某种程度上来讲，"家庭"可能更多地指一个较大的团体，但是，出现在治疗中的家庭通常规模很小，家庭成员相对稳定。在一起经历了很长的一段时间，他们一同走过了密切相关的发展阶段，从幼稚到成熟，从诞生到死亡，家庭成员之间相互依赖。这不同于在研讨会中组建的小团体。家庭中的成员已经拥有了其他人，一同以他们特征性的方式来处理问题。而在研讨会的小团体中，我们每一个人都会带着个人的倾向性，使得我们之间的交往带有个人特征，也就是比昂所称的"效价"。在团体中，我们找到效价互补的新人以在团体中呈现典型的行为方式，这也是我们在家庭中所做的。

在家庭中的成长给予个体一种不断变化但持续存在的人际关系，伴随他每天的生活，并且为形成自身与他人之间所期待的人际关系的内在精神结构提供了基础。这些关系或多或少会因为现实生活而被修改，但是其最初的面貌并未改变，尤其是面对压力的时候就会显现。每一个参与到塔维斯托克或莱斯研讨会的人都会在团体中发展出这样的潜意识关系。这种关系是团体成员们个人效价的混合体，它决定了团体潜意识中占主导地位的假设团体类型。

通过一个我们所设计的这种革新的团体关系研讨会，使得我们有机会对此理念有非常具体的了解。这个团体由塔维斯托克的模型修改而来，其关注点不在于权威性，而在于教与学（Scharff & charff, 1979）。设计中包括小团体、大团体和一些新的任务。其中，有一个被称为"小团体的内部团体"的项目，项目的任务是要求成员回忆从幼年时开始的教与学的体验，并且去检视这些经历是以怎样的方式影响了现在的教与学的过程。在这些研讨会中，有一个例子可以向我们展示个体在现有团体中的经历是如何脱胎于早年原生家庭的团体经验而来的。

在我提供咨询的开放式小团体中，一位上了年纪的白人积极地对团体进行指导和教育。年轻的团员们都支持他，因为他们认为他很博学，并把他自己视为接受者。但是，有一名年轻的黑人持续地对此进行指责，认为这是浪费时间，他认为还不如到集会中去向一名黑人政治领袖学习。在团体中，这种表现可以解释为：当团体中有一部分人不认可所有的知识都掌握在老师那里时，那么同时就会牵涉到另一个假设——有更好的老师可以依赖。因为，在团体中存在着对黑人和白人、男人和女人在一起创造性地工作、相互传授和学习的恐惧。这个黑人不停地用言语批评一名沉默的白人女性，希望能令她开口说话。对我而言，团体中似乎存在一种担心，即我作为一名女性顾问，不能够或不愿意提供学习的经验，于是将"老师"的角色赋予一位老人，或者是通过提问的方式对一名女性成员的沉默进行指责。

让我们放下小型团体中发生的事情，看看第二天发生了什么。我们对塔维斯托克基本模式所做的一项修改就是"小团体中的内部团体"。

那个年纪大的白人用很骄傲的语气来谈论关于他父亲的记忆。他的父亲现仍健在，而且他觉得自己还是很小，仍然需要父亲的指导。那个黑人没有父亲，他会谈到他的母亲，并且认为她从来就不会听他说什么。他总是在跟母亲做斗争，因为他会抱怨母亲无法做得像祖母那样好，而祖母则是他希望成为的形象之一。团体成员学会将这些记忆与前一天在团体中发生的事情进行联结，于是我们就很清楚地了解到那个老人是如何在团体潜意识的推动下被选为领导者的，因为他希望能够成为他的父亲。而那个黑人则呈现出在小组中对一个令人感觉挫败的母亲的失望（团体也成为无法令人感到满足的顾问的外延），同时他对于那些有影响力的政治活动家们的热爱，则是由他对祖母的爱推动产生的。他拒绝将完全给予的父亲形象作为团体依赖假设的替代者，同时也用政治集会作为比喻，将战斗/逃跑的假设引入到团体中来。

此外，团体将焦点放在前面提到的那个总是保持沉默的女性那里。她被团体当成了顾问的替罪羊，总是置身于团体之外。这一观察为理解早年经历对团体经验的形成所产生的影响做了进一步的说明。

在进行内部团体任务的过程中，她回忆起当她弟弟出生后，母亲将她排斥在外。另一个成员说，他从这些记忆中了解到她必定以同样的方式从团体中离开。此时，与她之前所表现出的隔离和沉默形成鲜明对比的是，她开始谈论自己对于这么长时间无法参与团体过程的体验。而另一位相对也比较安静的女性成员突然大声叫喊道她感到被严重地排斥了，正在说话的那个人就像是处于关注中心被她的妈妈爱着的弟弟。

这两位女士都倾向于从竞争中退出。站在团队的角度来讲，她们表现出从团体中逃进沉默里，尔后又很快地为获得关注而斗争。因为男人被视为善言且有智慧的，于是这个团队的动力就是要防御由男性和女性合作获得领悟而带来的焦虑，并且这样的一个基本假设过程导致团体成员进行变成孩子，而非一种工作的态度。这个主题由任务的设计突显了出来，同时两个顾问的已婚状况也使之被深化。

接下来的一个例子，来自一个小型团体的经历。这个团体是基于标准的塔维斯托克模型团体关系的研讨会，吉儿参与其中，关注的主题在于权威性和领导权。这个例子说明，个人或社会文化环境的严重创伤是如何侵入到团体过程此时此地的情形中，并对团体任务的澄清产生影响的。

我们这个小型团体的工作在于有可能会出现下面的情况：会有人因为顾问对我们坚持完成任务所做的努力进行指责而感到愤怒；会有人试着将从小团体中获得的领悟与其他任务中所获得的领悟进行整合；也会有人从主任务中脱离开以及用相互结对来取代完成任务等。我们能够一直对以上的所有方面进行检视，直到犹太教新年（Rosh Hashanah）的到来将一种在德国人与以色列人之间隐藏着的张力激发出来。这个以色列人极度抑郁，他曾经眼看着自己的家人被纳粹杀死，他的父亲就死在他的怀中，他对自己的父亲发誓，在自己的余生里决不再与任何一名德国人说话。他在以色列生活了二十年，并信守诺言。但是，在这个小组中他进退难舍。当他把这些告诉团体的时候，他也在与一个德国人说话。那个德国人面容冷酷，虎背熊腰，并且表现出与团体中其他人相比更少的同情心。他生硬地称，自己不会为父辈的行为承担责任。团体继续进行工作，但是我们总能够意识到这一未解决的问题一直存在着。它调动出团体中的强烈情感，有极端的厌恶、愤恨和内疚。这些情感非常强烈，以致我们似乎无法解决这个问题。那个德国人认为，团体在用这种配合上的困难作为对进一步工作的防御，并且拒绝参与对此问题的进一步探讨。在讨论小组事务中我们说过这个问题，偶尔我们也会去做别的任务，但是这些事情都显得苍白，对于他们的工作虽然是实实在在地在做，但让人觉得空洞。

就在以色列人的赎罪日那天，以色列人说，他看见那德国人在团体中一直像其他人一样工作，他认识到，如果他能够原谅自己，原谅父亲对他的学习所带来的抑制，原谅承担父辈罪过的现在的德国人，那么自己也能够跟他一同工作。那个德国人没有为获得宽恕做些什么，但那可能是他强硬的态度起到了重要的作用。令我惊奇的是他流泪了，并且变成了团体中相当灵活的一个人。于是，我们能够轻松地回到通常的研讨会主题上来，虽然这是必要的，但无论如何都显得不俗。

我是一名苏格兰人，与其他的苏格兰人一样都有着一种持续的民族态度。那是从好几个世纪以前就传承下来的，是由于英国压迫的威胁所产生的强烈的独立意识。通过一些歌曲和家族的故事，我也共享了英国在第二次世界大战中坚决抵抗希特勒的精神，同时我不得不痛苦地接纳那些挥之不去的反德情绪。于是，我非常同情那个以色列人，但我不得不同意那个德国人所说的，这种无法消除的创伤通过侵入到团体工作过程而成为一种防御。当然，防御的是另外一种焦虑，这是由于当时还无法面对团体成员的种族和信仰差异所引起的。但是，除非这种情感被团体接纳并处理，否则任何事情都不会被改变，任何工作都不会让人感到真实。这种工作中的禁忌也会发生在家庭中，对处理创伤和痛苦经历的阻抗所进行的解释和修通是必需的，然后家庭才能够去面对真相。

对界限的体验

在团体关系研讨会中，我们学会检视那些跟界限有关的过程。我们了解到团体表面发生的事情是如何反映它的内在结构和动力过程的。在家庭治疗中，我们可以运用这种敏感性去探索家庭与外部世界进行互动的许多方面中的界限问题。在众多有趣的可供研究的领域中，有两个方面尤其特殊，那就是在初次见面中家庭与治疗师之间的界限，以及现在家庭与扩展家庭之间的界限。

艾斯潘夫妇非常担心他们的女儿简。简12岁了，就快进入青春期，但她还是一个"纯洁的小孩"。在学校里她有很多朋友，也有很好的成绩，但是在家里却不时地会爆发出强烈的恐惧和愤怒。一直要等到攻击行为完成或者是父亲回到家，她才能够平静下来。她的哥哥马科姆今年17岁，他有明显的成就感且相当自信。他对妹妹所表现出来的孩子气相当厌恶，因为他在最近的几年中发育很快。现在，他热衷于体育活动以及跟女孩子约会。父母亲会很清晰地描述这个让他们非常疼爱但又极其担心的女儿。与此同时，他们决定无论怎样都要带她来见我。他们说女儿非常优秀、敏感、聪明，但是也很麻烦。在后来的访谈中，我也听到他们说我是一个优秀的医生，直觉敏锐，但是他们也会感到美中不足，担心我会错过治疗或收取比常规更高的费用来欺诈他们。我认识到这是他们对家庭中上一代人的移情，但是现在暂时还难以知道确切的含义。

治疗在不断继续，我了解到简在作诗方面很有才华。她的作品富于感染力，这证明了她的才能，但是她却无法说清楚是什么在困扰她和她的父母。在做个人诊断性访谈的过程中，她几乎无法跟我交谈，认为我在引诱她，试图让她说出一些她不想说出的事情。我感受到这个家庭对我的不信任，同时简也令我想起了我曾经治疗过的两个遭受性虐待的女孩子。

在家庭诊断会谈中，简显得相当放松，她给家庭讨论带以轻松的气氛并引人入胜。我看得出来，家庭成员之间有许多的情感，对生活和家庭的未来充满了乐观的态度，每一个人都智力超群，但又在处理彼此间的冲突上存在很多问题。家庭中也存在这样一种观点，那就是：简与其他家庭成员有所不同。关于简更像谁，一直在家庭中有着轻微的争论。母亲坚持认为简没有一点长得像她父亲家族的人。简确实非常像她的墨西哥裔的母亲，有着深褐色的皮肤。然而马科姆的肤色像他的父亲。母亲让女儿紧紧地靠在身边，保护着她，经常会代替她说话。偶尔母亲会因为生气而感到内疚，此外还会因为无话可说而感到受挫。

我大声地问他们，这个家庭中似乎有这样一个幻想：简不是她父亲的孩子，而只是她母亲一个人的孩子。我暗地里推测，这个幻想源于母亲所存在的或尚未解决的在她与自己的父亲之间的俄狄浦斯情结。后来母亲和父亲私下里告诉我，在他们的婚姻中曾经有过一件私通发生，那已经不仅仅是一个俄狄浦斯的幻想，而是发生在母亲与自己父亲之间真实的乱伦行为。

现在，我们能够去探索在诊断阶段最初发生在家庭和治疗师边界上的移情反应。那是一种对权威和上一代的移情，现在这个假设能够与之符合，并得以澄清。在母亲这边，她那荣耀的父亲引诱了她；在父亲那边，他那有权力的富有的双亲通过给他价值不菲的礼物来控制他。这对父母能够理解这种移情是如何影响了他们跟我之间的关系，也明白这也可能以类似的方式影响了他们的孩子，但是，他们不能也不愿意与他们的孩子分享这些信息。

在最近的治疗中，母亲已经开始承认自己与父亲乱伦的关系，并且一直以来为此感到羞耻和伤心。她的母亲对与此事有关的蛛丝马迹视若无睹，并压下了与之相关的信息。艾斯潘太太不能告诉孩子们这件事情，她仅仅只能够开始将这件事告诉她的丈夫和我。在随后的家庭治疗中，我继续与他们工作。虽然知道这段历史，但是为了尊重她保密的需要而在当时没有提这件事情，就像在那个有德国人和以色列人在一起的小型团体中一样，我发现虽然我们能做一些勉强称得上有用的事情，却无法直接处理潜在的主题。在治疗的晚些时候，发生了一件与之相关的事件，使得这个问题浮出水面。

一个周末，艾斯潘家庭的亲戚们从全国各地赶来庆祝马科姆的毕业。但是，就像往常一样外祖父母没有来。马科姆一直问母亲，为什么外祖父母从来就不会到他们家来。母亲像往常一样非常清楚地说："我不知道，他们不想来看我。"（母亲曾经被迫向她的父亲做出承诺，她决不会说出他们之间的秘密。）马科姆又问了一遍："他们为什么会这样？""我不知道，我不知道。"母亲回答着，她表现出来的样子与简不回答问题时的样子惊人地相似：她们卷曲着身子，双手抱在胸前，不住地摇着头，显得一片迷惘。

我指出当艾斯潘太太和简面对十分痛苦的事情时，她们用同样的方式去拒绝了解事情的真相。艾斯潘太太说："但是，我认为我是那个孩子们能够告诉我任何事情的人。"简通常非常沉默，但此时却含着眼泪向她的母亲叫喊道："你永远不会懂的。"母亲努力想要说服她的女儿可以告诉她任何事情，但是一旦谈话使气氛缓和下来，她就会阻止女儿说任何事情。在我看来，这就像简有可能也受到她外祖父的性虐待，然而她的父母亲却决不会想到有这样的事情，就如同艾斯潘太太的母亲曾经忽视过她表现出来的种种迹象。同样可能的是，简并没有受到外祖父的性虐待，但是她承载了一种无名的、无法言说的焦虑，这种焦虑源于对她母亲所投射的紧张、羞耻、兴奋和内疚感的认同。从某种程度上来说，母女之间仍处于融合的状态。

这个家庭用这样的方式来保守这个秘密，是因为如果从简那里将这些部分抽离出来，那么母亲就会再次体验到一种丧失的、难以承受的痛苦。母亲失去了在与其父亲结合时有可能生出的带有俄狄浦斯幻想的孩子，她将酷似自己的简认同为那个带有幻想的孩子。无论性创伤是否在这一代人身上重演，家庭安全感界限被严重地侵犯以致家庭任务无法被完成。所以，12岁的孩子无法获得帮助以摆脱这种病理性的焦虑而进入青春期，父母也无法在他们的工作领域获得成就。

作为家庭治疗师，我们很清楚家庭秘密的重要性（Pincus & Dare，1978）。说出家庭的秘密并不会奇迹般地修复家庭，并使之健康起来。但是我们注意到，除非这个秘密得到处理，否则其他任何事情都显得不真实。在塔维斯托克的研讨会上，我们已经多次看到秘密关系对任务的打扰：同伴之间的问题会倾向于在团体关系中以幻想或重演的方式再次出现。在这个家庭中，父母始终保守着这令人担心的秘密，直到孩子们在青春期的成长才使得性的发展成为不得不去面对的首要问题。治疗中，这个秘密被治疗师和父母所知，但仍然对孩子们隐瞒着，这阻碍了我们更进一步的理解。我们不可能断言，这个家庭是否正在处理一种重演或幻想。我们所能认定的是，有关某些事情的信息是具有破坏性的，由此派生出一个家庭假设——性方面的信息将会导致毁灭性的乱伦。

这个家庭对依赖性假设团体的功能做了说明。艾斯潘先生的家庭充斥着独立性的冲突，给他很多钱作为礼物却又不允许他控制钱。艾斯潘太太从来就不能依靠她的父母获得一个安全的外部环境。当他们走到一起时，就将家庭视为相互之间关系紧密、和谐、慷慨的所在。他们将"把家庭建设成为一个安全的地方"放在重要的位置，以使他们能够在这里得以修复由外部世界引起的创伤。在孩子刚出生的最初几年中，依赖性假设团体的生活为抚养无助的孩子提供了抱持的环境、喂养的食物以及生活必需品的提供。当孩子们进入青春期，家庭这个方面的功能也随着年龄而发生着改变，依赖的需要变成了孩子们被父母开车带到其他地方，父母对孩子们的行为进行管理，或者父母检查孩子们的作业。检查孩子作业是促进孩子们获得好成绩的有效手段，但这也明显地成了一种缺陷，反映出父母缺乏在工作上取得他们自身进展的能力，同时也阻止了孩子们产生对其自身能力的信任感，他们放弃了对攻击性的成功使用。

在家庭作为一个团体时，很少见战斗/逃跑机制。但是，在他们面对简的愤怒时却表现出来：父母双方既不愿意去处理简有可能会出现的暴怒情绪，这会促进孩子们不依赖他们；也不愿意去面对有可能出现的他们自己的愤怒，那是他们各自的原生家庭无法对他们依赖需要的满足。如果暴怒的情绪被释放，他们害怕会被它杀死，于是暴怒被压制并被投射出去。简就是那个呈现暴怒和恐惧的人，她认为自己会因为被隔离的恐惧感攻击而死亡。没有人能够理解，为了缓解简的症状，这个家庭必须拥有这些非建设性的情绪。

尽管母亲在配对上有负性经历，但是父母双方仍然能够维持他们的婚姻关系和性关系。一种表面上看起来没有帮助的配对也发生在母女之间。当母亲过于保护简，抱着她并代替她说话的时候，我们就能够看到这一点。这里不包含性方面的内容，比如说这样的乱伦绝不会发生，除了孩子与母亲对依赖的需要在此刻被认可、被满足之外，不再伴有任何性的剥削。兄妹之间的配对曾经是令人满意的，但是在马科姆变成一个性感、成熟的年轻男人之后，它就被悲哀地打断了。他们不再能够相互支持、相互欣赏。因为家庭潜意识的假设是，孩子与成年男人之间的配对就意味着可悲的乱伦。这种假设似乎也是母亲紧紧抓住简的原因，以确保简不会和她父亲过分亲密。此外，母亲之所以不会过于依赖马科姆，也不将他认同为自己的孩子，不仅仅是因为马科姆是一个男孩子，更在于他不同于简，而是显得独立于她。马科姆延续了父亲的肤色，看上去更像他的父亲。他也是一个自我强大、不容易焦虑的孩子，似乎不容易受到他母亲心理状态的攻击。而简则更令人想搂抱，对母亲有着更多需要，也对母亲的情绪更敏感。

越过家庭边界的代际传递

简的惊恐发作开始于15个月大的时候，那是她第一次随母亲拜访外祖父母。没有证据表明有性虐待发生，但是婴儿的个人边界被侵犯了，于是在不久之后她的焦虑开始出现。当简完成从母亲那里的分离个体化实践的时候，也是一个容易被自主焦虑所攻击的年龄，于是惊恐发作就出现了。她的焦虑没有被母亲修正而是被母亲放大了，母亲意识到那些内疚性兴奋以及自己的母亲不再来看自己的情形重新出现并带给自己压力。这些来自家庭旁系的主题从那时开始就一直存在于母婴关系之中。但是直到青春期的到来，分离和性关系成为必须被关注的焦点时，这些问题才得以回顾。

艾斯潘家庭的案例说明了既往经历转移到现在生活中的过程。我们努力呈现这是如何发生的，它并不是通过任何奇迹般的或神秘的方式，而是通过内部客体关系的运作而产生的。这些内部客体关系是作为自我如何处理关系的内部工作模式而建立起来的。这个模式中的经历包括：自我与父母建立联系的方式、父母期待孩子与他人建立联系的方式，以及家庭与上一代和社会建立关系的方式。这个模式扩展了我们对移情的概念，从一个狭隘的定义——父母对分析的扭曲理解，发展到一个更为宽泛的移情定义——移情是自我各部分中的互补作用，通过与另一个人自我的各部分进行多维联结，或多或少地有利于有创造性的合作性工作。客体关系理论、团体理论和系统论共同提供了一个家庭模型。将家庭作为一个团体来看，它是一个更大的系统的一部分，有许多亚系统存在于团体之中，它们不单是积极的或者任务取向的团体过程，也有着内在的客体关系联结。当家庭在其边界上发生互动，它就会投射出其潜意识客体关系系统。于是当家庭前来接受治疗，它将会在与治疗师的关系中重演其潜意识中的客体关系系统，那么治疗师就能够体验到并且帮助家庭理解和修正，这就为精神分析式家庭治疗提供了基础。

第三部分

技术和移情

第八章 评估

家庭会面的基本原理

　　家庭通常不会自行呈现出来以供评估。常见的情况是，家长打电话来诉说孩子的情况，希望我们能跟孩子谈，并找出问题。需要家庭治疗的案例，会有许多表面的原因证明家庭治疗是适当的。年轻人可以在精神科医生办公室这个不熟悉的环境里获得家庭的支持，父母可以在此办公室参与整个过程以消除疑虑。孩子的问题在家庭环境中发生、发展，因此在家庭背景中看孩子的问题是有意义的。倾听每个与问题有关的人对问题想说的或是想做的，才能尽可能多地了解问题并调动家庭资源去处理问题。个体治疗能处理孩子的内在冲突，但在家庭环境没有任何改善的情况下，受家庭抚养的孩子不可能总是取得进步。

　　除了上述原因，我们还从理论上考虑是什么让我们非做家庭治疗不可。观察患者成长的环境——整个家庭的画面，是一件有趣的事情。这个视点距离对家庭如何促进或阻碍家庭成员成长只有一小步之遥。我们现在知道病人常常不是家中唯一感到痛苦的人，他可能代表其他成员承受着症状之苦。因此，带症状的个人是家庭系统失衡的信号，就像症状是个体人格不能平衡的一个征兆。心理治疗性干涉可以有效集中在个体的特征或家庭环境上，或两者兼顾。

我们希望传授的方法在大范围内聚焦于家庭互动，但在视野中心有高解析度的聚光镜。我们没有那么多注意力在个体和家庭间游移，它在家庭团体动力学、个体内心、个体与家庭团体及治疗师之间的人际关系过程的各个水平上均等地回旋，无论对过程和内容、言语行为和非言语行为都给予同等的重视。这与弗洛伊德提倡的"不把一个人的注意力导向任何特定事物上"和"面对所听到的一切保持'平均分散的注意力'……"的技术有相似之处（1912a，pp.111–112）。

在精神分析性家庭治疗中，我们教授了接纳的、开放的倾听类型的发展。我们也认为，纳吉的多向性偏爱的概念（Boszormenyi-Nagy，1972）和斯特林（Stierlin，1977）将它重新表述为"复杂性公平"的提法很有用处。也就是说，我们打算对父母、孩子和祖父母都给予同等的共情。我们之所以故意用"打算"一词，是因为下述情形经常发生：作为对患者家庭或我们自己家中家庭动力的回应，我们会选择自己的立场而站在任何一边。任何背离无拘束共情性倾听模型的偏差都是治疗师需要与家庭共同考察的主题。我们带着个人体验工作的意愿为家庭提供了一个自我考察和分享的模型，也提供了一种重视过程和回顾体验的态度，减轻了家庭处在玻璃鱼缸中的焦虑。

从对我们居优越位置的角度来看，考虑到言语和非言语信息，与家庭会面的过程和结果在家庭的辈分之间是等距的，我们要对此做些什么？我们如何利用这种情形来与家庭建立治疗性的关系？我们再次采纳弗洛伊德对分析方法的建议（1912a），他建议治疗师"必须把他自己的无意识转为一个接纳性器官，可以接受病人传递的无意识"（p. 115）。从信号在他的无意识中引起共鸣的方式，他可以重建病人的无意识。弗洛伊德写下这些话，是病人驱动力的来源和与客体相关的冲突的表达。

利用客体关系理论，我们不怎么赞同潜意识是性驱力和攻击驱力的来源，而认为它是被压抑的客体关系的集合，源于家庭中寻求与重要他人相依附的基本驱力的体验。将客体关系理论和分析方法应用于家庭工作中，我们与形成于家庭成员和他们扩展的家庭内部、之间和之中的潜意识过程协调一致。我们允许这些过程在我们自己的潜意识中产生共鸣，然后从这些体会中我们为重建家庭的潜意识而工作。为了在内心不受干扰地接受和与之产生共鸣，精神分析性家庭治疗师最终会发现个人分析对任何治疗师来说都是培训中关键的部分。我们想要排除信息审查，这样才能在解释时意识到自己的偏见，并使治疗师在自己内部家庭的强势和薄弱处保持清醒。

我们有必要首先描述精神分析性家庭评估的方法，因为与家庭首次会面中将用到这一方法。这样，从评估开始的一刹那，家庭在治疗师身上体会到他对信息的开放性和乐于自我检查的个人态度。这是家庭发展为一个合作性的小组，并走向理解和促进自身改变的关键。

安排

当潜在的病人打来电话，没有必要解释什么而只是简单地记在心上。这是我们描述咨询过程时，对自己所用方法的基本信任。加上至少一次分别单独与孩子、父母的会谈，我们可以用四到六次咨询的时间来评估，如果有需要，也包括由同事专门针对孩子的心理测验。最后，在解释和制订计划的会面中，我们提供自己对家庭的印象和建议，然后与家庭一起制定出治疗计划。我们更愿意在家庭会面过程中做这项工作，因为我们希望所有人都能获得这些反馈，也因为我们希望获得家庭对评估本身和建议的反应。这让我们可以在家庭中处理阻抗，为接受家庭治疗中的建议铺平道路。

我们不打算谈论通过电话进行的家庭治疗，但是我们说咨询过程是一个互相评价的过程，在家庭成员决定进行治疗与否或者进行哪种治疗模式之前，他们也能够评估自己对不同治疗设置和治疗师个人风格的反应。在打电话的过程中，我们常常介绍评估表、解释费用的构成并安排第一次会面，第一次会面可能是也可能不是家庭会谈。我们让打来电话的人决定如何开始，因为这个人已经开始代表家庭进行商讨看是否进入可能的治疗。不是所有家庭都愿意或都能从家庭治疗中受益，但大多数家庭都会同意对家庭做一个评估咨询。

我们对四到六次评估咨询的收费更高。如果有必要，咨询的时间会延长，如对儿童医师或学校老师进行电话访问、与心理治疗师合作或者取消评估。我们对脱失的咨询不收费，因为没有承诺一起超时工作。较高的评估费用可以免除治疗师的后顾之忧，即家庭对是否参与家庭治疗很矛盾时是否会付费这个问题。在家庭工作中，取消治疗的可能性比较大，因为安排一群躯体健康的人同时到场很复杂，很多时候总有某个人不便参与。我们在时间上的安排也很有弹性，如用下午晚一些的时候或者周六早上等这些相对空余的时间来做家庭治疗。

排除或包含的亚组

关于排除，这里要说一下。有些治疗师将不会说话的孩子排除在家庭治疗之外，我们认为这是错误的。只有在所有成员都出席的情况下，我们才能了解家庭是如何运作的。如果将婴儿留在家里，我们就会错过日常意义上家庭对新生儿做出调整的自然状态；如果幼儿被留在家里，我们就会错过家庭对混乱的反应。在治疗过程中，家庭会选出一个不包含婴幼儿的亚团体做代表来参与治疗。但这是一个家庭的抉择，不是治疗师施加给家庭的影响——例如因为害怕某个孩子可能带来混乱而将之排除在外。

有些家庭希望将小点的孩子排除在治疗之外，这样他们就不会因为他们的某些行为而被干扰。还有些家庭会排除总是得到全A的最完美的孩子，认为他们不应该为参加治疗而心烦。我们会跟家庭说所有的兄弟姐妹都来非常重要，一是给病人以支持，二是出于他们自身的需要。我们期盼父母双方都能参加。我们认为父亲对治疗绝对是至关重要的，父亲能给治疗一种权威感，而治疗或多或少会失去这种权威感。在儿童指导诊所里，儿童是单独治疗的，由他们的母亲带来进行治疗，父亲相对更不愿意参与。重视父亲参与的治疗师不应该在邀请父亲参与治疗上有什么困难。

彼得·布鲁金（Peter Bruggen）描述了大量有父亲参与的家庭治疗，他在英格兰圣·奥班斯的黑尔兰德医院开设了一个青少年小组（Hillend Hospital，St.Albans，England）。这个小组是为不能去其他任何地方的青少年组建的。他坚持认为，那些对孩子有法律权力的人——父母双方或有监护权的社工——必须参加首次会谈和之后的总结性会谈。只有在这种情况下，孩子才能开始治疗（Bruggen，Byng-Hall & Pitt-Aitkens，1973）。这样明晰的期望非常有用，但其成功执行需要将医院病床作为一种手段。

在门诊病人的治疗中，我们要告知父母权威的价值，希望借此并通过第一次评估咨询来保证整个家庭的参与。然而，如果家庭拒绝共同参与，那么我们就从任何可能的家庭亚组开始工作。然后我们会讨论其他成员不能到场的意义，并希望分析他们的阻抗。这一点不是总能行得通。让他们坚持在"我们的地盘"开始工作使很多原本需要治疗的家庭不能进行治疗，因此我们总是从家庭这个"他们的地盘"开始工作。

珊德斯太太打电话来讲述她18岁的女儿伊丽莎白的事情，说她十分消沉、吸毒、不能自控。在我安排的家庭会面中，我感到父母之间存在一种强大的破坏性力量。珊德斯先生对珊德斯太太近乎崩溃这一点表现出轻蔑和不屑。在他的攻击下，她确实崩溃了，这让他非常困扰，以至于拒绝参加进一步的治疗。他们的儿子斯图尔特明显偏向父亲，表现出非常残忍和冷漠的态度，并说他很好。珊德斯太太脸上显出狂乱的表情，暗示我不要给他们压力，并哀求我不要把他们赶走。我说我能看到现在所发生的事情，这个男人乐意看到家中女人的所有弱点。我说如果现在不抓住这个机会进行治疗的话，对家庭来说是个损失，但我同意与那些有兴趣的人一起工作，不是因为她们的病患和脆弱，而是因为她们对治疗已经准备好了。我为伊丽莎白做个体咨询，直到她那个夏天去上大学，也为她的母亲做了大约两年的个体咨询。与两个女人有关的第一项工作集中在她们的出席对家庭来说意味着什么，以及家庭失去了这次治疗机会的遗憾和家庭承诺的缺失。两个人都能面对她们的失望和没有得到支持的感觉，也都能进一步提升她们的自尊。

至今，我们仍把这个孩子作为索引病人（index patient）提及。当一名成年人打电话来要求治疗，夫妻或家庭治疗也要加以考虑。

45岁的欧乐瑞太太因为日渐增多的焦虑、最近加重的终生性哮喘、自觉无法应付的家庭问题以及工作问题而打电话求助。我询问如果家庭一起面谈的话能否对其有所帮助，她欣然接受了。在家庭会面中，我很快就清楚了她对潜在的失去家庭的焦虑感。她的丈夫每天晚上都大醉而归，孩子们都对他很厌恶。他从来不在工作时喝酒，因此否认自己需要任何治疗。在对扩展家庭的评估中，父母双方的家庭背景都慢慢呈现出来。欧乐瑞先生来自一个酗酒的家庭和文化，他在这种文化下移居美国。他的母亲也来自这种文化。他用酗酒来逃避妻子的任性跋扈和妻子与母亲的相似性。当然，他的酗酒也引起了他的恐惧和无意识寻找刺激的真实行为。所有这些被指出后，他仍没有选择停止酗酒。妻子变得更加"专横"，只是她现在把自信导向了自己，她计划独自度假，并最终搬入一栋个人的房子。欧乐瑞夫妇分居了。

可以说欧乐瑞太太在接受个体干预后能很好地实施她的决定，但一个重要的推动力源于孩子们，他们在她面对丈夫酗酒问题上给了很大的帮助。欧乐瑞太太本来对这个问题不予重视，家庭治疗给欧乐瑞先生一个治疗性的机会，而他让治疗落空。这对家庭中的其他人来说成为一个清楚的信号：他打算像原来一样酗酒。分离的威胁也没有引起任何暂时的改善，因此家庭治疗清楚地显示出所有出席的人对这个婚姻继续维持下去不再抱有任何的希望了。当欧乐瑞太太能面对现实后，她平静下来，再次顺畅地呼吸新鲜空气。

家庭评估的六项任务

下面列出了精神分析性家庭疗法评估的六个主要任务：

（1）提供治疗性空间；

（2）评估发展阶段和水平；

（3）演示防御功能；

（4）探索潜意识假设和潜在焦虑；

（5）检验对解释和评估形式的反应；

（6）形成规则，给出建议和治疗计划。

首次会谈中提供空间

病人可能指望精神分析性家庭治疗师是一个冷淡、不善言辞、像空白屏幕上的卡通人物那样的治疗师。尽管我们教授的是在潜意识层面上接纳的、自由的和非指导性的方法，但我们不在意识层面那样工作。当家庭成员们进来的时候，我们以一种热情友好的态度表示欢迎，并向他们每个人介绍我们自己。我们不是坐着静静等待焦虑产生，而是谈谈我们所了解的（关于电话、转介以及其他会面的情况，但非具体内容），并表示我们已经准备就绪想了解更多。这里我们已经传递了一种期待，即家庭成员也会谈谈他们所了解的事情，然后我们一起学习和工作。

设置房间和使用游戏用品

在房间的布置上，我们用椅子沿墙围成一个不规则的方形或者圆形，有一张桌子用来画画或展示艺术品、玩具。我们发现最好是让游戏用品放在家庭的中间，这样每个人（包括父母和孩子）都可以看出它们是供使用的，并且是治疗的一部分。小孩子们利用游戏来防御焦虑，也以此来传递他们的冲突。基于这两个原因，我们希望他们能自由玩耍。另外，成年人发现不管他们用不用这些玩具，它们都能引起儿时有用的回忆，帮助他们将自身体会和他们孩子的体会进行联结。

我们的目的在于，把办公室和家庭与我们的关系建构成一个安全的空间，在这个空间里我们可以了解更多。而我们的心理治疗训练能够带给这个场景处理移情现象、原始焦虑和退行的体验。尽管我们不是永远肯定我们的工作适合任何家庭，但我们绝对有理由相信自己有能力处理任何感情风暴和动力过程的发生。我们已经准备好处理生和死的问题。将这种信息传递给家庭，能使每个成员更敢于冒险袒露自己。我们会对此积极地关注并让其实现，通过倾听、跟随家庭的思路、给予回应和内在的工作来处理他们对我们的防御，并面对我们心中被激起的焦虑。我们将这一过程称为"提供抱持情境"的过程，它与比昂（1967）和博科斯（1981b）在家庭疗法中所描述的"容器"类似。

我们包容了家庭的焦虑，家庭在看到焦虑或者对此有所了解时，也有地方可以容纳它。没有这一点，他们就会像从前一样不得不将它压抑。这种焦虑源于对被压抑的关系又回来破坏家庭的美德和繁衍的恐惧。我们提供的帮助不是让家庭毁灭这种焦虑，而是不排斥或控制它。我们对这种焦虑原原本本地接受，并把我们的经验用在处理它的工作中。这是运用客体关系方法最基本的一点：允许家庭与焦虑保持足够的时空距离，这样家庭能在自己内部找到空间来包容和消化它。

我们提供的抱持环境不能仅仅被看成一个有外围界限的抱持环境，而是向内也有一种抱持的品质。这基于我们对家庭内在客体关系系统体验的分析解释而传递出去。这为家庭体验的交流提供了一种直接性，因为它是在治疗师最深的个人层面上被体验到并得到回应的。精确的、微妙的解释是"勾住"家庭并让他们对进一步工作产生兴趣的东西。我们认为解释不是简单用于钓鱼的鱼钩，而是有很多尖头的抓钩，能触及并深入体验，一直通向家庭体验的核心。在评估过程中评价解释的作用、检验家庭变化的能力、让家庭看到通过理解达到成长的可能性这三点是非常重要的，这样才能让家庭和治疗师在共同知情的情况下选择长程的精神分析性家庭治疗。这种方法不是对所有家庭都具有吸引力，而仅仅对希望在祛除症状之外寻求成长的家庭有吸引力。

华盛顿学校一位家庭治疗的学生邀请我见见她正在治疗的家庭，这个家庭由母亲和三个女儿组成，女儿分别是10岁、8岁、5岁。我问这次见面是否需要带什么玩具，她回答说不知道，因为孩子没有玩玩具，并且因为她们的语言能力很好，所以玩具不是那么要紧。我还是带了几件玩具过去。当她们愤怒地谈到丧失父亲、丧失家庭和对母亲不跟她们玩、不在她们睡觉时哄她们时，孩子们很急切地玩起了美术用具和木偶。这位学生很惊讶，同时也受到了鼓舞。在后来的咨询中，她的办公室里玩具便被放到了更显眼易拿到的地方。一个月后她报告说，孩子们开始用娃娃来演示竞争和责备。这一演示是间接地表达女孩们因为父亲对她们进行性虐待而产生的冲突。这是她们不能直接提及的一个话题，而通过娃娃作为媒介，她们就能揭露出问题，并发展出修通的方式。在治疗的后期，母亲也能在咨询中加入游戏——这是她在家与孩子更好地进行交流的一个重要前奏。

通过加入游戏和对话，指明了我们对成人和孩子表达体验的兴趣。此外，我们试着用简单的词汇而非"行话"，诸如"爱""恨""希望""发疯""伤心""害怕""好"和"不好"等词汇来与他们交流，这样最小的孩子也能理解。通过对办公室的布置和潜在的态度，我们在家长和孩子之间、家庭和治疗师之间在理解工作中建立起合作性的伙伴关系。

首先必问的开放性问题是："是什么让你告诉我这个问题的？"我们从表现出的问题开始，不慌不忙地探寻它的实质。"其他人对此的反应是怎样的？"然后我们开始聆听关于这个问题的互动，它表达出了家庭的联结风格。家庭在此时此地创造出一种彼此之间、与治疗师之间、与外界之间的互动。治疗师也许会被感知为有潜在帮助性的专家，也许会被感知为好的父母、坏的父母、祖父母、早熟儿童或宠物，以此来命名一些可能性。我们不是以沉默的、中立的和有所保留的方式来引起家庭对我们的移情，而是用一种正常的、适宜社交的方式，把关注的焦点更多地放在家庭成员之间现在和过去的移情上。

但不可避免的是，在治疗期间甚至是评估期间，家庭对我们的移情都在发生并需要去理解。在评估阶段，移情总是朝向情境抱持。如果出现了一种与个体移情完全不同的焦点移情，这就是源自家庭中缺失的情境抱持能力的更严重的病理信号。这种缺失也许很强烈以至于侵犯了家庭在家庭治疗中工作的能力，直到家庭共有的抱持能力得以加强——可能是通过个人或夫妻共同致力于核心抱持。

我们的假设是在第一次评估咨询时，家庭对于在家庭边界上与治疗师会面的焦虑会推进与任务相关的病理性动力学的表达，就像他们在应付自身发展任务的压力之下所表达的那样。家庭会把它自己的抱持投射到治疗性抱持情境中，然后家庭期望得到的和我们实际能提供的东西之间的差距就能马上得到展现。在最开始强调这个情境移情现象修正了对治疗的阻抗，也是保证治疗联盟的基础，就像对阻抗和焦虑的早期移情解释在心理治疗和精神分析中很重要一样（Gil & Muslin, 1976），它也为后续治疗中进一步的情境和核心移情工作铺平了道路。

家庭的文化和宗教背景、他们对自己和所在社区的态度、他们的价值观等，我们不想在此把这些种种做一个总结，因为这类的信息不应该一成不变地用在家庭互动中。我们查阅了综合性教科书《种族划分和家庭治疗》（*Ethnicity and Family Therapy*；McGoldrick, Pearce & Giordano, 1982），获得的背景知识让我们为处理一系列家庭的实际问题做好准备。我们并没有将家庭分类的目的，而是持理解和尊重他们独特的文化和价值观的开放态度。

发展阶段和水平的评估

我们试图对每个家庭的整体发展获得一种理解。当我们对他们的互动逐渐熟悉，我们就能定义其潜在的模式，它表现了家庭互动的特点，但可能与当前的发展阶段不相符。下面的例子就说明了这一点。

布朗一家来找我咨询，因为他们的家庭生活不快乐，大多数问题都集中在他们与16岁的女儿艾希莉的谈话上，争论她到底该得到多少自由。在首次家庭会面时，布朗先生和太太抱怨没有一个孩子听话。他们11岁的小女儿迪尔德丽，不经过一场与父母的大战绝对不去洗澡，而艾希莉把装修精致的房子搞得一团糟。孩子们同意她们在家通常是不讨人喜欢和叛逆的，但她们在学校表现非常好，并把安排给她们每周一次的家务事做得很好。布朗太太希望丈夫能管孩子，但因为他讨厌妻子大叫，所以不支持她对孩子的管理方式。他也不喜欢受她控制，因为她会干扰他、批评他。他以沉默的、失败的、被动的方式选择放弃，而布朗太太却更进一步被他消极的态度所激怒，孩子们也因为他的退缩而焦虑。

在第二次夫妻会面中，布朗太太讲了个例子，说布朗先生怎么在睡前花二十分钟大便并开心地阅读、把卫生间熏得臭烘烘的，并质问他为什么不能使用孩子们的卫生间或者使用除臭喷雾。他感到她在嫉妒他的快乐，因为她有便秘的毛病，而且除臭喷雾对他来说是种冒犯，就像他大便的臭味冒犯了她一样。

另一个困难的问题，就是钱。在第二次家庭会面时，夫妻描述了他们都是怎样为了收支平衡而工作的，但他们仍没能挣够钱支持他们的花销，时常欠信用卡公司、银行（不可避免地还有我们）的债。除了治疗之外，他们主要的额外花销是重新装修房子、添置东西和重新打造首饰。艾希莉说她特别生气，她恰好喜欢的那款戒指被改了。他们本来是为了给她一个惊喜才改的，这样能让有些凹陷的钻石变得更加耀眼。可对她来说这个戒指被毁了，现在成为"一坨屎"。父母对她的不领情和讲脏话非常生气，也因为这个乖乖女变得如此之坏而伤心不已。

这个例子显示了来自肛欲期水平的联结方式。家庭的干涉方式是排斥、对金钱的冲突、掩盖、毁掉和重新制作，因为害怕这些东西不能被接受或者"很衰"，凡此种种都是这些共有的心理社会行为水平的象征。学生们可能会问"但这不是客体关系方法，这是经典的发展理论。"确实，它基于弗洛伊德经典驱力理论的性心理发展阶段，但它也因为埃里克森的贡献而得到扩展。埃里克森（1950）指出，发展中的人格在其与母亲相关的每一个阶段的变迁中达成协调，从而发展出一种平衡，它的性质依赖于个体的特质、母亲的照顾和独特的适应方式。如肛欲期的困难会导致"肛门区域紊乱（例如便秘）、肌肉系统紊乱（例如软弱和僵硬）、摆脱不了的幻想问题（例如对自己身体里面的有害物质的妄想性恐惧）和社会圈子里的问题（例如用强迫性、系统化控制环境的尝试）"（1950【1963 ed., p. 83】）。我们将埃里克森的个体心灵和身体与所处环境互动的概念应用到家庭的社会圈子中，实际上这个圈子是受到家庭成员个体发展的独特个性影响的。

对家庭发展水平的运用也是对费尔贝恩学说的扩展，他认为成长由婴儿性依赖发展而来，婴儿性依赖大量是口欲化的，当达到成熟的相互依赖时，这种依赖包括了性关系的能力。两者之间的阶段以运用"过渡性技巧"建立关系为特点。这些表现出个体处理人类依赖兴衰变迁的尝试的特色（Fairbairn，1941）。个体用同样的方式在成长中利用这些中介技术，使家庭发展至一个共有的发展水平，它表现了每个成员的努力之和。因此，这就构成了家庭矩阵，发展在这一矩阵中发生、被促进或被抑制。

随着时间的推移，始终一贯地展现一个发展阶段在我们的经验中并不多见，我们经常发现的是混合模式。学生们经常问："为什么有必要评估这个？它怎么能起到帮助作用？"它帮助我们意识到所处理的问题水平。对问题水平及其僵硬性或流动性的评估让我们更清楚我们的工作将有多么困难或者需要多少时间。比如，布朗一家需要从肛欲期的行为方式发展到生殖器崇拜期和俄狄浦斯期，这样我们在处理与其相互关系时能找到一种更合作性的方式。对于治疗师来讲，对治疗有妨碍的做法是在战斗中获取控制、在解释中使用施虐的言辞进行报复、在收费和时间上争执，以及在家庭中采取僵硬或有所偏向的立场和试图清理家庭中坏的影响。对这些肛欲期的问题有帮助的治疗性态度是去评估每个家庭成员的行为，使之变得更加灵活和可商议，然后再沿着清楚的界限和期待发展。

防御功能的展现

处理过肛欲期固着的个体治疗师对这样的情形比较熟悉，男孩克制排便（或者一些其他替代品，如克制表达想法），只是为了至少有一些属于自己的东西，这样与母亲和她的要求、干涉相分离。他也会为自己防护，从而消除对来自母亲的更多供给的基本担心。与个体治疗中的发现一致，我们在家庭工作中也发现，整个家庭都会担心是否有足够的供给可供分配。

布朗夫妇的另一难题集中在食物上。因为父母双方都需要工作，为一日三餐、购物和其他计划花费精力。母亲做饭时，家庭会有一顿令人满意的饭菜，而轮到父亲时，他就可能凑合着煮点现成的馄饨。无论是哪种情况，父母都感到孩子们经常对他们在准备饭菜上做出的努力不领情，而孩子们渴望回家有母亲为她们准备好零食。在家庭出游时，就有很多关于食物的争执，比如一位家长可能买了很贵的糖果，或者某人会悄悄吃掉一整盒小甜饼等。父母觉得吃快餐是一种对家庭的侮辱，而更喜欢带孩子去吃好的餐馆或正式的大餐，期望以此让他们学着欣赏好的食物。出外吃饭也许是父母最喜欢的家庭活动，尽管他们紧缩开支,却仍将时不时可以好好吃一顿放在很高的优先级上,当然也不是一直满足他们或孩子的口腹之欲。

从这个例子我们明白了一种对食物的全神贯注。我们现在假设肛欲形式的联结是一种过渡性技巧的联结,或者是对旨在避开因为口欲供给不足和依赖需求没有得到满足的防御形式。在与家庭讨论的过程中,我们不使用专业术语,而是直接让他们看到斗争是怎样失去控制并且完美地帮助他们避开在被养育和受照顾的基本方面的不满意的。通过给防御命名,同时也展现他们是怎样防御这些焦虑的,我们可以对家庭提供帮助。

对共有的潜意识假设和潜在焦虑的探索

我们能用一些关于家庭历史的开放性问题帮助家庭探索共有的潜意识焦虑。这种方式帮助布朗夫妇发现了共同存在的焦虑,正是这种焦虑引出了他们彼此间共有的潜意识假设。

在第二次家庭会面中,布朗夫妇当着孩子们的面谈论了他们的早年生活。布朗先生作为父母和姑姑唯一的孩子而受到纵容,姑姑喂养并照顾他,为他打点一切。他对妻子不愿照顾他和孩子而失望。布朗夫人与母亲的关系一直不好,她十几岁时失去了父亲。她渴望布朗先生供养她,但她感到他没有满足她。她不得不工作,也没有精力照顾人。布朗先生从来不会照顾自己,而布朗太太希望他不需要被照顾。孩子们让这个没有解决的冲突延续下去,他们抱怨需要做很多事情才能让房子保持整洁,并更多地要求司机接送,同时坚持他们在睡觉、清洁、参加聚会、打电话和看电视等方面有绝对自主权。

家庭共享着这种潜意识的供不应求的恐惧。他们大多数的愤怒和失望都可以被看成是从共有假设而来，即持续的食物和照顾的供应缺乏，家中的其他人或许都是拿走的比付出的多。另外，被其他人控制在潜意识中意味着不能在补偿缺陷中自由地照料自己。

运用移情和反移情

对家庭的进一步理解从观察家庭对治疗师的移情现象而来。也就是说，我们尝试了解我们如何被对待，了解我们如何被期待。

在第二次家庭会面时，我指出他们可以使用绘画工具，并告知如果他们能画一幅家庭生活的画会对评估有帮助。迪尔德丽说她不会画画。妈妈说她不想画，她曾经参加了一个家庭艺术治疗课程，认为那里面都是"胡说八道"的推论。爸爸说他"不打算花一美元一分钟的时间来画画。"艾希莉对此感兴趣，但也被劝止。我不认为画画本身对我们的任务很关键，尽管我希望把有些绘画作品作为我研究的对象。虽然我没有坚持，但他们的行为就像他们必须反对一个指示那样。这是我所见到的唯一拒绝绘画的家庭。布朗夫妇否认用纸和蜡笔的焦虑。我猜想他们可能是担心混乱和我对他们的评价。我需要对他们控制治疗、不受我控制和不依赖于我的状态进行分析。布朗夫妇对我抱有很高的期望，就像他们对女儿的期待一样，但他们不想家庭以我的一时兴致和需要为中心。

在反移情中，我发现被反对时我有瞬间的愤怒。我想，"如果我要详细描述这个案例，就没有图示了，什么都没有了。"我又想，"那确实不重要，没有图画也能工作。"然后我放弃了我的建议。回头来看这个过程，我将自己研究的需要放在治疗中次要的地位，就像好的家长需要放弃自私的需要来促进孩子的发展。我仍能听到自己脑海中重复说："但我就没有了图示，什么都没有了！"然后我想，"这就是他们画的东西，一幅什么都没有的画，画的是他们没有也不会有的感情。"从这个反移情的体验，我能推断出他们通过愤怒的争论、驳斥和拒绝来回避家庭中共有的空虚感。我对"空无（nothing）"这个词产生了兴趣。在个体分析中我了解到"空无"可能在潜意识中对应的是女性的生殖器。这里，"空无"正好可以描述我对家庭的体验。我开始思考这对父母之间的性关系。

检验对解释和评估形式的反应

在两次家庭会面中，艾希莉都坐在墙角的一把椅子上，而父母坐在沙发上，迪尔德丽坐在他们之间。母亲和父亲轮流抱着她，尽管她看起来已经远远超过了要人抱的岁数。我说，从他们愤怒的争论中我了解到父母和孩子对彼此都很失望，就像已经没有什么爱和积极的东西存在了。从母亲和父亲对迪尔德丽的拥抱中，我能看到父母都表现出对爱和对他们之间亲密的需要，而迪尔德丽也代表她自己和艾希莉显示出想填满这种空虚感的希望。父母表示同意，说他们也对艾希莉用过这种方法。在没有艾希莉之前，他们已经对彼此失望，当她一出生，他们就将惊奇和快乐转向她。我们说着，艾希莉轻轻地拿起刚开始不让她去拿的纸和记号笔。她勾画出一个诱人的年轻女人的脸，半遮半掩（图8.1）。我说艾希莉变成了一个完美的、受宠的孩子，她充实了他们对理想客体的需要，直到她进入青春期。

在后来的咨询中，迪尔德丽自己坐在了椅子上。

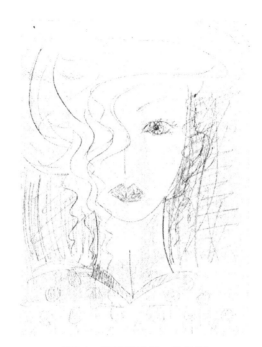

图8.1 艾希莉的第一次绘画

艾希莉需要反抗他们在她身上的投射，以发现她自己的身份并与父母分开。当她这么做的时候，她也对回到她曾经接受过的更为压抑的投射怀着一种热情，所以那些失望和拒绝的客体被破坏，或被贪婪与仇恨"弄得很糟糕"。

随着我的叙述，艾希莉画了另一幅画，一个很有吸引力的年轻女孩的脸，我把它作为需要激发的客体来集中评论。但当我一讲到这些，她就"弄坏"了这幅漂亮的画，在嘴上面写了"Aargh"（图8.2）。我认为她用这种方式证明和确定了我刚才对家庭说的：她成为父母的"美丽的"、惹人喜爱的客体，但被成长和家庭"弄坏"了。

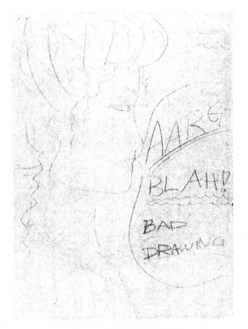

图8.2 艾希莉弄坏的画

咨询中的这一段解释集中在拒绝和愤怒成分操纵的方式上，以及第二次压抑夫妇之间一厢情愿的相互渴望上，也指出孩子们需要减轻来自在父母关系中所感到不被爱的难以忍受的伤痛。夫妇几乎不带防御地接受这个事实并利用它激发进一步的理解，这样的能力为他们能治疗性地工作提供了积极的力量。他们这样做的时候，艾希莉不仅表现出与我的陈述相吻合的潜意识，也表现出家庭有效工作的能力，甚至表现出家庭治疗情境中的创造性，因为她画画时释义并"形象化"了我说的内容。

在后续的夫妻咨询中，我回顾了家庭治疗，并问这对夫妇他们关系中的空虚感。他们说他们最近都没有性生活，自从艾希莉出生后就很少了。布朗太太对此感到很愤怒以至于不想要，这时常会在睡觉前引起一场争吵。她很生气，因为性对布朗先生来说是重要的事，而其他的事，比如雄心壮志地挣钱供养他们却不那么重要。布朗先生也因此不快乐并觉得沮丧，但他不能坚定地去追逐他的性目标。

做出陈述、推荐和治疗计划

整个家庭在肛欲期水平的共有困难源于孩子在进一步发展到牛殖器性欲期的过程中受到妨碍而产生的焦虑。家庭在艾希莉16岁时来治疗，她不再情愿或能够作为他们的理想化激发客体的替代品，而是开始对她自己的青春期性欲产生暂时的兴趣。这经常会让有着空虚关系的夫妇感到压力，因为它带回了早期岁月的渴求和希望以及有时无法忍受的嫉妒反应。

布朗一家接受了进行家庭治疗的建议，他们夫妇每周治疗一次，而家庭也是一周一次。艾希莉曾经作为索引病人，她拒绝了个体评估或治疗，因为她感到父母的关系需要如此多的工作。尽管她抗拒自己潜意识的出现，不过她还是给父母的投射做了"好客体变坏"的回应。考虑到家庭的经济状况和布朗太太先前对她与一位社工的个体治疗的承诺，我们同意这对夫妇和家庭进行隔周一次的治疗。

布朗太太要求我在她的个体治疗中提供药物以便得到保险偿还。家庭希望我照顾他们的要求已经超过了我的能力。这就是一个他们把其共有的潜意识假设投射在我身上的例子。我拒绝并向他们解释，他们也能接受我的决定，不签署保险单。我注意到他们对限制和对解释回应的能力，并对他们与我一起工作在家庭治疗中承担义务的能力感到放心。

有时，在评估过程中家庭会超越治疗师的评估界限。

布朗一家是由太太的社工转诊而来，这名社工曾是我同事。我没有在她身上获取信息，因为我更喜欢从我对家庭的体验中去了解，但我在评估之后跟她谈过，讨论治疗计划和我不给她的工作做签名的原因，她看起来表示同意。几个月之后，她质问我为什么没有通过电话或信件的方式感谢她转诊。我认为我已经打过电话跟她交谈，并且认为我们是一起在工作。我感到被她冤枉，就像艾希莉因为不礼貌或没有充满感激而被责备，然后我防御性地回应了，就像布朗太太那样列出了所有我做过的事。

这说明了评估过程的另一个现象，曾被布莱顿（Britten，1981）描述为：家庭动力会使转介和治疗机构产生共鸣。意识到这一点帮助我们包容这个带有毁灭性倾向的过程，并利用我们与家庭工作中的信息来建立评估工作的界限。它也提醒我们，如果转诊网络能成功包容治疗初期的投射性焦虑，我们与同事的关系需要超越手续性的交流而持续给予重视。

在评估过程中，我们试着获得家庭力量、资源和弱点的图画。我们评估家庭承受挫折的能力、发展心理思想的能力和在治疗中工作的能力，我们能看到他们是否带着洞察力来回应解释。我们也评价个体成员的病理状况和是否需要个体治疗。在这些评估基础上，我们推荐家庭治疗、个体治疗和夫妻治疗，或者通过一个综合的治疗计划来满足他们不同层次和动机水平的需求。

第九章 客体关系家庭治疗技术

"客体关系方法与其说是一种理论，不如说是一种工作方式"（Sutherland，1985）。对家庭的客体关系方法为家庭提供了情感空间，在这个空间中家庭成员重新发现自己和他人身上自我缺失的部分。这些自我的投射部分可能是为了获得安全保护而放置在他人身上，如个体好的部分受到自己仇恨的威胁；也可能是为了"可喜的摆脱"，如摆脱自身仇恨和拒绝的部分。我们提供给家庭基本的安全感，以一种新陈代谢的形式来让其分类、修正和重新投射。客体关系家庭疗法旨在理解这些投射和家庭抱持能力的失败。

因此，如前所述，基本"技术"根本就不是技术。我们写下这样的章节时有些犹豫，唯恐别人弄错了细节，把它与基本方法或具体的规章制度混为一谈。由经验而来的技术使参与其中的治疗师能更顺利地使用和传授，这样也避免新的治疗师重复工作。这是我们督导学生时讨论的特殊方法，但这些方法本身并没有烙上家庭客体关系的印记，它们能提供帮助，但并非无可挑剔。就算在治疗过程中使用这些方法是一条捷径，我们也不禁会问为什么要在此时来谈此事。例如，一句评论的话从技术上讲是正确的，而后来我们通过分析移情发现这样的评论对家庭处境的理解是有误的。

技术能提供帮助，但不能取代在有限的时间和空间范围内理解家庭成员和小组的方法。没有这一点，技术这种相对次要的部分就形同虚设。

本章接下来的部分将讨论如何开始家庭治疗，有些基本问题在别处也有过论述。我们已经在第八章讨论过评估的问题，而技术的基石即移情与反移情将在第十章论述。我们将会反驳非精神分析家庭治疗关于"移情是不相关的，应予以避免"的观点。考虑先讨论技术还是先讨论移情，就如同"先有鸡还是先有蛋"的问题。有关技术的讨论如果没有对移情的讨论做铺垫，在某些方面是空洞的；而对移情的讨论只有在我们讨论了一些基本技术之后才有意义。我们首先讨论实用的，随后再讨论理解方法的核心。所以这两章应该一起作为技术部分来阅读。

制定框架

津纳（1985）在将朗斯（Langs，1976）治疗框架的概念应用到家庭治疗中时，讨论了家庭治疗如何提供"框架规定"才能让工作进行下去。通过规定治疗的时间、地点和结构，我们也给予了抱持空间的形式。因此，如果我们建立起一周一次的家庭会面模式，比如在这种框架下的家庭治疗成为一个媒介，那么我们可以通过这个媒介开始进行框架的规定。尽管框架是为完成工作而设置的，我们并不提议单一的安排。一周一次对整个家庭进行工作是一种常见的安排，但我们可能对家庭工作的同时还有夫妻治疗和一人或多人的个体治疗。形式必须是适合治疗目标的最佳选择，因此这是一项值得深思熟虑和有弹性的计划。然而，一旦我们建立起框架，我们认为家庭就会专注于框架构成中关于他们使用或难以使用抱持情境的信息。

因此，是否计划父母一方同时进行个体治疗，或者父母一方是否用寻找个体治疗师从而逃离家庭情境的方式来破坏治疗框架，这些都至关重要。如果一位病人在没有经过讨论和计划的情况下窜进个体治疗中，家庭就有各种机会与之共谋来尝试"扭曲框架"，而不是在框架中进行工作来防卫有可能在治疗情形中出现的一切。

灵活而非扭曲的框架：与亚团体工作

有时候会需要比较灵活的框架。在我们对家庭的工作中，经常合并夫妻治疗、一个或多个个体治疗（第十二章将谈到这一点），即如何整合家庭治疗与个体治疗，这与我们的工作方式是完全一致的。另外，有时我们也有必要与家庭亚团体进行工作。当制定出亚团体工作计划时，我们不把它当成对框架的扭曲，而开始同意参加的成员最终选择不加入时，我们认为是扭曲。会见亚团体的计划，帮助他们找出其共有的问题，是形成更为灵活框架的积极成分。我们会在以后的章节给出基本形式的不同变形的例子。

家庭进入治疗室

首先，我们注意家庭是怎样与我们在房间里聚集起来的。因为我们在此不讨论初始治疗或评估治疗，所以让我们假定我们正在治疗中期与家庭一起工作。当他们进来，我们注意他们坐在什么地方、确定座位的过程，以及他们带到房间里的基本情绪。一开始就评论座位的安排并不总是有用的，但保留这个信息却是个好主意，不管是帮助我们组织将来在治疗过程中的理解，还是利用下一次治疗过程中物理座位发生变化时进行讨论。这里，就像技术的很多方面一样，重要的不是表面上座位的顺序，而是它对家庭的意义。座位对每一个家庭成员来说都会有不同的意义，一个单座模式在不同时间也有不同意义。因为这个原因，我不太可能从一开始就知道一个事件意味着什么，而我们也经常处于等待事情慢慢变清晰的位置上。

在有小孩或青少年的家庭里，围绕就座过程的情绪总能得出额外的、关于家庭对在特定日子来到治疗室的感觉的信息。他们可能会说出为什么他们宁可去别的地方——去看一场足球赛，做家庭作业，等等——而不来治疗室。或者两个孩子会争抢一把特定的椅子，或者争抢一个特别的位置，这可能是由于这把椅子或这个位置挨着父母或跟父母有一段距离，这些都给我们提供了大量信息。我们注意这些，可以评论也可以不评论。如果我们需要在这一点上给予评论，表现出幽默常常是最有用的。它让我们避免了对孩子的看法太过严肃或者太荒唐到只关心像座位这样老套的事情。

我们可以带着一脸灿烂的笑容说："看来今晚是放弃数学的斗争！"这样的评论比较有效，或者说："今天足球队没有你该怎么办呢？"当然，不管说什么，都要用自己的风格表达安慰。在这个点上的评论，就像在治疗中其他地方的评论一样，都要把焦点放在开始进行治疗时通常会呈现出来的焦虑上。倔强的12岁的孩子可能会反抗"必须做这么傻的事情"，如果这样，我们需要评估孩子指出的家庭阻抗。

分析阻抗

这带给我们两个关键点，这两点是超越狭窄的技术概念的。第一，阻抗是任何精神分析治疗中最基本的因素，我们要采取何种方法处理阻抗；第二，什么时候个体在为团体说话，或用什么方式为团体说话。

有可能我们感觉与父母有着牢固的联盟，他们很有动力，愿意去做治疗师要求的事情。这种状况通常发生在父母带着他们的大女儿来治疗的例子中，其中女儿的行为令父母深恶痛绝——有一位母亲曾称之为"登峰造极的讨厌鬼"。很清楚，这个女孩自身没有接受心理治疗的动力，而是她的父母希望帮助她，并接受了家庭治疗的建议。可以断定，这个女孩不情愿参加每一次家庭治疗，而且父母不得不提供意识上的动机，然而她是从更深刻的层面为家庭的阻抗说话。在我们依赖于他们参加治疗的意愿并把孩子带入治疗之后，我们发现家里所有人都抗拒谈论重要的事情。现在，她的表面阻抗可以被看成是为所有人在表达些什么。

代表家庭的个体阻抗

说家庭没有动机可能不准确，但是家中全部五名成员都需要克服自己内心的一些东西才能前来治疗倒是真的。父亲显然对不管是在治疗中还是在家里进行谈话的价值存有疑虑。这一怀疑通过他的大女儿和小女儿呈现出来，这对小姐妹在星期六早上做鬼脸，因为在周六早上他们宁愿赖床而不是在治疗室里；这也通过他的儿子呈现出来，儿子一直保持沉默，没有任何表情。但孩子们的阻抗也表现了对抗母亲的家庭内部斗争，母亲在家中是谈话健将，而且总是喜欢更多的交流。在这种情形下，孩子们对前来治疗和谈话的阻抗意味着偏向父亲和"为父亲说话"以此来反抗母亲。治疗师在这种情况下为母亲背上黑锅，因为在呈现出的这个可怕的任务中，治疗师和母亲是象征层面上的领袖。

鉴于此，如何评论的技术变得事关重要。一旦了解了这种方式，治疗师就能把握如何处理当前表现在多个层面上的阻抗。首先在源头病人的意识层面上，她宁愿待在其他任何地方，最好是躺在家里的床上。再者，姐姐的阻抗得到了妹妹的支持，妹妹公开表示赞同她的意见。第三，两个女孩和她们冷漠的兄弟表现了父亲无意识否认自己不愿参与治疗的事实。在第四个层面上我们注意到，家庭对必须前来治疗的持续性反应表现出母亲对整个家庭不愿意用她喜欢的方式与她说话的攻击。阻抗的另一方面是母亲不愿说出她自己的愿望，她通过把"让每个人说话"的工作推给治疗师来回避这个愿望。用这样的方法，她从自己痛苦的家庭角色中脱离出来，同时她感到她与那个角色结成了同盟。最后，阻抗是移情的一个方面，这一点我们将在下一章讲移情时着重讨论。

开始

目前为止我们已经进入了治疗的开场时间。这让我们不禁问道：谁负责开场？怎样组织治疗？父母或者孩子应该先开始发言吗？

实践过程中每次治疗的开始几分钟，治疗师的工作就是让家庭足够地放松，能提出对他们最重要的事情。在与家庭工作的某些时候，有一个危机事件或者重要时刻显然对每个人而言都是需要讨论的话题。在这种情况下，我们期待某个人在开始时将此话题引入。如果没有人这么做，而我们也许从电话中了解到或在我们的工作场景中发现了对某一危机事件的普遍认识，我们也许想要快速干预，直接指出家庭正在忽视的重要话题。在这种情形下，我们大声质疑为什么会这样，或冒险讲出我们自己能想到的理由，或者我们可能判断家庭的回避形式和家庭的探索都会构成将来的干扰，家庭需要直接转移到麻烦的话题上。

然而，大部分情况下，旨在重建治疗界限的初始交流之后，我们会让家庭来决定聚焦在什么话题上。与在个体治疗中一样，家庭会有点彷徨，有时甚至持续很长时间的彷徨，这都没有关系。向治疗师讲述进展顺利的事情也是我们工作的一部分，因为我们对所有事情都感兴趣，而不只是热衷于问题事件。通常情况下，父母会在早期阶段引领着创建话题的任务。在孩子们明确表示不情愿治疗或者孩子们还太小的情况下就更是如此。他们如何选择开场和他们说的内容都给我们将来会看到和听到的信息提供了前奏。

原则上，我们希望话题的引入充当开门器，而不是扮演一个演讲或者结束话题的角色。谁来提出话题无关紧要，除非在工作中我们希望尽快建立规则。我们对每位家庭成员的看法都饶有兴趣，每一位都有同等权利引入议题和评论。全书中有很多如何开始治疗的案例，本章的后半部分就会出现。目前，技术上来讲我们尽全力使得信息流动并以有益的方式互动，而在基本问题上却丝毫不妥协。我们在治疗中理解每个人的困难，主要是通过分享这样的理解来帮助他们成长或应对他们的困境。

拓宽参与范围

上例中，母亲以抱怨女孩这个星期没有完成好家庭作业开始，她设法把整个家庭都拽入对此的争论中。听完母亲的观点，得到足够的信息来理解基本情况，然后我们就可以试着拓宽参与领域，增加我们自己及家庭的观察范围。

我们可以通过询问另一名家庭成员对这个情况的看法来拓宽。逻辑上，我们现在转向女孩，要她描述这件事情的画面。如果是第一次描述这一事件，那么治疗师很可能就要这么做。然而，经常发生的是家庭反复地引入多个问题，而治疗师会感到自己就像那个源头病人——他之前就已经听过这种抱怨了。我们不是说母亲引入这种反复发生的情境有什么错，事实上，如果这是一直出现的问题，她就应该这么做。但在这种情况下，在家庭治疗的时间里我们开始利用可选择的方法来解决问题。假设我们已经有足够的体验认为刚才遭受责骂的女儿会再次抗拒作答，我们将决定不直接问她让她辩驳，而是转向其他家庭成员。例如，我们可能会转向小妹妹，问问她怎么看这个问题，我们知道她认同这个问题，但是她不处在承担责任的位置上；或者我们转向哥哥，那个相对不怎么参与的男孩，问问他的看法。某种程度上我们在拖延时间，但我们用这种策略，试着拓宽母亲和源头病人的工作空间。在母亲引入话题的那一刻，女儿可能表现得封闭、愤怒和抗拒，并将母亲视为一直在攻击和拒绝的迫害性客体来对待。我们想在这种有缺陷的核心关系中引进更多的空间，并为母女配对提供更多的抱持能力，而达到目的的方式是让家庭作为一个整体来给予她们两人足够的抱持。

这需要让其他人更主动参与当前情境的技术。让我们假设哥哥现在说他妹妹确实大吵大闹，而尽管他也很心烦，但他可以选择回房间看看书，或者跟他的朋友一起玩篮球。现在，他将自己作为一个共情性客体提供给她。我们会问他因为什么事情而心烦，然后得知因为父母那天下午一直吵架，或祖母来拜访让每个人都很不高兴。在这一点上，我们会将妹妹也囊括进来，或者我们现在转向父亲或转回母亲，问他们是否因为祖母而心烦，或他们是否争吵，如果是的话，又是为什么？

如果他们能开始描述他们自己的心烦或婚姻不和睦的原因——家中总有一些因素可以解释孩子"无法解释的行为"——那么我们就开始把这两者联系起来。这种联系远比行为上的联结多得多。为了说明我们的意思，假设我们转向父亲，说："是这样吗？你们两人都因为你母亲的来访而心烦？"他回答道："嗯，我妈年岁大了，健忘，而且因为她年纪大了，她变得越来越喜欢指挥人。这让我妻子很难受，但实际上我们争吵是因为我妈告诉她怎么做饭，我希望她迎合我妈，而她希望我告诉我妈这是我们的家，于是我觉得内疚。通常在我妈走了之后就意味着我们要大吵一架。"现在，我们会转向妻子，问她的看法，也可以转向源头病人身上。注意，我们现在已经远离了母亲开始时提出的问题：女儿做家庭作业时的破坏行为。这对女孩来说有着得以摆脱困境的效果。但从另一种意义上说，我们扭转了潜藏的反力比多配对，它倾向于将母亲和女儿禁锢在损害她们之间核心关系的重复性斗争中。我们现在不要求女儿承担否认事实的羞愧、坦白自己或重新开始战斗，我们现在要求她做其他人正在做的事情——陈述家庭情况。

时常在这一点上女孩开始成为有用的报告者。如果第一次面临这个问题时女孩不能做到，那么在第二次或第三次时我们可以让其环顾四周，如果她能充分感到自由，她会略带嘲笑地说："是啊，他们总是在奶奶来的时候心情焦躁，你应该看看他们。他们觉得我做不好家庭作业，但妈妈告诉爸爸当奶奶在时如果他想有饭吃就自己做！"她也可能不会说这么多，可能只是个小的开始，但如果我们听到她说了那么多，这种愤怒，这种青少年的攻击性的贡献会组成大量信息。尽管她看起来很无礼，但她已经加入进来，为父母的问题贡献出了自己的观点。那么我们会问，"当他们开始这样争吵时，你的感觉是怎样的？"或委婉一点地问，"你奶奶在的时候，你感觉如何？"提问的方法多半直接是由治疗师对孩子或任何家庭成员能回应多少的感觉决定的，唯一不同的是这个孩子在那一刻是被防护着的。但我们知道，在思考女孩能承受和能回答什么样的问题时，我们在塑造家庭无法给予的抱持。

在这一点上，我们能给出一个解释性评论。比如，我们会说："我想知道爸爸妈妈中午争吵是不是和家庭作业困难有关。"我们可能说更多，但也许我们应停下，看看他们能为这种联结做多少。让家庭做大部分的自我探索是有益的，但如果他们不能，那么我们就没有理由吝啬地不给出一个大概的理解。沉默无言并不是家庭治疗师的训条，当然也不需要一直絮絮叨叨地来压倒家庭。

因此，如果家庭不能延伸拓展或者分享，或如果我们想说明我们一直在鼓励他们弄清家庭争端的来龙去脉，我们可能会适当地延伸我们的评论。我们会对青少年说："你的心烦意乱可能是你用来应对整个家中事情的方式。"对父母说："她看起来因为你们之间的争吵而心烦意乱，并走上楼去。但她可能感到在争吵中有人对有人错。例如，如果她感到母亲错了，她自己与母亲的斗争就是支持父亲，只是不这么说；或者她感到家庭对待她就像他们看起来对待祖母的感觉，而这是她把它说出来的方式。这里面有没有什么看起来触动了家庭？"最后一个问题可能是一个开放性的问题，留给任何人反应，也可能直接朝向一个孩子或是父母。

这些可供选择的方法表现了两种利用解释在家中创造一种新的思考和抱持的方式。在某种程度上，我们能思考关于这些解释的层次。第一个层次是跟在问题之后的一个单纯的联结性评论；第二个层次扩展到与提供关于动机和设置的粗略假设的联结。到现在，这些都不是意义深刻的解释，但就算这样它们仍提供了一种解决方案的新尝试。可以对家庭说："为了取代带着责怪和愤怒来参与解决问题的尝试，我们为什么不能试着去理解是什么让你们心烦和争吵？它会让你们看待事物的方法和你们感觉对待其他人的方式变得不一样。"如果我们的猜测相当正确，那么他们就会依照我们的解释来进行另 ·小部分的工作。

也许在这一刻，源头病人会略带勉强地点一下头，说："嗯，是的，我确实因为祖母而感到心烦，因为她也是一个人。有时我感到他们不喜欢我，不比喜欢祖母更多。但当妈妈和爸爸吵架时，我就感到害怕，我也心烦。所以可能你说的是对的。"这对她来说已经给出了很多，但这确实发生了。而如果她做到了，我们会认为家庭作业的困难——至少是在这种情况下——现在变得更能理解了。其他困难的例子可能有所不同，但也能理解它们背后的原因。

另外，我们现在可以考虑是否在这一点上让家庭去思考青春期女孩和母亲之间可能存在的对父亲的竞争，或可能存在的更深的导致对母亲失望的原因，这需要在下一个解释层次上得到处理。为了避免我们给出的建议是针对孩子而不是针对家庭的，我们得说，一个同样富有成效的调查途径可能包括了母亲对女儿的失望，母亲可能感到女儿没有变好，因此对母亲来说她是一个坏客体、一个活生生的指控。另一个可能包含了婚姻不和睦的探索，它恰好集中在充满母性的祖母的例子上。更好的可能是，所有这些都会随着时间推移而被探索，并慢慢地与家庭范围内的模式和它多样化来源的更广泛性理解联结起来。

核心情感交流：此时此地与彼时彼地

比选择话题更重要的是，话题和家庭之间的感情距离。有些家庭可能比其他家庭需要更多距离，而且他们对距离的要求也会变化，这是我们在每一次治疗和每开启一系列治疗之时需要考虑的问题之一。感情距离的另一个方面是治疗以外的话题本身得到表达的程度，就像我们关注一些发生在房间之外的事情时一样，这在团体过程的术语中叫作"彼时彼地"的事件。本质上，这意味着我们在回顾过去的以及另一种情境里的一些事情。当对距离感的要求不那么强烈时，我们所讨论的感觉就活生生地进入到治疗空间里，那么我们就是在直接处理此时此地的问题了。

如果我们选择了在此时此地工作，我们可能在治疗时间里探索一件事情，比如容貌不整洁、在房间里的一次争吵，或家庭在讨论任何有意义事情时的困难。这带来了对移情的探索。家庭在治疗的此时此地工作，而对治疗中事件的探索发生在我们提供的容器中。任何成功或失败都影响着家庭与作为治疗师的我们之间，以及与我们提供的那个容器之间的全面关系。我们会选择在某个时刻加强移情的暗示，或者我们会选择观察和吸收它而不引起注意。这种选择依赖于很多因素，我们将会在第十章谈到。

此时此地事件的优点在于家庭和治疗师分享体会，给他们的检查以直接性和可信性。尽管在探索此时此地还是彼时彼地的事件之间做选择看起来可能很难，实际却常常并非如此。对"回到家庭"情况的讨论可能会相对更好地进行下去，直到某人开始生气或投出深深误解的眼光。此时就到了我们该叫停的时候，去看看现在在治疗里发生了什么，去查明伴着这种眼光的感受，然后去询问接受者对这种眼光所感觉到的——所有这些都是为了拓宽对此时此地的理解。

这就是为什么日常生活的琐事能够成为内涵丰富的客体并以此进行探索的原因。如同我们在第四章中说到的，它们是核心容纳经验的组成部分，就像在早期亲子交流中那样。在治疗中讨论关于家中日常生活的交往困难，是通往核心情感交流这一时刻——一个最宝贵的理解时刻和改变时刻——最直接的途径。在那些时刻，家庭的核心体验是和我们一起在房间里，而我们能比任何时候都更亲密地与他们一起工作。这些捕捉到移情的有治疗意义的时刻对我们的精神分析取向非常重要。下面的例子就是一个很好的说明。

　　罗伯茨一家由爸爸、妈妈、12岁的黛比和10岁的比尔组成。父母三年前最初是因为性和婚姻困难（主要是罗伯茨先生对妻子缺乏性欲）而前来治疗，在现阶段呈现出一些改善。他们在接受了一年性治疗之后回来要求我们帮助黛比。母亲说，在她看来黛比是一个无法忍受的眼中钉已经有好几年了。黛比显然是抑郁的，在学校表现不佳，一度曾很拼命地依赖一个朋友。比尔被父母双方都看成是一个很乖的孩子，他几乎没有惹过麻烦，在学校和运动方面都表现良好，能很得体地跟父母交谈。父母之间仍然存在很多别扭，罗伯茨太太继续认为她丈夫在性方面拒绝她，并且是用很多方式来表达一种不成熟的厌恶。罗伯茨先生在城市公立学校的工作中也存在困难，在学校里他把自己限定在一个不承担责任的闲职上。他把时间花费在控诉他的上级对他权利的侵犯方面，说他对学校系统的责任意味着他需要在工作中保留意见。他积攒了太多尚未阅读的工作文件，以至于房子的所有地方都被这些文件占满了。

　　今天，家庭正在讨论罗伯特太太讲述的一次黛比拒绝洗碗的事情。罗伯特太太让她收拾桌子，她那时正赶着去参加一个聚会，而比尔当时已经被送上楼去准备一个报告。黛比转向母亲说："这不是真的，你从没告诉我去洗碗。我曾经提出过，而你对我说：'你无论怎样都不愿帮忙做些什么，现在就是这样。'当你这么说的时候，我说：'好吧，如果这是你感觉的方式，那么我就不做。'然后你说：'哦，你看见了？我说的没错。'"

在这件事情上，黛比在面对母亲的时候看起来很坚定。而母亲很镇定地回答了她："好吧，如果我这么说过，那么我能理解为什么你会变得那么烦躁。"

在她们之间积极感情的微小增长看起来正在形成。对话进行了一会儿，就转向罗伯茨太太母亲的一个电话。黛比与她的外婆相处得非常好，而罗伯茨太太认为她母亲很疯狂，并因为母亲在她年幼的时候在感情上对她的忽略而怨恨她。罗伯茨太太对母亲的怨恨助长了自己小时候强迫性的入店行窃行为，她反复唠叨她自己的问题，包括她母亲的很多绯闻。其中一个绯闻被发现最终导致了罗伯茨太太的父亲离开家庭。罗伯茨太太也感到母亲很宠爱她妹妹却指望罗伯茨太太来照顾她。

在这个星期的电话里，罗伯茨太太跟母亲没什么可说的，她把电话递给黛比，黛比跟外婆很亲热地聊了一会儿。之后，黛比带着好心情走下楼，问有没有朋友能一起消磨一夜。

因为这些都是在治疗时间里讨论的。罗伯茨太太在椅子上把腿蜷在身下，转向我说："嗯，这是她唯一的朋友，我觉得她有这么个朋友很幸运。"

黛比现在投向她一个愤怒和受伤的眼神，眼里也涌出了泪水。我打断了罗伯茨太太想继续说下去的做法，问黛比当她对母亲怒目而视时她感觉怎样。黛比忍住了泪水，开始抽泣，她说："在家里就是这样。我什么也没有做，然后妈妈就针对我。这不公平！妈妈不怎么喜欢我，如果她不喜欢的话她为什么要生我？"

我决定在那时试着拓宽我们对这一情感时刻的理解。我这么做是因为黛比对母亲的问题是一个重复性的问题。这个问题在与父母一起几个月的工作中仍未得到解答，并且在过去六个月我们进行的家庭治疗里也没有取得什么进展。那时，我第一次发现了大部分麻烦之下存在的基本事实。

因此，我转向罗伯茨先生，问他："你对妻子对黛比的说法有什么看法。"

他说："哦，她是真的说了这些事情，我很讨厌她对待黛比的态度。她从来就不那么对比尔，我同意这不公平。"

建立起父亲对黛比的认同、家庭中的分裂和所表达出的容纳能力的分裂之后，我转向罗伯茨太太，说："当你说她很幸运哪怕她仅仅有一个朋友时，你在想什么呢？"

"我只是被她气疯了。"她说，"我猜如果我考虑一下，那么我得承认，这可能跟她与我母亲之间那次聊天有些关系。有时我感到黛比只是关心自己，就像我母亲一样。她对我身上发生了什么一点儿都不感兴趣，她太关注自己了。我想当黛比跟我母亲相处时——嗯，她能这么做对我也还好——影响了我，所以当她打完电话走下楼的时候，我就心情不好，但我还是强忍着。当这再次发生就让我情绪失控了，而我没办法让自己停下来。我发现她喜欢这个女人，这个女人碰巧是我母亲，这个束缚了我的女人，这对我来说很难。"

"看！这就是不公平。"黛比说，"我理应有个外婆，但她认为我这么做是在反抗她。"

现在母亲态度开始软下来，说："这不是黛比的错，真的，但我确实发现我对她有看法，就像她和我母亲合伙对我不关心一样。"

我说："我认为，有时你感到黛比和你丈夫一起不关心你，但你对他的一部分愤怒很容易转向黛比。"

"确实是这样。"她说，"我发现对他大发脾气很难，我害怕他。你能相信吗？这个可怜的男人！而我害怕他，但我不害怕黛比。"

"你是否意识到，黛比承受了一部分你太太对你不好的感觉？"我问罗伯茨先生。

"不，我不这样觉得。我知道我认为这是不公平的，但我也感到她们在继续一些不好的事。这也经常是我对妻子生气的原因。"他说，"实际上，有时我感到是黛比和我被我太太拒绝，她找出比尔来爱。"

"我认为这种不好的感觉包含了你们两个感受到拒绝的历史。"我说，"我确定在家里这种情形会时时发生，看看家庭所包含的东西就知道了！"但我仍对是否了解其他起作用的客体关系而心存怀疑。

一个治疗时段的这种延长版本包含了许多东西，包括涉及母亲重要的成长经历，以及母亲与女儿关于争吵和彼此不能相互喜欢的感受的重复抱怨。然而，让这次治疗真正有效的是把对问题的强烈感情引入当前，比如讨论母亲和女儿的交流、母亲针对女儿的伤害性评论和女儿针对母亲的直接眼光。因此，在治疗中，我们有了一个戏剧性的联结体验的例子，她们相互阻挠因此无法给予中心容纳。与此同时，对于用一种更好的方法解决问题这一任务来说，家庭共有的容纳能力也是不够的，就像父亲对妻子的忠诚很快就转变了，他站在女儿那一边，感受到她受到的伤害，而妻子感到孤独并要承担责任，就像她对她母亲做的那样。

现在我们可以用家庭三角关系（Bowen，1978）的术语描述父母联盟的这一转移。无疑这里存在俄狄浦斯三角关系，尤其在这个时刻，它对家庭的偏移发展很重要。但偏移以一种高度特异性的方式发展，更重要的是，家庭的偏移是因为一系列的原因——这些原因能够得到探索，并最终被描述出来。通过详细的描述，明确传达出这些原因是如何涉及家庭成员的伤害和渴望，能让他们每一位都感到被理解。我们将这些描述为"因果关系"，是我们在本章后半部分会讨论的。一开始他们感到在彼此面前被治疗师理解，后来，再有一个小小的进步是，他们感到彼此之间能更好地互相理解，并且最终变得更加体谅。这种外部客体的变化改变了内部客体，内部客体的转变改变了自我，而这又以一种新的方式影响了外部客体。这种过程对应的双方是连锁和相互加强的：客体和自我在一个永不止息的循环里联结在一起。

干预的种类

在下面的论述中，我们并非试图去区别解释工作的不同层次，如爱德华·拜布林（Edward Bibring, 1954）在个体工作中做的那样。我们建议考虑干预的四个领域。首先，解释的目的是让治疗活跃起来，证明需要，给不同的个体以说话的空间，平息混乱，开启探索性的评论。其次，一些评论的目的在于给予支持和建议。第三个层次是理解——表面性的评论联成一个连续的整体，目的只在于命名或澄清现状，而解释性的评论试图进行日渐加深的探索。更进一步说，有些评论的目的在于引起或检验移情。我们会在第十章详细阐述这方面的内容。最后，解释的所有层次都会在修通的过程中反复被引起，直到家庭自己承担起理解的任务并接近治疗的结束。

组织治疗

治疗师的活跃性很大一部分是针对工作的开始部分的，即给家庭成员一个开始谈话的方式（如果他们缺少交涉的话）。治疗师可以要求其他人少说一些，或允许有人结束，并在重复争吵时给予干涉，要求谈论别的话题（比如用关于一位家长幼年时代的历史信息来说明令人迷惑的重复，这种行为是父母组织家庭功能的衍生），在需要的时候展示方法，在其生活环境里成为一个更成熟和有见识的合作者。通过对治疗空间的这种促进和活跃，我们做的就像父母一样，为孩子的抚养、训练和教育负责。首先我们需要做一次较大的分享——但并不总是这样，因为这些功能和家庭里当前相同的父母功能有太多重叠的地方。许多家庭会在开始为激活他们大部分的经验负责，而我们的工作也更多集中在理解"发生了什么"上面。

然而，几乎在所有家庭里，我们必须进行一些鼓励。当家庭有鼓励的需要时，我们没有理由不理会。我们要对"管理"家庭这个空间和它的用处负责。空间的复杂性要求治疗师在家庭治疗中比在个体治疗中有更多的激发。既做个体治疗又做家庭治疗的治疗师经常会发现他们在家庭情境中更主动，而这也是这种增强的主动性看起来更为合适的一个原因。这些家庭治疗的管理方法不仅应用在我们的精神分析取向上，也应用在其他我们研习过的家庭治疗模型中。

关于家庭的客体关系历史的提问技巧我们有必要给予特别的注意。我们想鼓励年长的家庭成员把他们在家庭中成长的经验拿出来分享。尽管这些信息可能从家庭中自动浮现，但另一些时候我们需要特别问到这些信息。最好是在治疗的僵局出现时或在这些信息能促进理解或共情的某个时刻，通过询问一个家庭成员在原生家庭是否有相关经历来实现。我们希望在那一刻得到一个特殊情况下的客体关系的历史，这些特殊情况在治疗中正好呈现在我们面前。

这些问题被当成家庭成员与父母和初始对象的互动记忆。事实上我们得到的就是关系的历史，因为它们已经被体会到并且内化了。这一内部客体的历史和随之相伴的体验包括了体验的理想化扭曲，与互动本身的印象相互交织。与真实的历史相比，这是内化客体更为准确的历史。这一信息总是非常直接地指向我们对当前设置的家庭互动的意义形成关联和解释评论的能力。

给予支持和建议

支持在家庭设置下可以分成很多角色：可能是我们希望支持一个个体或者家庭去忍受某些难以忍受的事情，也可能是我们愿意去扮演一个支持性父母的角色以提供家庭缺少的容纳性父母的功能，甚至可能通过实际上说些什么激励的或确定的话，或者在治疗过程本身的暗示之下来提供支持。对大多数家庭来说，我们能做的最具有支持性的事情是让治疗变得具有解释性，并使容纳性环境得到改进。持续探索、鼓励他们为相互理解拓宽空间，期待他们能够并且应该忍耐更多，这些过程是很大的支持。这里催生出了一个模型，即父母的功能是对未来发展抱有理想并鼓励成长（Loewald，1960）。母亲为孩子付出，让他去成长，去迎接更多的冒险并收获更多，这是一种支持，从而鼓励孩子在她的保护范围内成为一个独立的个体。但如果家庭像孩子一样在某个特定发展阶段需要更多直接的支持，那么我们就会像父母一样给予他们支持。但我们应该明白我们正在这么做，至少大概提及为什么我们认为这样做是合适的。

我们的支持包括为父母养育孩子提供建议。我们中有些人曾在"儿童–指导"模型下工作，已经学会了如何为家长在怎样给孩子设置界限和应对他们方面提供建议。我们主要要学会如何小心谨慎地给予意见，同时尊重家长的防御。有关在"家长–指导"模型下工作和心理治疗之间的交界已经有了很多文献的论述（Arnold，1978）。例如，我们可以告诉家长试着通过把孩子送回他的房间来设置界限，然后看家长是否能做到。如果他们能做到，那么他们就能够在设置有效界限的好结果中有所收获，而且他们和孩子之间的关系通常也会开始改善。但如果他们不能采纳我们的建议设置出有效的界限，那么心理治疗则开始研究是什么在父母动力和父母各自的内心中干扰他们，让他们不能有效地利用建议。

在我们家庭治疗方法的一般框架中，要为这类工作留有余地。帮助父母更有效地行使父母能力显然同样也是为孩子考虑。但在实践中，当潜伏期或青春期的孩子在场时，治疗师直接给出建议还是很困难的，因为孩子们可能表示出厌恶。在这些情况下，更好的方法是通过问题来澄清我们支持父母的特权，而不是在孩子面前炫耀。问题的程度取决于家庭的差异。在某个个案中，家庭范围内的父母联盟能让最适当的治疗干涉顺利实施。而在另一个个案中，对联盟或抱持能力的攻击可能会非常强烈，以致治疗师让自己看起来完全没有站在父母这边才是明智之举。这个问题要由治疗师的判断力来决定。大多数家庭会忍受一些治疗师的错误，允许治疗师在开始进入阶段出现任意的判断，他们能把这当成是治疗师学会与他们一起工作的过程。

当我们确定给家庭直接的建议并不明智时，可以用一种普遍意义上更可取的方法：我们可以询问他们对界限设置或是任何其他方面的建议的感受。这通常会引起一些家长对孩子的抗拒、怨恨或是家长的内疚感的讨论。随着探索的深入——当然也需要带点运气——当到了要行使父母功能的时候，父母自身经验增长的不足便会显露出来。这总会导致某个家长结束对问题的探索，就像本章之前曾描述过的案例中母亲和一个倔强的12岁女儿表现的那样。

> 母亲："你的意思是如果她要冲我大声嚷嚷，而我告诉她说我不会帮她做家庭作业也没有问题？那就这么让她测验不及格？"
>
> 治疗师："嗯，你怎么想呢？"
>
> 母亲："我猜如果她真不及格的话，她下次也不会冲我大声嚷嚷了。或者可能她及格了，就根本不需要我帮助她完成家庭作业了！

哈！我从没有这么想过。好吧，我想我知道该怎么做了。"

这种工作方式让孩子可以直接反对父母，在这样的情况下我们处在支持他们讨论的位置上。例如，我们不带有偏向性，既支持孩子扩大任何异议，也支持母亲探索自身设置界限的困难。这样一来所有的事情就更为真实，因为孩子通常不会反抗父母，也不能够阻止他们得出一个更有效、更少扭曲的方法实施父母的功能。事实上，如果直接问孩子对此感觉如何，他们通常都会支持父母设置界限的需要，但治疗师可以要求同时并入一些合理的修正，这样来给孩子的成长助一臂之力。

总之，我们说最好是先试着以常规探索的方法用家庭设置解决这些问题，如果因为某些原因而不适用，比如孩子的年龄或孩子拒绝合作，那么治疗师就可以给出进一步指导意见，即使在提出建议的时候也要保持治疗框架。第十二章针对这 问题提供了案例和进一步的论述。

促进沟通

家庭治疗的一个中间目标是改善交流。我们不是通过提问或者要求某成员与其他成员对话来主动促进沟通，我们也不使用诸如让一对关系很差的丈夫和妻子背靠背地告诉对方他们不喜欢对方什么之类的技巧，我们通过语言促进交流，用语言而不是用行动来表达。当情绪性情境源于前语言期的体验而没有办法找出语言来表达时，我们也会注意到非语言的交流，并再次试图通过语言来表达。我们发现在某些家庭中，语言不是作为语言使用，而是作为消音器、包装、武器、消除器或者呕吐物。如果能识别出对语言的这种应用和它在家庭经验中的来历，那么我们就能向着更好的沟通努力。另外，我们提供玩具、纸张和记号笔，为孩子和一些青少年提供与其年龄相适应的表达途径。

理解：通过解释参与家庭体验

家庭治疗中解释的运用受到诟病，被认为是无效的。家庭不想知道真相，也听不到以任何有效方式说出的解释性评论。这种指责表现出他们从根本上误解了解释过程，而将解释讽刺为是在安全距离上强加给家庭的一系列理智观念。本节对此指责的回应来自书中四处涵盖的材料，以及那些尝试用这种方法对家庭进行工作（来测试家庭中理解的效力）的治疗师的体验或意愿。

解释在任何精神动力学疗法中都极为重要。我们现已经明确这点，即我们讨论的是与家庭分享理解的过程，而不是不管其是否适合的强行臆断。这意味着解释无论在怎样的深度下进行尝试，都不是一个单一、分散的用一种玄妙深奥的方式打破僵局的句子。当然，治疗师有时也说一些类似的话达成这样的效果，但这是不同寻常的事件，就像可能家庭成员诉说的一些事会构成解释工作的一部分为家庭打开僵局一样。当家庭工作进展顺利时，它确实会成为一个准则。

正如我们已经强调过的，在理解家庭和努力让我们自己被理解的过程中，解释工作是一个重要部分。它构成了抱持过程的主要工作，那不仅是治疗师能有所建树的部分，也因其类似于母亲与孩子之间的核心关联与核心抱持。当然，没有理由认为我们所说的总是对的。家庭成员能够在大多数时间里"让我们回到正途"也是这个过程的一部分，而他们对我们不得不说出的东西予以修正也是我们在工作中必须面对的。然而，我们用来验证我们所说的话的线索主要不是意识层面的，也不是他们公开的同意或不同意。它们是充满感情的语调以及随之联想的内容，包括家庭成员之间的不同意见。在下面的案例中，父母否认治疗师的评论暗示治疗师可能是正确的，这一点片刻后被儿子证实了。

治疗师："我认为家庭在说，约翰正在说的事情代表了大家共同的想法，每个人都不情愿来治疗。"

父亲："我认为你错了。我想让他们来把问题解决了，因为要他们都来这儿的悲痛感都让我很累了。"

母亲："哦，我认为我丈夫和我在这个治疗中是一起的。"

约翰："嗯，来这儿的路上，爸妈一直在吵架，爸爸还说：'我真希望你不要对孩子说这些。这是我们为什么无论如何都要到那个见鬼的家庭治疗去的原因。'"

解释是客体关系方法中的重头戏。解释性的评论不是单纯理论上的见解，也不是强加于家庭之上的专有名词。尽管这些指导着我们去尝试理解，当然它们的作用也仅限于此。我们的语言避免理论术语，即使它们就我们自己而言很好用。我们用通俗的语言，特别是与家庭体验近似的语句，使用他们的符号，让话语对他们来说清楚明白。这可能意味着借用他们的术语，尤其是那些带给他们生命重要事件的词语。米纽庆（Minuchin，1974）把这描述成为"追踪（tracking）"。但最重要的是语言力求清晰直接，这就意味着简单、简短。通常，最好是在几分钟里简要地谈些事情而不是演讲，但也没有具体的规则。其中最重要的是要让事情在家庭中随着时间的流逝尽可能地变得清晰。年幼的孩子或者一个理解能力受损的家庭成员的出席，都会改变不得不使用的语言。有小孩子在的时候，语言中还会包括游戏。在第十三章和第十四章讨论与有幼童的家庭一起工作时会举例说明。

解释从某种程度上扮演了两种角色。它可以针对此刻直接的问题，针对某人、两个家庭成员之间的关系或是整个家庭的对话。同时，解释表达了与我们有关的"元信息传递（metacommunication）"，也就是我们在场试图去理解的信息。我们在家庭过程之外越是有更多的角度（尽管同时我们也加入他们），就越能在镜映他们和提供他们继续探索所需要的容器之间游刃有余。

在我们提出的模型中，解释工作主要考虑的是每个家庭成员彼此之间的抱持情境和家庭为这种抱持情境提供必需的容器的困难。这由很多成分组成：害怕被抛弃、被伤害或不被爱的共有焦虑，让人变得充满戒备和愤怒；当个体害怕客体会虐待他们或不能爱他们时会变得充满控制欲；导致这些情形的家庭成员的既往史；个体彼此联结的方式仿佛他们还是过去的客体而不是现在真实的家庭成员。我们可以对上述所有材料进行评论，以此来帮助家庭建立一个更好的共有抱持能力。但这是总体目标，它常常不是我们说的实际内容，我们只是朝着这个目标工作。比如在前一个例子中，治疗师顺势追踪约翰揭示父亲对前来进行家庭治疗有情绪。

治疗师："我想约翰是代表整个家庭说出了这种感受。对家庭来说让他做这样的事情是安全的，因为对孩子来讲讨厌过来是可以理解的。但就像他是唯一一个对谈论关于他的事情感到厌恶的人，他会感到更多被孤立，也更不易感受到别人对他的理解。如果我们认为他是为你们每个人说话，那么每个人都可以相互帮助，找出在这里是什么导致了困难。"

行为解释

评论不全是依赖语言。有时候我们通过保持固定的姿势一言不发或者通过传递信息的行为来评论。干预的行动模式有时比语言更有效。例如，一位因为担心孩子报复而无法设置界限的家长转而攻击治疗师，因为治疗师为错过的治疗收费并坚持按时结束治疗。治疗师选择简单的坚持，不带任何报复性的方式，因为她感到用语言解释看起来要么是防御，要么会羞辱到父母。

另一个案例中，一位家长反复告诫他6岁的儿子不要乱动治疗师的玩具，而那些玩具就是治疗师放在那里让他们用的。治疗师没有直接去质疑父母关于孩子得坐着不动的说法，而是在随后找到一个机会让孩子玩起了玩具，通过他的行为传递出"玩耍是孩子的天性"，并且是通过一种可以缓和孩子和家长之间张力的方式来展现的。

我们也可能用其他术语来描述这种干预，如"塑造"。使用"行为解释"这一术语是为了说明我们的目的是增加理解，尽管其中经常没有语言的理解。这一术语也提示我们，可以用形成语言干预的方式来形成这些干预。

"因果关系"

解释不应该是用来攻击的矛。在我们没有误解个人和家庭感受的情况下，还需要一段时间才能安全地说出他们的防御。要让他们理解我们不是在反对他们，语言和语气的运用起了很重要的作用，而成功的解释也取决于他们是否准备好接受这些特定的事情。

从一开始，我们越是能够提供"之所以为之"的原因，他们也越容易接受。我们提供的是依泽瑞（1952）所称的"因果关系"，这在第七章曾提到并讨论过。这个术语的特殊意义，可以延伸到对解释为什么家庭成员的感知和体验是讲得通的所有尝试（包括与治疗师建立关系）——他们总是使用这个方法，就算选择这个方法有缺陷。依泽瑞注意到，一个团体与作为治疗师的他建立关系时会体现关系的三个方面："必需的"关系、"回避的"关系和可怕的"灾难"。

团体移情的三个方面需要放在一起理解，才能理解整个团体的移情。我们再次提出这些，是为了表明它们所呈现出的解释的水平，这种解释提供的深度和广度也指导治疗师沿着客体关系理解这种特定的移情。指导解释的困难在于：对重要事件的解释性贡献通常是大量工作的最终产物，这个过程中治疗师必须始终如一地用一种包容的态度回应。更好的说法是："我们认定的这种麻烦模式的发生一定是有原因的，我们得找到它。"我们邀请家庭跟我们一起探索，建立起"因果关系"。

有时，我们会用一个解释来拓宽家庭成员对彼此的容忍度和他们相互交流的能力。这种情况下，我们应该给出解释。通常我们得出解释的方式是通过将他们视作大的团体来观察，然后问我们自己更宽泛的问题："他们自身和彼此之间什么地方出了问题？"而不是狭义地去想："个体有什么问题？"这样才能得到一个更全面的看法。我们可以为这一更广阔的观点寻找一些来源：我们对家庭抱持功能的关注，家庭作为一个团体对团体过程的理解出现的问题（不同个体有不同的理解），以及对移情的接受和处理中得到的信息。因此，"因果关系"会在特定情况下在深度和广度上都有所不同。

例如上一章提到的与罗伯特一家工作，在开始治疗时，我们所做的工作就是探索。家庭能够在一段时间内在治疗的抱持环境中拓展对彼此的共情，母亲提供了一个部分的 "因果关系"：当她说如果女儿感到被她伤害，那么她能理解为什么女儿不想帮忙洗碗碟。不一会儿，她们可以如此相处的能力就崩溃了，母亲猛烈地批评揭示了整个不幸的关系。深入观察这种失败让治疗师得出，有时母亲打击女儿是因为这比公开对丈夫生气所产生的痛苦要小一些。再次的解释把家庭引向恐惧：如果母亲直接对丈夫表达出愤怒的情绪，整个家庭就会爆发一场灾难。但治疗师并不是一步到位地跨出这一步。

治疗师的解释让母亲说出她对女儿发泄自己愤怒的更多原因，那是代替其对丈夫的发泄，因为她害怕他却不害怕女儿。这使得家庭对她对丈夫潜在的恐惧又更近了一步，这里既有她在当前家庭中的态度，也有她的内在客体对他的投射。这让他们所有人都更多理解了这个重复的家庭场景，并把它放在一个在未来朝向更多理解的位置上。在下一个层次的解释之前，家庭成员可能会有感情的碰撞。当前情境需要与母亲和她自己母亲的长期投射经历联系起来，随后，要和她感到女儿很像她姐姐的感受联系起来，而她姐姐看起来比她得到更多。这为她的个人反应附加上丰富的材料，实际上可以引起女儿的共鸣，使其因此变得与渴求的母亲更为相像。

移情和反移情

当解释产生于我们将治疗性环境当作抱持情境来利用的体验时，它对家庭是最有用的。这将我们引入移情和反移情领域。我们知道，移情在家庭治疗中的应用与其在个体或夫妻治疗中是不同的。这种差异帮助我们调整技术以适合不同的情境。移情和反移情在家庭和夫妻治疗中的应用是精神分析家庭治疗技术中最基本的，所以在接下来的三章里专门讨论。

修通

"修通"是弗洛伊德（1914）用来描述在阻抗随着分析过程不断增加的情况下为持续分析所做的一切努力。1926年的文献中，他写道："在自我已经决定放弃阻抗之后，它仍然很难释放压抑。"（p.159）换句话说，阻抗还不够抵消自我不顾新的认识而偏向于压抑的任务，这需要"强烈的努力（strenuous effort）"。这对病人和治疗师都很艰难，他们都会对改变的前景感到沮丧。如果工作进展十分顺利，他们不必如此。此时此刻压抑的层次被剥去，则部分冲突的解决也会随之而来。

因此，在家庭治疗中也是一样：我们不仅仅是简单地命名阻抗和期待家庭无意识的压抑得以解除。从家庭成员之间相互联结和家庭与我们联结的方式中我们可以看到，家庭遭受着客体关系防御系统之苦。这些关系是复杂的，源自多方的体验和面对冲突时的妥协，以及他们彼此适应所导致的相互加强。这样他们就保持了一个恒定的系统，并且这个系统对改变是有阻抗的。所有家庭治疗都要打破这个系统，但在分析性家庭治疗中，我们在既成的系统中寻找动机。许多决定性因素在不同形式、不同发展层次上不断得到解决，治疗才能获得根本性的改变。这也是为什么我们希望大多数的家庭持续治疗的原因。

在家庭中，个体的症状可以被看成是他的个性化与团体的一致性之间的一种妥协。家庭的症状形式也可以被看成是在当前的家庭和上一代的家庭目标之间做出的妥协。而症状形成的过程可以被看成是家庭系统中的动荡信号，如同它寻找并坚持新的适合它当前发展状态的平衡。在客体关系术语中，个体或家庭团体的症状是先前家庭中相互关系经历的结晶。它表现出多种以特定方式建立在家庭成员中的微观投射认同，这是许多建立关系的方式相互加强的综合结果。它们长期存在的原因如同它们出现的原因，并一直受困于有问题的关系而非可以支持成熟独立的家庭抱持环境。

修通的阶段治疗师会感到费力，有时还会很无聊、沮丧和绝望。这时我们提醒自己这种阻抗正是我们预计的，发生在内心、人际间和代际间水平上。这类似于弗洛伊德认为的阻抗的来源（来源于自我对新认识和去抑制的对抗，来源于本我对切断本能满足的反对，也来源于超我对允许成功的阻止）。我们也提醒自己和学生，当修通看起来处于最无望的困境时，即是我们最接近压抑部分的时候。这不是单纯由本能的性冲动或破坏冲动组成，也包括了家庭关系中所有婴儿期的形式。我们修通的是家庭对婴儿期关联模式的坚持，这种形式是为了获得基本的亲附需要，而缺失更能满足人类关系基本需要的成熟模式。

家庭治疗与个体治疗相比有一个显著优势，那就是家中一名成员的改变会对其他人产生影响，也就意味着整个系统有发生改变的倾向。当家中一名成员发生了改变，这给其他人施加了压力去进行调整，并导致了可能充满戏剧性的、强烈的连锁效应。部分家庭成员领悟和改变的力量是这样强烈，以至于整个修通过程得以加速。家庭系统中部分的变化会影响整个家庭系统的变化，许多非精神分析取向的家庭治疗师都曾描述过这种效应。博文（Bowen，1978）就将此现象作为他只对夫妻做"家庭治疗"的原因。他发现，自我分化的改善只在婚姻伴侣和治疗师之间的三角关系中才发生，而其他家庭成员为了对此做出反应，都自动地发生了改变。这种改变的途径确实时有发生。但同时家庭其他成员面对变化的阻抗也开始出现，家庭于是可能返回到原有的平衡中，或制定出一个新的平衡使变化最小化。这是我们假设大多数家庭在修通过程中对相互交叠的部分反复多次进行工作的原因。

这就说到了短程家庭治疗与长程家庭治疗对比的问题。在我们最近的一项检查报告中，艾伦·戈尔曼（Alan Gurman）发现家庭治疗的平均长度是4~7次，通常不超过20次。斯特林（Stierlin，1985）呈现了厌食症家庭在接受连续7~10次的家庭治疗后的电话随访研究，其中80%的案例治愈或者显著改善。但对数据进行仔细分析后，他发现90%得到改善的家庭中患有厌食症的都是年幼的青少年，而且厌食症病程较短，改善率随着青少年年龄和病程的增长而递减。我们希望为严重病理状态的家庭提供长程的家庭治疗和个体治疗。我们都赞成家庭治疗是一剂强心针，但它不是奇迹。家庭治疗通过与家庭成员一起工作来缩短改变过程，这些家庭成员构成了现有的相互间客体体验以及需要改变的过去内在的客体体验。

我们意识到，推荐每周一次、持续一到两年的家庭工作与家庭治疗的一般趋势背道而驰。家庭治疗的许多其他形式要求通过次数少、间隔大的会谈达到最佳效果。精神分析家庭治疗的基本形式是一种深入的治疗，通常通过合并个体或夫妻治疗来强化，或偶尔增加一周一次的家庭治疗次数，或延伸至一周两次（如对拒绝前青春期的家庭）。杰克·格雷勒（Jack Graller）告诉我们，他将夫妻治疗增加到每周两次以此将治疗推进到新的深度。大多数家庭是怀着有限的目标来开始治疗的，但我们能帮助他们把目标拓宽到对现有困难和潜滋暗长的问题之间相互联系的理解上。

另一方面，短程家庭治疗有着明确的任务，当这些目标比所预期的时间提前达成，可能会改为计划好的简短治疗形式或缩短治疗。在接下来的章节中，我们将提供一些案例加以说明。有些家庭坚持更为有限的目标，有时是因为可以理解却不能改变防御的原因，有时尽管他们在面对现有危机时失败但他们的抱持能力很强。通常这些困在某一特定发展阶段的家庭都是很好的短程干预的候选家庭。一旦这一阶段的危机得到处理，他们会忘记自己的需要并结束治疗。还有其他一些家庭的实践性排除了除短程干预之外的所有形式，如家庭中有个孩了即将离开本地去上大学，在这样的情况下我们运用长程评估作为背景，并可以集中在一些可能会适合相应环境的目标上。带着这样的观点，我们并不需要感到无助或无所不能地非要试图通过几次治疗让家庭得到根本性的改变。

一些治疗师工作的环境本身就不能支持长程治疗。很多保健组织、保险公司、门诊部和学校健康中心都因为经济原因或者病人护理工作量太大而禁止长程治疗。其他机构可能因为病人的流动性而无法进行长程治疗，比如在军队或者以住院部为基础的医院中，住院病人出院后家庭治疗师难以继续对家庭进行工作。于是，现在的问题是分析性方法在这些情况下是否还有效。在预算的限制下，分析性方法不能直接缓解症状来满足机构提供服务的需要，它只能扩展短程治疗中工作人员的视野和提高他们的临床敏锐度。

辅助技术

本章并未介绍特殊辅助技术的使用，如在有小孩的家庭中游戏的使用，在家庭评估和治疗中艺术和绘画的使用，或者在家庭治疗过程中可以提供投射画面的梦和其他载体的使用。这些在本书中的其他地方还有举例说明。尽管精通某些特别的技术非常有用，但这些载体的使用主要还依赖于我们在本章中讨论的工作方法。例如，当家庭呈现一个梦或一幅画，这就需要根据其对家庭共有的意义和对每位家庭成员的意义分别进行研究。首先，询问呈现者对这个梦或图画的评论，这样他就不会因为其他家庭成员的反应而感到受攻击。然后，我们可以根据其他家庭成员的反应来做出回应，这些反应是无意识关联的状态。有时没有必要要求做出反应，取而代之的是我们使用一切发展的材料来构成关联。从这个观点出发，讨论其他任何话题都是一样的立场——它是可以被研究和理解的。在第一章、第六章、第八章、第十二章、第十四章和第十九章中呈现了使用游戏和绘画的案例，第十九章中有两个例子阐明了对梦的使用。

协同治疗

使用两名治疗师对一个家庭进行工作是精神分析家庭疗法中的传统习俗。它在培训或研究时特别有帮助，在这样的安排下，两名治疗师可以交换他们的反应和观察来扩展他们对家庭的理解。发展出面向边缘型青少年家庭疗法的NIMH小组，将与对父母工作的社工搭配起来作为协同治疗者，在面向整个家庭工作时既表达青少年的观点，也表达家长的看法（Berkowitz et al.，1974）。这种工作方法对困难家庭持续发挥着作用，但同时对这些家庭需要进行合理的附加工作。

从我们的观点来看，任何基本原理都证明了两名治疗师的合理性，它通过扩大家庭来扩大投射他们内在世界的屏幕，以此扩大我们可能观察的领域。然而，本书中只有很少协同治疗的案例，因为我们自己目前没有做协同治疗的倾向。我与大卫·萨夫两人过去都做过协同治疗，大多数时候是在我们自己接受培训的时候，大卫（1982）在对性功能障碍的治疗中发展出的心理动力学疗法里，大范围使用了协同治疗。从为学生的协同治疗做督导的经验来讲，我们发现协同治疗最好是采用两个经验水平相近的治疗师，否则经验较少的那个治疗师会相形见绌。

有两名治疗师拓宽观察范围和吸收移情，为丰富对家庭的理解提供了机会，但这要求在每一次治疗之间都有积极的讨论。如果没有这个过程，当家庭分配"好的"和"坏的"移情时，总会难以避免地出现未意识到的分裂，而且协同治疗将失去帮助意义。除了避免这个缺陷的作用，协同治疗的体验过程也是理解家庭投射的过程。

尽管我们看重协同治疗，必要时推荐使用，也将其教授给学生们，但我们自己并未成为协同治疗师。这种状态是我们亲身经验的结果，因为我们发现对比没有婚姻关系的协同治疗师们，我们需要花更多的时间和空间来处理家庭的投射。这是因为我们吸收的家庭投射不仅影响了每个治疗师的内在客体系统，也让我们共有的客体关系产生共鸣。我们从这里能得到很多理解，既有对家庭的理解，也有对我们自己的理解。但在一定程度上，我们需要划清界限，这样临床工作才不会入侵我们的婚姻和家庭空间，我们也不会过分利用临床经验和技术，把它们视为我们一直持续的婚姻再调整的基础。通常的说法就是，用餐时间是用来享受二人世界和与孩子们相处的，而不是用来琢磨艰涩的反移情的。

家庭治疗中精神分析技术的局限

很多家庭治疗文献中写道："分析性技巧为什么无效？"我们想简短地介绍我们自己对其局限性的评估。有没有对分析技术无效的或者不恰当的家庭或家庭类型？从一般意义上说，有些家庭比较容易治疗，因为他们拥有建立治疗联盟的能力。我们可能会认为在受过教育的、表达能力好的家庭中更适合，并且事实上有一部分的确如此，但比起那些表达能力较弱的家庭，这些家庭实际上也会设置更强有力的言语阻抗。

许多教育程度不高或未受过教育的家庭已经能和我们一起以深思的方式工作。不是语言表达的能力，而是信任感和结成联盟的意愿使他们有了内省的能力。确实存在"难治疗"的家庭，包括贫民窟家庭、多重问题家庭或有药物依赖者的家庭，他们在延迟满足的能力上有欠缺。但其中也有一些家庭可以很容易与我们建立起理解，并不再以投射作为他们改善彼此抱持的方式。我们不能假设因为他们属于某个社会经济类别，所以他们不能从我们的工作中获益。

有些家庭确实比其他家庭更难治疗。当家庭存在多重丧失和抽象思维能力欠缺时，我们的工具常常就不够用了，我们的资源也会紧张。对这样一些家庭来说，更具体的干预方法会更有帮助。尽管如此，治疗师在任何分析性方法的培训和概念化家庭在发展、移情方面出现的问题时，对引导案例和理解反移情都是有帮助的。

导致这些技术上不足的因素不是抽象思维能力的缺乏，而是开放的探索和接受投射的能力的缺失。需要帮助的是贫困的家庭还是受过良好教育或者富有的家庭，这些是治疗师无法控制的。任何治疗性的努力都可能在某类家庭中遇到困难，但一些更直接的方式可能会在家庭不允许更彻底的工作时暂时打破僵局。

结束

尽管孩子在成长，在通过不断重复来学习达到更高的感情和智力发展水平，但是很可能在几个月的准备工作之后所发生的变化会让家庭在治疗其问题上进退反复。当然，这并不是说这项工作会永远持续。结束的重点不在于在有限时间内来迫使改变（就像在短程治疗中那样），而是对每次治疗都能铭记于心。从实践意义上来讲，一个治疗的样本不是无限的而是有限的。我们意识到许多家庭治疗师在实践过程中拉长了一次家庭治疗的时间，有可能达到两个小时或更多，但我们还是主张在固定长度的时间里与家庭进行会谈，时间在四十五分钟到一个小时为宜。

　　不管是否打断了治疗中的讨论，我们都要按时结束治疗。这表明我们对家庭恪守承诺，就像咨询师对咨询过程遵守规则一样。这个过程在治疗前后仍然继续，就像个体真实地生活在家庭界限之外一样。从哲学意义上来说，我们将家庭过去的和现实的客体关系系统联系起来，并认为他们能够自主掌控。在处理家庭成员之间、家庭和我们在一个小时结束后以及度假期间的分离和个体化问题上，我们也做好了家庭离开我们的准备。我们在治疗界限内处理家庭对每次治疗结束时的反应，这也是准备结束的开始。

　　结束有太多种形式，也给我们的工作带来了太多挑战。我们将会在本书最后一章专门就此问题进行讨论。在此我们可以说，正像最后的结束是为家庭以修正的移情形式重新体验和重新处理一样，很多治疗结束的本质是将解释和修通分离与哀伤问题的需要放在首位。

第十章　移情和反移情

　　处理移情和反移情是客体关系家庭疗法的特性，客体关系和团体分析理论让我们对移情有了更广阔的视野。移情发生于家庭成员、每位家庭成员和治疗师，以及作为团体的家庭和治疗师之间。我们在移情浮现的任意时刻对其进行处理，但最常关注的是家庭与治疗师的关系，它由家庭对我们共有的团体移情决定，我们能通过自己的反移情反应察觉到，包括感情、幻想、观念和行为。我们将临床设置中处理反移情的方法做了详细描述，因为交流技术是必要的，这样学生才能学习我们的方法。我们借助对此的研究来确定关于家庭体验假设的证据，那么它就不会只停留在不可言传的直觉层面上。我们认为，这样的研究也有助于策略性和结构型家庭治疗的学生们尝试着学习"和治疗师本人一起工作"的技巧（Aponte & Van Deusen，1981）。

　　我们从个体分析设置中对移情和反移情概念发展历史的理论回顾开始，目的在于展现客体关系理论是如何拓宽弗洛伊德的早期概念的。然后，我们要说明这些经验如何考虑在治疗师内心发展出与患者对他自己的家庭观点相对应的客体世界。由此逐渐去说明我们对移情和反移情的认识，以及它们在我们与家庭的精神分析工作中的应用。

移情的概念：弗洛伊德

移情的概念由弗洛伊德于1895年提出，多年来几经更改。他首先注意到病人倾向于将想法与感情错误地联系起来，以此来抵抗所意识到的记忆中令人痛苦的真实情况。与此相似，当真实的联系存在于那些感情和过去的重要人物之间时，他们也可能把他们的感情和治疗师错误地联系起来。弗洛伊德将这种类型的错误联系称之为对精神分析实施者的"移情"。他给出一个例子，一名女士在治疗开始时因为对他产生了禁忌感情的移情而抗拒治疗，这种感情最初来自她过去经历中的一个人。他也注意到，有些病人对受到治疗师的影响感到害怕，并在催眠和最初分析的时候依赖给他们做咨询的治疗师。他认为，这些移情可解释为对接受治疗的阻抗。

十年后，弗洛伊德（1905b）描述了两种移情。一种是病人表现出原有被禁止冲动的摹本，现在原封不动地投向治疗师，将其作为替代品。另一种是病人通过升华表现出更"巧妙"地修改了的被禁止的冲动，弗洛伊德称之为"修订版本"。这些甚至能变为意识，"聪明地利用一些存在于治疗师个人和环境中的真实特性，来让他们自己依附于此"（p.116）。这些移情伴着精神分析情境不断出现，无法避免，我们需要发现它，通过解释将其从治疗师身上分离开来，并把它们与病人早年经历重新联系起来。换句话说，移情现在被看成是一种重复，它需要通过解释转换成记忆，从而在精神分析过程中得以释放。

1895年，弗洛伊德将移情看成是绊脚石。而到了1905年，他认为移情是精神分析"最有效的联盟"。他开始确信"只有在解决了移情之后，病人才能确信在分析过程中建立起的联系的有效性"（1905b，pp.116-117）。

十二年后，弗洛伊德（1971b）意识到这些移情表现变得更经常也更迫切，直到原先的心理情境特地与位于中心的治疗师重复移情。他认为，这会发展成"移情神经症"。因为它完全地将治疗师纳入其中，治疗师有足够的时间可以去检查移情神经症。但现在他会对此进行干涉，不是希望摆脱它，而是希望发现它的全部属性，最终可以重建它与过去经历的联系。弗洛伊德关于移情的论述沿着移情在分析中的发展而发展。

尽管已经充分认识到了早期关系的重要性，也敏锐地察觉到病人与他的关系，弗洛伊德（1905a）仍然偏好力比多理论。他小心地将移情看成是病人过去的体验运用在了治疗师身上，而不是关系的重复：治疗师仅仅是病人分配力比多或性能量（1917c）的现有场所。弗洛伊德（1912b）意识到正性移情能促进精神分析关系，且因为其有助于治疗，便无须解释。然而，色情性移情——爱，或者像我们说的一种过分的正性移情，就如同负性移情一样，是病人在过去体验基础上原有冲突版本浮现的阻抗（1915）。新的压抑在受保护的精神分析情境里是不必要的，因此移情可以被修通。治疗师需要帮助病人理解他的潜意识阻抗，理解他是如何在快乐原则的范围内抗拒面对现实，以及如何抗拒治疗师在精神分析工作中的权威性。

移情：客体关系理论

我们采用客体关系理论扩展移情概念，以包含在治疗关系中对早期关系甚至是更早的部分——客体关系（part-object relationships）的重复。我们认为移情是建立联结方式的活生生的历史，它受到婴儿性依赖的变迁以及寻求亲附而具有的性和攻击本能的原始情感的影响。因为治疗师的节制，分析情境的设计就是为了引发这样的移情。节制是一种"基本的原则，应该允许病人坚持自己的需要和渴望，以便将其作为推动自身工作和改变的动力。我们必须明白，我们得通过替代的方式缓和其力量"（Freud，1915，p.165）。

运用客体关系的基础理论，现在我们能考虑将节制作为病人"客体饥饿"的产物。移情的强度和清楚程度很大程度上取决于分析开始的方式。所提供给病人和治疗师之间的空白如此之大，以至于病人被迫向治疗师寻求亲附，因为治疗师仍保留着或多或少的一段固定距离，病人被推向前，无法撤退。这可以被认为是一种操纵，虽然它看起来是让病人的内在世界对外开放，给出一个心灵呼吸的空间，然后让过往体验再次呈现在生命中，并被重新检验。当其发生时，便是病人重新体验来自各个发展阶段的过去事件，其中最重要或至少是最难达到的，大概就是学龄前的事件。当它们重新呈现在当前，病人回应的适当或不适当的程度便不仅能被治疗师观察到，更重要的是病人自己也可以看见当前生活中的什么事情较容易激活过去的反应——那些对待眼前治疗师的反应，如同治疗师是内在客体一样。

英国客体关系学院的成员们一致怀着这样的内在信念：与治疗师的关系是他们临床工作的中心。因此，在英国经验主义学派的传统中，这一理论从他们对病人和治疗师之间关系的研究发展而来。较晚进入这个学派历史的冈特瑞普写道（1969）：

> "自我的发展和保持越来越多地被看成是基本的心理动力过程，而且自我只可以在个人客体关系的基础上发展，遵循在任何层次特别是在最深的层次上，只作为个人治疗性关系的结果而发生……我们越多关注'个人'，越少关注'症状'，个体治疗关系就越能在整个情境中占据优势"（p.310）。

治疗设置的整个情况把我们推向对移情的考虑。移情不是病人的一个孤立的现象，就像他存在于一个非人化却前后关联的治疗情境中，在一个与治疗师建立起可见的个人关系的文化基础上。我们赞同伯德（Bird，1972）提出的观点，认为发生在治疗性关系中的移情是独特的，但也像他一样接受"至今未经实证的观点，即移情是普遍的心理功能，它几乎是所有人类关系的基础"（p. 267）。我们进一步认为后一种移情作用于家庭成员之间，任何当前的关系都受到早期关系的影响，当感受、认知和控制影响都比较原始时，依次以早期发展阶段中不同层面的体验为基础。这类个人的移情就像化合作用一般卷入到与其他人的关系中，这些人在与具有特定属性的陌生团体的联系中有着相似或互补的倾向（Bion，1961），家庭亦是如此（参见第十七章）。

对回到被压抑的坏客体关系的阻抗

弗洛伊德（1926）将阻抗定义为来源于意识的潜抑，即精神的执行部分——自我部分潜意识——本我冲动的压抑。除潜抑的阻抗之外，弗洛伊德也将阻抗归结于移情和从疾病中获得的继发性获益，自我阻抗也是一样。在自我阻抗中他加入了修通必需的本我阻抗，还有起源于补偿内疚的惩罚需要和阻止成功与恢复的超我阻抗。这些阻抗的概念都很有用，但对家庭工作还不够。

费尔贝恩（1952）可能被误认为定义了自我的驱动力而创造了自我的基本分裂和压抑领域作为摆脱关联方式的需要，因为这种关联方式太过于痛苦，病人不能忍受将其留在核心自我和意识自我中。阻抗现在就变得不一样了：它不愿意让痛苦的关系进入到意识的部分。冈特瑞普（1969）做了逻辑上的延伸——这种阻抗作用不让早期经验的痛苦进入当前的治疗情境中。治疗性关系正是治疗阻抗的驱动力，他解释说："我的自身经历让我从不怀疑……病人心中的内在成人发现，在孩子水平上体验自己与成人相处时的感受是件多么烦扰和羞辱的事情"（p. 314）。

因而，阻抗是病人在自身以及与我们的关系中揭示并体验自己的艰难和痛苦时所具有的困难。一开始，他们将治疗师认同为自己批判性的内在客体，因此展现他们不再满意的部分变得越来越困难。而随着治疗的继续，他们从中借用了我们的接纳而对自己尽可能少地批判，正是这样的自信让他们逐渐释怀。也就是说，病人一开始投射认同治疗师为病人的反力比多客体，后来逐渐从这种投射认同中走出来而形成了内摄认同，在内摄认同中，反力比多客体得到了理解，并且随之不再需要用往常那样苛刻、批判的方式来说明自身。

哈维小姐是一位33岁的制图艺术家，她已经接受了三年的精神分析治疗。在尝试自杀后的一个星期，她与一名男性建立了新的关系。来访的时候她说一切都好了。治疗师暗示她这份关系以及关系形成的速度也许有防御的作用，以帮助她逃避当他（治疗师）离开不久时发现自己对他完全依赖的恐惧。这时，她勃然大怒，说他和世界上其他人一样，看起来根本不理解她，证据就是其他人也对她这么说。治疗师对于她愤怒的早期来源被她一口否认。她让他闭嘴，不管他能不能理解都不重要。治疗结束时，她从沙发上站起来，理理头发说："我很抱歉我这么混蛋，我知道我必须这么做，但我很抱歉要你忍受！"第二天，她进来说："这很难开口，我走到车前就知道你是正确的。我想我因为你要出去度假而生气，你就像我爸爸那样抛弃了我，而在我那么需要你的时候，我没办法忍受你离开。我无法把这些告诉你，我现在可以了，但这还是不容易。"

移情和阻抗，可以被看成是源于治疗性关系中重建的内化客体关系的人际现象。

反移情

反移情在弗洛伊德的论著中很少提及，究其原因也许就像斯特雷奇（Strachey，1958）认为的，他不想让病人看到太多他的技术。1910年，弗洛伊德将反移情描述为对病人影响治疗师潜意识感受的反应。他后来警告说，应当预防这种反移情感受，即治疗师的魅力导致了患者"婴儿"式的爱的移情发展。弗洛伊德（1915）主要将反移情看成治疗师应该抵抗的一种具有诱惑性的感受。弗洛伊德（1910，1912a，1937）坚持自己的观点，认为反移情来自治疗师的阻抗，防止他自己潜意识的婴儿情结浮现出来，其解脱之道是自我分析或者培训分析。

在精神分析技术的早期历史和现代主要治疗师群体中，反移情一直被认为是自身未经分析的冲突被病人引发而难以控制的反映。例如，格林逊（Greenson，1967）在对精神分析技术有里程碑意义的论著中写道："反移情是治疗师对病人的移情，是移情的平行过程，与移情相对应……反移情反应会导致对病人一系列的不当行为，它们表现为治疗师持续地误解病人或产生一些潜意识的无用功、诱惑或随意行为"（p.348）。顺着这条精神分析的思路，反移情被看成是反映在治疗设置中的治疗师被激发出的自身移情问题。陶维尔（Tower，1956）认为："反移情应该是治疗师在治疗情境下的移情，而不是其他"（p.253）。她写道：反移情出现在与病人的关系中是正常的，但如果它超过了限度，便会阻碍分析的进展。

然而，英国学派研究了在治疗初期将反移情概念扩展到更复杂水平上的情况，他们认为治疗师的反应是病人对治疗师投射的内在记录。这一进展延续了投射（Klein，1936）和投射认同的概念（Klein，1946），在克莱茵和她的小组中有更为详细的研究（Segal，1964）。他们认为，这一过程开始于驱力、力比多和源于死亡本能的攻击性在原始客体上的分裂和投射，并且先于更结构化的关联方式。然而，他们也提到"好母亲"或"坏母亲"在真实母亲身上的外化，并探索了母亲形象分裂成若干部分的变迁，这一变迁起初是因为婴儿不能处理"母亲是一个好坏并存的整体"这一概念。费尔贝恩（1952）阐释了婴儿的心理组织具有内化与母亲相处的经验的特点，这可以让他避免坏的客体关系并维持正常状态。但只有克莱茵学派最为彻底地探索了治疗师的经验作为理解病人情况的基本工具的用处。英国的温尼科特（1971b）、冈特瑞普（1969）和美国的希尔瑞斯（1979，1986）在此项研究上著作颇丰，比克莱茵原先的理论引起了更多关注。

海因里希·瑞克尔（Heinrich Racker）的工作

从克莱茵的理论直接传承的、对反移情最清晰的理论阐释是阿根廷的克莱茵学派治疗师海因里希·瑞克尔。1957年他在《反移情的意义和作用》一文中，清晰地描述了反移情中的一系列问题。他的想法把我们引入对家庭治疗最有帮助的领域。瑞克尔开始像先前的阐释者那样，从病人的投射和治疗师的困难两方面阐释导致反移情的各种原因。他明确指出，这些后来由治疗师自身困难导致的因素并不是真正的反移情，而是治疗师对病人的移情。

瑞克尔引入了一个崭新的概念。他认为反移情显示出接受病人投射的基础条件，这在投射认同中得以建立，但只在治疗师全然不知的情况下整个过程才会发生。他需要时刻准备好接受这些投射认同，允许它们占据主导，然后意识到它们，并处理这种体会。只有通过这种方式，病人的体验才能被透彻理解。一旦这些体验受到阻挡，病人会感到被排斥，感到医生在远处生硬地治疗他。在这种阐释中，是否愿意准备接受这些移情（我们在这里用"移情"与"投射认同"互相替换）是治疗师能否利用反移情并将其作为理解病人内在世界的基本方法的必要条件。

而后瑞克尔继续考察了病人客体世界中这些投射认同的各种来源。如我们讨论过的，它们之所以存在，是因为病人的内部世界在许多方面是彻底分裂的。最根本的分裂是自体和客体的分裂，但也有各种体验部分与客体的分裂，这取决于痛苦经历的类别。

一致性和互补性认同

瑞克尔构想治疗师会认同病人自身经历中的两部分，这两部分或者是病人的自体，或者是病人的客体。当听到与我们建立了良好联盟的病人说她丈夫前天晚上酩酊大醉并威胁要打她时，我们会代表她对丈夫愤怒不已，为她的不幸而恐惧。瑞克尔将这种对病人自体的认同称为"一致性认同（concordant identification）"。

另一方面，如果病人在整整一个小时的治疗中喋喋不休，控诉我们的解释打击了她，或者我们把问题强加在她身上而不顾及她的难受，对她照顾不周，我们会感到被攻击，并在她对客体不满和愤怒时与她的客体认同。瑞克尔称这种与病人客体的认同为"互补性认同（complementary identification）"。

现在，我们就有可能用更复杂的方式思考反移情的来源，来自瑟尔斯、温尼科特和其他人的临床研究也帮助我们这样思考。例如，在我们觉得被病人当成客体对待的情况下，我们推定病人也展现出他自体的一部分。然而，当我们感到被病人当成自体的一部分时，我们就需要思考在他的客体生活中他是什么样的人，目的是能够对他说："我感到现在你对我的方式就像你父亲对你的方式一样，也许这能让我了解到你的感受，并且避免我会虐待你的可能性。"如果我们不太专注在术语上，因为术语只是表现了诡辩的水平而本身并不重要，那么我就可以采用瑞克尔的看法，回到基本观点上，即我们在病人的生活中扮演的角色变得更加复杂，在这个角色里我们接受并吸纳不断变化的自体和客体投射。不同的形象向我们传递过来，对这些情况的理解和澄清构成了治疗工作。

"消极能力"的成长

我们可以得出结论，在一个长期的、相互充分理解的治疗中，治疗师应该能够重新体验病人成长的家庭经历。而因为这些发生在两人之间情感交流的情况下，治疗师和病人也逐渐形成对这种体验的情感效度的共识。治疗师和病人之间使用的语言和治疗师寻思所发生事件的方式，不需要也不应该充满专业词汇或试图将体验生硬地套入某个理论框架中。治疗师应以一种接纳的状态，在双方之间创造一个空间，在治疗师内心也创造一个对应的空间，这样可以在空间中存放来自病人客体世界的体验。为了达到这种状态，治疗师需要发展出"消极能力"的个人特质。这个名词最开始来自诗人济慈对莎士比亚诗人气质的形容，现被定义为一种"处在不确定、费解、困惑之中而不竭力谋求真相和原因"（Murray，1955，p. 261）的能力。这个理念被比昂引用在他的课程中。1973年在塔维斯托克临床中心，亚瑟·海特·威廉姆斯（Arthur Hyatt Williams）亲自向我们传授了对这一概念的理解。威廉姆斯认为，"消极能力"是一种包容"不知道"的能力，并能足够延迟满足想要知道的需求，让体验的意义从体验本身中浮现出来。当我们能成功做到这一点，反移情体验最终会告诉我们与病人的关系中我们需要知道的一切，而如果强行将理论作为理解方式，那我们可能永远也达不到那种深度。"消极能力"是说明客体关系是工作方式而非理论方式的一个范例。

个体治疗中的情境移情和反移情

作为治疗师，当我们内心为消极能力的发展创造空间，我们也创造了抱持性治疗情境的主要部分。连同治疗师提供的整个治疗情境，形成了个体治疗中的抱持情境。在这种抱持环境下，个体病人对抱持情境本身产生移情。在这种移情中，病人基于原生家庭人物提供抱持方式的内在模式带来了对治疗性关系的期待，我们称此为"情境移情（contextual transference）"。治疗师对病人如何利用治疗性情境也有回应，我们把这称为"情境反移情（contextual countertransference）"。

在个体治疗和分析中，与治疗师的早期关系并未渗透到客体世界深层，而是病人期待治疗师为特定的工作提供环境，这与治疗师希望提供的可能相符也可能不相符。第一种移情是针对治疗师提供的工作空间，其妥善性可类比父母为孩子成长所提供的抱持。在早期母婴情境中，情境移情相当于婴儿在母亲怀里对她的身体特征和活动的反应，在母亲组成的这个外壳中，"眼对眼（eye-to-eye）"的核心关系得以发展。在大多数的每周个体心理治疗中，对治疗师"抱在怀里"的抱持方面的移情是最突出的，而且大多数的反移情也就此产生。这也是先于移情性神经症固着前，精神分析第一个较长阶段中主要的结构性移情。

一旦我们认识到情境移情更多联系到病人早期工作的情感，我们就能更好地去理解它的来龙去脉，并在工作中区别于焦点移情——心理治疗或精神分析后期的特征。

个体治疗案例

一位女士打电话要求来咨询，但她首先询问治疗师的办公室是否在家中。她的前治疗师的办公室就是在家中，她看到他家庭生活富足，这使她痛苦不堪，觉得自己无法再次忍受这样的情况。当治疗师说他的办公室确实是在家里时，她要求再次转诊。

在这个例子中，对治疗抱持情境现有的情境移情导致治疗无法开始，情境移情也会在将来的治疗中出现。

> 一名接受精神分析两年的女性随口提到，她仍然让小女儿跟她睡在一张床上，而她的丈夫有时才能过来和她们一起。治疗师已经知道这个情况，但一直觉得这件事不需要分析性地考虑，因为对病人来说，治疗师的接受意味着他能将病人作为一个人去接受并理解，这也就意味着他能给她情境性的抱持，那是她觉得母亲没有给她的。在这种情况下，当她一直在谈她对继续分析模棱两可的态度时，治疗师感到一些莫名的气愤。他对这种睡觉的安排进行尖锐的质问，得到的回应正如他一直预料的——他并没得到信任。病人说，她原以为他能理解她安排这种睡觉方式的良苦用心，但现在她感到背叛。

尽管治疗师的干预可以被看成不同的反移情表现，但最重要的是病人将他转变成她挑剔的母亲。既然已经这样做了，那最具挑战性的一点就是，"母亲的挑剔"已经证明了她无法给病人安全的抱持。反过来，这一点也可以被看成分析过程中的某一时刻被激发，病人冒险要将更聚焦的方式运用于治疗师。这样的方式对病人来说太冒险，所以她对治疗师提供的情境移情中的抱持和安全感设定了一个移情性的挑战。对这一失败的反移情，治疗师首先是迎接这个挑战，但他对她忧虑抱持环境失败的状态以如此强烈的方式进行了回应。

个体治疗中的焦点移情和反移情

移情的其他方面源于个体与父母核心关系的体验，在早期身心伙伴（psychosomatic partnership）中，母亲与孩子在精神与身体的核心层面交流，形成一系列有序的核心关联。在个体治疗中，当病人或详细或简略地将内在客体部分投射到治疗师身上时，移情的这些方面随着治疗的进展就会显现出来，我们将此称为"焦点移情（focused transference）"。治疗师通过投射认同的过程接收这种移情，并受其影响。焦点移情有时可以通过仔细回顾病人的投向与重要他人关系的客体关系而探测到。但只有在反移情中，体验才能得到最敏锐的理解，这时通过当前的治疗性关系，病人的内在客体系统得以重建，到目前为止，这种治疗性关系有可能发生在作为孩子的病人和早期母亲之间的核心关联中。我们将此称为"焦点反移情（focused countertransference）"。

在仔细尝试区别情境移情和焦点移情后，我们要提醒自己，它们之间是有重叠的，正如一个婴儿在母亲提供的抱持环境中感受核心关联一样，所以婴儿对处于核心位置的母亲的体验与其对环境性母亲的体验联系起来，再次将这种体验由一人身上转换到另一人身上。这里有源于核心关联即时性和促成情境抱持力量的抱持方面，在关系的这些方面之间以及移情的这两方面之间存在一种往返运动。在健康状况下，两者所转换的形象一致是最理想的状态。而在病理状况下，两种形象间的一致性并不乐观，为了至少保护关系的一方或者一种可能我们需将另一种分离出来。无论哪种情况，治疗师都要同时接受这两方面，这两方面或多或少都会因为病人对早期经验的构造而有差别，并在治疗性关系中根据治疗的不同类别和不同阶段得到进一步的区分。

我们发现，在实践中用一些肢体语言快速将这两种反移情区分开来会非常有帮助。情境反移情是"抱入怀中"的反移情，而焦点反移情是"眼对眼"的反移情。这样的速记方式有一般简化方式都有的通病，因此我们需要记住，不要把这些速记方式按照词义去理解，而是作为可见的图像帮助完善概念。一种反移情可能随时会融入另一种之中，因为每一次体验都是从另一种之中分化出来的，但同时也将其包含在内。

一个精神分析案例

这一案例是说明如何对焦点移情和焦点反移情进行工作。当然，我们的讨论不可能抛开包含它们的情境移情和情境反移情。本案例详尽而形象地展示了第四章和本章前部分描述的哈维小姐的移情。为了让我们清楚反移情的作用，我们选择了相同的问题来说明对其进行的工作。

在本章之前提到的那次治疗后几周，哈维小姐在一次治疗开始时说："我今天太累了，不想说什么。我一晚上都在熬夜赶做一个快到最后期限的项目。如果你想让我在这儿做什么，你得向我提问。你知道，我不赞成你让我说话的方式。"

在她的治疗中，这是反复出现的主题，治疗师感到有些生气，有种"又来了"的感觉，但他也回应说，他希望能提供帮助，并问她对现在被提问的场景有什么想法。

"这不是正确的问题。"她说，"我跟你一再说过，如果你想让我说什么，你就问我具体的事情。"她开始大吵大嚷，最后终于对治疗师说了一个她的工作场景，那是被她的老板称之为"职员会议"的场合。当老板询问他们的项目时，她觉得自己哑了，根本说不出话来。他"考验她"的行为几乎让她发疯，她想自己能把问题吼回去。

治疗师意识到在治疗的开始阶段，他自己也被拷问并且这让他感到厌烦，而比起开始阶段的情形来，哈维小姐现在异常气愤。这种关联帮助治疗师认识到，病人对待他的方式正是病人自己感到被对待的方式。他现在也认识到，他总是被她以这种方式"虐待"。这可能导致一场争斗——他身陷其中，被迫与病人争斗，将他置于爱争吵、对自己的工作方式不满意的状态。他可能会沉默一会儿，这只会让病人问："你在听么？我需要你问问题。""你对我刚才说的怎么看？"治疗师感到，"对工作方式的不满意"现在看来与他感到被病人纠缠和让他无话可说有关。他决定再次尝试运用自己被纠缠和内心随之冒出的不满感。

他问道："当我没有用正确的方式问你问题时，你觉得我这么做像你过去经历中的谁？"

这次，她有所回应："你这么做就像是我！而我的做法像是其他所有人：我的姐姐、妈妈、我十几岁时痛恨的老师、我前夫。我永远不会争吵。当他们问我问题时，我搞不清楚，我就会沉默。我会告诉自己要做的就是避免引起争吵，但我想大叫。"

"看，我之前已经告诉过你，但我会再说一次。你知道我妈妈曾把我放在椅子上，试着教我阅读。而如果我读错，她就会冲我大吼。她会说：'你没完全发挥出你的潜力。你这样下去就会一事无成！'她也会对我大声斥责。看在上帝的分上，我当时只有五岁。我变得那么安静，而她会大喊大叫：'别傻坐在那儿！你最好说话，或者干点儿什么！'我也想冲她吼，这样她就会知道我是什么感受——她正在对我做什么。"

治疗师现在如释重负，病人开始对他诉说自己内心的痛苦经历。在与哈维小姐的工作中他太熟悉这种感觉了，这让他感到自己变成了一个陌生的、不招自己喜欢的人，变得爱争辩又沉默。而现在他不再被这种感觉所占据。

与此同时，病人对治疗师说到她的一段新感情，她对这个男人产生了从未有过的信赖和爱恋。这与她的婚姻决然不同，她能将她对治疗师的攻击和她感到的治疗师对她的新恋情没有信心的感受联系起来。她注意到现在自己已经做好准备去承认——如果治疗师怀疑她之前的恋爱关系都不成熟，他应该是对的，但是之前她对他的信任还不够，所以无法承认这一点。实际上，她一直坚持说它们是成熟的，就算知道如果他看到她跟这些男人在一起，他会马上感到那种关系不可靠。"我之前怎么也不会告诉你们。你知道，我只能跟原来一样冲你吼，因为我信任你。不管我有多生气或者多难过，我也永远不会完全信任谁到可以冲他吼的程度，但现在我能告诉你我的新恋情。你今晚强迫我说下去，尽管我累了，但我感谢你。你给我鞭策，让我前进。"

这"鞭策"一词也在治疗师心里激起共鸣，因为他意识到这是他所起的作用，意味着用"伪-生殖器"方式对病人的惩罚、取笑或刺激。在病人的帮助下，治疗师所起的作用现在更清楚了。

在这个详尽的案例中，治疗师花了大量时间与病人认同，不断受到批判性母亲客体的迫害。当他的解释性问题引导她明白她对他的投射时，这个提问方式的意义便会被理解为"鞭策"，正如病人在母亲那里体会到的那样。因为病人的这种理解，治疗师感到逃脱了投射认同或是焦点移情的控制，占据他的都源自她的迫害性客体，他也恢复过来做病人的好客体。这发生在她完全相信治疗师并且告诉他自己的新恋情时，同时她承认因为分析早期情境移情的反力比多因素而使她对他缺乏信任。在后续多次治疗中，治疗师对病人的行为和自己都觉得反感，他必须忍受"不知道"这种反感的确切来源，这样才可以让病人自己去发现。但这不是说他对来源毫无头绪。就像病人所说，他们在某种意义上都知道。但他仍然通过承受被她的投射认同控制而不是与其针锋相对或者将其拒之门外来让这段时间延长。这样，治疗师才能让她再次体验到她害怕但必须要去再次体验的部分，当她再次体会到她对客体的体验时，他们一起熬过来了。

这意味着治疗师需要忍受被攻击的感受和不友善的对待。病人确实在挑战他容纳的能力，并且反复多次地挑战。但就像她在本次治疗中呈现的那样，尽管情境移情中有这种攻击，但是也表达了她在情境中新的信任能力，而这种能力是她在早年生活中就已经放弃了的，或者也许从来未曾拥有过。从根本上说，她能对他生气的能力显示出情境移情中她对他的信任在增长，而他容忍这些挑战的能力则让她在一起工作这么长时间之后对两人之间的关系有了信任。增长的信任给了病人信心，让她觉得自己被接纳。这次治疗验证了共有的对这一加强的容器的信任，为焦点移情和焦点反移情工作的开展提供了前提。

个体心理治疗中移情的角色有一些含混不清的地方，因为移情的性质没有分析中那么强烈。这通常被治疗师拿来说明这种移情用处不大，它也确实看起来更加弥散。治疗师断断续续的俄狄浦斯冲突会出现在移情中，或者治疗师说了什么激活了病人的反应，他被病人看成拒绝性客体。但这些事件不会像滚雪球一样积聚力量，病人带着其一贯为人处世的方式进入治疗室，她对待治疗师的方式或多或少与她对待某个内部客体的方式相似。如果治疗师比其他客体更和蔼可亲，她就会获得更温和的客体。从一开始，这些客体的作用就是提供一种解决问题的氛围，让她可以进行自我探索。因此我们得出结论，在个体治疗中，治疗师最核心的地方是能否给予抱持或者营造某种情境。

建立个体病人家庭的内在图像

在哈维小姐的案例中，对于家庭治疗师和对家庭感兴趣的个体治疗师来说，最后一点尤为关键：移情使得治疗师构建了对病人家庭环境的理解，这只能通过应用反移情才能充分而准确地理解。病人与母亲相处的部分童年经验在这次治疗中得以浮现。在其他治疗阶段，这些经验会再次上演，其中也会包含与其父亲、兄弟姐妹相处的经验。有了多次这样的治疗之后，尽管不如亲眼目睹者那样了解得非常准确，但治疗师最终能够获得与病人在家庭生活中体验相一致的图画。这是客体关系方法的一个要点：对家庭生活的主观体验只能作为所谓对家庭的外部看法，两者地位相同，但不能相互取代。同理，家庭治疗师最终能得出个体家庭成员的内部现实观点，这与他们之间在房间里展现的交流现实一样，都是"真实的"（Winter，1985）。

家庭治疗中的移情和反移情

这让我们开始思考在家庭治疗和夫妻治疗中相关的移情和反移情。在家庭治疗中，病人带着对治疗师强烈的、伴随其治疗前人生的焦点移情开始治疗，这形成了一个杠杆作用。家庭就像个体病人一样，也带着对治疗师提供的抱持环境的移情前来治疗。家庭治疗中，对这种情境移情的理解是一件工具，更直接地影响到数个焦点移情。我们的假设也正是如此：情境移情和反移情是家庭治疗中治疗师理解的主要组织方式。下面的例子将说明这个假设，并进一步阐释。

这是简森一家的治疗案例。我在近两年的治疗中对其尝试了各种治疗方法，这个家庭的案例曾在第四章和第十二章谈及。他们转诊到这里时，汤姆九岁，他从一家电器商店破门而入并偷走一些电器。他在学校里已经习惯成为别人戏弄和嘲讽的对象，在家里跟两个哥哥却争斗不休。在第一次家庭治疗之后，他冲两个哥哥大吼一通，然后跑出房间坐到车里。爸爸不愿意让汤姆的两个哥哥出现在家庭治疗中，他说："我们的一个儿子已经毁了，我不会让他带坏其他好孩子的。"爸爸的这个表态显示出了他的防御性。这显然是针对我的，也顺带针对了母亲。在这一点上简森先生听不进去任何人的意见。然而，在对汤姆经过大约六个月的个体治疗并伴随对父母进行的治疗工作（该治疗被父亲定义为"不是特别为我们设置的治疗"）后，汤姆的行为无论在家里还是在父亲同意让所有人都参加的家庭治疗中，都有明显改善。这次治疗发生在形成规律化家庭治疗后的那一年，在第四章提到的那次治疗后的几个星期，那时两个哥哥正外出野营。

他们一家三人进来坐下，汤姆坐在一张红色的旋转椅上，治疗的大部分时间他都在上面转来转去，惹得简森先生很不高兴。简森太太说他们这个星期没怎么吵，并提到上星期他们来治疗时吵了一路。汤姆已经习惯了在治疗中反对父亲。简森先生说所有人，甚至包括汤姆都在想念他的哥哥们。"我当然想，"汤姆说，"他们是我哥哥。""但你们原来总是吵。"简森太太说。

"好吧，我爱他们，他们也爱我，兄弟就是这样的。"汤姆说，"但我也愿意房子里只有我一个人。"

至此，我感到这是一个有意思的穿插情节，我也注意到，汤姆确实看起来比一年前更愿意承认对两个哥哥的喜爱。我感到父母在让他展现他的进步，我对此也心存感激，并为自己对他们的帮助感到光荣。

我的想法是，汤姆的进步是一场"汇报演出"。片刻后这个想法得到了证实，简森先生说他们拿到了汤姆在学校的成绩单。在他这么说的时候，汤姆开始反应迟钝，说话不着边际，发出噪音，在椅子上来回转着。父母都被他惹恼了，警告他停下来，但他一刻也不消停。他们注意到这正是在家时让他们愤怒之极的事情。最后，简森先生说："汤姆，你要不停下来，就没有冰激凌吃。""你这是恐吓。"汤姆喊道。"那当然，我就是要恐吓。"汤姆现在仍然继续刚才的行为，而且开始嘟嘴生气。他要挑战他的父亲。简森先生再一次说：

"汤姆，我说得够清楚了，你没有冰激凌吃了！"他说这话的样子给我的感觉像是他们之间的拉锯战，汤姆有时会屈服，为了得到他的冰激凌。我也为简森先生感到沮丧，不光因为汤姆丝毫没有停下来的意思，也因为他总是把汤姆放在第一位。我对汤姆的在学校和治疗中进步的"成绩"有种混乱和自相矛盾的感觉：在我看来，简森先生已经不再要求汤姆表现出他对两个哥哥日渐增长的爱，为什么他故意哪壶不开提哪壶，非要说到学校的事情？而汤姆在学校表现好也一定有些问题。尽管我此时不是很确定，但后来我意识到，简森先生也在做某种程度的表演，对汤姆在学校惹麻烦表示蔑视。汤姆在胡闹，这可能出于他希望表现出自己的"聪明"。他的一部分已经改变了，现在他不是直接采取行动而是更明白问题，但会在父亲的刺激之下付诸行动。

在这一刻，我对所发生的事情产生了恍惚的反应，隐隐约约对简森先生和汤姆都有些不舒服的感觉。我的不舒服一方面是因为汤姆胡闹，我不相信他这么做是因为不舒服，所有我感受到的就是他在卖弄。我对简森先生惯用的威吓手段也看不惯，这让我感到他是在报复同时也觉得空虚，而不是在一个完善有效的设置中。我现在想起，我曾因为简森先生赶汤姆到外面去跟其他孩子打架而感到生气。我一开始就确定这绝对不是最好的解决办法，但简森先生和汤姆都试图显示这个解决方法多么无懈可击，以至于我后来对我的想法也没有了什么把握。我知道我自己在潜伏期和青春期早期建立伙伴关系的经历让我在这个领域比较容易受到攻击，这意味着我每次在遇到涉及这个领域的问题时就要经过一番思考才能得出解决办法，而不是像在其他领域里一样直接依靠直觉。因此，我带着一点迷惑和思考结束了那次治疗："好吧，也许事情就该这么做。"

然而我知道，我的不适感是久经考验的信号，意味着病人有内心冲突和困惑，而且只要家庭已经准备好，也表明这是予以干预的时刻。我知道我对简森先生的气愤源于我与日俱增的对他完全的喜爱。我注意到，简森太太坐在一旁让事情继续发展下去，就像她经常做的那样。我认为她总是把事情推给简森先生，但这么做有点傻。在我看来，简森先生不管用什么方式表达但肯定是要说关于成绩单的事情，因为在今年不顺利的开头之后，汤姆表现得很优秀。

　　我现在感到，该是用我的不适感来推进治疗进展的时候了。我打断他，询问关于勒索和困难行为的事情。我说："此时此地这个交流是不是有点像在学校受到挑剔——汤姆其实并不想让你把这件事拿出来讨论的？"

　　简森先生说也许这是有关系的，但他一下子就跳过了我的问题，因为我在他管束汤姆并占了上风的时候打断了他。我可以看到，这个过程中我让他开始困惑，我自己的不适感让我在实施干预上比预期放慢了速度，然而简森先生却急于逃避而不作回应。因此，我们卡在这了。

　　"我'恐吓'他是因为我不知道还可以做什么。你怎么阻止他呢？"简森先生问。"但我能看到这跟学校的事情有关系。"他停顿了一下，目光朝下后再次看向汤姆说："你知不知道我小时候也打过很多架，而且还输了！"他这么说的时候，原先简森先生式的说教语气放松了些，而他看起来从一个跟汤姆针锋相对的对手转变成为一个慈父。

　　我几乎不敢相信简森先生正在说话的语气，那么自然又真挚，跟他原先表达自己的方式截然不同。我在治疗的这个突破点上感到一股信任的暖流。

　　汤姆说："啊！我不知道。这是真的吗？"然后他停下了一直在摆弄纸牌的手——自从他放弃转椅之后就一直在玩牌，他径直注视着父亲。

我感到内心有种"构造板块漂移"。我对简森先生的某些感情开始变化。回想起来，我得承认，我原来比当时更能有意识地去控制。我已经感到，从一开始当简森先生对"带坏他的好儿子"展现出强硬的姿态，并把它当成挡箭牌避免所有在这方面的投入与分担时，我就已经多少有些被他威吓住了。尽管我对简森太太忍耐他的威胁在某种程度上表示同情，但我与她自然而然的同感也意味着我也和她一起经受了这种威胁。然而除了这一点自觉的证据之外，我感到我还是比较喜欢简森先生的，因为我知道他多么不容易才让他的防御松弛下来，我再次感到了他的勇气和我对他的尊敬。

因此我要求他多说一些，这次他说得更详细了。他轻缓地、羞怯地但非常愿意地说："我体格健壮，这很有帮助。但较大的那些孩子就在我旁边，他们总是选择我来与之争斗，而我打不赢他们。这跟汤姆的情况有所不同，他们不是跟我年龄相仿的孩子，但我确实——经常被打！"

我还是有一点点生气，但我想，我多少理解了他怎样让这样的事情一再发生——我假设他肯定是挑衅的那一方。当他说出大孩子们作弄他的大概情况时，我头脑里有了一个大概印象：他对着一群大孩子叫骂，而他们联合起来对付他。有了这样的想象，我一部分认同他的做法，一部分也认可那些大孩子，还从中看到了一部分我童年时的自我。我有点同情他，也有点同情那些欺负他的人。

正在我陷入沉思时，简森太太说："我在想，你是不是没有对他们做什么挑衅的事情？"我也顺着她说，我刚才一直在想他看起来总是要求汤姆像早有准备一样去打架，以此作为对别人嘲笑他的解决方式。因为我们一直在想汤姆可能怎样去挑衅别的孩子，我想这可能符合他鼓励汤姆去让争斗开始的态度，尽管他对此很担心。简森太太微微笑了，说："哦，你知道，他自己很能挑衅。当然，他并没有从一开始就这样对我。"

"能给我举个例子吗？"我问。

简森夫妇说到他们最后一次大的争吵，但是他们都微笑着，并不想在汤姆面前谈及他们关于性生活的亲密话题。我记下来，这看起来非常接近这对夫妻婚姻中出现的情况——而此前这个话题已经由简森先生规定了不准被讨论。但是，在这个时刻我并不想鼓励他们侵入他们婚姻中一个私密的界限。我问，这里是否有别的他们可以在这样的设置中谈论的例子。

简森太太想了一会儿，对先生说："有一次你说好了要来接我，我们却沟通出现障碍。"简森先生补充了这个故事：因为她没有带钱，她在不得不走了很长一段路之后，在很沮丧又很愤怒的情绪中回到家。他知道她在走进家门的时候非常生气。"是的，"她说，"但是你在看到我不得不走路回来之后，就开始责怪我非常愚蠢，完全不知道我的那种困窘，还说这样对我是正确的。我开始非常生气，但那还不是时候。你用这个来挑衅我。"她平静地微笑着，让他知道她不是在攻击他，"你知道的，亲爱的。"

"这是真的，"他说，"我没有故意对她那样做，我只是有点喜欢这样。我不应该那么做，但是这是真的，我做了。"

让我感到有些高兴的是，他们组织了自己这方面的工作。他们"脱了帽子"的感觉相当于说他们可以一起来做。在完成呈现家庭挑衅的事实后，我感到我可以试着将这与汤姆联结起来。所以我转向汤姆，问他是否知道他父亲的这部分生活。

"嗯，我知道他能戏弄妈妈和我，"他说，"但是，我从来不知道他与更大的孩子之间的争吵。这非常有意思，爸爸！"

现在感觉他们的距离缩短了，我说："简森先生，我在想你是否想让汤姆少一些对你的折磨，那是一种他经常被欺负的替代性胜利。"

"我从来没想过这个，"他说，"可能是这样。"简森太太现在将她的胳膊环绕着先生的肩膀。她没有反复讲她也常常感到被简森先生所挑剔和欺负。有时候我想她是不是有部分受虐倾向，但是我感到我们现在所谈的关于汤姆在家庭中被挑剔的问题，类似于汤姆不能处理与学校中同龄人之间关系的问题。

在总结这个治疗方式时，我说："这两种在家中和学校感到被挑剔的事情是相关的，理解了在家中的事情有助于指出在学校发生了什么。"

汤姆非常感兴趣，因为他在门口发出一种不同寻常的欢呼声"再见！"

在这次治疗中，我们希望隐含这项工作领域的复杂性，治疗师正在接受来自家庭的一套复杂的移情，家庭成员中的每个人与他人都已经有了相互发展的稳固的移情。这在治疗中很明显，当发生对家庭出现多重回应的事情时，他们相互非常具体的反应和他们对相互关系的理解是一致的。

但是整个工作领域非常复杂，无法仅用这样的方式来组织。因为家庭作为一个整体在运作，这种组织性的反应更容易倾向于出自治疗师的混乱感受，或者是治疗师倾听家庭和小组发言时自然产生的幻想。治疗师理解以及组织这种理解的能力，从而发展出一种"消极能力"。

这种治疗师的幻想导致了更加复杂的反移情反应，治疗师开始转向理解情境移情中的失败，而不是在零碎的个体焦点移情上。家庭成员相互间已经有了焦点移情，如同汤姆对他父亲的方式像是在欺负父亲，他变成了代表父亲内摄认同的"嘲弄的小孩"，也好比简森先生投射"痛苦的受害者"给简森太太认同，因为她自己的原因接受了这样的投射（在本次治疗中并未涉及）。本次治疗的很多地方，治疗师陷入这些个体认同中，事实上这些形成了婚姻关系并在婚姻关系之外建立了一个更加广泛的抱持移情体验。

利用个体移情形成情境移情

每个家庭通常同时谈论一名家庭成员。当这样的事情发生时，这名成员的个体移情可能用不寻常的力量来打击治疗师，结果就是斯蒂林称为来自"卷入公正（involved impartiality）"的"偏差（deviation）"。从我们的经验来看，这种个人移情的影响和导致的反移情偏差基本上都会出现在每一次的家庭治疗中。每当这些偏差发生时，治疗师可以以一种关键和特殊的方式来理解他们：家庭作为一个整体生长出个人的移情，不管是在焦点的还是在情境的形式下，都会为它共享的情境移情说话。带着这样的观点，来自公正的反移情偏差不是过失，而是理解家庭共有情境移情的道路。

在这次治疗中，治疗师与愤怒抗争，有时候是对父亲的愤怒，有时候是对汤姆的愤怒，这代表一种反移情的回应，即治疗师感觉被整个家庭所欺凌，而整个家庭是在为欺凌的移情说话，因为他们作为一个小组害怕治疗师可能会滥用治疗性情境来挑剔他们。这种治疗师感受到的偏差感在不同的方式和不同的时间上个体性地指向汤姆、父亲和母亲，每一次都引出共有的家庭情境移情的线索。这种情境性移情组织了他们的相互作用①。

就这样，治疗师对个体家庭成员的回应的确支持了他对家庭的情境抱持。作为对这种功能的移情，他在结束时达到了最有效的参与。在这个组

---

① 我们感谢伊斯卡·威滕博格（Isca Wittenberg）。在1986年塔维斯托克诊所的一次演讲上，他对于此家庭工作的评论帮助我们在治疗性含义上强化了我们的思想。

织层面，个人的个体控制中心和亚群体的移情和反移情都在相互作用，就像每一块砖都包含在整个房屋的建筑内。但是注意力放在哪里、哪个人的砖块放错了地方，这些会帮助我们思考整个房屋的结构和功能，而不是针对这单独的砖块。在这个家庭中，大家都全神贯注在欺凌和嘲弄，想搞清谁是牺牲品、谁是施害者，这同样也是带给治疗师的情境移情，整个家庭的抱持功能就是这样被暗地里破坏和耗尽的。

鼓励反移情

关于家庭移情的信息是以一种原始的、未组织的方式而来，是由治疗师对这一家庭共同关注的事物的反移情来组织的。当家庭努力处理这共有的关注——同时有家庭内在世界和围绕着家庭的世界——这种努力进入了治疗师内心。治疗师所提供的治疗性工作意味着家庭的关注将在家庭和治疗师之间的界限上活灵活现，都在抱持情境中。

源于家庭努力的信号不可避免地与治疗师自己类似的努力相混。通过这个内化配对过程，治疗师在自己的内在客体关系和那些病人被邀请放入他身上的内在客体关系中挑选出合适的部分。挑选出这一配对后，治疗师唤起了个人进行工作的记忆，作为推进更有效意识化整个过程的方式，直接工作于对事情的再理解。当然，有些事情对治疗师来说比对其他人可能更加容易产生冲突。每一位治疗师都有着不一样的过去，成为内化了的挣扎。这些区域是个体治疗和督导可以予以帮助并引领其进入意识以及有用层面的方向。不是说这些区域如果被抹去或者中立化，治疗师的心灵就能够被校正成一个潜意识移情的接收装置或者反移情发生器。一旦治疗师能与这些区域接触上，这些区域就会变得比那些从来不表现内心努力的区域更有用。对于这些区域，治疗师现在最能共情来自病人家庭的努力。我们希望学生能在督导或连续案例设置中轻松地对这些方面进行工作，而不是对被告知他们需要更多的个体治疗产生恐惧。我们不得不教给学生最难和最重要的课程，它们是开放性和了解自己弱点的根本。我们对反移情所做的工作，是我们试着教授的精神分析性家庭治疗的基石。

我们强调"焦点移情/反移情"在个体治疗中占据的重要地位，而"情境移情/反移情"在家庭治疗中是组织化的相互作用，但两者也有交叉。在本章中我们已经描述了两种移情和反移情形式在不同水平的个体治疗和家庭治疗中同时存在的作用。下一章我们将探讨夫妻治疗作为个体心理治疗和家庭治疗的中介模式，这种模式中情境移情/反移情和焦点移情/反移情都迅速地相互转换。

第十一章 夫妻和夫妻治疗

核心关联和相互抱持中的问题

婚姻双方的问题是"想要成为对方的一切"的需要。他们对对方的移情和投射认同发生在非常紧密封闭的系统中，而且他们共同建立的情境抱持易于形成一种比大家庭所带来的情境抱持更加僵硬的系统。在大家庭中，任何一个人的不同意见都可能带来改变。治疗师以一个相对局外人的身份来到这个狭小而紧密的系统中，需要起到杠杆作用以此进入夫妻之间的情境而不是简单地猛冲进去。这是由进入核心关联和情境抱持之间摇摆的节奏所导致的。这种在夫妻为自身提供的抱持周围提供情境抱持的特质，类似于父亲在母亲的抱持容纳周围提供的外壳。同样，父亲在参与更亲密的关联方面也起到同样的作用。

当一对夫妻最初结合，一定是渴望着并理想化地给整个关系一种兴奋性特质。如果愤怒拒绝的特质在关系形成过程中占据了主要地位，那自然不会继续前进。当然，我们不得不排除关系是围绕着施虐受虐联结而形成的例外情况。在这样的例子中，性和攻击融为一体，夫妻间的愤怒和拒绝性的交换就会非常严重地性欲化，以至于两人不能分化。这样的夫妻在兴奋性方式中用相互攻击来产生联结。

回到常态的情形中，情人在恋爱阶段急切地渴望对方，他们之间这种理想化的关系潜抑了相互的拒绝性客体。他们的恋爱阶段代表着战胜了他们个人和共有的坏客体，而且这种力量非常强大，以至于它将象征性地战胜所有来自恶魔的力量。通常这种恋爱期间躁狂式的欢欣不会长久地持续下去。在某个时刻，通常是围绕结婚时期，每当夫妻一方感到承诺已经被封死了，他/她就会被迫把他们的否认和被潜抑的部分带回到关系中。正是在这个时刻，癔症病人开始在性表达上出现问题，强迫症病人开始需要控制，关系变得更有问题也更加现实。罗伯特·弗罗斯特（Robert Frost，1969）很有诗意地描述这　点说，当"破晓之后（So dawn goes down to day）①"已婚的爱将是"削弱的事宜（a diminished thing）"。但兴奋性的削弱并不意味着关系就是所见到的削弱。当一个更加完整的白天的光芒洗掉破晓唤起的色彩，更加平常和更少合意的语调就会进入视野。在任何最初的关系中，一段时间以后人类的人格将在婚姻关系（就像它在分析性移情关系中一样）中寻找一个完整的客体，也寻求着去表达自身所有的方面。因为"这种内心的强迫性努力在一个人的关系中联合了自我的原始分裂及其客体"（Sutherland，1963，p.119）。这就是为什么病人不可避免地渴望展现给治疗师或者夫妻一方自身这种潜抑的和被拒绝的部分，尽管害怕这样做的风险，但为了能更加被治疗师接受却不得不如此。病人感觉治疗师需要对他真实的全部进行了解。

---

① 大自然最初的颜色是金色，是最难保持的色调。它最初生叶成花，但仅一个小时，然后生叶降为叶子，所以伊甸园陷入悲痛。破晓之后，没有金色可以保留。

　　爱的联结的特质在婚姻时刻或数月或数年之后会发生改变，这在临床上是常见的，也是常识。这个问题摆在已经结婚数年的夫妻面前，即如何在他们之间关系的兴奋性方面保持联系，这方面不仅仅是最先将他们黏合在一起的力量，也是在婚姻中保持给予彼此欢乐的能力。在过得去的婚姻中，一个足够强大的人能经受得住一起生活和工作中的日常压力和周期性的风暴，亲附的兴奋性方面的恢复力将为周期性的相互重新找到对方提供推动力，这也是婚姻中关系继续的基础。

　　这种重新找回通常发生在夫妻性关系的相互支持中。夫妻通过性生活共享一个身心伙伴关系，这种性关系是最亲密的成人关系，接近于"母亲-婴儿"的紧密身心伙伴关系。因为身体之间的紧密性，它不仅仅提供了一个即时的、类似于最早关系的感觉，还唤起了古老的"母亲-婴儿"联结的回音。在性生活中，就像夫妻生活的其他方面一样，核心关联与情境抱持同时存在。在夫妻中两种功能之间的波动比在更广泛的家庭中的波动更迅速。家庭作为一个整体，为任何两者之间的核心交流提供了外壳框架，使得张力减弱，这种张力通过在任何时刻相互持续为对方提供需要，可能在任何二元关系中上演。

　　如果夫妻原始的相互"双向投射认同"（Dicks，1967；Zinner，1976）都主要在兴奋性的方面，那么接下来的就是拒绝性"坏客体"的投射认同，这方面在恋爱期间被置之身外，也形成了对婚姻的主要挑战。对有些夫妻来说，这种挑战将在结婚的时刻出现；也有些夫妻可能在第一个孩子出生时出现，或者在可能代表了对父母一方或双方客体有特定困难的第一个男孩或女孩的出生时出现；还有些夫妻可能在第一个小孩进入特定的发展阶段，例如俄狄浦斯期或者青春期挑战父母的平衡时出现；另外还有一些夫妻可能是在有一个或者所有孩子都离家的时候出现。每一对夫妻都有着自己独特的生活程序。某些挑战是如此频繁地具有压力，以至于我们期望他们产生严重的张力，如在渴望有孩子又不能有的夫妻，或者孩子

第十一章　夫妻和夫妻治疗

有严重疾病去世了的夫妻案例中。不过，这是心理分析和客体关系方法的基本观念，尽管这些压倒性的压力因素需要在夫妻内在客体关系情境中被理解。

我们对夫妻动力的理解来自临床情境。我们看到，来咨询的夫妻是处在意识到他们之间有什么不对劲的时刻。这种令人烦恼的相互移情在这样的情境中将会成为拒绝性或者迫害性的主要类别，因为夫妻在他们来的这一时刻通常感到被对方很不好地对待。他们积极的感受维持着他们的承诺，而我们试着去与他们一起找出发生了什么问题。我们试着与他们一起理解，是什么妨碍了核心关联和相互抱持的正性方面更加自由地表达和接受，我们依赖他们残余的核心关联和相互提供抱持的能力进行工作。当他们得以和治疗师取得联系，这一点就引导我们对客体关系夫妻系统模式得以扩展。

夫妻工作中的移情和反移情模式

对夫妻进行干预的基本模式在第四章中已有说明，我们讨论过夫妻治疗师采取直接聚焦于两个个体的内在世界和广泛注意他们共有的关系之间转换的观念的做法，即既看到核心关联，也看到他们的情境抱持能力。总体将自身定位于一个为夫妻提供情境抱持的角色，同时也致力于核心部分。

夫妻治疗的基本模式继承了亨利·迪克斯（Henry Dicks）1967年写的《婚姻的张力》，这本书是将客体关系方法运用到夫妻治疗中最为基础的范本，实际上是为家庭的整个客体关系观念拉开了帷幕。迪克斯的治疗性计划是为两名分别对一对分居夫妇平行做个体治疗的治疗师而做，因为两名治疗师都在他这里督导而得以整合。将两个个体治疗师提供的片段结合起来，这种形式有特定的优势去深入理解连锁的投射认同。他和他的小组在塔维斯托克婚姻研究机构还没有发现结合起来治疗的效果。当他们这样做时，就意味着他们转向运用联合婚姻治疗作为他们首选的工作模式。迪克斯（Dicks，1967）和他的同事们（Bannister & Pincus，1971；Pincus，1960）留给我们名副其实的掌握潜意识交流含义重要性的、称得上是心理动力性婚姻治疗基本要素的遗产。

这一工作同样由汤姆·美因和约翰·津纳分别做了精彩的总结。美因的文章（1966）从督导两名个体治疗师的优势这一点上提供了一个简单明了的案例，而津纳的文章（1976）则浓缩了两个结合案例中的一些主要观点。津纳高度重视伴侣一起分享他们合并投射认同的潜意识幻想。他写道：

> 通过投射认同外化了的内心冲突应该在我们解释的帮助下重新内化，使心灵内部水平获得修通。这旨在修复投射，即对夫妻行为的干预，他们不再是共谋的合作者，他们有自己平行的个体治疗，并在个体治疗中分析反移情。联合婚姻疗法的移情应该被更紧密地关注，影响婚姻二元的潜意识力量和加入治疗师后的三元组相等。[p. 307]

对伴侣的联合治疗成为夫妻治疗的模式，无论夫妻关系和他们的个体处境是否允许。这引入了津纳提及的一些分析性写作者开始处理的移情问题和机遇（Dick，1967；Henderson & Williams，1980；Levay，Kagle，Weissberg，1979；Meissner，1978；Nadelson，1978）。迄今为止，对联合移情和个体移情之间的特殊差异还没有研究。无论是对夫妻双方还是对治疗师，没有任何方式用来说明夫妻在处理移情或投射认同的转换特质方面的困难。如果我们要推进对夫妻治疗中这种特殊移情和反移情特质的理解并帮助他们相互理解，那么我们现在就需要对这些重要而又不相关联的移情之间的关系予以澄清。

首先，夫妻双方都有自己个人对治疗师的焦点移情和情境移情。尽管比在个体心理治疗中要松散一些，但移情依然存在。接下来，夫妻有他们共有的对治疗师抱持能力的情境移情。无论如何，夫妻意见不一致的事实打开了对治疗师的共有移情，这将会增加被他们各自的事情所侵入的可能性。

这样，夫妻的移情代表了在共有的情境移情和当夫妻联结有压力时出现的个体移情（焦点的和情境的）之间的摇摆。这种压力通过夫妻双方对治疗师不同的态度可以反映出来。治疗师与夫妻进行工作，同时理解这种摇摆的动力学和周期性出现的个体移情。

这种摇摆在夫妻治疗中比在家庭治疗中更有规则地出现，因为在家庭治疗中，较多的成员增加了情境移情作为一个组织因素的力量，在这种因素中个体移情倾向于保持情感，直接指向其他家庭成员而不是治疗师。尽管在家庭治疗中，家庭尝试着强行加入占主导地位的对治疗师的个体焦点移情，代表了治疗中情境移情的崩溃，但在夫妻治疗中却未必如此。在夫妻治疗中更常见的是在这样两种方式之间的摇摆，即夫妻可能一起来建立一种情形，在这一情形中有一个人获得支持来做些重要的个人移情性工作，而个人工作依次轮流导向一个新水平的情境移情。但我们也需要注意，接下来在夫妻治疗中两人之一或者两人都可能对治疗师直接开始焦点移情。

在夫妻治疗过程中，夫妻一方通常表达出要与治疗师进行个体治疗的愿望。不管这种安排是否适当，它代表了投射在治疗师身上的兴奋性和理想客体。在这一点上，我们有必要达成理解，即对夫妻兴奋性移情耗尽的可能，这样的要求代表了理想化投射和玷污投射之间的分裂。夫妻一方有这样的请求对夫妻共有的抱持环境和共有的对治疗师的移情有着重要含义。

夫妻治疗中焦点移情和情境移情的交替

夫妻的移情情境是很复杂的，因为它代表了带着共有情境移情的两个个体移情的转换。

在两种模式中来回移动，治疗师事实上面对的是比整个家庭治疗更加复杂的工作。在家庭治疗中治疗师应很清楚，因为情况太复杂而不可能吸纳所有的个体移情。正如我们之前谈到的，有三种移情可供讨论：

（1）夫妻各自对治疗师的焦点移情；

（2）夫妻各自对治疗师的情境移情；

（3）因夫妻情境抱持能力及其失败或缺陷而产生的共有的情境移情。

治疗师的反移情水平同样源于这些因素。在实践中，夫妻这种基本被理解感或被误解感倾向于在两个方向中寻求解决一个。任一方都希望被治疗师所理解（运用个体移情/反移情渠道）或者他们通力合作作为一个整体被理解。正是由于这种可能性的转换，我们在能理解他们个体的同时也理解了这个整体，这就组成了夫妻治疗形式中的困难部分。这种移情的倾向使夫妻任何一方的个体移情两极化，也使共同带进治疗性设置中的情境抱持移情两极化。下面的案例可以说明：

凯勒夫妇因为20年来无休止的争吵前来求助，我对他们的治疗工作已有一年的时间。凯勒先生是一名55岁的杂志主编，太太是一名41岁的律师并在10年前回到法律学校之后获得过惊人的成就。他们有一个男孩和两个女孩，年龄在8~16岁之间。在治疗中，通常的情况是凯勒太太开始高谈阔论她的丈夫从来没为她做过什么。凯勒先生则会抗议或嘲笑她，接着她就责怪他不重视她的需要，让孩子也站在他那一边和她对立。她经常说她忍了很多年，在两年前开始个体治疗之后她变得坚强些了。

在治疗中，凯勒太太开始对凯勒先生进行长篇大论地抗议。她尖声说她的丈夫永远不能足够爱她以弥补这么多年对她的忽视。最后，她还说道："可能我只是不能再爱他了！"凯勒先生的回应是：直接在我的咖啡桌上狂怒地拍击。当我要求他停下时，他说没关系，如果桌子破了，他会赔的。我说这张桌子是不可替换的，他才不得不停下来。他确实停下来了，但是当凯勒太太接下来几分钟继续表现出轻蔑和毁谤时，他走了出去，边走边说："你处理她！"

我感到自己对他们两个人都很烦——一个不停责怪，一个走出去，留下一个难以驾驭的摊子。

我对凯勒太太说，很显然她伤害了丈夫，尽管她表现得像这一切还没结束。我可以看到她的绝望，她经常将他置于这样的处境来确认他不会说任何关怀的话。

在接下来一个星期的治疗中，凯勒一家人开始表现得像没有什么痛苦的事情发生过似的，说他们已经和好如初了。因为上一周发生的突然事件，我一直都很害怕见到他们，所以我非常惊讶。他们对留给我的眩晕不以为意。

凯勒太太经常希望丈夫可以说点什么让治疗开始。今天，凯勒先生以一种平息的姿态开始不带情绪地、流水账般地讲述他们这一周的起起伏伏。最后，他说："我不记得细节了，亲爱的，你告诉他吧。"

这激发了凯勒太太另一番长篇大论，就是他没有好好地倾听。比如，她不在的时候，他不能顺从她的指令去喂养孩子。

听到这些，我对她试图远程遥控丈夫感到一种恼火的厌烦。我感觉到剧烈的痛苦，没有什么可以让这个女人满足。这时我对他们两人都厌倦极了，并对她挑剔他很愤怒。

　　凯勒太太又开始描述几星期前的事情：当她准备晚餐时，家里人都坐在餐桌旁，没有给她留位置，她站在那儿等着谁能注意到，而家里人没有谁注意到她非常愤怒。

　　当她说这些时，我开始感到对她产生了更多的同情。但她默默地站在那里，看起来是有计划地制造一个针对家里人的事情，就像她想让我看到这一点比直接处理这件事更重要。

　　我感到自己像一名调解人，交替地被双方踢来踢去并被说服，在这个过程中使我与他们之间的游戏变得病态。这是他们的夫妻模式，我开始想为什么我要做这样的工作。我感到自己像恼怒的父母，希望两个孩子停止争吵。当我坐在那里感到被淹没时，我接受了他们共有的无价值感。

我感受到的伤痛、报复和绝望，表示我接受了他们投射的共有的失败的情境抱持。我一直在想凯勒太太习惯长篇大论她"从没被满足过"，而凯勒先生对任何一件事都不予考虑并对妻子和我故意屈尊，我现在意识到我加入了一个个人和共有投射认同的反移情设置中，我想"告诉他们怎样做"的愿望代表了他们规律性的相互伤害对方的信息。

　　于是，在几分钟后我说道："我想，你们为对方做这些事情是因为你们都感到和对方在一起没有希望，感到你们的婚姻很没有用。凯勒先生，你感到自己永远做不对，所以你切断与妻子的联系来消除她的批评。而凯勒太太，你严厉责怪他是因为你确实没有感到被爱。你们都感到不被爱的绝望，你们也有共识，那就是你们的婚姻会结束。"

我的工作被婚姻的无能侵入了。我对回到事情本身所做的努力必须先于他们的收获。作为提供我自己抱持的方式，我提醒自己在这个阶段很小的收获也是非常重要的，因为任何进步都从很小的幅度开始，这对改变伴侣之间反馈的方向是必要的。

在这两次治疗中，我成功地处理了我的情境反移情和共有的投射认同，即使它已经干扰了我提供容纳的能力。这让我开始接近他们对我和他们之间相互的焦点移情。

接下来一周的治疗是在早上七点半。他们再次报告说好了一些，随后一个小时我没有感到那么焦头烂额了。

凯勒太太说："事情进行得顺利些了，但还是有些事情无法回避。"

凯勒先生摇摇头，很生气："你看！事情顺利的时候她也泄气。"

我感到"又来了"。我开始想如果她为自己做了诱饵，现在回应他的激怒将导向我们通常的死胡同。

相反，凯勒太太继续描述他们的性生活。"我丈夫做爱的场景设置模式一成不变，然后就睡觉，这样都二十多年了。我喜欢性，如果好的话，我想要更多。但是他一点儿都不关心我的需要，我们每三四天才有一次性爱，他完事之后马上就会睡着。上周末，我们去一家酒店过周末。在周六有一次美妙的性爱，但我几个小时后再次靠近他，他将我推开，所以我感到很受伤害。"

凯勒先生在这一点上为自己辩护说，他也喜欢性爱。

"你担心你不能勃起吗？"她问道，"因为我实在不能理解。"

凯勒先生否认他担心这个，但是在我的一再追问下，他说："当我们几个小时之前做爱了，我不是完全确定我还可以。有时候取决于其他的事情。我经常觉得她没有足够的时间去了解她是不是真的想要第二次，然后让我感到这是一种需要。她的节奏有时候会起到干扰作用，她从来不谈这个。"

凯勒太太同意丈夫的说法。她说："我不喜欢在早上做，就像我不喜欢在这恐怖的时间来你办公室一样。"

这次访谈开始不久她无缘无故的尖刻就刺伤了我，但是这个时间是根据他们的需要定的。我有股冲动，以前对他们也有过类似的冲动，想去反唇相讥。但是我没有，因为我想反唇相讥是一种对他们两人感到拒绝的认同。

凯勒太太继续说他们第二天做爱的事，她告诉丈夫她的生殖器正在痛。但是她却用这样的方式触怒了他。

她谈到这件事时，我仍然感到很反感。

她说："他说我很粗俗，可能我是这样的。但是我试着说给他听，这是好事，但是他拒绝我。"

凯勒先生开始争辩："我比你更注意隐私，更容易尴尬。你需要接受我是这个样子，我不能做到你能做到的所有事情。"

"难道这种接受对我不适用？"她挑衅。

我现在内心充满了这样的感觉：凯勒太太是一个攻击性很强的、粗鲁的、无情地侮辱别人的人。这种感受如此强烈，让我意识到一些绝望的东西又开始上演。我晃动着身体进入思考，"什么地方不对劲了？"他们相互争吵试图发展一种共同的语言，但是这种推论并没有到达处理这个问题的深度。尽管这一周好了很多，我仍然感到被他们再次弄垮。

我决定重述上周从情境移情上学到东西开始干预，以此为探索他们内在客体的工作铺垫一个序幕。我说："我认为这个僵局是由凯勒先生感到强迫和受控制，以及凯勒太太感到不够满足组成的。这也是你们分享的，各自拥有各自的版本。如果你们同时都感到绝对或基本上不被爱，那你们会共享什么呢？现在，我们在解决这个僵局上没有走很远，这让我开始想这些场景和你们的早年生活经历是如何吻合的。"

凯勒先生勉强给了我一个回答，他没看见任何与他家庭相关的因素。但是凯勒太太说他（凯勒先生）的母亲是个完美主义者，他会被母亲推动去做任何事情，他却不让凯勒太太以她的方式推动他去做事，他所有对母亲的怨恨都放在她身上了。他不否认她的推理，但是我将这种评论看成是无力的和怨恨的，没有情绪上的验证。

当我转问凯勒太太关于她自己的早年生活时，她开始因为自己和母亲的关系而哭泣。她说她母亲"从来没有好好地照顾"她，"我的父亲对母亲才真是特别好。我没有从他们中任何一个那里获得些许关爱。当我有时间和父亲共处的时候，他成了一名温和的独裁者，非常具有控制欲但也很体贴。他们拥有彼此，我的母亲占据了他大部分时间，所以他没有多少时间给我。"凯勒太太今天所谈到的为治疗提供了帮助，并第一次给出这样的帮助。

我说："我认为，现在更加清楚是什么让你们开始争吵了。你丈夫就像你拼命渴望的父亲一样，但是他也像你母亲一样保持你和他的距离。有时候他代表你父母双方将你排斥在外，就像你会感到他和我联合起来对抗你。"她点头，在我说话的时候继续小声哭泣。"尽管你们同时感到拒绝和仇恨，但实际上你们都渴望被爱。但是当你感到的只是一点点地被爱，这会让你们感到渴望的痛苦，因为你们确定自己不能得到更多。所以你们用战争代替爱，这样你们就不用担心当事情进展顺利后却可能再次变坏时产生继续带着失望生活的痛苦。这就是为什么你们经常破坏美好的时光，你们两个人都不能担负起事情变好的风险，因为这将增加随后被拒绝的痛苦。"

当我们安排下一次治疗时间时，凯勒太太考虑了我重新提议的时间，他们用了我唯一有的时间——七点半，作为常规的治疗时间。她说："我不能忍受这个时间，我们只能想方设法过来。"

当他们离开时，我再次感到被拒绝和被忽略。

在情境和焦点的摆荡中工作

我们知道在夫妻治疗中，移情环境在个人对治疗师的移情和共有的情境移情之间转换。在与凯勒夫妇的工作中，有一个共有的情境移情，即绝望、不信任和争吵。他们在潜意识里达成一致，即这个世界是个危险的地方，有人可能会闯入或试图拿走你的东西，外人（如治疗师）是否或能够公平是值得怀疑的。

这将他们置于共同的敏感脆弱中，但是同时也源于他们内在的客体情境，这样的客体情境将他们抛进了相互的不信任中，他们绝望地相互依赖并充分感受到自己的不足。他们用不同的方式表达这一状态：凯勒先生变得卑躬屈膝地谦逊和控制，同时也避开理解自己的尝试。他被他的客体轻视，同时也恐惧它们会离开他。凯勒太太更加明显地怀疑，绝对地分裂开好的和坏的客体，一旦被拒绝就转向攻击，特别是她感到被自己一直很依赖的某个人拒绝时。从诊断特征上来讲，我们说边缘型女人通常会嫁给一个强迫和自恋的男人。在客体关系领域里，他们共享了一种精神分裂症式的空虚感，双方都试图从彼此互补和共有的方式中来获取自己所需。

在试图运用治疗师来从相互身上获取更多的东西时，他们将治疗师的力量也加入他们有缺陷的抱持情境中。在这一点上，治疗师会感到轻微地被理想化，但是很快他就感到被使他们失去共有抱持和弥漫双方的恨所淹没，不断地试图为他们提供一个更好的抱持都被他们自己通常失败的回声给溶解了：他们会用相互指责来结束。在这样一个联合治疗设置中，反移情回应了这一点。治疗师感到首先被拉到一边，然后又被拉到另一边，首先在个体反移情之间转换，然后困难地在对夫妻一方的反移情和对他们夫妇的反移情之间摇摆。

总结这样的移情/反移情情境，我们可以说，在这个治疗师的情境反移情中有一个负性的、不愉快的认同，这与他们自己共有的抱持失败合为一体。在焦点反移情中，治疗师感到认同了两人的拒绝性客体，那是他们相互投射的相同的内在客体。

在两种焦点反移情的任何一种中，认同就是瑞克描述的"互补性移情"，让治疗师感觉到的恨（就像是被恨的内在客体一样）比让他感觉到的对夫妻任一方的共情性认同要多。我们可以看到这两个焦点移情的作用，很自然地导致了情境移情的缺陷。在他们能够开始理解他们基本的情境性失败是共有的之前，我们不得不对这一作用进行解释。从这一点来看，我们希望帮助他们认清楚每个人对这个失败应负的责任。

在这些治疗中，有关共有情境移情的解释不会迅速起效并帮助夫妻从这样的位置上离开，因为我们很难造就这样一种情绪上的影响。尽管凯勒夫妇渴望被爱，但他们相互的关系是被如此破坏，以至于与他们内在反力比多情境几乎完全一致。因为自体严阵以待的部分紧密地亲附在拒绝性客体上，解释就不得不渗透进这样的防御水平才会有用——治疗师能通过给出一个新的理解来提供一个情境抱持的体验。在这些治疗中，直到丈夫能够为妻子提供这样的容器，治疗师才能为丈夫提供一个情境抱持的体验。让夫妻两人感觉有帮助，治疗师扮演了对这两个人的抱持，而这是夫妻两人做不到的，治疗师还扮演着理解和充满关怀的父母模式。在这个过程中治疗师不得不为自己提供一个容器，就像父母在提供给孩子容器前必须做的一样。

与这对夫妻在一起，循环发生的反移情体验附和着妻子糟践丈夫任何正性变化的需要。治疗师很多次试着工作，却被妻子攻击或者被丈夫消解。最简单的解决方法就是，面质妻子的糟践和试着理解她这样做的原因。治疗中有这样一个转折点。凯勒太太在丈夫试着变得友善时攻击他，治疗师打断了她的糟践，试着让其避免体验到"希望能更好"的痛苦。治疗师为她描绘出结果之后，他更容易重拾丈夫为她设置的破坏方式。在这两种情形下，糟践的动机都可以被看成被嫉恨客体的"恨"的问题。这个客体被看成是利用其他人的依赖以取得控制，对被嫉恨客体的妒忌和攻击在夫妻之间是很频繁和很强烈的动力。在夫妻治疗中，这种妒忌的变迁对吸收他们进情境移情是最有用的。

反移情中的恨

本案例中夫妻之间的相互移情充满了恨和不信任，反移情不断地反映出这一点。温尼科特（1947）在他的一个个案中详细描述了他自己的努力，个案中的男孩总是用非常招人恨的方式做出种种行为。他指出，如果不能确认自己的恨，可能就没有办法对这个男孩进行治疗，甚至有时会对不能忍受的行为付诸行动，如当男孩的行为变得不能忍受时，他就将男孩留在治疗室外。这就像本案中治疗师不得不制止凯勒先生损坏他的家具，这个过程为激烈的攻击性提供了一个容器。对这样的夫妻，治疗师带着自我怀疑和专业怀疑与对夫妻的不喜欢进行斗争，不管是不喜欢其中一方还是双方，整个范围内治疗师就是恨的感受。在对他们进行的治疗工作中，移情是一个特别重要的方面。家庭偶尔会在他们的情境移情中投射共有的恨，但是以我们的经验看来，这是很不寻常的，因为会有更多的人来打破仇恨的怪圈。

通常，夫妻之间多年的僵局、仇恨或者反力比多的状态掌控着全局。这就让人想起了费尔贝恩所说的（1954），反力比多客体和自我一起向兴奋性客体发动了一次无情的攻击。对夫妻来说，他们很容易不停地战斗，而不是忍受渴望被爱的意识上的负担作为替代，这表明了解释的原则。很多夫妻相互争吵是因为他们在不确定自己是否被爱时不能忍受对对方的渴望。在这个意义上，我们可以说争吵确实是渴望的一个信号，但同时也是抵抗痛苦的盔甲。

内在客体的外化

这里提出了内在客体外化的重要性。通常当我们看见夫妻的时候，可以观察到个体所不能察觉的潜意识。确实如此，因为投射认同的方式同时占据了夫妻之间的交流空间和接受这些投射的人的内心。这是投射认同的范畴，这不是抽象的概念，而是夫妻双方处于拒绝性客体并投射给他人一部分而自己并没有意识的做法。在联合治疗设置中，未命名的感受都会被投射所接管，以此来对抗治疗师，这将改变"潜意识"的含义。潜意识是在夫妻之间和我们眼前的，我们在设置中去观察它的能力，它给我们提供了杠杆。这是个体治疗中通常所缺乏的，至少要等到焦点移情变得足够紧密后才能再对其进行解释。

内在夫妻

除了移情和反移情模式，另外重要的就是治疗师在自己内在客体的模式中拥有的"内在夫妻"模式。我们在第六章讨论过，孩子一旦能够把握单一的、矛盾的客体观，在七八个月的时候就会开始关注父母共有的生活。这种忍耐整个客体矛盾的能力的发展正是克莱茵（1935）所称的"抑郁状态的能力"。从此以后，孩子有了一个内在的对父母的整体印象，俄狄浦斯发展阶段就是强调他们配对的性欲版本。

当个体治疗的病人在移情中重新创造父母的性关系时，我们就能见到父母配对的客体关系。我们首先从哈罗德·希尔斯（Harold Searles）那里学到这个观点，但在他的著作中却找不到。除了投射给治疗师自我或客体的一部分外，当病人激活了某种"父母-孩子"的关系时通常也会这样描述，他们会投射自己的关于父母作为一对夫妻的认同，并将其在自体和治疗师之间进行分裂。病人和治疗师开始感到被牵扯进有病人父母婚姻关系特征的关系方式中。在夫妻治疗中，我们看见这种父母夫妻的内在表象投射进现在的婚姻关系中，也投射进夫妻和治疗师的关系中。每一对夫妻对"夫妻应该是怎样"都有着自己潜意识的版本。因为在每个人心中有很多的客体版本，所以有很多版本的夫妻——爱的、恨的、理性的、不理性的、有孩子的或无孩子的，我们将所有这些简称为"合成的内在夫妻"。治疗师对自身内在夫妻的移情形成了治疗中对现实生活中夫妻的内在夫妻的反移情。

对治疗师内在夫妻的反射

在反移情中，治疗师不断将自身和办公室里这对夫妇的内在夫妻相配对，甚至在个体治疗中，治疗师也与病人内在的父母夫妻交流。这个结构就像内在客体的其他方面也存在于治疗师的内在客体中，我们希望较之病人的内在客体，它是一个不太僵硬、不太压抑的内在客体。

对于抱持病人心理形象的内在父母最重要的是，这种结合的内在客体将呈现出两种幻想的成年人，他们看起来相互关联，而自我形象则作为一个外在的观察者。由此就在孩子最开始的阶段，还不到俄狄浦斯期之前，引入了组织的新水平。当婴儿或者初学走路的孩子"思考"父母为一对夫妻的时候，他们对父母作为一对夫妻的关系还不带性色彩，然后才是俄狄浦斯期的到来（就像我们在第六章中看到的）。所以，继续下去，当一个孩子在口欲期或者肛欲期"思考"有关作为一对夫妻的父母相互联结的时候，他暗暗地提出一个问题：他们相互允许对方拥有独立和二元"父母-

孩子"关系的空间是怎样的？以及他们在一起有什么规定来容纳和抱持孩子？

婚姻伙伴相互拥有的大量移情，包括与他们内在夫妻相连的理想、希望、恐惧、关系和估计的匹配。这在我们开始从事夫妻治疗后变得更加明显，因为固有的三角关系情境很容易溶解进一个环境中。在这个环境里，一个人会将自己看成与其他两个人在一起。有时候，两个人被看成是配对与治疗师在一起工作，这是非常关键和有帮助的方式。另外，治疗师将他们看成一对夫妻，并将他们与自己内在夫妻的反移情相匹配，这是要被镜映返回给夫妻的部分。他们会用自己作为夫妻的方式来接收，我们希望这将是对他们带进治疗的形象的修正。

与夫妻进行工作很难的一个原因是，他们二人共舞而让治疗师保持在关系之外。当有一方或者双方都感到自己被父母排斥在外，或者他们与父母一方连在一起而将另一方排斥在外，这些将会重新上演。当这样的事情发生时，反移情情境就是治疗师感到这对夫妻就像自己的内在父母夫妻一样，实施着将孩子排斥在外的行为。这种情形下，对夫妻的反移情通常是感到沮丧和痛苦地被排斥、被拒绝。对治疗师而言，病人夫妻变成了一个结合的拒绝性客体，他不得不应对想进入反力比多的、被围困的关系这种潜意识的反移情。如果做不到这一点，治疗师可能会潜意识地采取行动来排斥他们。

有足够好内在夫妻的夫妇案例

在第四章介绍过的皮特和莎拉，他们来治疗是因为皮特反复发作的自动免疫疾病让他们非常担心他的健康和生活，导致他们的婚姻质量下降。皮特变得对莎拉和房子非常控制，因为他在家工作。她觉得自己完全被排除在外，并且没有得到关心。尽管他们都在早期的治疗中抱怨相互的虐待，但很清楚的是，他们都认为以前尽管有瑕疵却拥有宝贵的婚姻生活。这是一个外在的证明，他们应该有一个共有的、足够好的内在夫妻形象，而不是他们自己现在生活中的样子。另外，治疗师感到这对夫妻之间仍然还有爱——他们的痛苦与失去一个好夫妻的形象有关，而不是它从来就没存在过。这一点包含在他们相互的尊重以及相互真诚地关注对方和婚姻的情形中。

很难了解内在的"足够好的夫妻"的感觉是哪里来的。莎拉有一个生病受伤的母亲，母亲要求父亲所有的关注，所以父母两人都没有什么心思来照顾她。尽管莎拉早期有被排斥感，但对父母相互照顾的印象看起来还是很强大的，这给了莎拉在婚姻关系中的安全感。有趣的是，作为一对"没有孩子的恩爱夫妻的生活"也给了她安慰。

皮特的父亲在他6岁的时候离开了。他感到母亲是一个闯入者，并且玷污了他理想化的父亲。从他婚姻中的安慰和兴趣来看，我认为他感到如果妻子能够被控制并且不那么依赖，那么婚姻关系是很好也很重要的事情。但是，这段关系的核心问题是潜在的包含爱的婚姻感。

治疗师的反移情感到对这对夫妻充满希望，尽管他们给出一种有些急需关注的感觉，但他们之间存在着基本的爱。尽管在治疗中有侵入，这种希望还是作为基石保留下来了。带给治疗师的感觉是，他自己的内在夫妻通过与这对夫妇的工作从爱的角度得到确认，这与凯勒夫妇的投射恨使其残缺是相反的。

到现在，两个案例呈现了两种不同的情境移情。凯勒夫妇呈现了一个很严重的反力比多反移情，皮特和莎拉有一个情境移情是"足够好"的，这是与核心自我和理想客体功能相近的另一术语。相比较而言，接下来的夫妻治疗遭受了夸大的力比多或者兴奋性客体状态。这对夫妻要求性治疗，在心理动力工作过程中也涉及行为方式的处理（Kaplan，1974；

Scharff，1982）。

一例有兴奋性情境移情需要的夫妇

因为山姆早泄，山姆和胡安妮塔来见我和一个女性协作治疗师。山姆32岁，胡安妮塔26岁，他们还没结婚，非常在意将来的责任。以一种为人父母的角度来说，协作治疗师和我"很喜欢"他们，但是我们最后很清楚地意识到我们"太爱他们"了。胡安妮塔总是喜欢性爱，而在她喜欢性爱的背后却是对性的恐惧。这是她唯一建立关系的方式，但是她却潜意识地将性结合与抛弃等同起来。在治疗中，我们能够将她高估的性爱与激情的、浪漫的父母求爱方式的家庭神话联系起来。后来，我们将她对这样一种关系的破坏性结局与她11岁时对父亲有很多外遇并为"激情婚姻"画上句号的不安联系起来。

胡安妮塔在遇见山姆之前有很多性经验，并且很享受。但是在走向婚姻的时候，她选择了山姆这个"性无能男人"，这样他将对她非常感激，并不会离开她。

山姆在其积极主动的性生活中遭遇早泄。他对自己的一个印象是"好男孩"，这个好男孩经常想要去取悦。对他来说，性是兴奋的，但同样也是具有威胁性的陷阱。他曾接近母亲，不断地努力取悦她，这样就不用试控他不取悦她就会被阉割以及被淹没的恐惧。他的早泄反映了他矛盾的努力，既希望取悦内在的好母亲，又感到处于被窒息的危险中，在这个过程中他被兴奋性客体的压倒性关系所捕获。换句话说，这代表着他对隐匿兴奋性客体的潜意识解决方法。

山姆和胡安妮塔都有关于性的兴奋性形象在情境移情中受阻的情形。他们参与进来所呈现出的关系中，兴奋性是不可抵抗的。协同治疗师和我分享了他们的观点，在我们的反移情中彻底掩盖了威胁、反力比多情境，一部分与夫妻共谋，一部分因为协调治疗小组中没有愉快感而被牵制。他们看起来非常吸引人，并且相互很喜欢，很难看到为什么山姆的心理躯体化回应会是畏缩。但是慢慢地，我们触碰到了山姆感到被什么东西威胁的情形，这种"不是他自己"的不愉快感开始把他从胡安妮塔身边拉开。我们注意到了他的痛苦回应，他首先不能清楚地用言语表达，这帮助我们认识到，我们与这两个人共谋都高估了胡安妮塔的性热情。只有在我们能够处理我们自己的协同事宜时才能帮助他们，我们将这看成他们一直共同运用情境移情来掩盖他们个人的恐惧。

一旦我们看见这个移情性问题，我们可以对他们说，出于对抛弃和窒息的恐惧，他们不得不面对亲密兴奋性关系的结果，即无助的依赖作用，但这种情形被共同地分裂了，并被投射在山姆身上。他是在用心理躯体的方式来表达共有的情境失败。我们说，他们都恐惧兴奋性的关系。山姆非常害怕这会让他陷入他从母亲那里得来的对控制的恐惧，他感到母亲是严厉的批判者。胡安妮塔害怕会像她的母亲一样落到被抛弃和孤独的境地。

当我们能这样说时，胡安妮塔第一次表现得不再热情洋溢，而是开始哭泣。她说这是真的，她母亲在父亲走后非常绝望、孤独，而她自己没有意识到她有多么害怕同样的事情会发生在她身上。山姆现在如释重负，不再觉得濒临危险，而变得更加性感。这对夫妻在成功完成性治疗之后缓慢地往前进展，大概在一年之后结婚了。

这个案例中的情境移情包含了协同治疗师在他们的抱持功能中共同认同了夫妻共有的兴奋性客体的瑕疵。这是通过夫妻潜意识地掩盖他们共有的核心移情性恐惧而设计的，一个压倒性的兴奋性客体会变成一个抛弃性客体。这个困难源于潜意识的幻想客体是全能的以及自体同时是无助的，并无助地与客体绑在一起。

我们对过度兴奋化客体的认同表现出对性的性欲化（sexualization of sex）。只有当我们意识到他们用这样的方式吸引了我们让我们毫无察觉时，我们才能通过帮助他们忍受被抛弃的恐惧来解决性无能的问题。我们感到，在这种洞察力的觉醒中，我们已经被诱惑了——也就是说，我们已经接受了力比多投射认同。这种想要诱惑山姆进入性欲关系的反移情倾向让我们短暂地无视山姆和胡安妮塔共有的害怕被诱惑、压倒或抛弃的感觉，以及他们共有的对这种环境的逃避。当我们意识到这一点，并放弃性欲化的反移情时，他们很快能得出成功的结论。

夫妻治疗中的指导技术

夫妻治疗中对移情和解释的运用成了要点，这与在家庭治疗中是一致的。然而问题是，治疗师的工作有多少是应该给出直接指导或者教育性的。很多非分析性夫妻治疗包括试着通过给一些指导来改变相互影响，这样的干预在分析性工作中是什么角色？我们是不是从不给出指导性建议？或者如果我们这样做了，是不是技术上的失误？

技术领域里没什么是单纯的。将合理的、正常的人类交流方式作为技术失误而加以排除是错误的。很清楚的是，我们有充分的理由在不伪装的情况下提供指导性意见。首先，夫妻治疗本身是一个混合的模式，在这里面，移情和治疗师的进入随时都在发生，而且每次治疗都是变化的。另外，在个体治疗中，焦点移情会对问题的原因给出建议，但是在夫妻治疗的设置中，焦点移情主要是在夫妻之间，治疗师主要是通过夫妻的情境移情来观察的。因为这是在父母抱持功能上形成的，所以治疗师可以偶尔给出好的建议。这是因为父母也有既定的教育和指导功能，所以在这种移情中，给予建议是合适的。

这不等于说治疗师一定要给予指导。有时候可以，但是一旦它冲击个体或共有的困难领域，它将会被忽视。当这种情形不可避免地发生时，我们会重新回来探索这种失败和拒绝的原因，对这些问题的探索将会带我们进入我们通常运用的同样的移情和反移情领域。运用指导性建议最成熟的形式，是心理动力性治疗模式。治疗师每次治疗结束前会布置一系列指令作为家庭作业，虽然知道夫妻执行这些指令是有困难的，但治疗师可以运用对这些失败的具体描述去指导潜意识原因的探索。对这些原因的探索在客体关系的框架内进行，治疗师希望这些框架的解析会让夫妻在他们受阻的地方往前进展。

在一个不是那么结构化的方式中，指令在夫妻工作中很有用。通常我们不需要指导，因为当夫妻解开阻碍就能找到新的功能运作方式。当一对夫妻长时间受阻，就可能是他们在关系的选择中很有限。这样的话我们可以一起勾画新的联结方式，这也是治疗的目标。

其他形式的建议也有作用。如果治疗师已经充分考虑到时机和给予指导或教育会造成的后果，那么在如何对待孩子、提高夫妻性生活质量或者改变优先次序上给予明确的建议是可行的，同时也要考虑建议对移情的影响。事实上，从来不给予建议也对移情有影响。一旦给出建议，治疗师就需要负责监控夫妻的反应，由此可以理解建议对移情的意义。

夫妻治疗的其他技术

弗洛姆（Framo，1976；1981）和威廉姆森（Willianmson，1981；1982）都指出，可以引入年轻夫妇的父母作为他们在尝试放弃对父母等级关系的残留物时的一种资源，因为这样的关系阻碍了持续的、成年的发展和夫妻的关系。他们在著作中描述了治疗师需要为成年孩子做的谨慎的准备，因为要在有限的几次与父母一起工作的治疗中强调成年孩子的成长和分化。威廉姆森将这个工作描述为个体生命第四阶段的发展任务。作为个体需要发展与成年父母关系的分化，并需要从新陈代谢融合的强制特质中自由地走出来。成功的分化为所有同伴水平的亲密提供了新的可能，尽管我们没有这些形式的经验，我们经常接纳父母和其他家庭成员来强调不同时代的差异，但我们对弗洛姆和威廉姆森的贡献感兴趣的是，这在某种程度上与客体关系方法一致，可以在对成年人家庭的工作上给我们以提示。

有外遇的夫妻治疗

当夫妻治疗师面对怎样处理外遇的问题时，我们发现不同的情形有不同的方式。治疗师与婚姻双方工作时，基本的位置应该是中立的，既然夫妻双方选择对他们的婚姻进行治疗工作，那么治疗师要面对的仅仅是他们需要进行治疗工作的婚姻，而不是自己的婚姻。当一对夫妻带着有问题的婚姻来到我们这里，揭发或者泄露一方的外遇会导致对婚姻抱持情境的失败。我们并不在道德层面上做评论，夫妻关系是在他们为婚姻所盼望的文化和意识形态设置下建立起来的。但是从临床角度看，我们相信在我们的文化以及在社会历史中，对夫妻来说没有性抱持的和谐就很难经营稳固的抱持情境，因为通常是性的联结提供了身心结合的可能。另外，夫妻来找我们仅仅是在他们有明显困难的时候，所以我们知道，他们自己定义下的婚姻双方的抱持能力明显失败了（Scharff，1987；1982）。

至少对于夫妻一方来说，外遇经常是意味着婚姻的抱持不足。治疗师的工作是在夫妻的生活中发现外遇的具体含义，整个情景的问题在于夫妻之间的承诺还存在多少。有时候外遇在两人关系受阻却拼命地试着在一起的时候暴露出来，如果夫妻在这个时候分开就是一场悲剧。另一个极端是，外遇可能是婚姻最后恶化的迹象。

在婚姻共有的形式上加以考虑是我们在婚姻工作中的主要核心。在这个核心上，外遇意味着客体生命分裂的外化。性是从婚姻关系的核心分裂开的，不管这是否关闭了婚姻性生活，或者分开了两个人或更多人情绪和性的联结。在个人水平上，这意味着个人在抑郁状态的达成和维持方面有困难——与唯一一个人保持爱的和矛盾的关系。有可能其中一方在不同的婚姻环境中有这样的能力，或者可能在任何环境下都不能处理，到底是什么样的情况，需要通过治疗师的部分诊断得出。如果客体的分裂看起来源自一个人的动力，那么应该更多地在这一点上给予发展性的评估。

外遇代表了被背叛一方被投射的内在客体环境，就像是为了有外遇而有外遇。比如，丈夫对性提不起兴趣，就形成了妻子走出婚姻的动机，意味着她通过内摄认同承载了丈夫的恐惧和回避，双方可能潜意识里同意通过将性置之于外而不是冒险相互面质来试着保持他们的婚姻。双方和家庭的生活阶段在这种潜意识伙伴关系中有很重要的影响。

以外遇作为对第一次怀孕的反应

吉姆·马兰士很害怕被母亲客体所抛弃，当他的妻子怀上他们的第一个孩子时，他开始有多方外遇。这个婴儿竞争者的威胁，使他对妻子能否保持对他的爱发生了怀疑。他潜意识里假定一旦孩子出生，就会将妻子从他的身边夺走。作为防御，马兰士先生建立了一系列外在客体，这样他就不会被迫依赖于任何一个人，就没有哪个男性能够让他面对被抛弃的恐惧。

而茱迪·马兰士有一个互补的潜意识恐惧，即丈夫会与孩子串通一气——特别是如果孩子是女孩的话——让她一个人支持与女儿的俄狄浦斯联结。在她的潜意识幻想中，丈夫的外遇可以保护她不陷入更危险的境地，即将丈夫与多位不那么重要的客体配对，这样她就能和孩子配对。在这一感觉中，吉姆的外遇同时也被看成对茱迪的保护，他们暗地里破坏了婚姻的抱持能力。

这也是夫妻动力中秘密的作用。不管是掩盖还是揭露秘密，都对婚姻有动力学的影响。秘密与对秘密的保持和分享在夫妻史和个人史中都有重要的发展线路（Gross，1951；Scharff，1982）。另外，我们不得不问，这秘密是怎样影响夫妻相互保持界限而使提供抱持产生困难的。

最后，我们可能还对夫妻在外遇中的第三者身上投射了什么感兴趣。尽管我们通常并不将第三者纳入夫妇中，但我们在个体治疗中会见到很多这样的第三者，这样的人常常不能与适合的人建立关系。对于这些病人，关键的问题是他们允许和鼓励的投射是什么。进一步讲，来自前一段婚姻受挤压的动力变成了下一段婚姻的基础。

婚姻治疗远不止是对外遇的处理，但是理解婚外性行为是整个治疗的一部分。抱持情境的失败和贡献核心的失败需要得到探索和整合。这就意味着，当外遇暴露，这个过程倾向于提供更多的修通（如果外遇这件事可以分享的话）。但我们并不总是叫以这样做的，夫妻的一方叫能认为这种事不能被揭露，或者认为另一方会受到伤害或暴怒而导致婚姻无法挽回。通常，理解有外遇方外遇的意义最终会导致这一事实以有危险但基本上是有帮助的形式得以分享。

几年前，我们（Scharff，1978）发表了一篇文章，主张普遍地揭露外遇，至少在性治疗和大多数联合婚姻治疗开始的情况下这样做。我们还认为，所有事情都是平等的，如果婚姻伙伴能够分享这一事实并探索任何外遇的后果，他们会在很牢固的位置上得到关系的重建。但当这一事件超过了病人的阻抗，我们就不再热衷于将其揭露出来，因为那并不总是有效的。

治疗有外遇夫妇的案例

詹姆斯和马如丝结婚二十年，他们都四十刚出头。他们的女性治疗师接受我们中一人的督导，因为詹姆斯对性失去兴趣，他感到未被欣赏。他们都认为，婚姻是被詹姆斯贪得无厌的野心所破坏的。詹姆斯是一名医生，事业上总是争第一，现在还花很长时间做研究和教学。起初，马如丝还能分享他的理想主义和他的工作，但是随着时间的推移，她憔悴不堪。在过去八年中，她让自己在情感上隔离他，并有很多外遇来让她感到更被欣赏。

来治疗的两年前，马如丝向牧师承认自己有外遇，感到她获得了赦免并有了新的道德起点。尽管她感到对自己的婚姻不确定，但她很清楚地感觉到她不会再卷入婚外情了。她希望告诉詹姆斯有关外遇的事，但是觉得刻意揭露实在太痛苦了，因为这可能让她失去家庭，而这正是她不愿意看到的结果。

治疗师很辛苦地保持这个秘密，并尽力避免它可能代表着在重建婚姻抱持能力过程中的侵入。在移情上，治疗师感到马如丝用这种不揭露的方式保持对婚姻治疗的控制，通过这样做也在象征层面上保持了对詹姆斯的控制。尽管治疗师试着与马如丝谈这一秘密的含义，但始终有障碍。治疗师感到很痛苦地被她排斥和控制，并决定无论如何对夫妻一起进行工作，因为他们看起来确实有潜在的爱的联结，也因为这样一个阻抗是源于詹姆士的，现在看起来是双方的拒绝感。

这意味着治疗师不仅必须忍受被妻子排斥的痛苦，还要忍受在以这样的方式重新工作的过程中自身所感到的来自和解的拒绝。治疗师的被操纵感随后占据了早期的反移情。治疗师慢慢地理解这种对控制的争夺在夫妻间是怎样表现的。马如丝因为忍耐詹姆斯不关心她而最开始感到被控制和妥协。慢慢地，马如丝愿意在其他任何方面展开治疗工作，于是给这一反移情的痛苦和剥夺制造了困难。

詹姆斯在自我中心的专注状态下让妻子远离自己，他看起来很痛苦，不能面对他已经表达和引发的愤怒。不管在字面上还是在她外遇的置换中，马如丝能够将探索转向自己的理想化父亲，以此来控制和取代詹姆斯。詹姆斯能够意识到并通过这样的方式在马如丝身上重造了母亲被诋毁的形象。尽管直到治疗结束，治疗师保持这一秘密的感受都占据了重要的位置，但夫妻治疗进展得非常顺利，出现了看起来重建了爱的、恢复了活力的婚姻环境。

最后，治疗师感到，最重要的反移情工作是马如丝逐渐增长了不需要控制的能力，因为这正是这对夫妇治疗前双方反击的方式。

在与这对夫妇的工作中，"他们在哪儿"优先于任何其他我们用于夫妻治疗的原则。在这种情形下，对困难的反移情的广泛检视是治疗工作的主要部分。很多情况下，我们建议继续与父母一起工作来进行理解，如果有可能的话一起分享不忠行为的意义，以便能在最大程度上整合。有些情况下，病人"在哪里"是决定结束婚姻的问题，我们并不建议分享，因为那里不再有任何需要重建的意义。但是，如果夫妻看起来有灵活的抱持能力和很好的机会去重新找回爱，我们就会建议揭露不忠的秘密，在他们内心清除伤痛的残骸，这样新的上部结构才得以建立。

在这对夫妇的案例中，吉姆对秘密的外遇做出了全面和痛苦的揭露，这外遇还包括茱迪最好的朋友。她很认真地考虑是否离开他，但是紧随而来的决定是重建他们的婚姻，他们能够重建一种以前从未有过的相互尊重的关系。

治疗形式

当夫妇有外遇问题作为他们之间困难的重要部分时，我们对此给出的治疗计划的基本框架如下：

（1）早期评估，夫妻现在的和潜在的相互承诺将为可能的成功治疗提供线索：如果夫妇双方不管外遇和压力而彼此相互忠诚，那么最有可能成功。很多夫妻最开始并不知道他们是否还会在一起，但最后获得了治疗的成功。但当这种相互的承诺丢失而恨占据了主要位置时，这样的婚姻就不大可能挽回。

（2）婚外情的治疗，开始是探索重要事件以及客体关系框架中秘密的意义，然后在可能的时候全部揭露。这种揭露通常测试了承诺的水平，并将夫妇双方置于平等的位置上。他们现在对关系中的失败有着同等的认识。所以，通常帮助大妇纠正力量失衡的方式是分享弱点、放弃自我保护的姿态等，这会为重建打下更稳固的基础。

（3）治疗的主要任务与通常一样，让夫妻重新整合关系中恐惧的、否认的和分裂的部分，这些都投射到了第三者身上。因为性的困难，寻找帮助可能成为这一修复的关键部分。

（4）在这个过程中，移情与反移情的相互作用是关键。治疗本身吸收了外遇和导致外遇的失败婚姻的特征。知道了这个秘密的治疗师可能会对此种不正当的特质感到焦虑，并进一步隔离未知的一方，或者治疗师在努力理解时可能认同道德上的愤怒感。这对治疗师抱持能力的攻击似乎是强大而持久的，当犯错的一方试图避开这种羞耻和对客体丧失控制时，这也是部分的揭露。无论如何，这些都需要被理解和作为对情境抱持能力的移情来看待。

当治疗师用这样的方式与夫妻进行治疗工作时，就开始了一个与针对夫妻外遇的治疗情境相反的过程。通过拒绝附和客体分裂，通过不增加夸大的和极端化投射的力量，治疗师做了一切努力来整合关系中分裂的部分，让夫妻能够相互表达双向的沮丧和冲突。在这个过程中，治疗师塑造了一个抱持环境，这个抱持会支持不同的关系，帮助伴侣双方重建他们的关系。如果治疗师的努力成功，第三者的威胁就会因为婚姻逐渐整合达成的理解而被逆转。

第十二章　个体治疗、家庭治疗和夫妻治疗的整合

联合治疗和同步治疗

在家庭治疗的客体关系方法中，针对家庭和个人工作模式的整合是很常见的。通常会是青少年在进行个体治疗，同时父母或者整个家庭在一个协作治疗小组中进行家庭治疗，青少年的个体治疗师也是小组成员之一，我们就是在这样的设置下开始家庭工作的。我们现有的华盛顿精神科学院的家庭治疗项目工作小组，其中有一些成员是20世纪60年代和70年代与罗杰·夏皮罗一起在NIMH成年精神病家庭研究部门工作的人员（Berkowitz et al.，1974；Shapiro，1979）。他们描述的常规安排是，家庭作为一个整体看一个治疗师，夫妻看一个治疗师，家中一个或更多的孩子看个体治疗师。一般情况下，住院病人或索引病人的治疗师和夫妻治疗师也会是整个家庭的治疗师的协作治疗师。

尽管这是对住院病人或危机处理的共同模式，但家庭工作的"衍生形式"也适用于门诊病人：将对整个家庭的治疗视为唯一的治疗性方法。对于门诊病人的设置来说，会比较少运用多种方式进行治疗。当然也有一些早期的家庭治疗革新者会这样做，比如在短程、密集的治疗中运用各种形式的会谈，发展出多重影响的治疗（Mac Gregor et al.，1964）。

儿童治疗师克雷默（Kramer，1968）是最早强调与儿童一起工作时进行联合治疗的治疗师之一。他认为，对儿童的评估应该包含家庭诊断性检查，并举了三个案例。在这三个案例中，家庭范围内的神经症模式阻碍了孩子的分析进程，于是他推荐了定位于家庭和婚姻的分析性治疗，使家庭和父母能打破神经症家庭模式，这样才能在对孩子的分析的有效性上看到希望。

格拉尔（Graller，1981）在对成年人的治疗工作中发现，对接受分析的人使用科胡特（Kohut，1971）所描述的自体病理学对婚姻治疗很有用。"他们的伴侣通常是移情的客体，"他写道，"通常都有着互补或相互的原始病理性"（p. 175）。当移情在治疗师和伴侣之间分裂时，格拉尔提倡的婚姻治疗能够扩展对这类有原始人格的病人进行分析的适用性，方法就是解除分裂移情的僵局。

尽管如此，在家庭治疗领域中发展的模式大多倾向于支持一种或者另一种固定的安排。在最近的对话中，曼德尼斯（Madanes）证实哈利–曼德尼斯小组更愿意与现有的整个家庭一起工作，即使当家庭所有成员不能全部到场时他们也并不拒绝。其他如鲍文小组（1978），可能也会单独与父母一方或双方一起会谈，但运用的是家庭系统的观点。内森·阿克曼（Nathan Ackerman，1958），可能是最强烈地建议在家庭治疗早期会见整个家庭的人。他的著作弥漫着分析性理解的味道，他理解的深度在他与家庭的会谈中得到了充分展示，现在还有一些相关录音磁带非常有价值。阿克曼（1966）也描述了对家庭治疗灵活运用的模式，有时候将其作为主要模式，有时候作为对个体治疗的补充。

　　将家庭作为整体来治疗的热忱阻碍了与个体治疗同步进行治疗的实践。当家庭治疗领域转向更基于系统和交流模式的方法时，联合治疗受到了更大的冲击。尽管联合治疗形式在住院病人设置下得到了繁荣发展，但在门诊设置下因为危机压力小，所以没有必要这样做。至少在一些医院的设置中，治疗的两种形式都得到了应用，但对治疗师来讲不大可能使用两种治疗形式相同或兼容的语言，结果就是方法发展的严重间断。在很大程度上讲，这成了留给病人处理的问题。这种困难有一些严重的分歧，直觉上感到家庭治疗和个体治疗都有意义的工作人员会将这些方法联合起来运用（Pearce & Friedman，1980；Sander，1979；1987）。桑德指出了治疗师通常选择抛弃一种或另一种模式的历史的、文化的、经济的、动力的原因。治疗师们倾向于避免方法之间不可协调所带来的矛盾感。

　　客体关系方法在家庭治疗中的基本原则，即家庭治疗和个体治疗在理论上和治疗上的基本原则是相互一致的。客体关系理论及其治疗方法将个体内在世界和外在家庭作为一个开放系统中的成分。在此方法中，个体的内在世界是一个亚系统，有着自己的生物和人际间半透明性的界限。这个内在客体世界包含了众多组织的亚单元，每一个亚单元都与个体和其他家庭成员系统联系起来。在个人自己的界限之上，个体则是大家庭的一部分，大家庭也有着自身的界限。家庭成员的界限以及他们不同程度的相互渗透，决定了家庭在社会和更广泛的世界中相互作用的特征。

　　这些组织水平是一个相互连续的动力关系，这种关系是整个生物和社会系统的基本成分。瑞斯认为（Reiss，1981），一些运作家庭系统的成分在某种程度上与个体精神分析视角相一致而不是局限于此。

　　将个体置于家庭的背景下，使得我们能够在一个连续谱上观察不同的治疗方法。更重要的是，尽管我们的治疗技巧在设置下会有不同，我们将方法视作相互间连续和相关的。由家庭和个体的抱持能力、移情在不同治疗设置下所凸显的方面，以及我们的经验来改变治疗立场。运用这种推理，我们可以描述这些不同的重点是怎样相互联系的。我们也开始讨论一种治疗与另一种治疗之间在理论上的关系，也就是个体治疗或个体分析与家庭治疗或夫妻治疗的关系。我们也能看到一些夫妻治疗连同家庭治疗一起运用的变迁。

对同时运用家庭治疗和个体分析最常提出的质疑是"移情的稀释"，孩子和青少年治疗师坚持认为，这是将两种形式的治疗合并后不可避免的结果。在一般水平上，提出不同的可能性很重要：家庭或夫妻治疗的平行运用增加了通往不同移情的宽度，也很可能澄清个体之外的干扰。孩子对他们父母的移情是不断发展的，不管他跟父母面对什么样的情境，孩子对治疗师的移情同样如此。无论如何，从经验上来讲，儿童分析中的移情相比成年人分析没那么强烈，也没那么多焦点移情神经症，这是因为孩子在现实生活中必须持续地依赖于家庭。

在探索这一点的时候，我们发现这种论证在理论根据上也说得通。如果治疗师与有孩子的家庭的相互影响方式是孩子从治疗的角度可以使用的方式，那么孩子对治疗师的移情就会倾向于更完整和更广泛。通常来讲，治疗师会在任何情形下会见父母，这也是保持个案持续治疗所必要的。我们的看法是，孩子和他的家庭联结的切断，常常是为了安慰治疗师，让他感到情境会简单一些，当然并非全部如此。有时候在一些特殊个案中，孩子在家庭中的细节逼迫我不得不采取整合的治疗方法。如果我们更常规地这样做，我们就有机会讨论什么时候联合治疗有优势、什么时候联合治疗有明显的劣势了。

首先讨论的案例将我们带入个体治疗和家庭治疗的联合中。9岁的男孩是索引病人，最开始进行一周三次的个体治疗，目的就在于将治疗延伸到分析性的深度。最开始的家庭访谈对家庭来讲是灾难性的，父亲变得对继续的家庭会面特别抗拒。而小男孩个体治疗的进展，大大受到了同一个

治疗师提供的父母辅导工作的支持。无论如何，父母随后能够忍受并高度
评价家庭治疗，每周一次的家庭治疗也变成了我们工作的常规。

儿童治疗、父母辅导和家庭治疗的联合

我通过以前治疗的简森一家的案例来阐述联合治疗。他们家庭后期的
一些治疗在第四章和第十章中有所描述。此处是治疗早期的一些材料，试
图说明个体治疗和家庭治疗是怎样相互催化从而使两者取得进展的。

这个家庭的父亲是建筑师，母亲是律师。他们有三个儿子：15岁
的肖恩、13岁的劳埃德，他们两人都是高中生，还有9岁的汤姆是名
小学四年级的学生。肖恩有中度抑郁，他心事重重，而劳埃德看起来
一切都一帆风顺。汤姆是有症状的孩子，这要追溯到一年前的治疗，
他破门进入一家电器店，偷了一些设备，并对肆意摧毁电子诊断器械
特别感兴趣。

诊断阶段

首先让我总结一下早期的工作。在诊断性访谈中，我发现汤姆非
常抑郁，并充满了愤怒。他对母亲的抑郁、父亲的暴怒且对建筑的全
身心投入感到很生气。汤姆是班上的笑柄，他将自己称为"呆子"，
因为班上其他男生就是这么叫他的。他有比较明显的内在化困难。他
的父母对他的治疗几乎绝望了，特别是简森太太，这名律师为他的违
法行为感到羞耻。父母之间也相处得不怎么好，特别集中在简森先生
是某种意义上的"后进生"问题上，尽管他对建筑极其着迷，但是行
动却很被动、毫无生气，他声称是外在的环境阻碍了他。在家里他很
固执也很专横，他体重达到275磅，简森太太对此极端沮丧和失望。

在评估家庭的阶段，肖恩和汤姆之间有剧烈的争吵，简森先生和简森太太也很激烈地争执关于在家中这种无休止的争吵到底是谁的错。家庭的真正困难是简森夫妇的痛苦，简森太太感到不能就丈夫对自己体重的不作为以及他对任何事情都专横跋扈而予以评论。她自己也在接受治疗，认为他应该愿意讨论他们的婚姻问题，我推测这包含了基于体重的性困难、他们压抑的愤怒以及他们之间爆发的战争。当她看来即将讨论这些事情时，两个小男孩之间爆发了战争，汤姆跑出了房间，躲在汽车里。

当他们来参加这次解释性和计划好的会谈时，简森先生很生气。他说他们已经有了这样一个病人——汤姆，他明显是需要帮助的。他们不准备牺牲健康的孩子来满足汤姆的需要。如果汤姆不能让自己守规矩、减少仇恨，将不会再有家庭会议。简森太太尽管不同意，但是她说她得听丈夫的，她也说虽然他们的婚姻非常需要帮助，但鉴于丈夫在家中的位置，我们应该集中注意汤姆。这对夫妻很不情愿地同意将定期的家庭会面作为常规治疗，直到汤姆能够忍受这样常规的家庭会面。

父母辅导

最初，我每周见一次简森夫妇。他们诉说汤姆不肯遵守他们设置的规则，最坏的结果通常是导致父母的争吵。不仅是父母的争吵，汤姆也常常和肖恩发生口角，局面相当混乱，他们就不得不停止自己的争吵来处理汤姆。又或者其中一个男孩会很无礼，父母就又在对孩子适当的责备和惩罚上爆发争吵。简森先生比简森太太更加不能容忍汤姆，而她看上去与另外两个孩子的相处更困难。

我们看到父母在男孩们之间的分裂。简森太太认同汤姆是一名受害者，而简森先生感到汤姆害了他的哥哥们。不管怎么说，在此主要的工作是帮助简森夫妇理解男孩之间的争吵是如何变成了他们之间的争吵的。我让他们在设定的规则内大力地相互支持，永远不要在男孩面前讨论规则的对错。他们能够做到这一点，两个月后就相对能够合作性地设定规则。然后我们可以在父母联合的状态下工作，以代替针对孩子问题的辅导。我向简森夫妇呈现了一个常规模式：男孩们的干扰看起来很明确，旨在让父母把注意力转到他们的争吵上。这对夫妇看到这些争吵确实是被男孩们激起的极端的焦虑，而不涉及除孩子外的他们之间任何实际问题，之后，事情取得了显著的进展。

几个月过后，汤姆变得安静了些，也能够接受规定。简森夫妇也开始说其他男孩变得更好了，他们也相处得更好了，整个家庭变得有温情而平静了。他们很热情地感谢我，说他们确实感到他们需要按常规来，但是希望每月来一次，汤姆的个体治疗照常继续。

对孩子的个体治疗

汤姆在与我的早期会面中有很多重复性。他经常在游戏中将自己表现为一个坏的宇宙飞船或汽车。大多数时候他是黑武士达斯·维德的舰队，能假装是好人但总是击败好人。一个接一个地，他的坏人拆卸了我的好人，吸收了他们的能量，并接管了整个宇宙。我感到无聊，被击败了。如果我们玩跳棋，他会极度想赢，或者在我将要赢他的时候改变规则。在学校里，他继续被欺负、被骗，但是他从来不跟我讨论。

当汤姆开始转变，他在游戏中的人物表现出新的特点。最初他们假装是好人，然后脱下好人的面具轻蔑地再次得胜。随后，他们以巨大的代价谦逊地帮助好人。最后，他还引进了汉·索罗——一个很坏的人变成了一个真诚的好人，帮助弱势力和保护宇宙。

在我离开了一周后的一次治疗中，汉开始主动提供帮助，而对此需要预付的合理酬金是一亿美元（我需以一亿美元的合理价格预付，这是他的习惯）。他开始清理罪犯，但是陷入混乱，他在地球上肆意破坏，释放了所有的邪恶力量。"出什么事了？"我很绝望地问道。"你不得不呼叫汤姆·简森先生紧急求助！"汤姆这样说。我赶紧去拿星际空间的激光发报机，他也迅速到修好的船上，说汉已经制定了星际间的传染病毒。"你知道，就像老鼠在机器人电路上散开！它会吃掉他的神经系统，但是我能用银河解药修理好。"

我说："汤姆，我认为这像你去年在电子商店发生的事情。这一次我的离开使汉有了严重的复发，变得非常生气。当你做这些事情的时候感觉如何呢？你是不是也对什么事情感到生气？"

他对我置之不理，随之又第一次在我们共同的工作中内省，他说："我妈妈刚因为心脏杂音住院，可是我并不担心。"

"你不担心什么？"我问。

"嗯，只是不是很担心——但会担心谁给我们做饭吃。"

"这意味着什么呢？"我问。

"她生病了！"他说，现在他也承认担心妈妈会死。

对这一联结的反应是，汤姆在保姆带他做下一次个体治疗的时间之前跑出了房子。所以下一次我看见他是在常规的家庭治疗中，这是在两个月前恢复的，因为肖恩这个15岁的孩子现在看上去很抑郁，而且几乎没有朋友。现在，简森先生在为汤姆设定规则方面对我充满感激，他会做我所建议的一切，近乎谄媚。同时，简森太太开始短暂地谈到，当他们将自己与汤姆和肖恩的问题相联系时，夫妻俩总是会出现意见分歧。

家庭治疗

汤姆和肖恩进来的时候正在为争转椅打架，那转椅是一对，我坐了其中的一把。汤姆说，肖恩欠他钱。

"这不公平，"汤姆说，"因为肖恩有500美元，而我只有40美元，无论如何，肖恩得到更多新玩意，他可能很快就能开车了。"

肖恩说自从汤姆出现问题后，父母对他关照太多，自己能得到的关注非常少。劳埃德傲慢地坐在那儿，看起来对这一切毫无所动。

汤姆说："妈妈工作很辛苦！你们还小的时候，她并没有工作，这不公平。其他孩子在我这个年纪有人在家等着，对他们说'嗨'，他们有很多零食，有大碗的冰激凌！这就是不公平！"然后他就开始哭。

我说："看来，这些对你们几个人来说都很匮乏。"男孩们表示同意。我问："家里每个人都感到被剥夺了吗？"

劳埃德说："是的，为什么钱不够呢，爸爸？"

我问简森先生，用他的怒吼来掩盖没有做好的本职工作是不是有什么含义。这被认为是父母之间在家里在孩子们面前大声争吵的张力。肖恩说，钱不够分配的一个原因就是钱都到了我这儿和母亲的治疗师那儿去了。

简森太太说："我认为我丈夫进食过多，他又如此固执于自己的感受，他觉得我没有给他足够的时间，我没有喂饱他。"

简森先生勉强表示同意，说道："我跟着一个疯狂的母亲长大，我那时还只是个孩子。在我两个月大的时候父亲跟一个女人私奔了，我就成了母亲唯一的安慰。我沉溺于此也很窒息，但我还是感到被剥夺了什么，经常感到孤独。现在在家里我感到自己被遗忘了。当我有这样的感受时，我有时候会有些幻想，我要报复我的父亲，他走了，没有照顾我和妈妈。当我还是一个男孩，我跟别的男孩打架——主要原因是那个男孩是男老师的儿子，而他取笑我没有父亲。我想我能理解汤姆感到被剥夺的感受，尽管有一部分我也不能理解。因为就算我们的婚姻有问题，汤姆有的问题比我当时有的问题已经好多了。"

简森太太第一次在治疗中凑过去握住丈夫的手。这次治疗结束后，家庭带着一种被抑制的心情走出去，但看起来却亲密了不少。

家庭会面现在变成了两个孩子和父母都能逐渐开放的地方，我的反移情也比较少地涉及因偏袒而带来的愤怒或作为投射向肖恩和汤姆的怨恨的复杂阻抗。简森夫妇也很快将肖恩的抑郁提上日程，甚至对他们的婚姻困难也慢慢地开始工作。

延续的个体治疗

接下来的治疗中，汤姆问他是否可以带他妈妈进来，以帮助告诉我他在学校里的日子是多么不好过，因为这是头一次他好几个星期一直被欺负。这让我惊讶地想到，他是不是在试着让妈妈保护他不受我的伤害。我感到，他在移情中将我体验为一名强有力的父亲。在他心里我有他父亲类似的位置，喜欢和他的母亲在一起。汤姆立即拒绝了我的解释。

在下一次的治疗中，他在玩跳棋时猛烈地攻击我。我们陷入僵局。过了很长一段充满张力气氛的时间后，我犯了第一个错误，导致治疗几乎要全军覆没了。我很生气，为这无限制的竞争感到很羞怯，可我什么都没说。但是在下个小时开始，我们游戏的性质彻底改变了。在我们这几年的治疗中，他第一次很诚实、公平地玩跳棋，慷慨地恭维我好的玩法和好的运气。在享受他自己的成功时，他也不再沾沾自喜。我开始享受和他在一起的治疗，这种特点在个体治疗中持续了一个月。现在，我们的游戏变为注意力放在技巧和规则上的模式。

移情中，汤姆开始模仿我，在某种程度上将我理想化，更像是一个男孩抛弃了对父亲的俄狄浦斯期的攻击。他看起来是放弃了这样的念头，即他只能通过不断地重复才能在我这里得到我的力量，取而代之的是开始进入到与我诚实的竞争中。

反移情上，我不再感到怨恨和持续地被他虐待，他父母从前对我的阻抗也会让我有这种被虐待感，现在我开始感到情绪更加具有弹性。当我赢了的时候我很享受，当我输了的时候我很难受（我通常如此），但是我不再感到被汤姆欺骗。我觉得我有一个聪明的竞争者，尽管有时候有些无聊，但他也能教我点儿东西。

几周后，我说出心中的疑惑，以前他在快要输棋的时候为什么喜欢去改变规则，他自己对此有什么想法。汤姆说："哦，有时候我还是想这样做。当我要输了的时候，我觉得我将失去一切。我感到在一个角落里，我开始变得很生气。然后我就想'那好吧，总是还有下一次'。但是我曾经觉得我有的太少，我就想'至少值得赢这游戏'。我现在就不这么感觉了。我和班上的男孩也相处得好些了——还不是特别好。这就是治疗的目的吗，你知道的！"

治疗模式的相互增强

在这个案例中，汤姆的个体移情逐步形成，表明了他的内在客体和苛刻的反力比多客体在亲密关系中依次得到了修复，这工作占据了整个第一年的个体治疗，包括我接受了这个痛苦的移情角色——作为他惩罚的客体被他蔑视和嫉妒，而他也对这个人的力量强于他而怨恨不已。他以力比多和反力比多融合的方式大量地认同这一客体。他在移情中不断重复地试探我情境抱持的可靠性。

慢慢地，我们能够看到核心事件的涌现，也开始感到移情与反移情更灵活了。首先他借助我对他理解性的抱持要弄我的"好客体"特质。就像他所做的一样，他开始感到被理解和被抱持，并开始内摄我的一些特质，这对他在映射、理解脆弱性的同时形成延迟满足的能力方面很有帮助，并且能够在竞争中不会感到被摧毁。

同时，家庭也能在两件事情上进行工作。父亲感到被我抱持和理解，因为我支持他作为汤姆的父亲。他一旦能够设定界限，就很少感觉受到屈辱和孤独，并对我尊重他自己的界限、没有嘲笑和攻击他感到宽慰。在和男孩相处方面以及我能够让她不带强迫地在汤姆和其他家庭成员之间做出选择方面，简森太太也感到被我的帮助所支持。实际上，我对夫妻提供的容器让他们可以修复他们对我的抱持能力所产生的共有的移情阻抗，这点在最开始是存在疑虑并小心翼翼地进行的。汤姆的进步很幸运地加强了这一点，并作为一种证据证明我能够借给他们更多有效的空间，他们能认同自己也能够为家庭提供这样的空间。但是我认为即便没有汤姆切实的进步，这也是有可能达成的。当我和简森先生的关系比较稳定后，他认为我们可以回到家庭上工作了。

当我回到家庭治疗上，两种工作方式的双向催化作用终于变成了一种可能。事实上，汤姆在个体心理治疗中变成了典型的潜伏期病人，使得他的个体治疗进展相当缓慢。在家庭治疗中，他的父母指出他还是有被欺负的问题，他也能够不带怨恨地承受下来，即便他们还不能在我们两人面前谈这些事情，他也不会对我的询问心存怨恨。我确实成为一个不侵入的、良性的客体，这个客体的好意图被他父母在隔周一次的家庭治疗中逐渐增加的帮助性行为所证实。

因为我从来不曾背叛汤姆的信任，所以他能够感到我尊重他和他的内心世界。重要的一点是，千万别在两种治疗模式之间相互传递信息，除非有强制的理由，比如危及生命或严重的虐待。保持这样的界限是一种核心功能，大多数来找我们的家庭都不能达到这样的功能。我们能够也应该为家庭来代表这种适当的界限。

在家庭中，我能够将多数个体抱持环境转向整个家庭的情景中。在这样的努力下，我反对他们被迫分裂他们的抱持能力，因为每一个成员都感到要被迫去防御他人的侵犯和控制，以抵御极具破坏性的投射认同。这样，汤姆和肖恩就能开始回到对他们父母的脆弱和剥夺的投射上，父母也能够接受他们。因此，在父亲能够谈到他背负这种被剥夺感的愤怒后，汤姆能够放弃"父亲对剥夺的唯一回应是贪婪"这样的认同。汤姆带着"坏"或"邪恶客体"的认同来到治疗中，现在可以将此部分地看成是他对父亲的丧失和愤怒的认同，部分是邪恶的约定，即"如果我没有从好的上面获得爱，那么邪恶就成了我的好"。费尔贝恩（1940）提到过这种情形，当所有从好客体得到爱的希望丧失殆尽，结果就是个体完全投入坏客体的怀抱。只有当容纳足够安全，能够让汤姆为了继续重新工作而充分呈现脆弱的绝望时，才能对其进行修复。在这一任务中，他的个体焦点移情/反移情关系和他家庭能够提供的增强的情境抱持扮演了协助的角色。我在这个家庭中未发现任何他们相互干扰的痕迹。

这一案例说明，对父母的辅导工作能够为家庭治疗铺平道路。如果他们能和我们一起工作的话，这种工作方式让父母的治疗师注意到，父母把他们的问题置换或投射到孩子身上，这是很多父母需要的。在置换的游戏治疗中，我让小孩揭示冲突、愿望和焦虑，直到孩子准备好拥有他们自己。同样，我们让父母通过谈论孩子来谈及他们自己。对很多父母和孩子来讲，他们不得不停留在置换上。在另外一些个案中，父母能够很有进展地认识到他们自己在家庭困难中的角色，或者直接思考孩子的症状可能反映了他们自己的婚姻问题。在这一点上他们就能即刻获得治疗，转变会更加直接。治疗将会是怎样的形式、什么时候才会发生，这有赖于治疗师对家庭的需要、实际情形以及家庭此时此刻所处工作阶段的评估。

儿童分析和夫妻治疗联合

在下面的个案中，我们看到夫妻治疗帮助了儿童分析，但是对夫妻来说却产生了混合的结果。

　　亚当·泰勒在刚过完12岁生日后被转介过来，因为他父母认为他很抑郁，而且第一次出现了发作性的愤怒。最近，他在学校的成绩显著下滑，对他9岁的弟弟山姆也产生越来越多超乎寻常的妒忌。我（大卫）是治疗师，治疗师的性别和名字在这个个案中很有意义。

　　当我在诊断性访谈中单独会见他时，亚当面带微笑，口齿清楚，是个好挖苦却令人愉快的家伙，他能将自己的问题讲得非常清楚。他认可泰勒夫妇所说的：自从妈妈两年前出去开始全职工作之后，他就变得不开心。他想念妈妈，慢慢地开始变得对妈妈给予弟弟的时间表示怨恨，他觉得弟弟比他得到的要多。在我们讨论了这些事情之后，我让亚当去画一幅自己，再画一幅家庭进行某种活动的画面。图12.1是他画的自己，图12.2是画的家庭画面：家庭在海边，亚当在玩球，山姆在水里，亚当的父母躺在沙滩上，父亲带着水中呼吸装置。

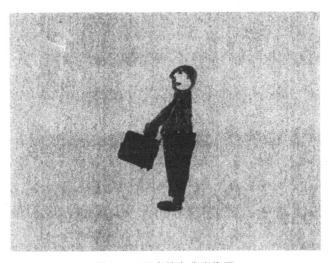

图12.1　亚当的自我肖像画

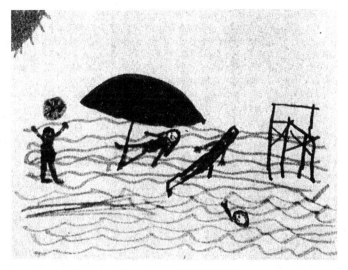

图12.2　亚当的家庭画

"山姆在那儿做什么？"我问。

"哦，他快被淹了，他在求救。"亚当说。

"后来呢？"我问。

"他叫喊着，但是他们都睡着了。"他说。

"再后来呢？"我说。

"山姆太不幸了！"亚当带着讽刺地咧着嘴笑。

亚当能够看到自己的愤怒，他也知道他想念母亲。但是他对自己成绩的下滑、与同伴关系的困难以及自己的被动性都没有解释。我们开始分析：他的困难是内在的，但他也有很多有利条件，包括他心理上的奇特性。另外，他的父亲并不愿意参与家庭治疗，尽管他同意做父母咨询。

亚当从比较远的地方步行或者骑自行车来做分析治疗，一周四次，风雨无阻。而在治疗中，他打破了自己的内在阻抗，看到了他的愤怒，这种愤怒首先是对父亲的，在分析一段时间后愤怒朝向了他的母亲。我们很快发现，他对弟弟山姆的愤怒是对父母愤怒的置换，特别是山姆作为父亲的替身得到了母亲的喜爱。亚当所采取的姿态是在这种竞争性环境下消极地不照顾好自己。这种被动性越坚固，他就对拯救他的女人越有吸引力——他的母亲、老师，或者他这个年纪的女孩。他回避和男孩竞争，尽管他有很多男孩邻居，也希望跟他们玩一些竞争性的游戏。他的这种阻抗在分析中也展现出同样的被动状态，即我通过对他进行分析来拯救他。

每当这些时候，尽管我总体上很喜欢亚当，但我发现自己紧咬了牙关并感到乏味，我希望帮我们两人都快点脱离困境。

慢慢地，他越来越公开地表现出愤怒而不是流于表面，到这时事情才变得清楚了，他很恐惧直接和我面质，因为害怕我会报复。在这个角色里，我是他的父亲，这个父亲很恐怖，大部分是因为俄狄浦斯期的竞争。

同时，泰勒夫妇也向我诉说了很多有关他们自己的事情。泰勒太太为了在教堂嫁给泰勒先生，冒着自己卫理公会教派家庭不满的风险加入了天主教。奇怪的是，他获得了她家里人热情的接纳，这让他觉得比在自己家还要温暖。他18岁参加海军陆战队，离开了他飞扬跋扈的母亲和父亲，这对父母从来没有时间留给家里。尽管他感觉从妻子家获得了热情，但他很怀疑她的愿望是让他"放开父母并给予她更多的爱"。他说他需要用自己的愤怒在军队中获胜，在军队里他变成了一个成功的飞行员和少校。"我不喜欢治疗，此外，我的工作需要这些攻击性，"他说，"很好，你和我妻子能做亚当需要的任何事情。"

泰勒太太对自己的婚姻极为伤心。她觉得在早先的几年中她做了一切可能的调和，但她感到丈夫把她挡开，她便过多地转向了孩子们。她来自一个父亲非常成功却很冷漠的家庭，她认为自己选择泰勒先生的原因就是他跟自己的父亲是一个模样。但是经过这些年,她开始期望更多。最后,她回到工作中并开始接受治疗。现在她感到她已经改变得足够多了,婚姻在没有帮助的情况下几乎不大可能挽回。她对泰勒先生和对我都很直接地说,她觉得亚当沾染了她身上的一些抑郁,她问有没有办法帮助她和丈夫更坦诚地交流。

我更愿意介绍泰勒夫妇在我的同事那里进行夫妻治疗。因为我意识到,泰勒先生禁止任何家庭治疗,因为他认为他不能接受被治疗洗脑,山姆也不需要治疗。他只同意针对亚当的分析性治疗所需要的父母咨询,我很担心当我的工作在定期的设置下与他父母如此接近时,亚当会是什么态度,因为很多青少年反对这种安排,通常来讲推荐他们去别的同事那里咨询或治疗比较妥当。但是亚当却不是这样的,他说:"我认为他们需要一切他们能得到的帮助,无论是他们自己,还是跟我在一起!他们喜欢你,所以我希望你能帮助他们。"

于是我们开始工作。逐渐地,亚当退缩和寻求拯救的方式被看成是与泰勒先生在家里的行为相平行的。泰勒太太寻求拯救,一方面可以被看成是来自她自己的内疚和渴望,另一方面则是来自父亲和儿子两者的动力。泰勒先生能够开始讨论自己难以对妻子直接愤怒,直到他勃然大怒时情绪才会相当激动。这让家庭足以恐惧这些愤怒,每个人都避免激惹他,这是亚当恐惧公开对抗父亲的部分情境。当他们开始讨论这样的模式时,他们也能够经得住更直接的、潜在的和弥漫的模式:通常泰勒先生很害怕对妻子发火,因为他很绝望地依赖于她,所以他被动地恳求她。这就是亚当典型的模式,我们通过考虑亚当的行为,并询问在这一点上他像谁,使事情得以清晰起来。这之后,泰勒先生变成了一个更加开放合作的病人,治疗工作开始转向直接针对夫妻。

这样的工作效果看起来同样解放了亚当,亚当也直接走向了对我的俄狄浦斯期竞争。首先，他梦见被一个女人派遣去执行令人兴奋的太空任务，而且在这个任务中他要用自己的激光枪射向一个男人。随后他梦见电影《大白鲨》中的情景，梦中鲨鱼在追赶一个叫大卫的男性，而亚当拥有战胜鲨鱼的设备。在这个梦中，我很多次代表了提供给他拯救的、他所渴望的（力比多自我和客体）母亲，也代表了他所恐惧的、希望打败的（反力比多客体）有力量和有威胁性的父亲。我们注意到他倾向于沿着性的线索分裂好的和坏的客体，他也能够放弃对母亲过度的理想化和对父亲过度的诋毁。通过对我的移情，也通过我对反移情的斗争，即我感到在他的梦境中被攻击，亚当能够修复他内在的父母客体形象，所以他们马上变得更为现实和更加和蔼。当他这样做时，我对他的喜爱加深了，但是同样也更加现实地关注到他让我经受的考验。

父母的治疗在这个个案中并不顺利。在第二年的某次治疗中，泰勒太太宣布，她觉得丈夫已经尝试了她想让他做的任何事情，但她还是不能在婚姻中感受到快乐。经过数周的痛苦之后，她做出了尝试性的也是最终的决定，要求分开。泰勒先生极为震惊，在那一刻决定进行个体治疗，所以我将他转介。对我与亚当的分析工作很重要的是，父母双方都能够支持他的成长，所以他能够接纳并承受这个打击，在不能依赖他们获得拯救的同时能与父母双方都保持忠诚。他甚至幻想和梦见自己在拯救他们，但是他能哀悼父母的婚姻，并完成他自己的工作。在两年半的治疗结束时，他在学校表现得很好，并在各种环境下交了很多男性朋友，和父母双方也都保持了良好的关系。泰勒先生转而求助亚当来拯救自己不时地孤独，但是亚当能够不被拽入而又保持对他的友好。

每一种形式的治疗都不得不考虑它的失败和部分成功的地方。从儿童分析的角度来看，如果不考虑离婚的话，这个案例是非常成功的。从婚姻治疗来看，如果不考虑孩子回归到正常发展轨道上的话，这个案例是失败的。从整个家庭治疗的角度来看，这种成功是混合性的。母亲和儿子的个体治疗都有很大进展。小儿子也在父母离婚前所获得的进步中获益不少，父亲也或多或少成长了，只是无法进一步深入。

如果在这个案例中联合家庭治疗是否会更好？当然，我们无法知道，但是看起来父亲不大可能同意任何形式这样的安排。不过，且把这个问题先放下。

我们应该承认，对所有的治疗形式都不得不思考其可能导致的问题性结果。这个案例呈现出混合的结局。我们提出的问题是，困难的这部分是与安排本身有关，还是与个案中的做法有关。不是所有家庭和婚姻工作都会导向幸福的结局，如果我们带有这样的意图，那我们为治疗师提供的是不可能存在的模式。在婚姻工作中，我们对婚姻进行治疗工作，就像它是病人。我们不应该为了自己而坚持让伴侣双方必须在一起，我们应该知道一部分婚姻治疗案例中会以离婚的结局收场。当这样的事情发生时，我们的目标是个体在家庭中的成长和个人福祉。

在本案例中，这段婚姻可能无论在什么样的治疗形式下都无法挽回。父亲不愿意参与任何形式的治疗，尽管最终有所缓和，但仍无法改变妻子再也不能忍受他的事实。当他们分手时，父母双方都能更好地调整以满足孩子的需要，尽管妻子在这方面比丈夫要更好一些。亚当也获得了足够的成长，他能坚定地和父母双方保持这样的抱持关系。这就是说，他更能够补偿父亲对他过度的依赖，不时地忍耐这种依赖，设定界限又不至于疏离他的父亲。我们认为在这个治疗结束时，山姆可能在不久的将来需要干预，帮助他调整以应对父母的离异，但是我们只能等着看。

现在，我们看看这个案例中移情和反移情的相互作用。我们呈报这一案例的原因，是想针对有人认为的与父母进行深入的治疗工作可能会干扰对孩子的分析性工作的观点，而事实上没有任何证据证明这一点。亚当对我的情境移情是在抱持环境中的信任、信赖。他能够将这样的移情扩展至希望我对他的家庭提供帮助。当他仔细考虑父母婚姻的结束时，他最终认为他不能再指望我负责任，而是他为自己负责。他能够发展出一个结构良好的移情神经症——也就是强烈和专一的焦点移情，在这样的移情中，我具体呈现了力比多和反力比多客体的特质。他也能够对与我的焦点移情的神经症成分进行修通。最终，他能及时地分离，走向自己的生活轨道。

对于这对父母，他们对我的情境移情是将我视为对他们的问题有着共同兴趣的人，当他们不能联结起来进行其他工作时，我让他们两人都能与我在这个任务中联结。这样逐渐促发了更多焦点移情元素的成长，相比父母辅导，夫妻治疗是很必要的。泰勒太太在治疗中带着一种希望拯救她婚姻的愿望，而泰勒先生带入治疗中一种被动的阻抗，他通常用这样的方式处理关系。治疗确实在这些元素上起了作用。尽管还不能够从根本上在整个婚姻中形成足够的抱持环境，但已经完成的工作对家庭中每一个个体都很重要。不管婚姻的结局如何，这项工作都是可行的。

定相治疗模式

虽然不是在每一个案中都是如此，但这两个案例证明了，家庭治疗和个体治疗联合是完全可能的。一旦我们认为家庭治疗和个体治疗可以运用于病人，那就有多种选择了。我们提供什么治疗模式的决定，比我们只提供有限范围的治疗——如只是家庭治疗或只是个体治疗——涵盖了更加复杂的计划。治疗计划可以考虑他们的需要来联合个体治疗与家庭治疗。我们一起努力找出最好的工作方式，如果在工作一段时间后发现有些方面并不如意，还可以改变。贯穿整个工作的方法有着共同的主线。当工作方式不再起效的时候，我们没有必要保持这种表面的安排并将其作为永久的结构。

在思考与家庭进行治疗工作的不同方式的概念时，我发现有一个概念很有用：定相。当特定事宜看起来主导我们的工作时，我们运用不同的调整方式。当事情发生改变，相应的工作"框架"也会改变。夫妻可能来接受婚姻治疗，但是一段时间后达成一致，他们的抱持能力就好了很多。那么在这一点上，其中一个人可能需要个体治疗。稍后，通过个体治疗，可能我们会更清楚地了解到夫妻中的另一方也需要做个体治疗。或者，孩子的发展危机可能是推动家庭治疗变得最有效的推动方式。

定相，应该与没有为结构提供框架而任其漂移的治疗区分开来。仔细考虑改变治疗工作的结构是与对病人、家庭的深入理解相联系的。这也就意味着，这样的改变应该依照家庭和个体病人的区别来彻底想清楚。当然，错误不可避免，但是它们同样能够为制定更好的计划提供证据。无论如何，错误常常是当环境不再适合原有的结构时，还坚持僵化的不改变的计划所致。

这种有建设性的不同治疗方式的定相，能够将家庭治疗方法作为一个整合工具的灵活性运用最大化。接下来的个案，阐明了这种定相的建设性运用。

家庭治疗联合个体治疗

罗宾·瓦格纳是一名23岁的女性，她的个体治疗师介绍她和父母一起过来。她在青春期有多种药物滥用史，与家庭争斗很多年，并有周期性的抑郁。现在家庭冲突的产生是因为她的父母对她上大学时公然开始同性恋关系感到生气，而父母承担着上大学的费用。父母和她之间对她的同性恋问题争执不已，到了几乎都不说话的地步。另外，这名病人对来治疗的动力很小。

瓦格纳夫妇同意一起来治疗，试图修复和罗宾的关系，但是很快他们告诉治疗师希望激发她审视自己的同性恋行为，这对他们来讲实在太痛苦了。在六次的治疗中，罗宾和她的父母能够回顾他们激烈的关系，罗宾不再那么渴望"被完全接受"，父母也能够分享罗宾早年的生活史，那是创伤性地经受了剥夺的历程。父亲酒精依赖，言辞上辱骂母亲，而母亲则严重抑郁多年。尽管听到这些对罗宾有帮助，但她开始利用这一点来反对父母。父母说尽管他们深感对造成罗宾早年的痛苦负有责任，但他们不得不把需要为自己的错误负责的程度限定在一定范围之内。双方在治疗中都尽力在早年事宜上占上风。瓦格纳太太最近开始因为抑郁接受心理分析，瓦格纳先生也完成了治疗性的努力，他认为有对自己过去饮酒所残留的问题做重新整理的必要。

经过一系列治疗，父母说他们现在能接受罗宾关于性取向的决定，不排斥她。当我停止与他们会面时，罗宾计划在个体治疗中针对自己周期性地向父母或其他人的挑衅做进一步探讨，可能继续探索她的性取向。她的治疗师也认为，她已经恢复精力和兴趣进入个体治疗了。

个体治疗联合性治疗

韦努托夫妇两人都五十多岁，他们是由韦努托先生的个体治疗师转介而来。韦努托太太长期存在没有性欲的问题从而导致性功能失调因此来寻求治疗。韦努托太太也有过神经性厌食和抑郁症的病史，但是两种疾病都多年未出现症状。他们夫妇花了几个月进行性治疗，在这个过程中韦努托先生继续着他的个体治疗。当性治疗和个体治疗都源于一个客体关系框架的时候，它们能共同提供帮助（Scharff，1982）。

在性治疗中，治疗师给他们安排了一系列降低焦虑又重视整体功能作用的练习。这些练习也作为一种工具，带我们进入通过个体一直在表达的内在客体关系和投射认同，以及通过夫妻性生活的身心失调而表现出来的问题中。在成功的性治疗之后，韦努托太太能够享受他们的性关系，韦努托先生也对她不再那么苛求。她现在认为，有一些什么事情让她在对性和对丈夫的情感上非常痛苦。她认为，性治疗澄清了这个困难主要不是他对她做了什么或是没为她做什么的问题，而是她得靠她自己来解决问题，她要求转介到深入的心理治疗中。

下面的例子，讲述了对一名年轻男性在治疗中运用整合的方法。这个个案中，年轻成人的"孩子"心理分析、家庭治疗和对父母进行的夫妻治疗变成了治疗困难的元素。

精神分析联合家庭和夫妻治疗

巴奈特夫妇带着他们24岁的大女儿苏为其抑郁和自杀寻求进一步的治疗。他们以前的治疗包括个体和小组治疗，以及苏大学毕业离开家后三次在波士顿的住院治疗。她说她感到大多数近期接触的个体治疗师都很好，但是在治疗期间，她要求再次住院，症状也变成了慢性自杀。她和父母都决定回到弗吉尼亚州居住，因为在那里她能回到她以前作为电脑程序员工作的地方，因此会安全些。

父母对以前所见的治疗师很失望，这对我也形成了一种挑战，就像要让我证明我能处理其他人不能处理的事情。除了对我能力的持续不信任，他们同意对苏进行个体心理分析以及合并每周一次的家庭治疗。苏很乐意接受分析，她愿意去探索抑郁、空洞、低自尊、很难胜任计算机工作以及对父亲的不适感等。早先的家庭会面聚焦在父母对苏的愤怒上，他们认为苏不让他们省心，而他们18岁的小女儿艾比在家里又无礼又不顾及别人的感受，每天晚上都宁愿在外面度过。

早期的家庭会面

艾比一直的无礼导致母亲不让她按计划去乔治城，但是父亲允许她去，因为他不想和这位对什么都很愤怒并过度惩罚的妻子为伍。妻子感到很受伤害，对丈夫不支持自己默默地愤怒。后来她看到丈夫"拉拢"艾比，对她在乔治城精品店买回来的丝质衬衫赞叹不已。当描述这个的时候，妻子开始再次变得不安，她的愤怒是被丈夫的反应激发起来的。巴奈特先生认为，他有权不守纪律，有权不愤怒，以及有权不被妻子控制要做什么或者要怎样认为。他认为，从过去中找不到那么多要愤怒的东西。巴奈特太太感到他在逃避责任，不想承认现在他是怎样导致她愤怒的。同时，孩子们都保持沉默，苏看起来很担忧，偶尔澄清些什么，艾比看起来很无趣的样子。

我说，母亲对一切都要由自己来定纪律而怨恨，但仍然接受这个责任，她现在怨恨帮助，而父亲对女儿反对被控制这一点很认同，他不管教她。父亲对控制的不喜欢被母亲扩大，导致他同情艾比。艾比开始说全都不是她的错，母亲看起来更加愤怒了。我表达了我认为母亲生气的进一步原因是父亲与艾比的联结看起来比与她的联结更紧密的观点。母亲对我的不理解暴怒，而父亲却认为我是对的。母亲说，困扰她的是他干扰自己对艾比的管教。

我的解释是错的，因为我假定了家庭是在处理俄狄浦斯期的嫉妒。他们是在处理父母对孩子关系嫉妒的竞争，艾比在这个案例中代表了父母双方的兴奋性客体。在治疗最后，艾比说她不能忍受感到如此内疚，并不再来参加家庭治疗。

苏随后的分析治疗

这次家庭治疗后，苏在个人分析中告诉我，她对大家争论是谁的疾病需要家庭治疗很难受。她感到对家中的抑郁和父亲同意我的解释这两点很烦，就像他在"拉拢"我。在移情中，她认同我是像艾比一样的兴奋性客体，将自己认同为像母亲一样的拒绝性客体。

随后的家庭治疗

在后来对纪律的进一步争论中，父母再次证实了他们对孩子持相反的意见。父亲说："简直无药可救。当我想要谈论我们的婚姻时，我经常面对的是母亲和孩子们的关系。"母亲没说什么。苏说她想就父亲的问题谈谈。她认为自己是个焦虑的人，但是她不相信这是父亲对她不爽的唯一原因。他回应道，他确实感到跟她在一起很焦虑，特别是当两个女孩都很快进入青春期的时候，但他并没有指出为什么。父亲承认后，苏感觉放松了些。她说对她来讲在这里谈及她和父母的关系一直都很困难，但是现在她这样做了，她也能说出父亲有时候将她看成是母亲的替代品，因为貌似她也要告诉父亲怎样做——可能因为她有一些母亲的特质。无论如何她也不喜欢母亲，更愿意做自己。我说我们的焦点以对婚姻的无望感开始，现在已经转移到如何管教孩子。苏在治疗中将自己与父亲关系的处理与这一话题联结起来，因为她的困难源于"丈夫-妻子"休戚与共的不安全感。

苏带头寻找自己的目标、父母对她努力的包容，以及父亲与她一起的治疗工作可能看起来是回避婚姻关系的防御模式。但是这次治疗后几天，父母向我寻求夫妻治疗。

苏接下来的分析治疗

第二天的分析中，苏反馈说我的存在是怎样帮助她与她的家庭一起进行治疗工作并分担丧失的。她说："你在那儿很有帮助。我猜我很害怕母亲会说什么。我不想看起来是对父亲的攻击。我知道她有部分是站在我这一边的，但是我不希望她站在我这边。你在这里要容易些，因为你知道我在个体治疗中提出的问题，你知道我脑海里在想什么。这是我提出这些事情的动力，这对我来说太难了。我感到很难驾驭，很害怕我错了。我也和我妈一样极端。我对爸爸说'好吧，我完全不同意'，听起来我像是在说'不，不全是，我想是完全不同'，尽管这只是很小的不同。我很害怕自己这样，你帮助了我。你让我更加具体地表达我的意思，而不仅仅是攻击他。在我上次来之前，我真的想说'别再做家庭治疗了，太难了、太微妙、太敏感了。'我们都很焦虑，太难改变我父亲了，我宁愿就这么忍受他。同时，这也很困扰我。现在，对爸爸来说因为艾比和我进入青春期而给他带来了困扰，他也很悲哀。他在这之前跟我们的相处融洽多了。"

夫妻治疗

巴奈特先生对巴奈特太太很生气，因为苏在冰上滑倒摔坏了腿。母亲认真地试着解释为什么自己会感到愤怒，那是因为爱和关心，但是父亲毫不领会。我说，巴奈特太太看起来很渴望让先生认可她的情绪，但是在我继续发言之前，她很愤怒地责怪我"大错特错"。她说，她只是很简单地试着保护他不公平地丢给她的愤怒。我感到不知所措，所以我将自己一直在区分她的愤怒和努力得到认可之间的不同的做法抛之脑后。先生开始谈，当妻子展开攻击时自己是怎样混乱，我意识到我的感受跟他很接近。这帮助我重新开始，再次尝试。

我说有时候她仿佛是很愤怒，但是我感到这对她所处的情绪状态是一种误解。在我看来，在这些时候她更接近于一种焦虑或者潜在的暴怒，我会误解她。她点头，我继续说，我认为在她的早年关系中她可能受到误解并影响到她对自己认同的混乱，她为此感到很不安。她说："你说得太对了！"但是接下来一秒钟，她责怪我跟她丈夫一样认为她的愤怒是来自过去。我再次感到手足无措、混乱、无能——当她的丈夫支持她并站在她的角度背叛我时，这种感觉是被加重的。

这种反移情性体验让我可以感受和明白那种对于得到理解的绝望。当我的理解脱离轨道，他们感到对我的无能很害怕。当我的理解不错时，他们又不得不攻击我，毁掉它。我能明白为什么作为一对夫妻，他们不能为对方提供抱持环境。他们共有的内在客体关系并不稳定，很容易发生剧烈的剥夺。尝试驱散这些破坏完整性或爱心的不稳定的感受让他们向我投射混乱。从这一点上，我理解了苏的困惑和无法有规律地生活的原因，这都是源自她对这些投射的接受。

对抱持能力缺陷家庭的整合治疗方法

对家庭的工作说明了整合治疗方法的有用性，特别是针对那些主要问题是容纳有缺陷的家庭。这些缺陷导致了索引病人在成长为安全自主的年轻成年人方面的困难，以及他们的抑郁和自杀风险，并且造成了他们人格结构的缺陷。这个家庭不能够让两个女儿都参与进家庭会面，也是他们不能提供抱持情境的症状。

苏能够在分析环境中形成一种亲附，对她来说足以开展治疗工作，但值得怀疑的是，她在没有家庭治疗的前提下能否接近她内在客体最困难的部分。在她之前的个体治疗中，她宁愿不要这样的家庭治疗，而要分裂客体。当苏在毁灭自己的时候，她以前的治疗师不能提供足够的抱持环境是因为他被理想化了。没有家庭治疗的抱持情境，这些情况在她的分析中还会不断重演。

苏的抑郁为父母开始必要的婚姻治疗提供了道路，在做了一些家庭治疗后，他们才会直接要求婚姻治疗。苏的分析也减轻了父母为孩子提供抱持的负担，孩子不再需要这样的抱持，并保护自己不再接受他们投射给她的毁灭性的东西。家庭治疗帮助他们为苏的分析提供抱持情境。巴奈特夫妇为了家庭而开始了夫妻治疗，随着他们的理解和支持，我承担了包容夫妻的投射却不被他们毁灭的艰巨任务，苏在家庭治疗中不断学会了这样的工作。我作为一个抱持环境为家庭运作，这样可以支持夫妻治疗和家庭治疗。我存在于苏的个体治疗和家庭治疗中，为她提供庇护，在她面对父母的威胁时保护了她。与苏一起体验她的家庭，促进了我对苏混乱和自我毁灭的理解，并推动了苏内在客体关系的工作。当病人在感到被我支持与父母永远不会理解她之间进行转换时，这种移情同时受到了正性和负性的影响。

一旦治疗师开始研究模式的整合，与家庭进行工作就会有很多种可能的组合形式。与不同的治疗模式相互干扰相比，能够在家庭和个体治疗中工作的动力学治疗师已经发现它们能相互促进，能让治疗尽可能地深入和延伸，而将家庭中为彼此所做的牺牲最小化。本章中描述的多种形式的组合证明了一点，即每个治疗计划都应该为家庭的特殊需要而量身定做。

第四部分

生命不同阶段的家庭治疗

第十三章　有幼童的家庭治疗

为什么对儿童进行治疗工作？

客体关系家庭治疗吸收了个体精神分析治疗和小组治疗的理论，它对家庭每个成员作为独特个体的贡献与家庭治疗中共同的参与给予同样的重视。这种方法要求所有的家庭成员都在场——不仅是可以有效说话的。我们希望包含婴儿、幼童和年幼的孩子，这样可以从观察他们的表现和与他们玩耍式的交流中了解到他们的作用。事实上，我们发现他们的存在特别重要，因为他们还不能为自己说话。至今也没有很多辅导老师关注家庭治疗中的年幼儿童，也很少有家庭治疗的文献描述有年幼儿童存在的家庭治疗技术。

日拉巴克（1986）做过一项详尽的文献研究，得出的结论印证了我们的印象。她告诉我们，她仅仅发现四篇文献直接涉及家庭治疗中的年幼儿童。我们的教学使用了艾克曼、古特曼和日拉巴克以及她的合著者的贡献，另外补充了一些个体儿童治疗文献，修正了家庭治疗教学。日拉巴克总结出年幼儿童被家庭治疗排除在外，是因为治疗师或者父母不舒服。她让我们想到涵盖年幼儿童的重要性：通常一个有症状的孩子提示了家庭的问题；如果所有人都被见到，可能在早期就能观察到其他小孩比较微小的困难；当孩子在用言语和游戏来表达情绪以及澄清潜意识主题的时候，孩子可能扮演着协作者和协同治疗师的角色；通常来讲，他们刻画了家庭的整体画面，这对"理解整个家庭"是很必要的。

我们在三到十岁的孩子身上发现，他们看起来还不足以了解家庭的防御，因此他们不知道什么时候要保持沉默、什么事情不能说，所以他们频繁地脱口而出一些事情，也没有人看起来要反对。克维亚特夫基斯（Kwiatkowska）发展了家庭艺术评估的技巧，告诉我们最小的孩子通常是家庭最好的告密者。三岁以下的孩子不能表达得很好，但可能偶尔说一些词句穿透整个事情，正如下面这个小片段所描述的。

当母亲和父亲在治疗中争吵谁应该放弃自己倔强的立场时，他们两岁的儿子将两个人物模型肩并肩地放在一起，一个在椅子上一个在马桶上，然后说"小便壶"。父母笑了，父亲说："好极了！"

这个新鲜而又天真的"皇帝的新衣"对我们来讲很具有价值，但实际上这并不是让年幼孩子在场的主要原因。将所有年纪的孩子都纳入治疗的关键原因是，家庭是一个有组织的整体，任何成员的缺席都会改变家庭的整个结构。除非我们可以观察到，否则我们不太可能看到和听到家庭是怎样抚养婴儿的。如果夫妻只是提到他们看起来多么孤独，治疗师可能不会意识到他们对幼童的反应。

父亲可怜地点头，说有人应该放弃，而母亲欣喜地开始与聪明的孩子一起玩耍。从孩子的玩乐中得到内省的父母，却并没有运用内省来解决他们的争吵。他们从争吵中分神出来，结果就是母亲和孩子配对作为婚姻关系中应对压力的解决方法。

如果在这个家庭中没有见到孩子，我们基本上看到的是一个亚群体，动力学也从根本上出现了不同。所以，所有家庭成员都在场看起来是对治疗师获得"理解整体家庭"的一个必要因素。

有幼年儿童的家庭治疗综述

0~3岁的孩子

我们从家庭治疗中年幼儿童的作用开始讨论。看起来，我们对家庭所说的话，年幼的孩子因为有限的语言能力并不能理解。这样一来，如果我们继续首选以言语方式进行家庭治疗，有人可能会说逻辑上很容易得出这样的结论，即年幼孩子可能会在整个过程中显得与此毫不相干。对包含孩子的家庭治疗感到不舒服的父母和治疗师，他们尤其会添油加醋地对这个观点给予支持。

这种争论漏掉了一系列方式中的基本要点。前语言期很年幼的孩子对我们说的直接效果是非常有限的。相比父母的言语，年幼的孩子对父母的情感语调是很灵巧的。在父母说话时观察孩子，我们能清晰地观察到很多相互作用。有时候，比如当父母间有简短的愤怒交流，两岁的孩子会立即来到他们中间，开始做出一定的反应去阻止他们争吵。成年人通常没有意识到这种相互作用。如果我们能与他们分享这样的观察，帮助他们越来越多地意识到他们实际上在做的事情（比如，可能会增加他们观察自我的能力），可能会增加他们关于共同生活对孩子来说意味着什么的理解。

父母意识到他们的争吵立即给他们的孩子带来的影响，这通常比我们简单地用言语向他们解释要有用得多。作为治疗师，我们也需要通过会见整个家庭来获得其他观察性信息。如果父母开始发生变化，会见整个家庭能够让我们观察到这种变化是如何影响家庭的一系列反馈环的。孩子扮演的角色没有改变或者毫无变化，我们就没有办法看到我们的干预所起到的全部效应。很多孩子所表现出来的即刻效应对定位父母和治疗师的方向有极大的帮助。

我们要了解家庭的抱持能力，而非主要针对个人和个人的内心世界。这一点在我们与有年幼儿童的家庭一起工作时没有根本上的区别。我们不需要直接对年幼的孩子说什么，尽管条件允许的情况下我们有时候也会这样做。我们现在的工作对象是整个家庭，特别是在其为每个成员提供抱持的能力上。如果要有效地做到这一点，我们需要整个家庭成员都在场。家庭只有在年幼孩子——包括婴儿在场的时候才是完整的。在孩子从婴儿到前语言期阶段，我们以对父母所做的治疗工作为媒介来对孩子进行治疗性的输入。这就意味着对父母的直接谈话构成了对孩子的间接说话，特别是对三岁以下的孩子而言。

我们知道确实存在直接针对婴儿和年幼孩子的治疗性工作方法，如格林斯潘（Greenspan，1981）和他的同事们发展出的方法。这项工作是所有心理健康工作者都感兴趣的，但是和精神分析性家庭治疗没有直接的关系。支持我们工作方式的理论更多来源于对母婴二元工作的婴儿研究（Fairbairn et al.，1975）。他们强调了在对母亲进行精神分析治疗的过程中将婴儿也涵盖在场的重要性。这样，信息和移情都由母婴配对来产生，治疗师与母亲进行言语相互作用的同时，也是对她和宝宝共同的回应。如果有必要的话，治疗师在治疗时还有可能去抱着或扶着婴儿，婴儿在有经验的人手上感觉会很好，不管这样做是纳入婴儿的诊断还是作为一种与母亲身体对话的方式，都比简单谈论更具情感的影响。

总的来说，我们工作的方式并不是绝对依赖于语言输入。婴儿或者年幼儿童的直接参与更加重要，因为将婴儿的行为做成一个口头报告将失去很多信息。向父母描述家庭所发生的相互作用的情感输入，会让他们扩展自己的抱持功能以及促进与婴儿的核心相互作用。婴儿变化的回应需要得到他们的反馈，以此来进一步理解和说明他们的行为与感受。

孩子对父母的体验在父母与我们进行咨询工作的时候变为内在客体。父母对孩子而言，有着管理者和孩子内在客体世界成长"元素"的双重角色。让他们知道，现在所做的比等孩子长大以后的相互影响更为重要。当对他们这样说时，我们强调孩子的内在世界正在形成中。重要的是，我们教给他们的是我们最大程度上对孩子的了解。

3~6岁的孩子

一旦孩子超过3岁，很多问题就简单一些了。上述的一切仍然适用，即如果我们想将他们作为一个整体来理解，我们需要整个家庭都参与到治疗中来。另外，这些孩子能直接告诉我们很多信息，他们也能够吸收大量我们非得告诉他们的信息。这个过程常常通过游戏媒介来完成。我们也能告知父母如何理解孩子所说的话，至少在一定程度上他们观察到治疗师从哪里获得关于孩子的体验的信息。我们并非培训父母将其变为代理的治疗师，对父母来说这并不是一个有帮助的新角色。但是我们常常通过直接与孩子的交流来帮助父母观察和理解孩子们所讲述的事情。儿童治疗师对孩子将游戏作为表达内心世界的媒介比较熟悉和习惯。

对于没有受过儿童治疗培训的治疗师，这一工作也无大碍。首先，游戏的运用不是交流的唯一方式。因为孩子所提供的家庭信息很大部分是非语言的，或者说是"语言间的（metaverbal）"（也就是说在词语的字面意思之下的），分析性的家庭治疗师本身就处在一个观察情感互动的位置上，而不是仅仅呈现出游戏的内容。而且，有限的游戏材料的获得和运用游戏的舒适感对于有兴趣的人来说来得很自然。培训和鼓励给治疗师提供了足够的支持来开始将有限的游戏元素并入到家庭治疗中，让孩子在整个家庭讨论时可以玩耍。我们发现偶尔向成年人示意暂时中断治疗来直接跟孩子做做游戏，这一点很有用。可能接下来，我们会在地板上与孩子一起，或者与一个特定的孩子来详细说明一小段游戏。如果有协同治疗师，非常重要的是让其中一位跟着玩游戏，另外一位继续与家庭中年长的成员进行对话。这里将出现很多平行的过程，也提供了最有价值的、潜在的家庭生活。当然协同治疗师在这种环境下并非必需的设置。

对家庭理解的主要信息源于观察和汲取两者结合的过程中。汲取过程是充分地进入移情，并允许其进入治疗师的内在世界。这样家庭就与治疗师的内在家庭有了联系，也同样引发了反移情。治疗师"负性能力"的运作过程不需要游戏治疗的知识，也不需要一心一意地专注于此，需要的是吸收和反应能力，并允许幻想在这一过程中形成。所以不需要非得成为儿童治疗师才能做这些，我们每个人都有一个内在孩子可以向其求助，这是最基本的内在工具。我们真正需要的是治疗师对游戏治疗敞开怀抱的意愿，并能在实际工作中提供一些玩具。

6~10岁的孩子

潜伏期孩子可能需要游戏，也可能不需要。在这个年龄阶段，游戏是与其年龄相符的正常处理焦虑的方式，当孩子们在谈论自己的事情时，可能通过玩游戏来展现焦虑。游戏也可以用来置换地表达他们的忧虑，或者用来防御，治疗师便可以就此进行解释。而给那些有足够能力用语言交流的孩子们提供玩具的最重要原因在于，这个年纪的孩子仍然以身体和行动为主，所以他们在有建设性活动的治疗中表现会更好。我们可以在这些孩子身上或多或少地运用游戏，事实上参与到某种行动中会让他们感觉更舒适，也更能在治疗中倾听、参与。尽管是已进入青春期早期的孩子，游戏的内容也能提供用言语不能表述的信息，特别是对那些比较羞怯和不善言辞的孩子而言。

孩子的发展水平

基于我们对孩子发展的理解，对有不同年龄孩子的家庭，我们所用的方法不同。我们的意图并不在于详细描述发展次序，但是我们确实认为家庭治疗师需要阅读弗洛伊德、温尼科特、艾瑞克森、鲍尔比、马勒等人的有关著作。通过介绍近期婴儿研究和客体关系理论，我们也展现了自己在发展观念上的修改，这在第六章和之前出版的书籍中有过详细介绍。

我们认为，评估中最重要的一项是孩子与父母、与家庭关联性的质量，以及这种关联性与孩子发展阶段是否相对应。对父母多种形式的焦虑和分离度、对父母适当或不适当的信赖程度，应该随着对孩子整体认知和情绪的发展一起进行评估。这并不是反驳我们自己的观点，即家庭治疗师不需要是一名有经验的儿童治疗师。如果一名治疗师没有经过儿童培训，也可由儿科医生或有经验的儿童治疗师给出评估。

一旦我们评估了孩子的发展水平，治疗就能进行了。另外还可以制定其他任何需要的干预措施，比如给学习困难的学生以辅导、给发育不好的婴儿以营养、给严重心理问题的孩子以个体心理治疗。这些干预都是可以与分析性家庭治疗合并进行的。儿科医生或者教师会将其他干预看成主要手段，他们一般是不会进行家庭治疗的。这也并不是说治疗师需要了解有关孩子的所有一切发展，但是需要会见其家庭——整个家庭。安排这样的咨询来覆盖治疗师不熟悉的领域并不难，但是还没有其他人想要做这样的家庭环境评估。这里所需要的只是与孩子相联结的意愿，而这种相互作用意义上的信念将会从家庭体验中浮现出来。

孩子发展水平与家庭发展水平的关系

在第八章，我们描述了对家庭功能模式发展水平做出评估的过程。当然，家庭的发展水平通常是被孩子的成长和其外在发展所推动的。也就是说，家庭随着第一个孩子的降临就具有调整性质的特征，即从一对夫妻转变为三元，特别是一个有着母婴一体的三元。有三个青春期少年的家庭会被青春期的性和冲动性所占据，我们预料父母自己青春期的冲突也会时不时被唤醒。

"家庭发展水平"与整个家庭性心理发展水平相匹配的方式是多样化的。有些家庭在这一阶段特别具有挑战性，其他的在另外一些阶段比较难熬。对有些家庭来讲，俄狄浦斯情结对他们的抱持能力是巨大的挑战，而对另一些家庭来说，困难开始于一个或另一个孩子的前青春期。这样，家庭功能性发展水平可能与外在"年代顺序"的发展相应或不相应，就像个人的内在发展可能与实际年龄不相应。正如这些在个人评估中的重要性一样，家庭也是如此。一个有刚学走路的幼儿的家庭关注适合于潜伏期儿童的发展原则，这并非罕见。让一个三岁的孩子有能力去面对事情和独自规范自己，这在家庭中可能是不适当的。而保护长大了的孩子就像保护需要安全感的婴儿一样，这样的家庭也很常见。

对发展水平的监测不仅仅是第一次治疗的问题，家庭在特定的压力之下会退行到早期的功能模式上，对这一点我们也很感兴趣。治疗的一个目标就是，帮助家庭理解他们的功能水平在不同环境下的改变。

有婴儿和幼童的家庭治疗

正如我们所说，年幼的孩子通常被排除在家庭治疗之外。我们发现，在那些与游戏年龄阶段的孩子一起工作的家庭治疗师中，存在进一步排除的亚类，即婴儿和幼童。这是很大的损失，因为作为家庭中最小的角色，他们能说出或展现出其他人认为不能说的内容（我们发现，即使这位最小者已是青少年也同样如此）。我们认为家庭投射了很多孩子似的自然性到最小的孩子身上，同时予以否认并珍藏起来，这让最后出生的孩子永远都保持在一个婴儿的状态，所以家庭在治疗中排除小孩是这一过程的共谋。治疗师失去了理解整个家庭的治疗性机会，也影响了投射能力的重新整合。

比如，大点的男孩可能会因为小的孩子不在场而欢迎会谈，这样他就能够让父母都在他身边，所以尽管他感到对新出生的兄弟有嫉妒，但他可能看起来表现得很开心也很平静。即使是告诉我们有关嫉妒的事情，或当父母谈到这个的时候对此予以否认，这也和我们直接观察到的大孩子、小孩子都在场时所呈现出来的攻击性和抑郁有质的区别。进一步讲，如果没有小孩子在场，我们只能够观察到父母所关注到的大孩子，以及他对嫉妒的敏感，而当小孩子跟我们在一起的时候，我们能够看到和感受到的事情是：当婴儿醒着的时候，整个家庭是如何围着他转，哪怕大部分时间他只是睡着，家庭亦是如此。而这些是不能通过大人和大孩子描述出来的。这些观察同样适用于当婴儿在场时夫妻相互作用的方式所发生的改变。因为这个原因，如果单独会见一对夫妇，我们将不会知道孩子在场的时候是如何从根本上改变他们的家庭的。在下面的案例中，我们有机会看到带着婴儿和幼童的家庭的治疗工作。这些家庭中有两个家庭只有年幼的孩子，第三个家庭有三个大孩子和一个小孩子，小孩子的存在却是理解家庭的关键。

学前儿童的家庭案例

查理斯，30岁，男性，因为逐渐加重的抑郁影响了他作为会计的工作而前来求助。他以前在我的一位男性同事那里进行咨询。毕业时，他是班级里的拔尖生，受聘于一家声望很高的会计公司。现在，他本应该为极具竞争性的资格考试进行复习。但前5个月中，他完全不能学习，因为他感到越来越抑郁。尽管没有人批评他，但他认为问题影响了他的工作表现。他的精神科医师因为休假只见了他一面之后就离开了，查理斯说他想转介，希望转介给一个女性治疗师。

他下面告诉我的这个故事让我弄清楚了他的抑郁。他和妻子阿比盖尔结婚8年，现在她正要生下他们的第4个孩子。他们有3个男孩，分别是5岁、2岁半和1岁半。他们只计划要前面2个孩子，第3个孩子和现在怀着的孩子是避孕失败的结果。查理斯说他很内疚，因为一心扑在准备考试上，在这6个月里完全不能给妻子以支持。

查理斯来自一个大家庭，尽管他和妻子希望有几个孩子，事情的发展还是让他们感到失控。在查理斯5岁的时候，他父亲去了越南一年，回来时就完全变了一个人，从那一刻这个家庭看起来就开始崩溃了。尽管查理斯和妻子一直在要更多的孩子，但他所感到的是，考试带来的压力可能引起了他对现有家庭、现在最大的5岁孩子的"越南"体验，即他们可能会抛弃他，就像他当初感受到被父亲抛弃一样。

这还不是全部。1岁半的托德有呼吸困难的问题。当妻子看见孩子脸色变绿、晕倒的时候，她呼叫儿科医生，儿科医生告诉她这并没有什么好紧张的，顺其自然就会过去。就这样持续了大概4个月，直到一个月前当查理斯看见孩子病情发作，他带着孩子赶到急救室才得知孩子被诊断为哮喘。到此时，儿科医生也很无措。尽管男孩开始了医学治疗，但查理斯和阿比盖尔没有得到任何关于男孩病情的进一步消息。这事的结果就是他们花了一个月来担心孩子的健康和预后。当我听到这个故事时，我开始感到查理斯的抑郁更像是对现在家庭中应激的反应，而不是深层神经症性的，我邀请他们全家一起来。

　　家里3个孩子精神抖擞地沿着车道进入我办公室。我首先看了一眼托德，这个1岁半的孩子有着奇怪的装扮，但是当他对我说话的时候，我很快意识到他不是不正常，而是警示我这显示他有早熟的可能性。他有一张圆圆的脸，很大的双下巴，他哥哥的双下巴也很大。我在治疗开始阶段很放松，发现他很阳光、善谈，并积极参与到治疗中。两个孩子在我办公室都精力十足，就是一两岁的孩子那种杂乱无章的方式。他们拖出玩具，给父母看再给我看，然后丢掉它们，之后又继续。这段时间我与他们的父母在交谈，我偶尔打断并和其中一个搭话，或者问父母某种特定行为出现的程度。

　　父母描述他们的孩子时，阿比盖尔比查理斯要说得多一些。他们说托德早产2个月，花了很长时间才出院。真正出院后他开始迅速成长，8个月的时候就这么大了，但学习走路的过程非常缓慢，他在语言发展上很快，词汇都快赶上约翰了——约翰是比他大1岁的哥哥。约翰说话开始有句子结构，对我来说他在言语上正上轨道。5岁的安迪玩一些非常复杂的游戏，如玩具军车，这充分说明了他具有相应的技能。

　　当我在组织家庭会谈的时候，我也观察了孩子们，做了一个大致的发展性评估。在我跟父母谈话的时候，也领略了他们之间的关联性。阿比盖尔告诉我她喜欢这些孩子，还希望有更多的孩子。她来自一个大家庭，曾经照顾了相当多的小孩，所以她知道她将面临什么。我注意到她对孩子们的需要非常敏锐，在跟我谈话的时候还帮助孩子们协调玩具交换。她是一位很有能力、经验丰富的母亲。另一方面来讲，她和查理斯现在感到压力很大。她告诉我每次不得不等待托德"屏息发作"时，她就会很害怕这个孩子死掉。特别是在等候老四出生的时候，她觉得非常的艰难。她不仅仅对怀孕感到不适，而且在怀孕的同时还带着一个生病的宝宝。她在抚育托德的时候怀孕了，并对没有受到保护而怀孕非常愤怒。但是因为她喜欢孩子，所以困扰她的不是这第4个孩子，而是这种被压倒的感觉。在访谈中，她说她感到很内疚，因为她没有能对查理斯的工作更加支持。我非常感动，因为丈夫也希望为妻子多做点。

同时，孩子们用与他们年龄相应的各种方式玩着玩具。托德在玩一把枪，有那么片刻看起来他似乎会去射击某人。一旦他开始撕掉我告示板上孩子们的画，他的父亲就会把他拉到膝盖上坐着以阻止他。安迪徘徊着，玩着小模型车，还和约翰一起玩积木。访谈快结束的时候，约翰变得有点易怒，两个奶瓶也掉了出来。

这次治疗结束的时候我有一个印象，即这个家庭相互关心，运作得很好，家庭在一个很好的水平上相互协作。父母的相互联结以及他们对孩子都是一种比较流畅、支持性的方式。我想这两个大点儿的男孩可能相对在发展上慢了一些，也还在正常范围内，而托德的语言发展是非常好的，他的其他行为看起来整体是适宜的，但是有一点点紧张。父母说他因为哮喘在擦药的时候会有些许被动，但是他看起来能回归到正常状态。

我认为父母每次看到孩子需要支持的时候都会伸出手，这并没有导致孩子们有任何反应，家庭中明显缺失的就是愤怒，甚至对医生亦是如此。另外一个方面来讲，我确实认为父母都很抑郁，看起来就很悲伤，也缺乏精力。不过这些并没有传递给孩子，但这也可能是我还没有足够的时间在这次治疗中观察到这一点。

当我安排了第二周家庭会谈时，只有阿比盖尔和孩子们来了。我见了她没多久，她向我表达了查理斯的歉意，说他必须要学习。她承认他确实感到抑郁，也在逃避责任。我对家庭不愿来感到有些担心，就为他们安排了两天后的会面。

因为安迪得了胃肠性感冒，阿比盖尔只带着最小的男孩来了，查理斯因为工作晚到了一会儿。在治疗刚开始的时候，我听查理斯诉说他外在的压力。当我在听时，两个孩子开始玩起了小的可移动人物模型。约翰拿着玩具母亲娃娃在撕扯，我想他非常痛苦。托德拿着一个飞行员模型做不规则的身体运动。整个治疗中，孩子们在房间里东倒西歪玩玩具。托德是个更为主动的探索者，有几次都玩我的电话，递给我听筒，然后说"谢谢你"。他模仿我对他说话时所用的词语。我印象很深的是他不再显得被动，任何活动过度的迹象都消失了。后来，查理斯终于能谈一些他抑郁的更深层理由，孩子们突然看起来变得易怒、嘀咕不停。

首先，查理斯非常表面化地谈他的抑郁。他淡化托德哮喘的事件，甚至也淡化了这么快就拥有了3个孩子。他说现在他比较关注的是他主要压力的来源——他所在的会计公司，公司曾经许诺他"给予更多时间学习"，而就在他的注册会计师考试来临时，公司反而给了他双倍的工作量。他的反应就是开始吃很多的东西。他感到公司在损害他的职业生涯，他感到背叛。他说尽管发生了这些，他也不对任何人生气，这只是公司制度的问题。当然，他需要完成工作，考试正好碰在一起了。他再次说所有这些意味着他完全被淹没了，所以当阿比盖尔出去找房子的时候，他无法提供支持。她承认这是真的。

现在的问题是，他们因为家庭的扩大需要搬家。在找房子之后几天，阿比盖尔找到一所离婆婆很近的公寓，他们会在两个月后搬过去。

话题最后转到查理斯谈一些有关他抑郁的事情。他的父母在他10岁的时候就离婚了。他跟着妈妈住，跟父亲的关系一直都不是很稳定。（现在我理解了为什么第一次转介并没有成功。查理斯应该感到被我的男性同事拒绝，所以认为女性更可靠。）父亲再婚了，并有了第二个家庭。查理斯跟爷爷的关系亲近很多，爷爷在6个月前去世了。

"爷爷真的比爸爸好多了，所以我很想念他！"查理斯说，"还有，事实上爷爷活着的时候，爸爸有点故意跟我保持点什么关系以此来取悦爷爷。但是爷爷死了之后，他就不这样做了。"

当查理斯说到这个的时候，两个大点儿的孩子突然停止玩耍了，开始不停嘀咕。而坐在父亲身上的托德，过了几分钟将头靠向父亲，并将父亲的胳膊放在自己的膝盖上。一会儿之后，托德坐在那里开始哭，并且没有什么明显合理的理由。约翰现在没精打采的，看起来不太高兴。一会儿之后，阿比盖尔从她的袋子拿出奶瓶，递给他们一人一个，他们很抑郁地吮吸着瓶子。

过了一会儿，阿比盖尔继续着，"这真的让人很受伤，"她说，"他们会写给我和孩子们卡片，但是查理斯的名字却不会出现在卡片上。"她在说的时候抚摸着丈夫的胳膊。我感受到了让查理斯和整个家庭抑郁的因素，我在这一刻感到的悲伤正如查理斯在他的"好父亲"死了的时候感到与父亲联结的工具没了一样。就在这个时候，他的小儿子开始哮喘发作。这一刻我感到被认同，卷入了查理斯的丧失感和被淹没感中。然后，我感到这种感觉扩散到整个家庭中。在查理斯丧失父亲的事件影响下，他突然感到不能在自己的家庭中成为父亲，这是他个人抑郁的原因，同样也是整个家庭耗竭的原因。治疗后期，我们花了很多时间讨论这些观察以及他们家庭范围内的卷入。

我在这次治疗以及接下来的一次治疗中确认了我的印象，这个家庭不仅仅基本上是健康的，而且实际上是很强大的，他们正经受着巨大的压力，所以家中成年人和最大的孩子的抑郁是合乎情理的。在与他们一起工作的时候，我能够看见他们在应对孩子方面处理得很好，相互也很关心。在原生家庭中，查理斯完整家庭的丧失这一抑郁事件，加上早年成长过程中的家庭张力让他对"失去做父亲的能力"特别敏感。在家庭成长的过程中，爷爷的去世以及幼童的疾病激活了家庭范围内的危机。从抑郁中走出来以及处理托德的疾病，这些从预后的角度看都会很顺利，因为家庭的弱点在共有的空间中欣然浮出水面，父母并不防御，我们也可以观察。

谈到托德的哮喘，我强调家庭要与他们的儿科医生联系，他可以提供更好的医学帮助和关注，也能评估什么样的情绪会导致哮喘发作。简而言之，这个家庭中成型的关系、客体世界、孩子和家庭功能模式的发展水平都在一个正常的界限范围内，很安全。这个早年丧失看起来对查理斯是很沉重的，但是夫妻之间的联结以及信任足以完成治疗性任务。除了给他们更好的医学帮助，只要他们理解了他们的多重丧失以及这些丧失带来的脆弱性，他们自己就能够更好地自我调整。

接下来的一个片段是对另外一对夫妻的简短发展性评估，他们处理问题的能力受到了威胁。

一岁的双胞胎家庭案例

18岁的妻子和21岁的邮递员丈夫到他们的家庭医生处咨询，因为妻子感到完全被15个月的双胞胎儿子弄得精力透支了。他们结婚只有18个月，当时丈夫在发现她怀孕后曾很矛盾地考虑是否结婚。医生认为这位丈夫仍然对妻子和家庭很忽视，建议妻子咨询儿童精神科医生来帮助她的孩子。当然，我想这是丈夫的职责，所以我要求见到整个家庭。

尽管听到的妻子对丈夫的描述是"很狡猾"，但他之后的表现比第一次来时表现出了更多的动力。在与妻子和双胞胎的会谈中，他始终充满兴趣，而且对宝宝也有帮助，两个宝宝确实一刻也不能消停。他能接受他"陷入家庭"中的困难，但是他说逃离这个家庭的部分原因是妻子变得非常消极和抑郁。她也同意她很害怕离开这个家庭，现在让她建立工作网络也变得更加复杂。当这对父母朝向一个较少责备和更合作性的关系努力时，我观察到这对双胞胎非常活跃和迷人。他们都对父母的情绪做出回应。当这对年轻夫妇在讨论自己成长过程中父母有着不稳定关系的时候，这对双胞胎日常生活的料理对他们所产生的挑战令我对他们顿生同情。

在连续5次的家庭治疗结束时，夫妻的注意力更集中在对方身上，并在照顾双胞胎孩子的时候更加合作。我建议妻子参与幼童母亲支持小组，但是她不能跟下来。尽管将来对他们的婚姻来说可能还有更多的挑战，但这一时刻他们感到很稳定，并不愿意继续进一步的治疗。

8岁女孩被婴儿妹妹所"淹没"的家庭案例

接下来的一段评估已被录像，访谈当时有一些学生和同事在场观察。因为与同事一起录像和讨论，这段评估比一般的评估允许更近地观察。

凯莉·克利里是一个8岁半的小女孩，她是由其儿科医师转介而来，因为她给10岁的男孩写了两张纸条，并把纸条留在自己家里，结果被13岁的姐姐珍发现了。凯莉在纸条上写她喜欢与男孩子的性游戏，并很期望再玩。这一事件激发了家庭寻求帮助的决心，父母都很清楚，她在家里和在学校的行为应当被评估。在这两个地方她都需要父母和老师的关注，然后她会拒绝他们的接近，做出一些让人绝望的尝试来求宠于姐姐或者年纪大一些的同学。

当这个家庭进入治疗室的时候，凯莉坐在一排椅子的末端，离我最近，但离她父母最远。珍将兰迪（家中最小的孩子）从妈妈手中抱过去。这样，珍和布鲁克（另外一个12岁的姐姐）坐在凯莉和父母之间，三个姐妹进来的时候都在凯莉和父母之间。

　　当珍很快将宝宝递回给妈妈的时候，克利里太太迅速地将宝宝放置在面前的地毯上。随后的访谈中，这个宝宝边玩耍边发出很大的咕噜声。她抱着玩具，跟它们说话，并迅速从毯子上跑开，看着家里不同的成员。尽管我选择了一些可能适合凯莉和其他大一点女孩子的玩具（娃娃、积木、车、纸和铅笔），但只有这个小宝宝在摆弄这些东西。

　　在访谈的开始，家庭描述的是转介问题，焦点完全集中在凯莉身上。因为凯莉自己不愿意说，克利里先生和太太以及珍讲述了整个事件。珍很不情愿地说她发现了纸条。凯莉开始哭泣，珍就拉着她的胳膊，特别像刚才她拖着那个小宝宝一样。当我问珍为什么凯莉哭的时候，她也开始哭起来，她说她和凯莉对这纸条感到非常尴尬。一个长时间痛苦的沉默被两姐妹相互的拥抱所打破。

　　这时候，兰迪这个宝宝开始在地板上弄出声响，"喔喔啊啊"很大声，这让我注意到她的存在，尽管我并没有看着她。她的噪音似乎占据了整个房间。当我确实瞟了她一眼的时候，她很雀跃和镇定。她捡起一块积木，然后咀嚼着卡车。家庭中没有任何一个人在此时转向她，但是我感到就在她瞟过一个个家庭成员的时候，我们都注意到她的存在。

　　在这次治疗中，我们看到凯莉是怎样用纸条从珍那里获得母亲关注的。我认为，家庭中的包容与排斥是很重要的事宜，因此我问道："家庭中谁跟谁关系最近？"父母说大点的女孩子们相互比较亲近，凯莉试图让她们喜欢自己，但通常都失败了。父亲说他可以理解凯莉，因为他也是跟着一个哥哥和一个姐姐长大的，经常会感觉被排除在外。就在他说的时候，我看见正被忽略的宝宝爬到了布鲁克腿上。将这个观察与父亲的孤独放在一起，我产生了一个想法：被排除在外是这个家庭中弥漫着的气息，都被嵌在了凯莉身上。她坐在家庭外最边上的座位模式就是访谈中的第一个信号。相反，宝宝看起来成了注意的焦点，尽管她也被忽视了。

父母说，他们认为让宝宝兰迪住到凯莉房间的时候，就是考虑到她感觉自己被排斥。每个女孩都希望宝宝在她们房间，但是父母将宝宝奖励给凯莉来解决她孤独的问题。我转向凯莉，开玩笑地说："是不是像你所想的那么好，赢得了竞争？这个小可爱是不是有时也让人头疼？"

这让凯莉从无言中走出来。她笑了，看了看她的妈妈是否没事，说："好吧，我不能总是在自己的房间是因为她在那里打盹。"兰迪再次制造出很大的噪音，打断了我们的谈话。

"她是不是让你整晚都睡不着？"我问。

"她想要妈妈喂奶的时候，就会吵醒我。"

"所以，不是像你想的那么好？"我说。

"嗯，也不是太坏，"她说，"我有时候还挺喜欢这样。"

"你觉得有了兰迪以后感觉怎样，凯莉？"我这样问她，感觉现在我们的谈话能转向核心问题。

"开始我很兴奋，现在不这样了。"

"所以你赢了竞争，但是你不能进你的房间？"我说。

"为了让她睡觉，我不得不安静，或者爸妈让我出去待一会儿。"她回答。

"她是不是让人头疼？"我再问。

"有时候！"她同意，笑了，整个家庭都笑了。

"你是最觉得她头疼的人吗？"我继续问。

"嗯，可能妈妈也这样觉得，因为她很喜欢捣乱。"

"那个小东西？"我用一种模仿的语气说道，整个家庭又开始笑了并点头。

兰迪最后几分钟一直坐在父亲的膝盖上，吃着饼干以此保持安静，看起来非常的自我满足。"她是不是经常吃东西？"我问。他们说她基本上是一直在吃。她现在正好将吃饼干的口水滴到了父亲的衣服上。

母亲咮咮地笑，说道："兰迪让家庭都包围在她小小的手指周围。"整个家庭在讨论，最近的感恩节家庭旅游时她在车里叫了几个小时。他们对兰迪都在一种非常纵容的情感中，凯莉亦是如此。

"你觉得她会来到我这里吗？"我问道。父亲将宝宝递给我，宝宝将身体朝我转开，很焦虑地看了妈妈一眼。因为她只有8个月大，我开始询问这种认生焦虑。他们说她还没有表现出明显的焦虑，尽管最近开始对坐在谁的膝盖上比较挑剔。前天，她拒绝离开珍的腿到凯莉身上去。

我将凯莉放在我的膝盖上近距离"访问她"，珍将一只狗木偶放在身上，凯莉开始咀嚼她的大拇指。凯莉现在开始对珍窃窃私语，而兰迪在寻找她掉了的饼干。母亲说凯莉在这几年里多次要求要个弟弟或妹妹，父母也说了，"这样是不能解决问题的。"

凯莉急切地说道："我们一直让他们要一个宝宝，他们把我们叫下楼来宣布这件事。"珍补充道："她得到了她想要的！"

我做了个鬼脸，对珍说："所以你认为她想这样！"（我转向凯莉说）"他们也确实为你做了这些？你非常有力量。他们是不是也想要个宝宝？"

凯莉笑了，"每个人都很兴奋，我也是。每次他们叫我们下来，我就说'可能就是告诉我们有了个宝宝'。那一次他们就这样宣布了！"

"三个还不够？他们需要你？"我俏皮地说，笑着看兰迪，就像是不相信她。所有的女孩子们再次笑了。

在这个交流中，我一直和兰迪在玩，兰迪主要对转头看妈妈和姐姐比较感兴趣。但是就在她和我逐渐熟悉起来以后，我们能够相互微笑了。就在这个时候她弄掉了饼干，开始四处寻找。珍指着说她丢了饼干，凯莉从自己的椅子上爬出来取回饼干给她。

母亲前一秒在回答我的问题，她说兰迪是热测法避孕失败的一个惊喜。母亲正在担心要定居华盛顿时发现怀孕了。其他家庭中的人都感觉怀孕是正常的，除了母亲。就在她说到这个的时候，兰迪还在我腿上，她开始哭，所以我将她递给母亲，母亲只抱了一会儿就将她放在地板的毛毯上。

这个家庭继续谈及一年前他们不得不离开家去华盛顿的事以及对家乡的想念和父亲之前在家中的缺失。兰迪安静地躺在地毯上。当他们谈论这些丧失时，她突然四脚朝天地开始哭。母亲没有移动，对我说："兰迪被宠坏了，她想要被抱着。"说这些话的时候，凯莉把兰迪抱了起来，从父亲那儿拿了一个奶瓶开始喂她。

我对凯利说："兰迪让你像妈妈一样照顾她。"

凯莉点头，开始谈到她在家中的孤独和她的邻居。这个对话中，凯莉一直抱着兰迪，兰迪变得很难取悦，但是父母看起来对她的哭声都不为所动。过了一些时候，母亲很不情愿地从凯莉那里抱过兰迪，开始照料她。

我现在感觉凯莉已经对我充分信任了，我可以试着通过她来理解一些事情。所以我说："现在我有些明白凯莉面临的困难了。她感到被排斥在外，兰迪作为一个宝宝夺走了她的地盘。你以前也是个宝宝（凯莉点头），现在她是宝宝（凯莉更多地点头）。"每个人都笑了，在凯莉看他们的时候他们都会对她笑。"现在，你显眼地坐在家庭的末端，感到被排除在外。当兰迪在这个过程中突然闯入时，情况就更糟了。"我说。

凯莉在我说到的每一点上都点头，"有点儿……"

我继续道："你知道，爸爸妈妈和孩子们在一起。"

"是的。"她就像我们在讨论纸条时一样捂住自己的嘴。

我总结了访谈的这一部分，我对凯莉和整个家庭说，我认为性行为和纸条是凯莉获取注意力的一种方式，这种方式是模仿了父母相互的性关注以及一起制造宝宝的方式。凯莉再次点头，我问她是不是在宝宝出生以后她感到更孤独，她再次缓慢地肯定地点头。

在访谈剩下的时间里，一直是最安静的姐姐布鲁克跳出来说她的那些朋友都只想和宝宝玩，家庭的很大一部分生活都是围绕着宝宝来组织的。母亲也谈到她很努力照顾凯莉，却总是感到被断然地拒绝。我总结了这次访谈，但是在总结中没有讲出我运用的附加信息，我说凯莉是整个家庭中感觉没获得足够母亲照料的代言人，宝宝代表了获得所有母亲照料的人。每个人都感到在各方面被忽视和被剥夺。他们全都在凯莉代言的位置上，感到孤独，嫉妒兰迪。在这样的方式中，凯莉感到自己没得到任何东西，而兰迪得到了所有东西，这代表了家庭范围内的问题，需要获得理解和对此进行修通。

这个评估性的访谈展示了很多与婴儿家庭工作的基本内容。我们没有一个人能够从宝宝身上转移注意力，所以我们可以感到正如出现症状的孩子所描述的那样，宝宝占据了整个家庭。

与有年幼孩子和婴儿的家庭一起工作的模式中的技巧，相比跟有大点的孩子和成年人的家庭一起工作的模式中的技巧要重要得多，访谈过程就是沿着这样一个模式进行的。治疗师首要的任务就是帮助家庭放松，并处理干扰探索的焦虑。对于年幼的孩子来说，这就涉及他们学习怎样去说、去玩，以及在逐渐增加信任感之后的相互影响。在这个访谈中，我在"访问"宝宝之前，通过将她抱起来直接对话，争取看到每个孩子都能参与进来。尽管这种方式并非总是可取的，但面对面的交流通常来讲都是有帮助的。这允许我获得一个独立的信息，即这个宝宝是怎样和陌生人以及家庭其他人联系的。同时，随着对家庭其他成员简短的"个体访谈"，我看到了家庭对于我和宝宝交谈的反应。在我抱着她跟她说话的时候，家庭很热情地支持婴儿将其作为家庭核心人物。

通过这个访谈，每个孩子都能对访谈的语言内容做出回应。非语言的回应是通过宝宝的行为来阐述的，并被宝宝的反应和大点孩子的行为强化了。比如，母亲抚慰宝宝的时候，女孩们有吮吸或者咬嘴的动作；凯莉抱着宝宝的时候，珍抱着凯莉。宝宝的反应也同样是很重要的线索。这样，当讨论"不被需要"或感到被拒绝的时候，宝宝几乎总是在哭。有一个例子，当妈妈讨论这个怀孕并不是计划内的事情时，兰迪直接就开始哭，而且我们不得不将她递给妈妈。另外，当克利里先生谈到家庭搬到华盛顿的家庭丧失时，兰迪实际上直接就四脚朝天了，并开始哭。当话题和其本身的影响是关于丧失时，母亲错读了宝宝的焦虑，她告诉我说兰迪是"被宠坏了，喜欢被照料"。

从带这个宝宝治疗的经历来看，我们可以推测其他孩子的早年体验。当丧失和抑郁在家中流传，婴儿将其捡起来，母亲体验到婴儿需要她于是变得拒绝，这让婴儿感到悲伤和耗竭。当兰迪和凯莉体验他们的抑郁时，母亲责备他们每一个人都需要关注。宝宝的存在使得家庭中的投射认同凸显出来，为家庭以前和现在的投射怎样植入到其他个人身上提供了线索。这种理解的一个核心部分，来自治疗师同时对家庭和宝宝的反移情。和母亲不同，我开始吸收在每个水平上影响家庭的悲伤、孤立和丧失，从个人基础上澄清家庭的体验。

我想象父母之间有悲伤和分离感，他们每个人都感到了被孤立和被排除在外，这种感觉也传递到了孩子身上。我感到这个"失去的家"看起来代表了弥漫在家庭中的丧失感，凯莉充满希望的联结看起来是为贯穿整个家庭的渴望代言。就在我坐在宝宝旁边时，她非常高兴，充满活力，她可能代替了家庭中的悲伤，而我为此感到很悲伤。我想，在我反馈这一点时，就意味着整个家庭有一个潜意识的幻想，这个宝宝代表了整个家庭的希望，但是我认为他们应该有潜意识的恐惧，随着宝宝的长大可能也会变得脆弱而扼杀了希望，因为这个家庭是有缺陷的。如果这样的话，家庭共有的缺陷可能会再产生一个寂寞的和受伤的孩子，这确实会成为一种恐惧。这种幻想是从我反移情中引起的，在没有持续的确认之前被多次检验，但是，这代表了有关家庭对其本身的潜意识幻想，以及其不可避免和悲剧性地破坏成长与希望的初始假设。

应对年幼儿童家庭的方法涵盖了很多家庭工作中的共同要素，即逐渐了解小组和每个成员在小组中的作用、理论上和情绪上的体验，澄清相互作用，以及让家庭每个成员详细讲述他们的体验和他们的理解。带着不能言语的宝宝，我们不能指望直接通过宝宝来获得信息。我们与年长些的家庭成员对话，学习他们与婴儿的交流方式，以此作为我们干预有用性的一个测试，由此我们在家庭中运用婴儿的交流方式作为达成我们理解信息的关键部分。一个简单的事实就是，婴儿不直接告诉治疗师他是怎么想的，或者不能"理解"治疗师说的话，但这不能作为将婴儿排除在治疗之外的原因。相反，这正是为什么婴儿需要在场来展示其躯体运动、相互交流、婴儿式的玩耍等的原因。

这些例子阐述了对婴儿或年幼儿童家庭的工作。尽管案例中仍然有较大的孩子，但对这些家庭的治疗并没有完全依赖游戏。下一章节中，我们会具体探讨对两岁半及青春期早期的孩子用游戏作为核心技术的治疗。

第十四章　家庭治疗中较大的、游戏年龄的孩子

游戏：孩子的交流

儿童自然表达的媒介就是游戏。即使是言语表达熟练或者早熟的孩子，我们也发现对他们而言，相比言语方式他们更容易用游戏来表达。也许有人会说，特别口语化的五六岁的孩子可以在家中运用言语。但是不可否认的事实是，即使孩子可以谈话，口语外的游戏材料所提供的帮助还是能让我们获得更多的家庭观察，揭示更多他的内在世界。事实上，因为运用语言的能力在最开始是来自身体感受的，按皮亚杰的说法（1962），游戏年龄的孩子仍然是"感知运动"学习者。任何观察都表明，孩子是与特定的具体事物相联系的，当这些联系与身体相关联则更好理解。

这意味着绘画过程中画一个圈或一条线，或者让小轿车在毯子上来回穿梭，或者将一个玩具娃娃从一个游戏空间移到另一个游戏空间，这些都

与孩子情绪的内在体验紧密相连。他们是首要的代替物，就像我们在上一章提到的孩子们在气氛变得阴沉的时候会身体靠向他们的父母或者开始哭泣。在这个阶段的发展中，孩子在过渡性象征空间里替换行为。首先，对于3岁左右的孩子，有一些游戏与感知运动体验紧密相关。最开始，绘画主要是自动表达（运用胳膊来画圈或线条）而不是一个象征性的表达，积木是一种堆积而不是表征，汽车到处乱撞和玩具娃娃被抱着喂养，这些都是身体运动的衍生物。他们通常在父母面前炫耀这些，并在生殖器发展期将其变成值得骄傲的事物。

进入俄狄浦斯阶段，孩子开始在象征层面使用游戏和玩耍。这里我们当然可以找到组成俄狄浦斯幻想的迷人和丰富的主题，包括家庭故事、警察与小偷、女王。早期，这些主题与家庭都显著关联，我们可以从孩子的家庭体验中预测这些直接的关系。但是俄狄浦斯晚期的孩子——早的五六岁便与家庭有了一些距离——会出现一些展现自己生活质量的故事或图画。事实上，孩子与家庭间距离的缺失也是孩子太过于陷入家庭争斗的标志。

从5岁半到6岁，孩子通常开始涉及并最终强调潜伏期特点的游戏：有规则的游戏、运动、跳绳、歌谣，玩具娃娃不再仅仅具有装饰意义，还有一定的衣着规则和日常仪式。个体治疗中，这些都是潜伏期孩子用来防御早年经历的主要方式，这也让很多儿童治疗师恼怒。这些游戏并不会出现在家庭治疗的设置中。在这里孩子可能会满足于游戏元素更早的介入——与玩具娃娃、士兵、木偶或小积木玩耍的幻想版本。

纸张、蜡笔或书签组成了最普通的游戏设备，它们可以满足很多有小孩子甚至是青少年的家庭的需要。绘画媒介的可塑性是它能够吸引孩子的行动倾向性（在进入青春期早期是很正常的），并支持在房间里把注意力集中在言语活动上。不要介意孩子看起来太全神贯注而完全"没有注意"听。相比倒在沙发上，小男孩或小女孩更容易接受在玩耍的位置上，因为坐在沙发上是父母用成年人的设置期望他们"好行为"的结果，让孩子们感到被限制而坐立不安。给相应年龄的孩子准备的玩具并不仅仅是为了传达"这是一个为孩子设计的场合"这样的信息，也为更广泛的表达提供了适当、熟悉和可接近的媒介。

建立游戏空间

实际操作水平上，我们建议用足够大的办公室来容纳所有坐着的家庭成员和玩耍的孩子，装饰要相当结实，这样可以允许一些磨损；我们建议在椅子圈中间设置一个游戏桌，这样游戏很容易被治疗师的注意力中心所感知到。根据皮勒之前描述和概括的孩子游戏发展阶段，拜泽尔建议开始的时候治疗师只需要几个简单的玩具。

纸张和蜡笔是适合任何年龄孩子的基本玩具。没有必要用油漆或粉蜡笔，因为这需要更高的专业技术，也比较难清理。魔笔能让孩子画出喜欢的（为教学目的重现）、清晰、醒目和多彩的轮廓，但一般只有那些对办公室家具的易损性不那么焦虑的治疗师才会运用。另外，可以考虑蜡笔和油画棒。对孩子来说很容易边画画边听谈话，这些图画作为孩子和家庭其余成员的投射屏幕而变得非常有利用价值。

接下来还可以准备一些积木和人物形象玩具，如女孩子们喜欢玩的家庭小玩具娃娃，男孩子喜欢玩的士兵、牛仔和活动人玩具。男孩子的小卡车、汽车和飞机以及女孩子的娃娃家庭都发挥着相同的功能，这些人物玩具都是替换个人相关问题的游戏形式的表达。这其中可能会用到木偶，但是他们经常会吓到4岁以下的孩子。我们发现，年龄稍大的孩子和一些父母可能会坚持用这些玩具而忽视更小孩子的害怕。很重要的是，治疗师也不要提供太多的玩具，这样孩子会迷失其中。

内在游戏空间

这将带领我们进入治疗师的体验中。如果治疗师对儿童治疗有一点经验，相应的玩具和图画材料就不会显得奇怪，还能带来一种不错的缓冲。很多治疗师在家庭工作中主要拥有面对成年人和青少年的经验，在试着这样工作的时候会对游戏感到一些焦虑。

为了帮助受训者面对这个问题，我们设计了一个实验性的治疗，在这样的治疗中，我们将玩具的运用级数作为每个人专业特质的延伸。首先我们读一些可以让大脑中出现特定事件的问题，比如第一天上学，童年的朋友、老师等，要求他们进入童年某些事件的记忆中。然后在一大堆游戏材料中，我们要求每个人选择一个玩具，并假装他们的玩具在寻找另一半。每一个玩具持有者再选择其他受训者挑选出的另一个玩具并与之组成家庭。每一个"家庭"会合起来分配角色并创造一个将展现在课堂上的故事。当课堂上询问他们家庭关系的时候，作为个人人格延伸的游戏运用方面就浮现出来了。最后，我们要求每一名受训者就他们在这样做时感到舒服的程度来做一些评论。这个练习的目标是打破游戏中介与成年人人格之间的障碍——这个障碍通常是数年建立起来用于避免孩子气的。但我们的目的是：重温这些东西是有帮助的，通常也是治疗的目的。需要强调的是，练习的目的并不在于暴露受训者个人的内心生活，因此我们并不期待或希望在培训场合下这样做。无论如何，受训者会对他们内在生活方面越来越感到舒适，这样他们就能够在这样的场景下以及在家庭治疗中加以运用。

使用游戏

适应游戏和对游戏的理解是治疗师为有游戏年龄孩子的家庭提供情境

性抱持的一个方面。此外，游戏和父母对游戏的抱持也展现了家庭的抱持能力。当家庭中有两个或两个以上的孩子，玩具将成为我们观察他们兄弟姐妹之间竞争以及父母对此管理的媒介。这里保持置换的需要是没有问题的，像家庭环境一样。父母和孩子能告诉治疗师他们之间有怎样的类似或不同，使我们能够在这个领域探索。在家庭对焦虑的管理上，以及通过孩子之间的游戏、玩玩具过程中大量冲突的呈现，通常我们能找到父母投射给孩子的冲突的踪迹。另外，我们能帮助父母理解使用游戏与孩子交谈的作用。大部分母亲和一部分父亲都已经习惯了跟孩子玩游戏，他们习惯作为一名积极的主题设定者参与进来。这里的窍门是允许孩子运用游戏来和我们对话，偶尔我们自己也运用游戏与他们对话。大部分时间里治疗师和父母用言语交谈，而简单的言语也可以直接作为对孩子的一种交流方式。

游戏被当作一种辅助的信息，我们常常不会直接对此加以评论。如果一个孩子在父母争吵时画了一个有巨大牙齿的人物形象，治疗师可能会说：“我认为约翰可能感到你们之间的争吵就像用牙齿互咬一样——像画中猛兽的牙齿。”这样做通常会威胁到孩子，因为游戏与治疗内容直接相连，即刻的后果是抑制了游戏。这不是在儿童个体治疗中的技巧，在个体治疗中游戏被看成是移情的注释，用来解释治疗师的观点，而不是作为证据来呈现。

游戏中的置换水平

在我们与孩子的游戏中有四个“置换水平”：

（1）我们观察游戏，但是并不直接评论。当孩子对游戏极其挑剔，并且只要遇到挑战他便会放弃时，这样的水平比较有用。这里游戏也是我们信息的关键来源。

（2）偶尔让孩子告诉我们他在做什么，或者详细说明画画的主题和故事。当孩子将画给父母或者治疗师看时，这样做比较容易。当然我们对这个水平也不要评论，因为活动很脆弱，并且孩子可能会因为焦虑而有所掩盖。

（3）在一番详细阐述后，或者当游戏与治疗内容做了联结时，我们用游戏来比喻或解释。我们可能会说："这就像约翰的画一样。"或者说，"这就像发生在这些卡车上的事情一样，可能这也是思考家庭里发生的事情的一条思路。"在这个水平上置换，孩子通常不会感到这个创作正在被夺走。

（4）在观察了游戏之后，我们可以说："我认为约翰正在试图告诉我们这些卡车相互碰撞正是家庭里发生的事情。"这种直接的联结在有些家庭里是可以的，特别是在孩子年龄比较大时，他们比较能感受到自己在表达家庭的冲突，或者至少是他们自己对这些冲突的反应。

评估阶段的游戏

对下面这个有着两岁零九个月孩子的家庭的评估，说明了上一章所描述的与婴儿玩耍的典型特征，但是同样带领我们进入了更典型的三岁或三岁以上孩子的领域。

比尔和佩吉与他们两岁零九个月的女儿金姆一起在候诊室等着。几年前当他们两人还是研究生的时候，我（大卫）对这对夫妻的关系进行了评估。我了解到尽管他们相爱，但他们却几乎没有性爱。我与比尔和佩吉的会面有几次，以评估他们的婚姻和性关系。因为比尔的困难不仅仅在于处理性的亲密上，还存在于任何真实的人际关系的发展中，我认为他不能从夫妻治疗中获益，所以将其转介到低收费的心理分析中。因为佩吉的抑郁、低自尊和性方面被拒绝的感受，我也转介她做心理治疗。他们平行的治疗最后取得了成功，他们能够享受婚姻并最终建立家庭。

他们珍爱的孩子在九个月时出现睡眠问题，这让他们重新回来向我咨询。回顾过去，我在会见这对夫妇的时候没有见到他们的宝宝，这是个错误。我当时将他们转介给婴儿精神科医生，他们与其一起工作了几个月，但是因为各种原因没有效果。

佩吉这次找我时，金姆已经两岁零九个月了，她喜欢乱发脾气，在家里和公众场合过度手淫。我向佩吉了解金姆的成长史以及现在他们的婚姻现状。这一点上，尽管比尔完全配合，佩吉却有些在性方面的回避。她发现自己怨恨这些年的性冷淡，但是她认为她已经变了，她有意识地想要变得对他有所回应。我们同意试试家庭治疗，所以他们三人一起来做家庭治疗。

当我走进候诊室时，比尔已经准备对坐在他膝盖上的金姆大声并且精力充沛地说话了。比尔羞怯地微微笑着，在变化的环境中一直看着我。当他们坐下来，金姆靠近比尔待着。她爬到他膝盖上，有点儿不显眼的躁动。

最开始，母亲谈论的是他们关心金姆摸自己的生殖器的问题。我花了点儿时间跟金姆交上朋友。她只是保持沉默，微笑着来回于正对着我坐的父母两人的膝盖间。父母指出她喜欢木偶，所以我找出一个兔子布偶递给她。她告诉我们她有了个兔子，有些害羞但明确地展示着。比尔说金姆更容易与男人亲近，却不能对女人同样热情。我注意到，她大部分时间待在与父母一起的大本营里，很缓慢地走向我。我想这也符合她的年纪。

接下来几分钟，比尔对金姆有些许的戏弄，随后又有所缓和。他说她在家并不会被木偶的大鼻子吓倒，然后他提醒女儿，自己平时是怎样戏弄她的，而她又是怎样通过戳他或者将她的手放在他腿上来回应的。

后来，比尔主导讨论了金姆手淫的问题，并引用他自己一直关注自己的生殖器是否足够的问题。他自己没有意识到他常常会像他所说的那样触碰他的生殖器。他在一个不仅情感隔离还在性上令人沮丧的家庭出生。他说当金姆摸她自己时，他很不舒服，尽管他现在在改变她，特别是她在公众场合这样做的时候。金姆1岁时，他们不再一起洗澡，但是当金姆在听到比尔小便的声音时还是会跑过来。佩吉确认金姆对这些事情很兴奋："哦，是的，她真的冲过去，很难让她待在外面！"

这个过程中，金姆在比尔的膝盖上爬行，并跳下沙发。她在扫了一眼母亲和我之后注意力集中在父亲身上，他试着赶她去更多的玩具那里。她先站在父亲这边，但过了一会儿后她跑向了佩吉，因为佩吉要带她去玩具架子处。她先用小积木在搭建什么，并且给父母展示了一系列两层或三层的积木塔。她精确地说一个积木是一个"拱门"，她的朋友家里有这样的拱门。她用一种最近习得的语言清楚地唱着"我们去美国动物展览会"。她的语言能力和独自玩耍的能力看起来不错。

金姆拾起一些组装玩具。她求助于母亲，母亲也在金姆将条木杆放进接收装置时跟着她一起，最后建成了一个高高的圆柱体。她说这是她的生日蛋糕，母亲加进去一些辐条，她也加入一些辐条在接收装置中，并说这既是一个太空船也是个生日蛋糕。

比尔同时接着说，他发现自己做着他很不喜欢的父亲常常做的类似的事情，比如当金姆乱发脾气时，他对她没耐心。佩吉说他的反应并不是那么糟糕，但是她知道他很沮丧。他说他愿意解决残留的性困难，并让他做一个比自己的父亲更好的父亲。佩吉这时候停下游戏，同意他们都需要获得帮助，尽管事情已经有了很大的进展。

"哦，确实如此。"比尔表示同意。"你知道，现在我眼圈都含泪了。如果你知道我们生活质量的改变……这没法比。我有了爱的能力！"

随后，我对他们夫妻的性困难和关注金姆手淫之间的关系进行评论。我从第一秒就感觉到金姆与父亲过度兴奋，这样的观察也被他们的生活史所肯定。我认为比尔深深地投入兴奋性的关系中，作为对他恐惧成为自己拒绝性父亲的补偿。在对如何接近他而不伤害他对父亲照顾的敏感性感到困惑时，我选择了等待，直到在下一次治疗中我能想到更好的办法对这个关系的兴奋性方面进行评论。

我注意到，金姆跟着佩吉会更加平静，她通过玩这些玩具也更平和并较少兴奋。在一定程度上，这就是我预期的孩子与父亲和与母亲玩耍时的不同，我们在第六章中也讨论过。但是我感到这种不同太过于夸张，金姆会显得孤立无援，佩吉对金姆跑进浴室的观察意味着她对这种过度兴奋有自己的意见。

我认为应该对这一不同暂时沉默，在回顾中我意识到，佩吉对这种过度兴奋有限度的忍耐实际上组成了投射认同和受虐性的屈服。她也在鼓励一种金姆和父亲之间兴奋性的、过早的俄狄浦斯关系，因为她间接地重新体验她自己的家庭模式，她在自己家庭中因为感觉到被拒绝而对父亲变得兴奋，并远离母亲。现在，她将自己理所当然地置于母亲的位置上，实际上是被拒绝和微妙的受虐客体，而她在潜意识中鼓励金姆和比尔带有性欲色彩的关系。因为鼓励这一带有性欲且包含罪恶感的俄狄浦斯期，她要自己不做慈爱的母亲，这些重要的事情看起来与她现在的性回避有关。在比尔回避的面具下，佩吉在个体治疗中数年都无法让自己真相大白。

治疗过程中，我不能对家庭中乱发脾气的来源做任何评论，但是我确实给了他们一些指导，如怎样用固定的规则来管理。这让他们在下次治疗中有更多的材料涌现。发脾气实际上与孩子和父母的性困难相联系。当金姆和父母在清晨的床上时这类情形经常发生。比尔会给她阅读，然后起床。这个星期的一个早上，就在比尔起床后，因为枕头放错了位置，金姆朝佩吉发作了一通。现在我们有可能看到，导致这种乱发脾气的原因同样导致了手淫的兴奋性环境造成的焦虑。金姆的焦虑看起来是因为她反对母亲不安的感觉，以及她很难处理这种兴奋性情境不可避免的结束所带来的失望。

在接下来的治疗中，关系的模式是一样的。金姆展现出对父亲持续的兴奋性关系，以及用一种更平静、更有组织的方式与母亲玩耍。比尔外出了一些日子，金姆不断重复地说想念他。比尔说，当金姆在机场迎接自己的时候很开心。"她不能控制地亲吻和拥抱我，"他说，"我有一点性冲动，不是在我的生殖器上，只是在我胸膛上。在外出之后回来有这样强烈的感觉太好了，我想不通。"

直到现在，我认为我们共同的治疗工作已经建立在足够坚固的基础上了，于是我做了一番评论，即我观察到金姆和比尔之间过度兴奋的关系，而佩吉建立的关系是过去与父亲的关系，因此也通过她的保留支持了这点。她承认她对比尔在关系中的兴奋性表示怀疑，但是她顺从了他觉得很好的主张。我说尽管没有实质性的事情发生，但我能看到这一系列关系趋向于佩吉和她自己父母的关系的重复：她理想化了与父亲的兴奋性关系，诋毁了母亲的角色。佩吉和比尔看起来受到了惊吓。但是几分钟后，我能够提供给他们我收集的证据，并将此与他们自己的疑虑联系起来。

当我在谈论比尔与金姆的兴奋性关系时，金姆开始玩柔韧性玩具，她将两个婴儿和父母放在床上。她以前随意地这样做过，但是这次当我在谈论比尔对金姆投入这种温暖、兴奋性关系时，我注意到宝宝更有意要依偎在父母身上。我认为这个游戏不是特别具有俄狄浦斯的意义，因为母亲也一起在床上，但是这确实过于兴奋。

当我开始谈论佩吉害怕对比尔设定限制，因为她对比尔和金姆性欲化关系的潜意识是自我挫败所促成时，金姆的主题突然改变了。代表母亲的洋娃娃将所有的孩子放回他们的房间，自己在水槽里玩。这个宝宝和母亲之间的游戏坚定地拒绝兴奋性。我到地板上参与进她的游戏，将躺在床上代表父亲的洋娃娃拿走，并让父亲说："可能孩子更愿意和我玩。"这些孩子立即从母亲身边跑开，跳到父亲那儿开始开心地玩耍。我说："有时孩子在母亲很生气的时候，他们喜欢看到父亲。"金姆说："我一直都喜欢爸爸回家。但是，有时候妈妈对我很生气！"她对佩吉笑着说："你是不是这样的，妈妈？"

只有当我看到金姆游戏的时候才可能向比尔和佩吉通过游戏来描述，金姆很明显地将父母之间分裂，她将痛苦的、拒绝性的一面安排给佩吉，在比尔这边寻找兴奋。当我在回顾这个他们也看见却不大懂的游戏时，这一点击中要害，他们带着新的理解相互对视。通过几个星期的治疗，他们带来了这种共同倾向的例子，这些事件背后的东西得以浮现，并需要重新对之进行治疗。因为他们之前接受过比较广泛的治疗，所以工作的进展也很迅速。

在这些治疗中，游戏并不能提供年纪稍大的孩子可以提供的信息。但是通过孩子们与父母以此媒介的互动，也正是这样的情景让我了解他们的关系。金姆和父亲之间的游戏看起来太直接、太过于身体化，对这个年纪的孩子来说太兴奋，而金姆与佩吉的互动则更加平静、有组织和更加适当。通过金姆自己的游戏和与母亲的游戏，我能观察到言语发展、对客体符号操作和合作性游戏的高级水平。在与父亲的互动中我不能观察到这些内容，这给我一个线索，即她与父亲的关系表现出退行和融合的特征。首先，我对父母说而不是对金姆说是考虑到孩子的年龄，也因为我感到父母恪守承诺提供抱持能让他们调整好父母间的平衡。

　　治疗更长时间后，这个很小的孩子开始通过她的游戏提供更多具体的信息。在上一次的治疗报告中，她的游戏已经参与了治疗中的谈话，这不仅对说话是很精巧的反应，也丰富了我们的信息。治疗师对游戏的介入在评估阶段主要是用来向父母描述，但是随后的治疗中会涉及如何运用游戏介入来从金姆处获得家庭主题的详细阐述，并直接与她进行对话。

家庭治疗过程中的游戏

　　家庭治疗过程中，游戏呈现出不同的角色，可能或多或少是治疗内容的核心，且其核心程度会在家庭中不断改变。我们将用几个案例对此进行说明，但是孩子和家庭的可变性让我们没有办法呈现出常模。有时候游戏可能帮助我们理解家庭的作用很小，当"实际的工作"正在进行时，游戏仅仅是让游戏年龄的孩子感到自在。更多的时候孩子的游戏形成了主旋律，这是家庭工作的整个过程中非常有价值的一部分，并在家庭前进时不断提供帮助，在事件浮现时提供线索。

　　在第十二章中提及的简森家庭能很好地说明这一价值。但尽管在汤姆的个体治疗中游戏是主题，游戏在家庭治疗中并不总是绝对的主旋律。无论如何，同胞兄弟姐妹之间的合作质量为整个家庭进程提供了衡量标尺，退行到不可避免的争斗警示着潜在的危机。

　　接下来的案例中，游戏生成了一系列得以表达主题的图画。

　　　沃尔夫家庭为其11岁的收养男孩威尔逊来寻求帮助，威尔逊感到自己和家庭其他成员不一样，并总是说他们不接受和不关心自己。他喜欢惹是生非，不停地恶作剧，包括玩火，这让我考虑他是否属于徘徊在犯罪边缘的青少年。尽管最近他挑衅父亲，对父亲尖叫并打了父亲，却也没有外在的证据可以证明家庭拒绝威尔逊。因为沃尔夫夫妇过去数年的痛苦经历，沃尔夫先生在8个月前搬离了家。家里还有个14岁的姐姐，她比威尔逊要省心一些，但是她也有和同伴关系困难的问题。她以某种方式超越别人，别人对她都很愤怒。

当我见到他们时，沃尔夫夫妇决定和解，所以一起来参与家庭治疗。在早期的治疗中，威尔逊坚持认为他恨这个家庭，特别是他的父亲。父亲带他们参观宗教教育，说他们不知道威尔逊是不是跟他们一样出生于犹太家族，但他认为他不是，所以他们不应该强迫他上希伯来语的课程。威尔逊一个人坐在远离家庭的游戏桌上，表现得像对其他人的谈话并不感兴趣，除非有人直接对他说话。他不停地玩走私游戏，在这个游戏中坏人想要偷宝物，从楼梯上或直升机上落下，射击警察或士兵，也被他们自己击中。他在治疗中画了很多暴力图画，展现很多人的暴力死亡（图14.1）。另两幅图（图14.2和图14.3）特别充满仇恨，展现了毒气室开始运作的场景，这很明显是对他父母的攻击。

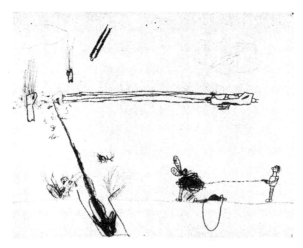

图14.1 威尔逊画的暴力死亡

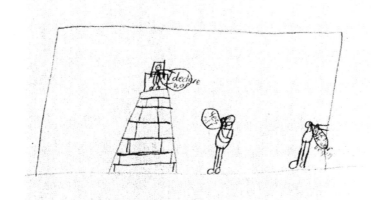

图14.2　威尔逊的"我宣战"

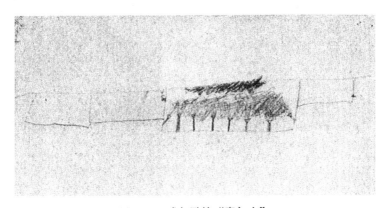

图14.3　威尔逊的"毒气室"

当威尔逊在画这些图画和玩游戏时，家庭在治疗中大多呈现出一种杀气腾腾的愤怒感。母亲对自己的愤怒毫无节制，对父亲离开她公然地狂怒，尽管他现在已经在回归的路途中。父亲对她强加于自己的很多限制也很愤怒。威尔逊的大部分暴力产物可以被看成是对他们愤怒的认同，特别是对愤怒的、凶狠的父亲的认同，父亲将整个家庭视作自己的敌人。

　　在另外一次家庭治疗中，威尔逊依我的要求画了一幅家庭的图画
（图14.4）。这张图展现的是父亲谋杀了母亲和威尔逊，留下了保
姆、猫和姐姐黛儿后的家庭。这幅图吸收了父母的争吵，加上他自己
青春期前发展的邪恶，很精确地展现了家庭中性与攻击性在某种方式
上的融合。他自己俄狄浦斯地与父亲对抗的版本比通常的阉割主题更
加彻底。黛儿活着留给父亲。用刀切的方式表现了父亲对威尔逊强烈
和固执的侵入。这张图展现了威尔逊内化母亲感到被父亲虐待和漠然
的感受。

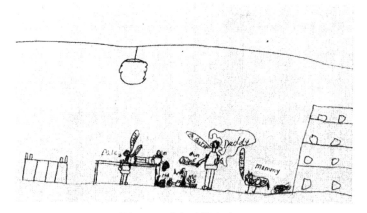

图14.4　威尔逊的家庭图

　　在这种意境明显的图画前，家庭能够看到他们是怎样感受被彼此
对待的戏剧性的补偿。这幅画为家庭范围内共情的发展形成了重要的
联结。在家庭治疗结束时，这对和解的父母对彼此更加温和。威尔逊
能够放弃他内化家庭的攻击性，并感到重建家庭的更新感。

　　下面的案例中，游戏是理解核心事件的本质。我们以这个案例结束是
因为材料详细描述了潜伏期孩子与幼童互动的游戏，暗示大多数家庭并不
是完全在一种确定的发展类别中。

游戏年龄孩子家庭的评估和治疗案例

个体评估

肯特和玛丽来找我（大卫），因为他们8岁的男孩伊恩。肯特32岁，是驻外事务所外交人员，玛丽是一名家庭主妇。我第一次见他们时，他们带来了19个月大的女儿卡蒂娅，当我们在谈论对伊恩的担心时，卡蒂娅环顾房间四周，拖出玩具，表现为一个相当可爱的幼童。他们告诉我伊恩在一年级的表现相当好，但是现在学校说他远远落在了后面，并经常在教室里四处游荡。当玛丽试着和他一起阅读或者教他看时间时，他乱发脾气。另外，他和母亲关系很好，喜欢和她一起做饭之类的事情。他还有一个症状就是他的视线模糊，并且经常流泪。老师认为，这个视力问题可能会影响他阅读。

父母告诉我，肯特在伊恩6个月大的时候因为秘密任务外出。他回来之后便进入学校学习同时更努力地工作，并没有陪伴伊恩。由于玛丽也在工作，他们轮流照看伊恩。伊恩在3岁时进幼儿园，表现相当不错。父母说在3岁到4岁半之间时，伊恩经常阻止肯特和玛丽相互拥抱。他也想用比较少侵入的方式被父母纳入进来。

当伊恩5岁半时，因为肯特现在的工作任务，他们搬到了华盛顿。不久，玛丽又怀了卡蒂娅，这是计划之中的事。他们说伊恩很喜欢卡蒂娅，并没有因为她的出生而生气，但是现在，每天清晨他都会因为我们允许卡蒂娅待在父母床上而感到很嫉妒。

伊恩的个人评估和心理测试显示，他的学习成绩与其认知发展是相符的。他也努力与基于攻击性、抑郁和身份角色混乱冲突的认同障碍做斗争。他整个智力水平高于平均水平，但是很明显被这些冲突削弱了。当他第一次开始测试时，他甚至不能做一年级水平的题，因为他变得很焦虑和混乱，并说"词语看起来在纸上来回移动"。这种反应似乎是因为压力导致的，当心理学家让他平静下来，他能够很好地阅读三年级水平的题。

尽管这些测试不断给我们提供内在客体生活的描述，但伊恩仍然阻止我们获得清晰的图案。他提供的"好客体"象征相当有限。他反映出母亲是误解、批评和惩罚性的，而父亲是补偿性的主要亲附对象，提供了安慰和内在鼓舞。伊恩说："他让我高兴，我感觉很好，"还说，"我喜欢他打我。"这是更加尖锐的说法，因为他只是最低限度地呈现父亲，这显然导致了伊恩的抑郁。

当我第一次见到伊恩，他耷拉着的眼皮和凸出的耳朵令我很担忧他的外表不太正常。后来，我想这种古怪的特征源于他的悲伤和混乱。在第一次诊断性治疗中他玩起了两把枪，先将一把枪指向我，然后将两把枪指向自己的头，并扣动了扳机。在继续研究其他玩具的机械之前，他全神贯注于枪的机械。这对我来说是有关攻击性的。伊恩将枪转向自己，然后很快逆转至游戏的早期水平，投入到对玩具的身体性派生物上而不是它们的主要价值上。他说他恨我有这个飞镖，因为它们不能击中目标。在同样隐藏的方式下，两个小时的治疗都充满了攻击性主题以及他们的否认。伊恩说母亲并不喜欢他玩枪，但是如果他保持安静会被允许玩万能工匠枪，这是他结结巴巴地告诉我的。他边玩边积极地向我描述战争游戏。

他的第一张图（图14.5）是"史前怪兽"，它是蛇和龙的混合体，杀害其他动物并吃掉它们。当我让他画一幅家庭场景图时，他说他画站着的人物线条画（图14.6）。他将自己画成正常尺寸大小、站在父母之间，而他的妹妹非常小，但是他画妹妹的时候告诉我好几个给妹妹起的名字，说妈妈经常整天都和她待在家里。他否认对妹妹的嫉妒或对母亲的怨恨。

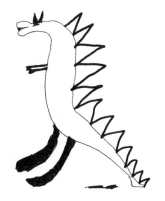

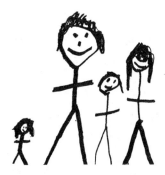

图14.5　伊恩的"史前怪兽"　　　　图14.6　伊恩的家庭图

通过这两次治疗，我感到完全被伊恩关在门外，我认为这意味着巨大的抑郁。他继续执着于攻击性主题，想要玩枪和玩警察与小偷或战争的游戏。他认同的是模糊不清的人物，就像《星球大战》中的楚八卡，"从来不说话，有着皮毛"，或是像贾斯汀·霍夫曼在电影《窈窕淑男》中反串的女性角色。最终，他告诉我他看东西有问题，因为他的眼睛里一直有水，所以事情都变得模糊了。我有个印象：他经常都在流泪的边缘，他很悲伤，他被争吵、吞噬所占据，这些不断地干扰他在学校的思考和学习能力。

眼科的诊断确定伊恩的视力、创造力和眼泪都是正常的，对这双满含泪水的眼睛确实需要从心理学上去解释。

家庭评估

考虑到伊恩在个体治疗中戒备的姿态，家庭诊断性访谈是唯一最透露真相的评估治疗。肯特和玛丽坐在沙发上，伊恩与他们相对而坐。我注意到肯特看起来精力充沛，很有吸引力，而玛丽看起来很胖，在他旁边显得邋遢。卡蒂娅环顾房间，在玩具供应处野蛮地从架子上拽出玩具，相当自信似乎整个世界都是她的。当父亲盘问伊恩学校的情况时，卡蒂娅从架子上拖下玩具屋，唐突地将里面所有的东西倒在地板上，但是伊恩开始检查玩具和家具的堆积。他看起来跟她是一个游戏水平。当卡蒂娅倒出来一些积木时，父亲继续质问伊恩在学校的生活和行为，我注意到伊恩对他有点恐惧。我指向伊恩在个体诊断治疗中画的画，用大头针别在我的布告牌上，问他是不是觉得父亲有时候就像这个恐龙一样。他说："是的，他是有点像这个吃肉的小水手。"当父亲认同这个是雷克斯霸王龙时，伊恩很愉快地精神起来。父亲问他是不是感觉自己跟以前一样喊叫，伊恩说是的。父亲看上去很失望，因为他试着不再喊叫，但是他接受这正是伊恩所感受到的。

伊恩现在捡起两支枪，先是长管手枪，然后是短管小型廉价手枪，开始指向我们并向我们开枪。玛丽看起来很反对，也很焦虑，她并不允许伊恩有枪。肯特已经可以有枪了，并享受地和父亲一起玩双向飞碟射击。玛丽的父亲在她10岁的时候离婚了，她后来伴着继父长大，而这位继父喜欢打猎和射击。继父对枪也很偏执，是个酒精依赖者，经常看起来处在实施暴力的边缘。尽管他从来没对谁开过枪，但枪就成了玛丽与他不信任关系的标志。

这时，伊恩在游戏中朝自己脑袋开枪，并假装死了。肯特问他是不是已经射杀了自己？伊恩说他只是在听噪音，很清楚他是在否认。

玛丽继续描述她父母的离异，说她有多么想念父亲，父亲隔周见她一次，又说她如何受到母亲两年后再婚的影响。有一次因为酗酒继父和母亲发生了争执，在母亲喊着要玛丽跑开的时候，他一把掐住了玛丽的脖子让她差点窒息。尽管这段婚姻最终得以完结，但所有这些都造成了她对枪和伊恩玩枪的厌恶，但是她能忍受坦克战争或万能工匠做成的枪。

当玛丽在描述这些时，伊恩拿来玩具救护车给父亲看，就像说他想帮助受伤的母亲。当她再次提到枪的时候，伊恩拿来一把枪到父亲那儿问这是什么枪。尽管父亲是枪方面的专家，而且枪也是他成长时少有的与父亲的关系媒介之一，但为了尊重妻子他没有回应。当肯特和伊恩讨论枪时，他们以访谈中最亲密的姿势坐在一起。

这时候，卡蒂娅漫步到聚乙烯袋子玩具娃娃附近，玛丽开始全力将其从女儿旁边拿开，她担心这种塑料制品的致命性。由于卡蒂娅在前十来分钟已经背起过这个袋子，所以我说玛丽这时候才开始注意新浮现的事件，表明她不能保护自己的孩子，孩子们可能会受到伤害。她会是一个伤害性的家长，就像她的继父一样。她开始哭泣，说她很担心这一点，伊恩会用暴力游戏伤害卡蒂娅，"如果伊恩开始玩什么，我就像会爆炸一样。通常都是这样的！"我注意到伊恩现在在玩飞机和玩具兵，在这次治疗渐渐接近尾声时，他安排了一场游戏战争。卡蒂娅从他那里抓了个坦克，他也给了她。玛丽说他在家是有选择的，有时候给有时候不给，但是如果玩具是卡蒂娅的，他非得给她不可。我注意到在治疗后半阶段，他是想卡蒂娅屈服的，而不是从他那儿拿东西。

这次治疗结束时，我说我认为伊恩具体表达了玛丽对继父会重新浮出水面的恐惧，毁灭他亲爱的、真实的父亲的象征。我注意到父母双方和伊恩都有着缺失父亲的体验，而对此的愤怒却遭到了抑制。考虑到攻击性抑制的角色，我们可能将枪视为象征性地接近于丧失父亲和毁灭性父母的恐惧的主要方面，玛丽最能意识到这一恐惧。我建议他们做家庭治疗，因为家庭治疗是对伊恩和家庭问题最有效和最核心的方法。他们都同意了每周一次的治疗。

在这一个小时里，游戏非常散乱。伊恩主要运用比他小很多的妹妹这个水平的游戏作为与其父母对话的媒介。在卡蒂娅的游戏里，她对玩具特性的兴趣和注意力的频繁改变，看起来是与其年龄相适应的，但是伊恩很难超越退行的水平。当他确实设置了主题化"战争"，并被妹妹打断后，他就此放弃了。这样，在伊恩的言语贡献之外，游戏给了这次治疗一个动力性和揭示性的特征。他运用游戏材料描述了与父母和妹妹的关系，解释了他不成熟、抑郁和抑制的动力学因素，以此联结到其言语内容是直接的、有说服力和丰富的。

治疗

通过早期的家庭治疗，伊恩在游戏方面扩展了范围，也有了更多的利用价值。在一个小时里，当卡蒂娅将小动物分类和命名的时候，伊恩建了一个高高的"电视塔"，并且"电视塔"就在母亲说到和卡蒂娅从医院回来时倒了。伊恩说，有时候他认为父母是有两个头的怪物并且对他吼叫，他感觉卡蒂娅实际上比他大，因为作为宝宝她获得了所有的注意力。这时，卡蒂娅开始拿起一个玩具娃娃，喂养它，然后又转移到她最主要的游戏里，将玩具娃娃放在婴儿床上和父母摆在一起，清晰地将任何存在的兄弟都排斥在外。

我们讨论了伊恩在学校的混乱。在我询问他被排斥在外的悲伤时，他开始流泪，并在剩下的时间里一直都保持含泪的状态。治疗结束时，伊恩说卡蒂娅将我的办公室弄得一团糟，更不用说在家里了。这种愤怒慢慢浮现出来。

接下来的治疗中，我就伊恩对卡蒂娅破坏其建筑的忍让进行了评论。当我这样说时，他开始更能公开对她的愤怒。同时，父母也讨论说，母亲恐惧如果伊恩公开表达攻击性他会变成其继父那样。同样浮现的是，肯特通过迟到在婚姻和治疗中表达了被动攻击性。玛丽在我的鼓励下接受了她对肯特的愤怒，他开始回应并从"好人"背后的角色中走出来，探索伊恩对玛丽和自己母亲的怨恨，他认为母亲在那时应该为父亲的缺失和对自己的控制而负责。

　　现在，伊恩开始以隐藏的方式变得具有攻击性。他会建起一栋大楼，然后怂恿卡蒂娅将楼推到。而当她这样做时，他会欢快地反抗。他开始从对她毁灭他东西的怨恨演变到利用她让她做一些让母亲不悦的事情。我指出他很害怕自己这样做，他开始变得更加直接。

　　比如当我们讨论他"在教室里玩"的时候，他拿到一些士兵，并将其中一个玩具救护车钉在墙上。我说我觉得这个救护车是"让士兵拥有它"，这也是他希望"让老师拥有它"的方式，他的教室就是某种意义上的战场。他笑了，说我是对的，卡蒂娅在事情开始出现转机时以温和的方式参与进来。玛丽现在回想起以前她也有上学的困难，可能在那个阶段也是家庭的问题。这给她提供了一个与伊恩愤怒认同的方式。

　　当玛丽公开讨论她对男性攻击性的恐惧，肯特讨论他怀念与父亲的关系并放弃和伊恩的关系后，他们现在能更好地容忍伊恩新的公开攻击的方式了。在这个阶段的治疗工作之后，伊恩的情况开始有所进展。我感到他游戏的质量和玛丽所恐惧的攻击性的抑制让家庭在"肛门期"的水平运作，需要通过控制其成员和他们的攻击性来捍卫其他东西。当工作到这一点的时候，伊恩开始进入俄狄浦斯期的发展。

　　有一次治疗中伊恩坐在母亲旁边，我意外地感到自己被对她的反移情体验所压倒，即她的性吸引。当我坐在那儿看着她的时候，我开始想在她肥大的衣服后面她看起来应该比我以前所认为的更加吸引人（鲁本斯绘画特征的方式），我毕竟可以看到她丈夫在她身上看到的东西。

　　就在我想这与我认同更好的婚姻配对有关时，我发现，伊恩坐在她旁边推一个带有高压水枪的小卡车到玩具云梯消防车凸起的阶梯所制造的"V"字型上。我渐渐明白，这是俄狄浦斯的斗争，这种攻击性不是家庭受阻碍的唯一的东西。我正在想他们很迅速地将家庭推至俄狄浦斯发展阶段时，伊恩却转向用小玩具剑刺卡蒂娅。攻击性在这里为性感受服务，不过是再一次从一个地方转到了另一个地方。伊恩开始有新的爱好：玩军队战争游戏。我想这与父亲有关，我问伊恩有没有感到这是在向父亲挑战。他露齿而笑，说他有过，但是通常他让卡蒂娅为他做这个。他会说："去打爸爸，卡蒂娅。"当她用她很可爱的方式做了之后，父亲不会介意，也不会意识到这是源于伊恩。

这个家庭游戏和讨论现在变得更加持续性地具有俄狄浦斯期的味道。后来的一次治疗中，在伊恩煽动卡蒂娅玩一些温和的攻击性游戏后，她开始转向在玩具洗浴室与娃娃们玩耍，她设置了各种各样的配对，比如在某处，父亲玩具在淋浴中满腔热情地与女儿相处。伊恩将父亲玩具从卡蒂娅身边拿走，折弯它的腿放在玩具马桶上坐着。但是，卡蒂娅安排父亲和女儿玩具抵制去厕所。

当我们讨论母亲偶尔和卡蒂娅一起洗澡时，卡蒂娅将父亲玩具和娃娃放置在两个汽车上，开始让他们相互重击，这样如果玛丽不堵住，娃娃们就会从桌子上掉下来。我说，我想伊恩对妹妹永远比自己从母亲那儿得到更多而愤怒，或者他永远想让她受惩罚。他又露齿而笑，说："我当然会这样。"父亲能够记起自己对妹妹所做的也是如此，他曾暗中监视其男朋友。当我们讨论这一点的时候，卡蒂娅加速地让父亲玩具的汽车撞娃娃，并拿到了一把玩具枪挥舞着，伊恩也拿了一把更大的玩具枪，而玛丽以一种相当放松的态度保护性地注视着。

我开始意识到担心，玛丽会感到我对设置这种"暴力场景"负有责任，并认为我很有可能在情境移情中变成她暴力的父母。我感到这与此时抑制的攻击性有关，但是我也感到这是对性的掩饰，伊恩和卡蒂娅应该在游戏中活灵活现地呈现了这一点。

卡蒂娅现在逼真地挥舞着她的枪，继续对伊恩"砰砰"开枪。枪向后瞄准，伊恩向她示范如何将枪直接正确地指向他。他否认他想射杀她，但是玛丽说她很担心伊恩会教卡蒂娅变得具有破坏性。我说在她的生活史中有很多让她对此很担心的原因。伊恩开始高声说话："这只是个玩具，妈妈！"他的现实感测试是相当好的，但是他仍然否认所有对卡蒂娅的嫉妒和愤怒，继续教她怎么对他进行报复。

当时间快结束的时候，伊恩急着捡起积木将其放置在书架最上面的高塔上，恰好是在这个上面他放置了一个玩具娃娃奶瓶，并得意扬扬地避开了它。我说我认为伊恩是在说，宝宝在家里是在最顶端的。父亲承认伊恩希望自己像个宝宝一样被宠爱。我说有些东西的价值是让事情发展而不是走下坡路。我已经理解伊恩的意图了，他呼叫着卡蒂娅越过这座塔，我意识到这是伊恩所设计的用奶瓶来诱惑她，并且当她到达之后这些积木会落到她头上。当我们避开这些埋伏时，我笑了，说现在我们都知道了他嫉妒的秘密。伊恩和父亲也笑了，卡蒂娅也被感染了，咪咪地笑着加入进来。

随后的治疗里，我们也围绕着伊恩对卡蒂娅的嫉妒回到攻击性主题上。卡蒂娅只要靠近他，他就不再那么顺从地给她任何东西，结果就是她"大吵大闹"。伊恩给母亲一个疑问的眼神，说："好吧，卡蒂娅，你可以拿这个。"然后就给她。我说现在看起来卡蒂娅可以"因破坏行为逃避惩罚"，他在幼儿园时，只要看见她就会生气，但是因为母亲很恐惧男人和男孩的愤怒，他不得不屈服于她，而且不能生气。在他们的家庭中，尖叫看起来对女孩子来说是可以的，于是男性产生了愤怒和变坏的主动性。我认为有一些恐惧使玛丽害怕变得愤怒，也害怕变成坏人。我说由于这个原因她将这些感受投射给伊恩，就像只有男孩子才会愤怒和变坏。她接受了这个解释，并开始谈论自己害怕变成一个坏的、具有破坏性的人，特别是她很害怕自己会伤害卡蒂娅。这就与我们开始探索的她认为她应该对父母的离婚和父亲的丧失负责关联起来。肯特也分享了他5岁的时候缺失父亲那一年的感受，现在他意识到，这让他对拥有母亲的内疚感。

对玛丽来说，潜意识对婚姻破裂的恐惧变成了玛丽害怕伊恩变得对她感兴趣和占有她的恐惧，这在她潜意识中形成了对她婚姻的威胁。她通过阻止伊恩前进至俄狄浦斯期对她的兴趣以阻止他与父亲竞争来应对。她因此而转向对卡蒂娅的专注，鼓励自己与卡蒂娅过度亲密的关系。肯特乐意承认，在与伊恩的关系中他曾投射了源于自己潜意识的必须放弃占有母亲的感觉和他不能表达的怨恨。现在，他说当和儿子的关系被剥夺时，就像他感觉自己的父亲被剥夺了一样。伊恩也从父亲那儿获得这些对攻击性的抑制。

当所有这些事情看起来都在被修通时，肯特不得不离开了。他安排了暑期班学习，在治疗开始前就安排好了，现在他对自己在治疗中途离开家庭感到很愤怒。他认为他建立起某种隔离，对此他深恶痛绝。当他说这些的时候，伊恩将一个飞行员人物放在太空交通工具中，并沿着桌子推它，他将这做成了一场孤独的旅行，并在桌子一端让太空交通工具掉下来。卡蒂娅开始将所有的东西倒在地板上，并用自己的活动来延伸到家庭。她画了一个无法辨认的人物，说这是没有翅膀的鸟。我说那意味着它不能飞走了，所以这表达了他们的愿望，即父亲不要从他们的飞机里面飞走离开他们。

接下来的治疗中，肯特说他不能讨论他的缺失了，因为他对自己很愤怒，"我想用枪指着我的脑袋，"他说，"因为我不是非得去上这个该死的课程，我想和家人在一起！"玛丽对他不能在家讨论这个很愤怒。当他说起这些时，卡蒂娅践踏伊恩正在搭建的小木屋，他紧紧地拉她的腿。他说她撞到他了，他再也不需要这种因为她导致的坏治疗了。他的愤怒很明显，然后他画了一幅"火星人"（图14.7），说这个人很胆小。我问他有关这个火星人是好人还是坏人。

"嗯，"他说，"无论如何，没人喜欢这些火星人。"

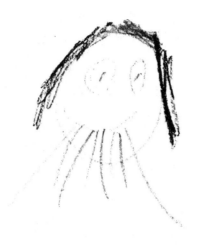

图14.7　伊恩的"火星人"

我说随着父亲的离开，家里每个人都有很多的悲伤和不好的感受，我注意到家庭张力有一点点舒缓。伊恩的画很像一个3岁孩子的画，他很清楚这是一个愤怒的"怪物"或"火星来的侵入者"。我认为在这种情况下，没人喜欢这个。

在肯特离开前的最后一次治疗中，家庭比较平静了，能够讨论这即将到来的分离。在他们讨论下两个月的计划时伊恩启动了纸飞机。我们讨论肯特可能潜意识希望离开家庭，获得被爱的感觉并靠近他的父亲。卡蒂娅很开心地玩耍，父母再一次看起来相互爱慕。

游戏的防御和表达

在这个治疗中，游戏与事件的进展是平行的。尽管最初女孩才19个月大，两个孩子在治疗中对事件的反应都能通过游戏来理解，这形成了他们主要的交流方式。在很多时候，游戏都很有用处。游戏在成年人言语交流时给了孩子以年龄相符的活动并提供了交流的媒介，让兄妹能以我们理解的方式互动；也允许孩子们置换太过强烈的情感，使之变成能直接容忍的方式，同时又可以被治疗性地运用；游戏同样给了我和父母一种与孩子对话的方式。很多对伊恩的讨论非常直接，运用游戏作为一种和他的信息交流，我可以直接用言语回应他。与卡蒂娅的交流，则是通过我对父母讲出我怎样理解她和她在家庭中的角色来进行的。

当我首次评估伊恩时，我对他游戏中抑制的攻击性和性的反应是觉得他很封闭、有点无聊、很古怪。当他和他的家庭充分表达后，我感到与他和整个家庭有了联系。相反，当他们阻止卡蒂娅时，我不再觉得她是个小恐怖分子。通过整个治疗过程，我最初对肯特的偏袒以及对玛丽轻微的恐惧，变成了对他们两人和整个家庭平等的喜爱。

家庭对年轻孩子的抱持和容纳，特别包括了他们允许或促进孩子们的游戏。在这个家庭中，我看到了对男孩战争游戏攻击性的包容，同时，家庭能够更有效地形成幼童的攻击性游戏。当治疗继续推进，家庭中关系的质量发生了变化，他们相互联结的水平得以提升。在整个过程中，我们可以看到家庭或个人在某一时刻的事件中表现出微小的退行。这样，游戏象征了一般的成长和暂时的波动。

移情和反移情至少通过言语方式的游戏得到了有效的交流。对游戏的回应，不管是弄糟了还是成功了，这种交流都是直接依赖于语言的。

家庭治疗过程中没有必要将任何年龄的孩子排斥在外，我们可以运用游戏或绘画材料将他们纳入。与大点的孩子一起工作时，可能不会如此重视游戏这一媒介。但当有不同年龄的孩子时——可能从学前儿童到青春期晚期的孩子——不同的交流模式都是适当的。这时，分析性家庭治疗师应该对运用所有适合家庭工作的模式保持开放和自由的思想。

第十五章　青少年家庭

青少年通常不在治疗中玩玩具，尽管他们可能拿着纸、餐巾纸或者梳子摆弄。他们直接用言语交流，任何转换的表达形式（如画画），通常只是作为一种辅助而非主要的交流方式。所以从某种程度上讲，对成年个体治疗师而言，与有青少年的家庭开展治疗工作是开始家庭治疗最简单的形式。

青少年家庭的阻抗

在青少年家庭中有一些特殊问题，让家庭治疗远不是看起来那么简单。首先，就是青少年的动机问题。有些治疗师发现，青少年个体治疗实在是很难。很多青少年都不愿意冒险尝试这种集中强化的治疗，因为在这种关系中可能被唤起不安的性欲感。因为害怕责备，他们也更倾向于将有关性的事宜保持为严密的隐私，这样就干扰了个体治疗师理解青少年同伴关系中的重要部分。不过也有正好处于12~20岁的青少年乐意为之，他们表达能力强，也相当合作。他们能为治疗师提供最鼓舞人心以及和谐的时刻，亚当（第十二章）和艾希莉（本章）就是这样的例子。

防御和缺少动机，对部分青少年来讲是运用家庭治疗的适应症。他们的治疗动机几乎全部来自父母或者学校等其他对青少年负有照顾和教育义务的机构。如果青少年自身治疗动机太小或直接阻抗，就父母的动机和支持来进行工作会较容易且有效一些，这样做出进行家庭治疗的决定合情合理。随后的案例会说明这一点。

通常案例中表现出的是家庭的动机以一种重要的方式妥协了，比如父母一方或者双方都不愿意将事件引向他们自己的困难或者婚姻中的困难。与其功能对等的是，孩子也不愿意在个体治疗和家庭治疗中去谈自己的困难。两种设置的主要不同在于，治疗师在家庭范围内直接强调阻抗的时机。这通常释放了青少年的不安感，当他被父母"火烧眉毛"的时候，治疗师可以用一个问题转移对青少年核心的攻击，即青少年的不愿意对整个家庭的困难代表着什么，以此将焦点从个人阻抗转化到情境移情的水平。我们可以问："家庭中是什么体验让你们感到对外界保持如此僵硬的界限这么重要？"

当青少年抵抗时，家庭也可能感到"火烧眉毛"。但是在这样的情况下，通常是家庭中其他有动机的成员来做治疗，他们更愿意接受对事件的面质。有些情况下是某种团体（比如法庭）逼迫家庭前来，成年人比青少年更感到情势的紧急性。不管我们作为治疗师有多么理解这个问题，在个体治疗中都不太可能很早地传达动机性的问题给青少年，我们可能会发现，与家庭一起工作比个体治疗这种无休止的"硬仗"更有效。

青少年的"分离—个体化"

缺乏内在动机不是很多青少年不愿意配合治疗的唯一原因。理解这一阶段青少年的发展是我们对青少年病人及其家人一起工作的框架的核心部分。我们将青春期发展阶段称之为布洛斯（Blos，1967）所说的第二次"分离–个体化"。这一术语是从马勒对1~2岁初学走路的孩子的研究中借鉴来的，这一时期的孩子开始从母亲那儿变为一个分离的个体（Mahler et al.，1975）。布洛斯强调，青春期发展的标志是从对原生家庭人物的依赖中脱离出来。与之相随的是，相应的聚焦在自体形象从内在客体处解放出来的内在发展上。但是因为其很脆弱，也因为对于孩子来讲其中有太多的阻碍，他通常会被卷入在增加的依赖性和夸张或强制的独立性之间摇摆不定。当然，很多情形只是正常的青少年期的骚乱，包括青春期身体和性能量汹涌引起的冲突、布洛斯描述的俄狄浦斯情结的复活。安娜·弗洛伊德（1958）认为，这种骚乱是青少年的自然成长环境。我们知道行为从根本上受到干扰的青少年可能病理性地内化了，预后也反映出他们内在冲突付诸行动的严重性（Masterson，1967）。这种内在骚乱的特点可以看成是从前青春期依赖到随后过程运动的特征。

这就意味着青少年治疗师的一个工作任务就是帮助青少年围绕兴趣获得一个"保护壳"，以外化其混乱和内在的挣扎。这种保护壳通常源自家庭作为孩子容器的能力，在成长过程中这个容器的缺陷就会反映在青少年身上，使他们在为自己提供自我抱持中内化困难。

付诸行动，是有青少年的家庭治疗中易出现的情形之一。约翰森和苏雷克（1952）作为先驱就如何从家庭动力学角度理解精神病理做出了贡献，他们经典地描述了青少年将父母冲突的不能胜任而压抑的付诸行动归结于"超我缺陷"。苏雷克（1974）将此概念运用在青少年性症状群的发展中。很多NIMH小组的工作都始于青少年和家庭的付诸行动，大多数家庭中还有药物滥用、离家出走以及被诊断为"边缘"或"自恋"的特征。罗杰·夏皮罗、约翰·津纳、爱德华·夏皮罗、戴维·伯科威茨、海姆·斯坦林、罗伯特·维纳、肯特·雷文斯克罗夫特、戴维·李维和很多其他研究者在这些付诸行动的家庭动力中都为我们提供了帮助（Berkowitz et al.，1974；Levi，Stierlin & Savard，1972；Shapiro et al.，1975；Shapiro & Zinner，1971；Stierlin & Ravenscroft，1972）。威廉姆斯（1981）在塔维斯托克诊所指出，青少年暴力源于家庭刻板地避免内心冲突：家庭暴力显现在一名成员身上，同时其他人对此表示反对。

在他们的人口学资料中，津纳和夏皮罗（1974）描述家庭为一个有着多元投射认同的"单独的心灵实体"。在这个背景下，他们描述"防御性轮廓"的行动为：家庭以特征化一名家庭成员（通常是青少年）的方式来持有特定的性格特质，这种特质最终被看成是与此人依附的，家庭其他成员则因为防御性功能为其贴上标签。换句话说，投射认同是被家庭中多种渠道所强化的，同时也代表了家庭相互之间共有抱持能力的决定性基石。

温尼科特关于"真实"和"假性自我"的贡献（1960b）也对理解这个阶段的青少年发展有着特殊的帮助。青少年以假性自我发展掩盖其真实的内心来取悦母亲。温尼科特描述了在与成年人的治疗工作中重新寻找其真实自我的挣扎，但是我们印象深刻的是，这种挣扎通常从青春期开始。青少年，特别是有障碍的青少年，通常大声叫喊着要求拥有明确自我理解的体验，而不是家庭中其他人坚持的理解，他请求能够被认可为真实的自己而不是家庭看到的那个人。有时候，这是开始意识到家庭重复不变的防御性轮廓以及对其进行的反抗，另外，这是在希望保持对家庭观念认同一致中内化内在混乱的无结构感的早期尝试，或者是讨好其他家庭成员，这是带着希望表达更接近真实自我所感到的内在的努力和生死搏斗。

这些真实自我驱力，被假性屈从和适应所掩盖，变得更加愤怒和排斥，以致有一种不被家庭接受的感觉。但是他们开始并不是在反力比多情结中，而是年轻的孩子感到要与母亲力比多的迫切要求相一致。这就是假性自我发展以此来回应给孩子的一些信息，如果孩子不能从母亲或者家庭那儿分离，就会通过不分离来尊重母亲并和家庭形成过于亲近以及力比多性的亲附关系。可以看到，假性自我是一个临时代理的自我，通过运用力比多情结来使其平息，并最终继发地压抑反力比多情结来应对外在拒绝的威胁，内化的信息是孩子不应该对父母任何一方或双方有攻击性。这通常通过父母的威胁感来传递，比如强制性的威胁，像"你永远不会做成什么事""如果你成了独立的人，我会排斥你"等。经常性的威胁会产生的严重后果之一，就是父母威胁孩子如果他们过分自信地希望与父母分离，父母就会患病或死去。青春期通常面临的就是与这样的早年家庭生活做斗争，结果就是青少年家庭成员以及父母的混乱感。

艾瑞克森（1962）在对弗洛伊德著名的多拉个案（1905b）的重新检视中讨论过这种斗争。从本质上讲，多拉被带到弗洛伊德那里是因为她拒绝顺从家庭。她曾是父亲最喜欢的女儿，现在却目中无人又好争辩，让父亲不得安宁。在这个未展开的故事中她是受害者，仅仅是父母不和谐事实的伪装品。父亲责备母亲的抑郁和性克制，于是他公开自己与一名已婚妇女的婚外情，这名妇女对多拉非常友好并一直照顾她。这就是说，她是一个替代的好母亲和理想自我。当父亲情妇的丈夫开始对她无礼时，多拉的感觉被搅动起来。实际上，如果我们今天来看这个案例，家庭和情妇的丈夫可能被报告为儿童性虐待，但这并不一定能比弗洛伊德治疗取得更好的效果。弗洛伊德主张多拉本身具有被引诱的内在动机。远看家庭范围的堕落模式，这种模式形成了多拉终生的身心和人格困难的情境（Deutsch，1957）。艾瑞克森认为，部分驱使多拉从弗洛伊德那里离开的，是她不能从对他的体验中获得确认。他用这一点来解释青少年需要从外界获得认可来培育认同基础。在多拉的家庭中没有一个人能为她做这个，弗洛伊德也未能理解这个需要。在某种程度上，她能够离开弗洛伊德展示了相当强大的力量，是她对自己体验的理解的信心声明。

对于讨论青少年努力变得内在独立这个问题，我们已经离题太远。但是，这也为我们考虑青少年独立需要的角色以及是否提供家庭治疗的决定设定了舞台。在是否需要推进青少年走向独立发展的问题上一直存在争议，很多人认为他们不应该通过与父母一起参加家庭治疗而被捆回到家庭设置中。在现实中，这种情形有着或多或少的复杂性。

我们首先来看，这到底是不是青少年的一个问题。很多人在走向独立的时候并没有出现任何困难，却产生了许多其他问题。现实的问题可能是与父母关系的质量。孩子到底能不能在与父母共同的治疗中表现最好，这将面临诸多情形，我们可以概念化为关联到家庭的情境性抱持能力的质量，以及青少年与情境抱持的关系上。如果家庭普遍有良性的抱持环境，那么不同的家庭成员包括青少年都很有可能感到家庭和家庭成员都是站在青少年这一边的。假若这样，尽管发展阶段是鼓励分离的，家庭设置对孩子也是自然有帮助性的。在这样的情况下，孩子会期望家庭尽量多地站在自己这一边，如同为其他成员提供抱持一样。如果在这个发展阶段出现问题，青少年就不会这样感知，因为会有一种高于一切的愿望去阻碍成长。在这些情况下，我们可以假设不管青少年的症状是以什么样的方式呈现，都代表了对整个家庭的一种妨碍，理解和融合了这一点的治疗工作会在他们之间平稳地进行。在其他情况下，如果确实是家庭很难提供抱持情境，就需要家庭治疗。很多青少年非常难以离开他们不稳定的家庭，我们对现实的家庭和青少年的稳定工作会帮助他们分化和自治，这对于在医院见到的家庭尤其如此。

下面是一个我们对家中小孩子进行的治疗案例。他在英格兰辍学，说明家庭成员共有的促进"分离-个体化"的发展有困难，而家庭在一起工作的能力说明了他们情境性抱持的力量。

自主有困难的家庭案例

基思·赫姆斯，16岁的男孩，因为在工作环境中的不稳定而来见我（Scharff & Hill, 1976）。基思很早就辍学，做了一名绘图学徒，这样一名学徒只需要一周一天的工作而不用上大学。如果继续这样，他能在四年之后获得绘图术的文凭。同样，他也认为他辍学前一年在学校的生活很困难。他告诉我他很害怕被点起来当众讲话，这源于高中时期的老问题。这只是一个信号，现在他发现自己面对公众讲话的恐惧症愈发严重。他变得害怕对工作人员讲话以及用电话的时候害怕会被要求通过电话来读信，而且他根本做不了，他开始拒绝接电话。因为他的工作需要频繁的电话往来，他开始越来越害怕工作。所以他决定向家庭医生咨询这些问题，连他父母都没告诉。当他来到治疗室，基思惊奇地发现自己的父亲也在候诊室。

我的同事丽姆·东兰是一名社工，我在会见基思的同时，基思的父亲也在找他。赫姆斯先生说，他那天是因为工作上的困难去找治疗师咨询。他最近决定要换工作，这个决定意味着他承认自己的事业有部分是失败的。他跳槽的抑郁和焦虑，与基思的困难在某种程度上是一致的。

在单独和我的会面中，基思能够描述恐惧症和因此带来的潜在困难。他还告诉我，父亲的跳槽给家庭带来了压力，家庭不得不做出的调整比简单地更换工作要多。父亲放弃了多年来在食品包装公司的基层经理职位，买下了以前由基思母亲的父母经营的一家奶牛商店。他们搬到商店楼上居住（在英格兰经营类似的小商店都会采用这样的做法），但是在这个过程中出现了很多困难。我第一次见基思的时候，他的家庭正准备要搬家。这对于整个家庭包括基思来说都是一个心理过渡，也就是说，他们生活的每部分都有着分叉的改变阶段（Parkes, 1971; Scharff & Hill, 1976）。

另外，基思说他的家庭有一个秘密，而他是不被允许知道的。他的外公最近死于梅毒晚期，他认为家庭特别是母亲对外公年轻时染上梅毒感到很羞耻。他不太确定为什么母亲对此如此不安，但是他觉得母亲就是那样。这个信息得到了父母的证实。这种分开且并行的与父母和青少年分别会面，是我们决定是否做家庭治疗经常运用的方式。与这个家庭工作有一个有趣的特征，即两个配对的男性治疗师为协作治疗师。东兰先生被认同为父母的治疗师，我作为基思的个体治疗师，我们两人都在为整个家庭工作。

我会见了他们一家人：基思，赫姆斯先生和太太，基思6岁的弟弟和18岁的姐姐。很显然，母亲承担了家庭中男人承担的责任。他们这些年来一直让她为他们设定界限。现在变得更重要的是她知道怎样去经营奶牛店，因为她是在奶牛店楼上长大的，并曾在店里工作。她从来都不能搬到离此数英里远的地方居住，现在他们再次住在了这里。她的父母相互之间关系不是太好，父亲晚年发现有梅毒不仅仅是羞耻的来源，还加剧了父母之间长期争吵的痛苦。她作为中间调和者的角色，成了为男人的困难肩负起重担的实例。

赫姆斯先生认为自己一直拥有多变的职业。他在食品公司一直做到管理者的位置，因为没有大学文凭，他感到在那里没有发展前途。在过去的几年中他一直没得到提升，而且因为工厂要搬到离伦敦有些远的小工厂区，他得花很长时间上下班。对现在处境他的解释是，他职业发展的终结是因为他缺乏教育文凭（当然，我们不能说还有其他因素）。他跟妻子一起做了一系列决定，最后的结果就是买下了这个牛奶店，尽管他不是那么的"专业"，但这相对来讲可能更能赚钱。

现在显而易见的是，基思在家庭遭遇挫败的时候出现了进入专业领域的困难，让他成为他们恐惧投射的接收器。父亲的中年危机再度激发了基思自身在青春期中期类似的职业选择的困难。同时，父亲曾选择不上大学而开始做学徒，就像基思最近所做的一样。这种影响只是现在才被感觉到。这对家庭的威胁是，他们陷入了经营困难和赫姆斯太太带着恐惧记忆的联合问题中，特别是对她来讲还得继续义务支持软弱和失败的男人，这就是基思正在经历的恐惧。

对于基思恐惧接电话和恐惧公众场合的问题，大部为是因为家庭的特殊性，因为赫姆斯先生也曾经克服过面对公众讲话的恐惧。他在高中和工作早期一直不能在公众面前讲话。作为一个年轻人，他特意开始组织一些宗教讨论会，在这些会议中他会义不容辞地发表演说。在这样有意的努力后，他才能克服现在基思遭遇的类似恐惧。这可以看成是他恐惧在专业上弱小的外在部分。

基思工作发展的不确定性以一种严重的症状，即不能用电话或代表小权力的演说来表达。家庭的危机是在遭遇职业变更和家庭主导变更时出现的，母亲现在成了养家糊口之人，这也表达了基思青春期发展的危机。因为家庭有男人不值得信任的深层恐惧，所以父亲对自身职业发展的痛苦和家庭中"将所有事情都推向母亲"的模式，与基思在寻求新职业（包括学习、提升和独立、责任的增长）中所带来的焦虑是一致的。家庭对一个男人担当责任的焦虑可以被看成是引导基思走向特定恐惧症的原因，这威胁了他的成长和个体化，就像家庭回到了一个少分化的模式。母亲也很恐惧她会使父亲陷入困境并伤了他的元气。

在这个案例中，病人的兴趣和孩子的兴趣充分一致，所以他们可以很舒适地在一起工作。在基思逐渐变得自主的过程中，他们没有跟基思有明显的争吵：他们与他共享了变得独立和有成就所带来的痛苦的冲突。他们并没有对他进行投射认同来避免他们的坏客体关系，他们是在神经症层面入侵了家庭整个作为容纳分化的容器能力。基思被卷入的事情同样也是困扰他们的事情——恐惧扩展自己。

在这样的事态下，家庭治疗工作不仅仅是一种可能，而且实际上作为一种理想的情境为共用的探索和扩大家庭共有的抱持能力而服务。他们对治疗性抱持外壳的移情是正性的，事实上，他们的两名男性治疗师看起来加强了男性觉得有效的可能性。赫姆斯先生能够看到，在工作过程中他严重受损的生活事件不必要传给基思。他和基思开始公开在一起工作，运用父亲以前学习的一些课程学会缓解基思现在工作中的焦虑。基思现在发现自己能够用电话了，也能承担更加困难的任务，也越来越自信地感到自己能胜任工作，包括继续接受教育。当这些发生后，赫姆斯太太感到自己身上的担子松了，因为男人不再那么无能和苛求。尽管我们没有列出其他两个孩子在治疗中的参与，但是他们对家庭转变的理解对他们每个人都很有用。

连锁的生活危机

在赫姆斯一家中，青春期中期的分离个体化情形和自主地担当实际上是整个家庭生活危机的症状，这是有青少年的家庭经常有的特点。父母正在经历中年转变，又被与孩子的斗争所回应，这组成了他们做出自己的努力以修改当他们处在孩子现在所处阶段的路线。这种青少年家庭中伴随过渡的观念源于艾瑞克森对青春期和成人期生活危机的描述（1950，1958）。父母经常与自己的中年危机抗争着，雅克很深刻地描绘了这一点（1965），就像青少年正在挑战他们作为父母的角色。这种多因素的交织导致了生活危机的连锁反应，这在青少年家庭治疗工作过程中很常见（Scharff & Hill，1976）。

长期的代际连锁作用

下面的案例呈现了处于家庭治疗中期的情形，这个家庭对青少年在分离问题上进行工作的稳定抱持较少。这一困难代表了长期的家庭失调，而不仅仅是家庭危机的急性退行。

父母与孩子之间独立与依赖的家庭矛盾情感

在第八章中提到的布朗一家，准备下周去伯达尼海滩度假。父母很焦虑，他们预先与孩子讨论要求，这样他们才可以和谐相处。在以前的治疗中，迪尔德丽一直都很担心父母会在每天晚上出去留她一个人在家而不告诉她。艾希莉谈到，她担心父母对她的控制太多了，父母则很担心她只有在被允许做她想做的事情时才表现得友善。父母希望度假期间独自外出四五次，一家人出去共进晚餐两次。艾希莉说她希望只照顾婴儿两个晚上，但不能再多了。但是父母坚持当他们不在时14岁的艾希莉和10岁的迪尔德丽要在一起，因为他们认为海湾对女孩子单独漫步来说不安全。

艾希莉用一种讽刺、蔑视的口气回应说父母恨她，又嘲笑他们对她过于友善，这让我很难捕获她毁坏性作用的整个范围。"这很好，不是吗？你带我去伯达尼，让我每晚待在狭小的房子里。这可不是我对娱乐的想法，我不应该只照顾这个白痴的小孩。谢谢了，为什么不把我留在家里呢？"母亲说他们也可能这样做，让她留在祖母家。艾希莉表示出更加轻蔑的态度。父亲说这就是为什么他不喜欢她的原因。母亲含泪说她仍然喜欢艾希莉，因为她记得以前艾希莉是一个很甜美的小女孩。这时，艾希莉给母亲看突然很痛的水泡，母亲说她应该擦点药膏，但同时艾希莉继续用绷带包扎，这让我想起三五岁的女孩向她们的母亲展现小伤口。父亲说："让我们别浪费钱谈论绷带。"

艾希莉为了证明她的观点，即她的父母有了她是幸运的，评价了所有她的青少年朋友和他们的父母。她认为自己的父母幸运程度排在前五名中。正在微笑的父母被她迷惑了，开始说其他家庭问题，直到我指出他们怎样被迷惑和脱离轨道。他们同意艾希莉的说法，即当他们转移讨论假期安排和孩子们的责任时，她好得不能再好了。我问如果艾希莉留在祖母家，那迪尔德丽怎么办？他们觉得将她一个人留下比较安全。迪尔德丽以前很担心这个，现在说她不会孤独，她会去玩纸牌。情况突然变得很清楚，他们实际上是担心艾希莉，而不是迪尔德丽。我说："所以迪尔德丽其实是在照看艾希莉。"他们同意。父母开始担心艾希莉，尽管她年龄上大一些也更能够照顾自己，但同时也更加脆弱。艾希莉不是让他们放心，而是变得很有挑衅性。这引发了父母的焦虑，并导致他们对她进行压制，而这也正是她不想要的。她说父母没有像普通人那样给她足够的照顾，她希望母亲能够为她洗衣服，开车送她而不是让自己与别人合用汽车，为她准备食物而不需要她的帮助和感激。

父母分享了艾希莉出生时对她感到疑惑的感受。他们爱她更胜于相互的爱慕。在她一岁的时候，父母几乎没了性关系。父亲有一种幻想，即母亲可能是一位可爱的、可崇拜和依赖的妻子，并且能照顾他。母亲有一种幻想，即父亲会履行他聪明的承诺做一名建筑师，挣更多的钱。她很失望他没有这样的雄心壮志，所以她还得继续工作。他对自己作为一名建筑学副教授的成就很满意，并不关心挣得更多，但是他很失望他不得不在家里帮忙，因为布朗太太不愿意或者无法管理家务、洗衣服、送孩子。表面上，他很乐意帮忙，但是他经常拖着沉重的脚步。同样让他很心烦意乱的是她对孩子吼叫，怪他们不帮忙或者怪他们弄得一团糟。他试着在愤怒的时候不说什么，但是他的沉默让她更喜欢吼叫。她很受不了他不维护父母的权威让孩子们承担责任。他也很受不了她让孩子们感受了正是自己感受到的营养不良和权力被剥夺，她也没有提供给他们希望被给予的任何东西。

这个家庭同样展现了代际的困难：艾希莉青春期发展威胁了家庭的障碍，不仅仅围绕着个体化和分离主题，还围绕着生机勃勃的性欲，这些是他们潜意识归咎为成年人让人失望的原因。父母相互的失望被投射到艾希莉受威胁的性兴趣上，进一步将家庭容纳复杂化，并在支持家庭成员彼此分化上出现了能力缺陷。在这个家庭中，问题不是压力下的急性退行，而是多年来成长受阻碍的长期困难。

更困难的家庭

本章还没有给出更困难的家庭案例，如家中有违法记录、药物或酒精滥用、边缘型或自恋型人格的孩子。这些家庭通常都是以强烈的投射和分裂为特征，或者以牺牲其他人为代价而高估特定的性格特征或个休。让这样的家庭保持治疗是治疗师极大的挑战，他们的情境移情相应地充满了对我们功能、能力和信心的打击。这就意味着，反移情也相应地遭受内在或外在更大范围的摆动、更大领域的怀疑和绝望、更广泛的分裂、更少的治疗稳定性和平衡性。另外，治疗性场景通常需要住院病人设置下的情境移情来得以加固。

　　一名家庭治疗实习生描述了她对一名行动型女孩的治疗。女孩的父母离异，父亲是酒精依赖者，母亲在管理自己的生活和选择的人上很不稳定，除此之外她还鼓励女儿用药的行为。母亲有时允许被其他女人抛弃了的前男友留下来过周末。但她拒绝和自己的前男友同睡，因为他是和她以及孩子们同住在一个屋子里。她说："我不想让孩子错误地看待我的性生活。"

　　这里的治疗工作涉及帮助母亲和女儿探索母亲提供给家庭劣质容器的作用，以及女儿对母亲能提供的抱持不断予以打击的问题。要朝此方向努力，治疗师需要帮助母亲澄清她和前男友的关系，于是这位前男友开始常规地参与到家庭治疗中。他能够促进母亲的抱持更具持续性，并帮助她澄清这不仅仅是为了已经将不良行为付诸行动的青少年，同时也是未付诸行动的更小的孩子们的需要。治疗大多数时候都用来支持母亲提供持续一致性抱持的能力。对母亲的治疗，后来囊括了她的前男友，聚焦于她经常不能提供限制和一致性。母亲抱持能力的些许进步让女孩开始讨论她破坏环境的问题，尽管她也知道自己需要这个环境。

这样，父母辅导和心理治疗之间轮换进行，直到母亲变得足够稳定地拥有一系列立场，足够推进女儿所需要的住院治疗。这看起来是可以期待的最好结果，因为这个孩子的问题严重，在限制少的环境中很难容纳。女儿住院后，母亲和前男友开始要求针对他们自己的问题继续治疗。

有趣的是，这个家庭治疗实习生是一名经验丰富的心理健康专家。在她最开始与家庭工作时，她能进行父母辅导，并在设定规则和为孩子获得最适宜的环境方面给出一些建议。直到加上了分析性治疗，母亲才在管理孩子和她自己的生活上取得一些进展，这让母亲理解了为什么她开始不能采用治疗师的建议而进入到个人行事的新水平。

这个案例说明，对青少年最有用的方法是会见他们的家庭。本章中我们会看到另外的例子，本书中其他章节的案例也可窥见一斑，还有第十二章中个体治疗和家庭治疗整合起来进行的案例。无论如何，我们需要观察其情形来判断联合家庭治疗是否明智。

一般来讲，在两种情况下以会见整个家庭作为主要治疗手段会产生不利影响，特别是在门诊设置下的治疗。一种情况是青少年拒绝治疗师见到自己的父母——这是经常发生的事情，儿童治疗师和心理治疗师认为这也是与其发展相应的。我们从更广泛的角度来考虑，这是一种与年龄相应的为分离争取自主的表达，坚持单独会面本身既不是好事也不是坏事。这种情况下个体治疗可能是最有用的安排，也可能不是。但在紧急状况下，我们也仅仅只能"在病人能进行工作的地方满足他们"。

　　塔玛拉是近期的一个案例，她16岁，因为母亲患癌症濒临死亡所以被转介而来。作为母亲最后一次对孩子的关照，母亲安排了这一转诊，并带孩子来做评估。从塔玛拉和母亲的治疗师处，我了解到这个家庭几乎被疾病所占据。我建议做一次家庭会谈。塔玛拉很反对，很明显我处在参与到成年人一组的边缘，而她认为这些成年人基本上搞错了她的处境。

　　她说："我受够了妈妈的病。无论如何，妈妈现在很好，我想处理另外一些事情。我没时间也没力气做这个了。"

　　就在她说这个之后，母亲敲我的门，说她在候诊室上厕所时发现尿里面有血，能不能用我的电话呼叫一下她的医生。即使如此，也没有改变塔玛拉的态度，所以再次建议家庭会面毫无意义了。塔玛拉感受到这些事件，却否认被拖入到家庭的混乱和母亲垂死的危险中。这种否认，看起来是被肿瘤医生加强了。在这种情况下没有选择：塔玛拉需要个体治疗。

　　下面的案例描述了家庭治疗工作的另一个禁忌。这个案例更加微妙，可以给那些太过热衷于家庭治疗的家庭治疗师以警告。在这种情况下，青少年的动机比任何一方父母的动机都大。具体而言，父母作为夫妻的动力太小以致至少一方的阻抗不能有效地在联合治疗设置下接受挑战，当然也可能是家庭的所有人都不能接受挑战。如果家庭治疗师坚持把这样的家庭聚集在房间里，青少年通常被指控是为父母带来挑战的罪魁祸首，他们会感受到威胁和父母的潜在攻击。尽管这种阻抗可能在家庭治疗设置下得以控制，但事实是很多时候无法控制。在这些家庭中，更好的还是"在他们能进行工作的地方满足他们"，因为还有其他方式来处理个人和家庭事宜。

第十二章中描述的简森家庭，说明了这种阻抗的案例最终依从"在他们能进行工作的地方满足他们"，才使得有效的家庭工作得以进行。第十二章中还描述了泰勒的家庭，展现了父亲比十二岁的男孩亚当的动力小得多的个案。这里，治疗师会见这个男孩和他的父母，但是并没有将父亲的不情愿告诉给这个有着绝对动力的男孩。最终，父亲的不情愿可以被理解为导致了婚姻的解体。比较起来，对亚当来说，这些形成了移情问题并受到分析性理解的影响，对他的成长极为重要。

下面描述的案例是一个不能用联合方式工作的家庭，治疗师认为即使是同一治疗师对孩子和父母一起工作，也很不明智。

暗中破坏治疗的家庭案例

康奈尔太太称她14岁的女儿丽莎在学校成绩不好，并且和她父亲也陷入了持续的争吵之中。丽莎和父亲总是处在战斗的关系中，母亲描述为两边都对此负有对等的责任。他们从康奈尔中士工作的五角大楼精神科医生那儿转诊，并转介来做家庭治疗。第一次会面时，治疗师说只有家庭里所有成员每次都到场才开始进行家庭治疗。这对康奈尔中士来说不可能。他在武器系统有着广泛的专业知识，作为高级军士长的这份工作也需要四处出差，并且他也没有准备为了丽莎留在这里，而丽莎对他来说是忘恩负义和乖戾的。康奈尔太太告诉我，她很确定这个计划将无法实施。她确实认为她应该让丈夫参与夫妻会谈，如果她坚持这样的话也能达成，但是现在只能让丽莎自己单独来。

一开始，丽莎很抵触。她已经得到教训，不再激惹父亲。对于上学那只是小事，她需要去做的是工作。但是她确实说她意识到她以自己最坏的行为来恨她父亲。她说如果现在她再不靠自己做些什么，那她的生活和可能有的婚姻就会一团糟。

我安排了一些时间会见丽莎的父母。他们都很支持丽莎，母亲希望坚持让丽莎来治疗。父亲只是最低限度地愿意为夫妻会谈来见治疗师，来讨论他们生活在一起管理丽莎的方式。我感到父亲与丽莎在竞争，这是她自己管理自己青春期的阶段，也就意味着如果我同样与父母工作的话，丽莎只会对我感到怀疑。

我见丽莎是为了要进一步的评估，没有逼迫她的动机。我提出，在做出特定治疗计划之前我们可以看看丽莎在学校和家里的表现。她同意了，我们每周见一次，持续了六周，她维持着自我控制。父亲有一次出差回来愤怒地咆哮，她立刻回到和父亲激动的争吵中，并开始出现学习困难。

她说："你知道，我觉得可以靠自己做到，但目前对我来说太难了。我担心我最后会像他一样，特别是我恨他的部分。他不全是那么坏，但是我确定我恨他。你能帮助我吗？"

然后我们设定分析计划，分析持续了一年。这是个相当困难的工作，但丽莎在内心和症状上有了很大的进步。丽莎逐渐发展了很强的动机，在治疗结束时有相当多的内省和兴趣。

而父亲在最后的分析阶段里祝贺了她的进步，但逼迫她离开分析，让她在课余时间打零工。这件事发生在父亲刚从军队退休并且有了份不需要外出的新工作的时候，这对家庭平衡来讲是一个新的挑战。父母再次处在压力下，感到带她去做分析治疗对他们的婚姻来讲有太大的张力。而母亲早些时候对治疗的阻抗此时变得更加清晰，现在她与丈夫联合起来，不顾治疗师继续为帮助他们克服阻抗所做的工作。尽管在这个时候，丽莎仍能够保持每周的心理治疗作为巩固她疗效和渐渐成长的方式。

这个家庭的阻抗由父亲代表发言，也带着母亲相当大的支持，意味着联合的家庭治疗是在父母持续的打击之下进行的。尽管我们已经安排了断断续续的家庭会谈，但每次会谈中丽莎会在参与治疗的正性动机上受到挑战。父母的治疗师在他与康奈尔夫妇的工作中尽力常规地接受了这些事情。尽管有治疗师的支持，丽莎的治疗进程和父母压力的程度结合起来让父亲在一年后再次逼迫她离开治疗。但是，治疗工作让她和父母都获得了相当大的进步。

与青少年家庭的工作过程

比起与拥有更小孩子的家庭一起工作，与青少年家庭的工作过程更类似于成年人和青少年的精神分析心理治疗。治疗是通过语言来引导的，大多数治疗师形成理解的信息都源于治疗中所谈到的以及伴随的非语言姿势。很多有一个或几个青少年的家庭案例都在本书中有过描述。接下来的案例比较完整地描述了在一系列家庭治疗中的"修通"。

弗吉尼亚·马龙的父母因为她在很多事情上跟他们对抗，但主要是试图帮助她提高学业而来找我。弗吉尼亚13岁，她和10岁的弟弟杰无休止地打骂。父母双方都觉得自己来自充满爱的家庭，在这样的家庭中他们在学校学习比较轻松。父亲上高中比较晚，尽管之前没读过什么书，不过这一点在他身上已经毫无踪迹，但他更喜欢运动，并且在运动方面比较有天赋。他在大学期间表现很好，获得奖学金进入一所工程学校。他在工程职业上继续加速前进，被认为是"实干家"。马龙太太生长于一个重视学业的大家庭，她从来没有过任何学习上的困难。父母帮助每个孩子学习，对她来讲能继续这个传统很重要，这是好父母的标志。她是家庭中支持说出事情的人，这也让她更加沮丧，因为弗吉尼亚拒绝对她谈问题出在哪里。但这并没有给马龙先生带来任何烦恼，因为他不是那种喜欢说话的男人。

评估

在评估中，弗吉尼亚跟我没什么可说的。她否认自己和父母相处有困难，也不在意任何对他们的愤怒。她回避情绪上的话题，避开我所有的面质。她看起来并不是病得那么厉害，但也不是那么富有洞察力。在访谈中她同意画一幅人的图画，是她自己和她的家庭。这个女孩的图画（图15.1）展现了一个刻板的女孩，没有性别分化或个体个性的特征，还丢了一只手。画中女孩的嘴上和脸颊上有一些红色的轮廓，看起来相当乐观。从这幅画看来，弗吉尼亚放弃了性身份分化的发展。在她的家庭图画中，她更加富于表达。她画他们在打网球，忠实于对家庭运动的定位（图15.2）。她和父亲在一边，母亲和弟弟杰在一边。在这类图画中，她和其他人都有手。"和父亲一起玩意味着赢。"她这样告诉我。这和其他信息，包括大范围的心理测试结果结合起来，表明弗吉尼亚是一名"俄狄浦斯胜利者"。

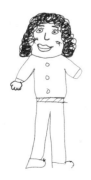

图15.1 弗吉尼亚的女孩画像

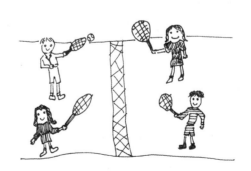

图15.2 弗吉尼亚的家庭画

个体访谈中一个显著的特征就是，弗吉尼亚回答很少。我认为任何青少年治疗师都需要忍受某些青少年的少言，就如同我现在像在挤牙膏一样。在第一次诊断性访谈之后，我对第二次访谈充满恐惧。尽管我们最终还是坚持过来了，但我并没期望对她进行个体治疗。

家庭治疗似乎对我来说更容易。父母的动力看起来是一直持续的，他们带头"拷问"弗吉尼亚。当她反抗时，父亲加入进来。我能看到这是多么的折磨人，但同时我也感到长吁了一口气，因为我不是那个试着让她说话的人。一旦我有这种感受，我意识到父亲确实残忍地磨炼着她。母亲和父亲都有一种转向问弗吉尼亚问题的模式，当她说"我不知道"时，他们接下来会问"真的吗？你真的是这个意思？"我开始对她感到抱歉，对她"拒不开口"的原因有些欣赏。父亲对感受也很沉默寡言，母亲对此有抱怨。近几年他已经好了很多，但是谈感受对他来讲还是很难。母亲仍然希望父亲能更开放地讲话。在大多数治疗中，杰都在弗吉尼亚这个焦点的背后躲着，家庭认为他在家里喜欢搬弄是非，他远非是完美的。在治疗结束时，我们同意一起进行家庭治疗。

治疗的初期阶段

在第一次治疗中，母亲大致讲述了弗吉尼亚学业的困难，弗吉尼亚怒目而视，杰看起来很困。马龙太太说，弗吉尼亚有时候会打电话求助一些数学问题。当母亲很急切地帮助她时，情况会在大约不到几分钟的时间里恶化。弗吉尼亚会开始对母亲尖叫，母亲试图让她平静，让她注意自己的问题。

这时，父亲插入进来说："我希望你对母亲说抱歉。"

"对不起。"弗吉尼亚拉长声音说。

"你这是真诚的吗？"父亲问。

"是。"她吐出一个字。

"我不这样认为。"他开始教育她，战争就这样开始了。

治疗结束时，母亲已经意识到她坚持帮弗吉尼亚是无益的，她想让我告诉她怎样做。"你是不是要告诉我，我不应该帮她？"她问，"或者当她开始变得讨厌时选择离开？告诉我，因为我想做对的事情。"

我感到有压力，我得帮助母亲来处理病人的"学业"——也就是说，让她在家里做得更好。我意识到这种不得不给她答案的压力，尽管我还不是很确定要怎样做，但基本确定这是她和弗吉尼亚之间压力的重演。我一般情况下不会给父母建议，但是我感到我正为我的指导工作而缠着他们，就像我感到必须对马龙太太"有帮助"的压力。我能从她的声音里感受到当她如此被打击的时候，她有多渴望成为一个好妈妈。

我对马龙太太说，她自己做这些功课很重要。我指出这种类推的情形：马龙太太希望我帮助她，因为弗吉尼亚希望马龙太太帮助她。

她说："我想，当她开始辱骂的时候我应该离开房间，是不是？那我什么时候回来？"

我再次搞偏了。因为我认为母亲的一部分困难是承载整个任务，我特别强调地对父母双方说："我想，你得试一试想想你们两人怎样尽力做到最好。然后，我们可以在这里看看对你们意味着什么。"

至于我是不是有帮助，他们在离开的时候也并不清楚。马龙太太在经过我走到门口时对我友好却又怀疑地扬了一下眉毛。弗吉尼亚还是如开始进来时那样没进展，而父亲很正式也很礼貌，当然也有些不信服。

在下一次访谈中，马龙先生说他对来治疗很愤怒，因为他们在她的学业上有了另外的争吵。但是马龙太太说她觉得很骄傲，因为当弗吉尼亚在做作业上变得脾气不好时，她能离开房间了。她第一次向弗吉尼亚吼叫，这是真的。但是之后她将之搁置，并留到了晚上。弗吉尼亚恳求她回来，但是她还是认为一晚上不做作业远不是关键。

当他们讨论这一点的时候，弗吉尼亚一直在嘲笑。我问弗吉尼亚是不是唯一一个感到烦乱并在杰自愿说出他在某天因为某些事感到烦乱时很惊讶的人。杰告诉父亲，他记得当年他第一次篮球进球而兴奋地告诉父亲时，父亲吼叫道："别烦我！"此时马龙先生的回应不是道歉而是说："我是不是该告诉你我心情不好？"杰同意并叹了口气。我感到他不能让父亲明白这种伤害，所以我干预了，问父亲是不是没有听出杰要表达的意思。当我这样做时，母亲摇了摇头，回答我说父亲不会听的。

我感到从第一次杰自愿说了什么之后，让他消除一下紧张情绪很重要，同时他也试着说点什么来表达他是怎样与弗吉尼亚的处境一致的。所以我继续把焦点放在他身上，促使他再次尝试告诉父亲他到底对什么感到烦乱。但是他否认父亲不时地忽视他，马龙太太则说父亲并不只是这样——绝不是所有时候都这样，而是更愿意接纳的。

我现在转问弗吉尼亚，她是不是理解这个。她首先说："不。"我继续追问她，因为我现在开始感到否认感受是家庭共有的方式，就这一点而言，她已经从父亲那里学到了很多。我提出她父亲习惯性地对她说话的方式，我注意到在我们的治疗中他总是这样问问题："你真的是这个意思？"现在，她说她觉得父亲的问题确实有点让她处于困境。下面的几分钟我们讨论她是不是"确实是这个意思"时父亲并不相信她。她不会说她不是这个意思，除非她想"开始争吵"，所以看起来这是一个输定的局势。我说，我认为我们处在一个感受父亲不相信她答案的领域，不管是什么。她同意。父亲并不准备相信她，那是怎么一回事呢？我现在转向马龙先生，问他是不是相信弗吉尼亚的答案。

他看起来有点惊讶，说："不，当我问问题时，我并不认为她感到难受。"

我现在对父亲说，我认为他给弗吉尼亚展现了一种"输定的局势"。我并没有否认她很生气，她确实如此，但是他的问题主要是夸张，它们伪装成问题，却形成了试图布置任务或让她道歉的尝试，因为他对她很愤怒。它们都是他对她不同意和愤怒的表达，这些他不能比弗吉尼亚更直接地表达。弗吉尼亚开始朝父亲点头，马龙太太狡黠地对我微笑，用的是一种"我们是他（马龙先生）难以理解的合作伙伴"的方式。

我有种喜欢马龙太太的感觉，但又不是很相信她或者我自己，因为她此时对我"成功地"接触马龙先生如此有胜利感。但是，我感到以父亲的损失来获得弗吉尼亚正性的认可不是什么胜利。我也感到有点与母亲结了同伴，在她还没有认可这一点的时候我察觉自己已经意识到它了。所以当家庭中的力量发生倾斜时，我变得很谨慎，我开始想马龙太太在整个事件中的角色。

现在，我与弗吉尼亚一起讨论她在家庭中是如何感受这些情景的，她说她通常感到"不被信任"。当我和她说这个时，我感到她对我的信任在增加，也就是"他们不能听她说，而我能听"，而且我认同了她青春期的胜利和无罪感。回顾过去，我认为这代表母亲对弗吉尼亚的投射认同——希望战胜父亲，不管母亲的生活史中有怎样充满爱意和支持性的父亲。

但是在治疗中的此时，我想回到杰那儿，将这种被父亲伤害的感受与弗吉尼亚详细描述的感受联系起来。我说杰看上去也有着同样的感受，即当他感到受伤时，没人在听他说。他否认这一点，摇摇头，开始维护父亲。我意识到我越过了防御领域，杰对父亲的保护就是标志。这给我一种家庭中联盟的模式：母亲和女儿，潜意识里配对攻击父亲，而父亲则与他坚定的防卫者杰配对。

这很快表现为兄弟姐妹争论的形式，也是父母开始一直在抱怨的事情之一。杰否认我的意思，感到被误解，弗吉尼亚暗讽地说："啊哈，你确实如此！"杰回答："不，我没有！"他们在不信彼此的反应时，远离了相互揭穿的层面。

马龙太太转向我，说："你看，这就是我们在家里面对的局面。"

我问："当这样的事情发生时，你怎么做呢？"

她说他们惩罚两个孩子，因为他们通常不能说出是谁开始争斗的。我问杰一般谁开始争吵——我没有很清楚地意识到我仍然沿着孩子们已安排好的让我远离"攻击"父亲的方向在走。

杰现在带着一种羞愧的笑承认，说他通过助弗吉尼亚一臂之力来操纵她，就像她多次不带挑衅地找他碴。

马龙太太说："好吧，我确实知道这个。但是我们会平等地予以惩罚，是不是，弗吉尼亚？"

弗吉尼亚首先表示同意，有一刻的顺从，之后她又犹豫了，"不，我认为你经常惩罚我们两人，但是如果只惩罚一个人，那大部分情况就是我。"

我觉得需要证实一下，因为我也很怀疑他们能不能一碗水端那么平。考虑到我正在听到的内容，所以我问杰的看法，因为我已经在今天知道他是家中最诚实最小的孩子了，尽管他希望保持父母的良好形象。杰说当有一个人要受惩罚时，这个人很少会是他。他不得不同意弗吉尼亚。

在这一点上，我重新获得了一些看法，兄弟姐妹争吵具有分散注意力的意义。我说："杰和弗吉尼亚的争吵是以平局或者弗吉尼亚承担责任而结束，但是，是在我跟父亲谈话时开始的。我注意到家庭谈及父亲时很急躁，杰不喜欢这个，所以他开始保护父亲。然后弗吉尼亚和杰达成一致，在他们两人间发生争斗来保护父亲不受攻击。这很有可能就是家中发生的事情，比如会发生在母亲在家里责难父亲时。"

马龙太太做了个鬼脸，想了想我说的，然后慢慢点头。马龙先生给出一个"好吧，可能是这样"的姿势。

我继续说："你们看，通过这样的方式母亲要弗吉尼亚从父亲处获得些什么，而父亲又很难接近。在这种感觉下，我觉得你（对弗吉尼亚说）为了其他人在对抗父亲，如果妈妈并不保护你，你会感觉相当失落。"

"也许吧。"弗吉尼亚说，但是她说的时候在傻笑。

我感到他们所抱怨的不愉快，因为我在这里支持她，得到的却是勉强的忍受。但是我继续说："另外一个很重要的是，谁建立起这所有一切的。这是弗吉尼亚和父亲在他们准备开战时候的协议，如果父亲说'道歉！'弗吉尼亚勉强同意，然后他们便知道同意开战了。为什么这没有发生在杰身上呢？是不是任何人都得道歉？"

他们说事实上让杰说对不起，杰大多数时候都比较平和。当他们对弗吉尼亚说"道歉！"的时候，她会用一种冒犯的方式说"对不起"。

我说："然后父亲不能继续坚持这种挑战，他说'再说一遍感受'。然后每个人都知道弗吉尼亚为了面子就要拒绝，这就是我说的他们在战争中达成的协议。因为当父亲要求她再说一遍而她拒绝让步时，他和她都知道他们将要开始吵架了。这不是任何人的错，这只是两个人之间的协议。"

马龙夫妇都点头表示同意，我认为至少他们理解了我在说什么。

弗吉尼亚看起来放松了。

我继续总结并想要引向将来的"因果关系"，所以我就不再说细节了。"现在我们需要知道的是，我们继续要工作的，正是家庭中很重要的也是你们两人一次又一次经历的事情。因为这可能跟每个人都有关。我认为我能猜测父亲这一刻的想法，他觉得自己应该在弗吉尼亚对母亲无礼时出来制止，弗吉尼亚认为她应该勇敢面对父亲，因为母亲不能这样所以需要她带头。杰希望弗吉尼亚能这样做，那么父亲在杰不告诉他的情况下也知道他是怎样伤害人的。这一刻，重要的是你们都被卷入，而不知道怎样处理得不一样，因为你们不知道为什么必须这样做。现在我们有希望找到为什么，然后你们每一人都可以尝试新的办法。"

当他们走出去时，弗吉尼亚还是带着怀疑的眼神看我——可能比以前少了点。马龙太太还是照常对我微笑，但是马龙先生也对我微笑了，还抬起他的眉毛说："我以前是不会相信这个的。谢谢！"

这个家庭需要处理最初勉强接受治疗的状态，同样还有主要通过青少年表达的家庭方式。在这次治疗中呈现出的是女儿的恶劣，这作为症状源自父亲和女儿之间的相互影响。这种情形现在被置于困难的情景中，在父母之间她用一种矛盾的方式试着扮演一个有帮助的角色。她事实上是作为一个母亲的代言人来试着让父亲变得更加开放，母亲本应该直接做出对父亲的抱怨，但在这方面她无能为力。另一方面，父亲也感到他的行为是为母亲好。他试着让女儿为母亲做些事，在家庭作业中让其得到母亲的帮助，而母亲却非常希望自己能提供帮助，就像她评价自己的父母那样，特别是她的父亲。我认为，母亲这种对自己的父亲12年前死亡的感受让她试着通过帮助弗吉尼亚做家庭作业来代替，而不管这样做现在是否还管用。挖掘这一点还太早，因为现有的状态还不到那么远。

很多其他问题都远没到阐明的时候，包括弗吉尼亚与父亲以及父母双方有如此强烈的相互作用的俄狄浦斯情形。我思索这一点是因为她处在青春期早期的发展阶段，这是试着让她不再希望继续依赖母亲的一个途径，但会导向对她父亲的俄狄浦斯期的重建，也同样会招来防御性的远离。当青少年正在抵抗继续依赖亲附时，他们青春期中期乖戾态度的发展通常代表了分离的尝试。很多青少年感到，他们只有在反依赖的逃跑中越过父母死亡的躯体时，才能离开家庭。

弗吉尼亚很早就有这样的人格特征。现在下定论还太早，但是看起来是源于混合的因素。部分原因是她有气质上的困难，一种"消极的反应器"在她开始靠近新环境之前会躲避他们。但是我认为有证据证明马龙太太过于靠近弗吉尼亚，在她周边盘旋，不能设定规则，然后又尝试让丈夫来解决这个问题。这都是因为母亲的焦虑所引发的，她不能提供给孩子她从自身家庭中获得的温暖，这也可能出于她自己太靠近父亲而对母亲的俄狄浦斯内疚。在她的生活史中，她说到过她父亲总是喋喋不休，而且很看重作为家庭情感生活核心的晚餐，她一直认为母亲赞同如此直到父亲死去，这发生在弗吉尼亚出生之后。这些还没有在家庭工作中呈现，尽管可能需要在将来的工作中进行探索。

父亲的生活史也涉及对家庭的理解，但是还没有被列入治疗中。父亲出生于一个沉默寡言的家庭。他和他的父亲很亲近，但是他们除了通过体育相联结，就再也没有其他了。他仍然感到父亲十年前的死是他生命中最沉重的打击。他也不重视母亲，因为他拥有父亲，尽管父母有一段很美好的婚姻。所以对于马龙夫妇二人来说，他们都缺失了积极和主动的妻子模型，尽管他们都有意识地高度评价马龙太太在家庭中的勤奋，她还坚持做着份兼职。我们可以看到这种挣扎的遗产也同样在弗吉尼亚身上呈现，杰作为男孩从这种更舒适的男性角色设定中获益，特别是享受竞技这点。

关于治疗中的处理，我们能很有趣地看到治疗中的偏袒。对于治疗师来讲，面对这些转换可能更加清醒和更加放松，因为整个家庭对他抱持能力的移情是用语言传递的。比如，当家庭关注父亲正在做的事情时，很明显他在这种监视下感到难为情，尽管母亲和弗吉尼亚的胜利并不是什么坏事。这种片刻性地聚焦于父亲能够被他和整个家庭所容忍，而不会使其敌对，看起来是家庭抱持能力健康的信号。家庭通过吸收更强大更灵活的情境移情与治疗师共同塑造了一个更加稳固的联盟。这就意味着治疗师能够在某些时刻更多地偏向某个家庭成员，而不用担心家庭会因此反对治疗师或该家庭成员。

这个家庭整体来讲对治疗师充满信任，尽管有个体成员在某一片刻对治疗师所说的有所疑虑。马龙先生的阻抗并没有让治疗师面临可怕的战斗。他合作地将自己的怀疑放置在一边，部分源于他对妻子在交流和亲密上的信任，他娶她也可能部分是为了填补自己的空白。尽管在婚姻早年他们有一些冲突，现在却是安慰和互补的来源。他们共有的对家庭治疗容纳的移情因这种一致而获益。另外，尽管弗吉尼亚持续地不愿意，事实上她也能够在相信治疗师的同时相信她的父母，治疗师没费多大劲就让她主动参与进来，并且对父亲说了一些话。一旦有此开端，她就对治疗更加感兴趣了，正像带有合作信号的青少年模式，她"不那么不愿意来"了。通过弗吉尼亚这个案例我们想说明，与青少年一起工作，我们要求的唯一的合作信号就是，他们反对参加治疗的尖叫声不要太大。

中期阶段和修通

接下来几个月的治疗中，马龙一家能够开始在一起相互交谈，运用讨论来增加他们相互的理解，家庭历史开始进入重要阶段，对谈论和共享的阻抗也能得到探索。比如，在一次治疗中，母亲很困惑，因为杰两次突然哭了，却没有明显的原因。他是在问到两位祖父可能喜欢谁时哭的（两位老人都在他出生前就去世了），这种哭对于杰来说是不同寻常的，因为他是一个亲切、乐观的小男孩。在过去几周里，我们已经讨论了他们对发现马龙太太的妹妹患癌症的事情的处理。现在母亲还没提及这件事，所以家庭也没有办法理解为什么杰如此烦躁不安。

在每次治疗的开始，需要讨论的都会被提及。在这次治疗过程中，出现的问题是马龙太太将要出差而离开镇上的事。

当我暗示杰可能因她要出去而情绪低落时，她说："好吧，上两次我离开镇上，是因为我爱的人生病了！"她让我们记起不仅仅是她妹妹被发现患有癌症，三周以前，她母亲也因病去世。

我说，对于杰"不清楚的眼泪"，这确实给我们一个很好的解释。家庭不断受到疾病和丧失的威胁，他的眼泪仅仅是一个外在的信号。反移情方面，我也试图努力忘记所有这些疾病——就在他们很情绪化地忘记时。只有杰的眼泪作为无形的提示，提示所有这些围绕他们的威胁。他们接受我的意见，就在他们走出门时，父亲说："顺便说一句……杰得有段时间来不了了，他要去住院做扁桃体切除。"

我感到很受打击，我将他们从门口叫回来说："难怪他一直在哭。在所有的家庭疾病之后，还有妈妈短暂的离开，他还面对着随时令人恐惧的事情。这些事情和杰的烦躁不安都是有关的，但是在你们的家庭中，联结起这些是痛苦和困难的。"

后来的一周，他们说这周过得不错。马龙太太说她希望他们能够继续这样过日子，并将他们从困难时期拯救出来。他们没有提到疾病和手术，看起来都进行得十分顺利。这周的瑕疵就是弗吉尼亚的网球比赛。他们认为她开始状态不佳，但是慢慢地在下半场她表现很好，最终弗吉尼亚以微小的劣势输了。他们告诉她她做得多么棒，她却说："我不在乎。"他们很困惑，为什么当他们表扬她时，她只是让人伤心地耸耸肩？

这一阶段的工作，弗吉尼亚能更加直接地为自己说话。她解释说，事实上就在她输球后进入车内，母亲就这样对她说："我不是想伤害你，但是……"然后列出一系列她能做得更好的理由。

马龙夫妇说自己很清楚这只是想为孩子们提供指导，当任何一个孩子拒绝他们所说的，他们就会感到自己没有做好。我说现在我理解父母希望弗吉尼亚认可他们作为好父母的角色。当她拒绝他们的评价和建议时，他们感到自己没能做成好父母，事实上感到的就像他们是坏父母一样（如她的"坏客体"）。

通过这次治疗我能够澄清，马龙太太很了解弗吉尼亚不希望在这种情况下听到她不得不说的话。弗吉尼亚在她的话加上我的话之后，也再次感到被理解。马龙太太转而问我她应该做什么，是不是真的评论弗吉尼亚的比赛是不对的。

我说："我回答你就像你认为必须为弗吉尼亚做什么一样。我成了你的父母。"

"我认为我理解了你所说的。"她说，"你是在说我应该抽身出来，我们应该从她的事情中抽身出来！"

我现在可以详细说明两条平行道，一是弗吉尼亚感到父母在网球和学习上给她很坏的等级评价，另外就是父母感到弗吉尼亚给他们很坏的等级评价。然后，父母感到她像他们的父母在批评他们一样，这正如他们希望我告诉他们怎样做得更好。在工作早期，他们有相对简单的任务去学习怎样为弗吉尼亚设置界限而不感到内疚。现在他们有更艰巨的任务，就是试图发现他们怎样和为什么成为她评价性的父母角色。尽管这是一项很困难的工作，马龙夫妇仍认同继续下去要简单一些，因为家中的情况变好了很多。

这一系列治疗描述了在分析性家庭治疗设置下不均衡的治疗过程。和个体心理治疗或心理分析修通过程一样，没有直线形的治疗过程。一个星期的进程被下一个星期阻抗的巨浪所淹没，甚至在某一领域的进程可能部分地冲淡前阶段中其他所得。这就是心理治疗，家庭治疗也不例外，过程不是一条直线，而是螺旋式的。当主要困难浮现时，同样的领域被多次掩盖。一旦这些问题得以聚焦，不同的方面需要被提出来，直到一段时间后有足够的多方面的决定因素被探索出来，总体模式才会开始发生根本性的变化。如果这是有关个体和个体修通扭曲过程的基本事实，家庭又有多真实呢？每个个体在这里面有其自己复杂的内在构成，在家庭能够走向更新更高的水平或者探索更深层次之前，每一个构成都可能要求得到表达。

对青少年来说，家庭抱持能力的增加同时也意味着抱持青少年和促进青少年的第二次"分离–个体化"能力的增加。抱持，并不意味着将青少年或孩子绑近父母，而是提供一个帮助家庭成员忍受发展过程中焦虑的环境。修通则包含了增加对家庭的理解，以帮助他们弄清抱持能力的缺陷威胁到了家庭，使得他们无法忍受相应的个体化阶段。弗吉尼亚和父母之间的联结以这件事为核心：她需要的是在潜意识大道上运作来获得个体化的自由，并处理与其年龄相适应的对父母和她自己认同的矛盾。

让家庭持续工作的是家庭成员重新理解彼此，家庭变得更加包容，成为一个较少强加投射认同的家庭，让每一个家庭成员紧密联结在一起，虽然在情感上彼此依然有些隔离。当每一个人开始重新寻找丢失的部分，当他们发现了丧失和否认个人部分的时候，家庭这个网开始发生根本性的转变。他们共有的抱持能力扩大了，变得更加灵活，更加包容。他们相互运用的方式变得更加分化，更加尊重，通常他们之间也更加相爱。

第十六章　离婚和再婚家庭

　　遭遇分居、离异、单亲以及再婚，都是家庭生活的变数，这意味着从原先的核心家庭到不同家庭结构中可能出现的暂时或永久性的转折点。在每一点上，家庭都面临着发展出一种方案以培育现实环境下家庭抱持能力的任务。在每种情况下，家庭问题都会因为孩子和父母在"分离—离婚—重建"过程中所产生的强烈情绪而使任务变得艰巨。可以预计的是，这些强烈的情绪包含丧失和内疚感、低自尊和对关系中安全感的焦虑、极端的愤怒以及无助感。但是一个最令人苦恼的问题在于，当父母试图处理因离婚的痛苦而带给自身巨大挑战的同时，也减少了他们作为父母的能力。

　　孩子在经历父母任何一方的相对撤回的同时，也遭受了父母共同提供共有抱持能力的分裂。任何家庭形式都有提供一个感受充分的抱持情境的潜在可能性，但是，这种形式也不能简单地被看成是早期的"理想核心家庭"。换句话说，如果强调了现实的不同，一个有效的家庭就能够支持每个成员表达他们的丧失感、焦虑感以及无助感。这个任务如此困难，以至于任何成年人都不能独自完成，特别是当父母发现自己的自尊和精力都处在衰退期时，还要在孩子们的困扰达到顶峰的时候表现得富有创造性和支持性这点会特别的困难。

夫妻面对分居

尽管有爱的意图、"生物-社会"联结以及在治疗中真诚的付出，一些婚姻仍然难以继续。当夫妻在治疗中就这一点达成一致时，我们仍然可以帮助他们，鼓励他们面对现实以及表达丧失、内疚和矛盾的感受——当然这并不意味着有这些感受就不做决定。治疗师踩在促进修通和妨碍决定之间的一条线上。当夫妇能理解相互都存在着煽动令其苦恼的客体关系时，或者至少夫妻一方放弃婚姻时，就有结论了。分居的夫妇在决定之后也可以通过在一定的时期内分别会见治疗师来继续治疗，他们很少会双方在同一时间里形成一致的决定，总有其中一方相对准备不足，通常是造成困难的实际问题引起对个体治疗的需要。

达尔文夫妇的婚姻很有问题。他们有着惊人的性生活，却在其他方面几乎没有交流。达尔文太太试着在达尔文有限的收入条件下控制自己的生活，但是她发现这种焦虑难以忍受。达尔文先生对她变得疏远，把越来越多的时间花在网球上。他发现达尔文太太的愤怒爆发得愈加频繁，她想要更多的钱，并且毫无时间概念，而他的回避加重了她的暴怒。最后达尔文先生同意分开并分割房子的收益。两个人继续来见治疗师，但只在各自的治疗时间里。达尔文太太在先生终止治疗后还坚持治疗了一年，然后丢了她的工作，再也不能负担治疗费用。几个月之后，她因为达尔文先生开始约会其他长得像她的女人而变得很不舒服。他开始带这个女人出席各种社交俱乐部，而且在他们以前一起住的地方和那个女人同居。她感到完全被取代了，也因为丢了工作而觉得羞耻和受伤害，最后形成了广场恐怖症。不过她后来又得到了一份工作，并开始找她以前的治疗师，而这个治疗师拒绝了她，因为现在他是她前夫的治疗师，这个治疗师认为分清他们之间的界限非常重要。这是一个非常残忍地强化她被取代的感受的附加丧失。

有些案例中，夫妻的一方可能有更深入的个体治疗，如果另一方并不反对，就很可能形成这样的治疗。但如果夫妻之间对谁可以留下治疗师存在竞争，最好是在夫妻关系结束时也结束治疗，并推介他们去其他治疗师处进行治疗。这是因为他们多半不会在达成客体关系的分析之后互相认同离婚的决定，因此我们的治疗工作也不顺畅，然后治疗任务会转变为帮助被抛弃的一方去感受另一方离开所感到的悲伤、内疚甚至仇恨的感觉。有孩子的夫妻则会让事情变得更加复杂。

处在分离中的家庭

如果分离的夫妇有孩子，丧失就被放大了。因为这不仅仅是夫妻间以及夫妻组建一个家庭的理想的丧失，还是现实理想家庭的丧失。有时，夫妻们如此痛苦以至于无法意识到这一点。治疗师应该时刻记着孩子，尽管夫妻可能没有这个意识。孩子们的生活受到了父母决定的深刻影响，不管是好还是坏。父母常常问我们："什么时候离婚最好？是在孩子多大的时候？"我们不得不说永远都不是好的时候，或者没有一个合适的年纪。这个反应经常是深远的，只是在质量上会有所不同，这取决于孩子自己的发展阶段。泰斯曼、沃勒斯坦以及凯利对这些不同进行了相当细致和丰富的描述。

简而言之，我们知道年纪小的学前儿童可能会遭受急性退行和分离焦虑，并转向过渡性客体作为一种支持；而稍大的学前儿童可能更加有能力认识到悲伤感和对自尊的打击感，并通过游戏来整合他们的体验；潜伏期（6~12岁）的孩子可能有更加强烈的痛苦、恐惧感，或者抑郁、被幻想占据、依附或者拒绝他们的父母；大一点儿的潜伏期孩子表现出更加公开的愤怒方式，对打破规则的父母变得义愤填膺，可能会在学校造反或者表现不好。通常这样的孩子不能从朋友身上观察到适当的社会行为，因为其他孩子会避开这些麻烦的孩子。青少年时期是最好整合他们父母决定的阶段，他们体验到深刻的丧失感，并对现实的经济支撑感到担心，他们对孩提时理想父母和早年依赖、嬉戏的丧失的哀悼，与现在附加的现实的父母关系和童年家园的丧失混合在了一起。这使得青少年从家庭分离的棘手任务复杂化，并产生了对他们未来能否形成稳定的性关系的担忧。

教授给夫妻在不同发展阶段的认知能力和能接受的反应可以对离异夫妻提供帮助。治疗师期望他们会与孩子交流并为孩子做出计划，这强化了夫妻的抱持能力。沃勒斯坦和凯利跟踪了一小群离异家庭，报道说三分之一的母亲和一半的父亲并没有意识到孩子的痛苦。当父母参与治疗，能为孩子们的需要有所打算，并能够用孩子所处年龄阶段的语言向他们解释发生了什么以及为什么会发生这一切的时候，孩子对他们离异的适应是最佳的。

所有的孩子都希望同时拥有相亲相爱的父母双方。为了保持这种幻想，他们可能压抑对婚姻不和谐的认知。沃勒斯坦和凯利在研究中发现，三分之一的孩子完全没意识到婚姻中的冲突，而即使长期意识到这一点并非常焦虑的孩子，也无法为父母婚姻的结束做任何准备。正如迪克斯（1967）所说："我感到人类尽管表面上愤世嫉俗，内心却有深深的价值感，因为他需要完整的婚姻关系作为其主要目标之一，这样的关系满足了孩子对稳定的相亲相爱的父母二元体的需要，而这种需要也是他们人格成长的最佳环境"（p.229）。所以，完全有必要鼓励父母在夫妻治疗中对他们的婚姻进行工作，尽管他们共有的病理意味着这是一项艰难的任务。但有时候，有些夫妻没有任何动机或者可能性来达成兼容。尽管他们会因为现在离异而烦恼并且在多年以前就如此，孩子们却在父母决定结束不愉快的婚姻时感到很轻松，他们能够从父母做出这样有胆识的决定上获益，特别是看到每个人随后从丧失中恢复并重建生活时。

当家庭离异

据记载，在1984年的美国有1155000对夫妇离婚。受到这些离婚影响的儿童的数据无法统计，但是在1983年有一项评估显示，1091000个孩子在一年中遭遇了家庭的破裂。当沃勒斯坦和凯利跟踪他们的离异家庭群体5年后发现，他们离异后的症状尽管在5年时间里有所改善，但是5年后仍然存在着适应困难。作者得出的结论是，离异过程有一个延期的时间表。父母对失败的婚姻感到内疚并不奇怪，延迟他们的决定也不足为奇，他们有时候要忍受"一种长期的、程度惊人的性生活的剥夺与孤独"（p.14）。

丧失原生家庭可能意味着丧失家园、邻居和生活标准，甚至包含与更多亲人或父母一方完全失去联系，在这样的压力下，家庭可能退行到用更加原始的方法来处理他们的体验。泰斯曼描述了孩子们怎样试图认同离开的父母一方而不接受另一方。我们已经注意到当孩子感到不好以及被拒绝，他们通过将这些感受归咎于父母中的一方来加以处理。有时候，离开的父母一方承担所有责任：除了孩子，通常父母一方也会把所有他们对婚姻失败的负面情绪、父母婚姻关系的丧失以及家庭抱持能力的丧失投射到离开的另一方父母身上。另外一些时候，离开的父母一方被理想化，所有的悲伤和愤怒就指向不能阻止分离的现在仍在场的父母一方。

内在的坏客体在父母一方身上找到它外在的轨迹，并将其体验为拒绝性的。这是为了在好客体上保持好感和信任感，以此来保护它不受孩子的愤怒和父母无助地攻击他们婚姻的毁灭性力量的影响。有时候，好客体不得不被看成还在家的父母一方，因为孩子感到这个父（母）可以依赖。这种防御的两极化很容易突然和迅速地转换，然后离开的父母一方因被渴望作为兴奋性客体，而在家的父母一方感到不能在婚姻中保持兴奋而遭到无情的打击，家中的父（母）不能满足孩子的需要。

孩子确实很想念爸爸或者妈妈，但不仅仅想念他们，也想念在充满活力和安全氛围中保持家庭整体性的父母配对和关怀性的关系。在被父母一方转移到另一方的家中时，孩子的丧失感最强烈。这个时候，原先家庭的抱持情境最明显地缺失了，而替代的单一父母的抱持能力很清晰地是被分开的。依赖于一方父母以求得支持的孩子对被转给另一方父母照顾颇感焦虑，特别是当父母都在最大程度上焦虑的时候。更准确地说，当他们都在用亲吻孩子来跟孩子告别或问好的时候，每一位父母都会因丧失感、憎恨以及依依不舍相互吸引的感受被激活而受伤。

单亲家庭

单亲家庭有不同的来源：有些源于离婚或一方父母的死亡，有些一开始就没有父母双方；有些是长期的状态，而有些看起来只是暂时的状态。那些长期状态的家庭是单亲家庭文化更普遍的部分。这样的话，一个正性的认同和现实的扩大的家庭支持可能让这样的家庭运作良好。很多女性决定在特定的年纪生孩子，不管当时自己是结婚或未婚，于是这种模式变得更加普遍了。这样的家庭不会被认为是感觉不完整的，但是因为孩子经常想要父亲和母亲作为一个爱的整体，他们无论如何还是会在家庭中体验到丧失感。

苏珊娜，一个16岁的女孩，自父亲2年前去世之后与母亲单独居住。她与一个年长的已婚男人有一段简短的关系，在这个关系中她怀孕了。母亲和女儿因为想做流产而前来咨询我。我让她们聚焦于对家中丧失父亲的悲痛的努力并不奏效。苏珊娜同意我说的这个孩子可能替代自己失去的亲人的说法，但是尽管如此，她仍然坚持如果父亲还活着，他会让她留着这个孩子。母亲起初很坚定苏珊娜应该做流产，最后她同意了苏珊娜留下孩子的决定。学校系统也能够为苏珊娜提供便利。母亲决定重新安排自己的工作来做临时保姆照顾孩子。我没有苏珊娜的任何音讯，3年之后我见到了她的母亲，她来寻求帮助。她告诉我说苏珊娜已经毕业开始工作了，那个孩子（保罗）非常快乐。她现在流泪的原因是她遇见了一个男人，她想结婚，但是离开孙子过自己的生活使她感到无法忍受的悲伤和内疚。苏珊娜却鼓励她这样做，觉得自己完全可以自食其力了。

这个单亲家庭是不寻常的，因为母亲支持女儿但不会同时作为母亲来接管孙子。所以通常来说，青少年母亲还没有能力作为孩子的母亲，除非她得到很多的支持，这样就导致了自信心的破坏。对于很多初学走路的孩子来说，失去支持他单亲母亲的祖母、他直接的玩伴以及缺失父亲的替代，这样的丧失是巨大的。更多的时候，以后的婚姻生活是由这个年轻母亲和她的孩子一起创造的。离开祖母的家以及打断现有亲密关系对孩子也是一个丧失的环境，尽管这也制造了一个发展性的进程。

C医生找我咨询是因为唐纳德森一家。唐纳德森太太是一名精神分裂症患者，才从医院出院转介给他做个体精神科预后辅导。社会服务工作者监管她的家庭，以此来保护她10岁的儿子，因为她在精神病状态时有行凶迹象。C医生选择结合家庭治疗和个体治疗，焦点在药物治疗调整和找工作的焦虑上。唐纳德森太太非常憎恨精神科医生对她家庭的关注，她常常忘记带家人来治疗或者运用家庭治疗环境来讨论她关注的问题。当我们向她解释这种憎恨时，她逐渐能够允许家庭成员来表达了。

生活对于他们每个人都是很艰难的。唐纳德森先生6年前离开家，带走了2个大点儿的孩子跟他在镇上的另一个地方住。这两家人现在没有任何联系。唐纳德森太太已经两年半不能工作了，她的福利已不足以支付她用车或者买新衣服。16岁的女儿丽兹对母亲的顺从和贫穷非常愤怒，她气愤地抱怨母亲从来没有为她参加毕业舞会准备新裙子。10岁的小男孩米奇精力旺盛，在学校不能集中注意力。C医生描述米奇如何像个白痴一样在办公室绕圈，远远超出了母亲可以忍受和控制的范围。医生有一次通过使用哌甲酯让他稳定了下来，而现在他反而变成了家庭治疗的贡献者。丽兹停止纠缠她的母亲去工作，自己也找到了一份工作。她为自己买了衣服和车子，但是并不负责家庭的开支。

治疗师在面对唐纳德森一家的时候，体验到巨大的无助感和排斥感。尝试着包容这些可能会让治疗师变得相当消极，或者当治疗师积极的时候，可能变得不耐烦和带有审判意味，而要让这个家庭改进，就要父亲作为"重要角色"参与进来。有时候他会同意与唐纳德森太太冗长地通电话，而这正与她想俘获他的愿望共谋。他开始意识到唐纳德森太太对他性爱方面的情感，但是她对他又很蔑视，这让他不太确定自己的看法。

他没有在唐纳德森太太对他的愿望上发表意见，而是观察到他们都多么希望像他这样的人进来替代这个缺失的父亲，以作为陪伴母亲并严格要求孩子们的人，因为他们不能忍受自己感觉到如此想念父亲和丈夫。对这样的解释家庭初期有很多的嘲笑，但是后来的一段时间，唐纳德森太太开始悲伤地谈到她对前夫以及父亲的依赖，她的父亲也是近几年去世的，她为他们两人的离去感到万分悲痛。

然后，置换并超越了移情的丽兹给自己找了一个有钱的男朋友，那个人的家庭作为救世主来庇护和欢迎她——直到他威胁一定要和丽兹建立性关系。同时，唐纳德森太太也交了一个男朋友，但是他在性方面比较胆怯，因此她对丽兹产生了嫉妒。10岁的孩子米奇对母亲的男朋友也有嫉妒。一次米奇很愉快地跟他外出，米奇丢掉了所有的小汽车，还说自己被他下毒。米奇重新回到母亲的床上睡觉，也可能是这个习惯现在被注意到了，母亲比以前有更多的理由来面对他，因为她为他温暖的身躯在自己旁边而高兴。米奇不仅仅希望通过占据位置防止男人上他母亲的床，也陪着母亲在她的精神科医生那里做个体治疗。

在坚持让米奇在晚上自己管理自己和不能对丽兹的来去说三道四方面，唐纳德森太太都有困难。作为一个单亲母亲，她意识到这对丽兹来说是非常不合适的，她不接受自己的女儿和她的男朋友为自己的替代父母。然后，就像一个刚刚知道自己父母有性行为的孩子，她带着所有的恶心感将女儿的男朋友赶出去。这打开了母亲和女儿之间几乎未加隐藏的敌对和为彼此感到的痛苦。母亲不能分享女儿的成功，女儿也不能忍受母亲的抑郁。

这个家庭说明了离婚后形成的单亲家庭的很多特征。原有家庭和丈夫/父亲的丧失，加上被抛弃的家庭得以依靠的祖父的丧失，唐纳德森太太从成人社会、性关系或者工作关系中没有获得多少满足，因而她将自己的需求转向孩子，这正如很多单亲父母做的那样。祖辈之间的界限变得不清晰，治疗师不能给予简单的指导以帮助其重建界限并延伸出来。俄狄浦斯水平的动力正呈现在唐纳德森家庭中，但是对于食物和钱的基本焦虑干扰了家庭修通俄狄浦斯的发展水平。在很多单亲家庭中，家庭成员担心是不是被照顾或者是不是能够照顾自己。治疗师可能被看成一个护理的角色，拥有这个家庭所想要的一切。不管是男性还是女性，治疗师都倾向于成为单亲父母的配偶。这产生两方面的作用：通过重新创造一个成年联盟为父母的权威提供支持，并将在治疗之外的家庭生活中还没有达成的配对渴望提到意识层面。接下来，或许可以进行哀悼。治疗师的任务是包容而不是拯救这样一个家庭，直到这个家庭在现有的单亲家庭现实中认识到如何满足其成员的发展需要。

单亲家庭通常是贫穷的，这使得他们的不利条件更加复杂，但是很多宽裕的家庭也是单亲状态。当基本的需要得到满足，我们还是可以看见对需要的分化和满足的焦虑，只不过是在比较纯粹的人际关系形式中。

拉布里太太和女儿娜塔莉一起来找我。娜塔莉拒绝一个人来，告诉妈妈她很不喜欢对治疗师说话，说："要么一起来，要么就不来。"拉布里先生与她们分开是在中年危机的时候，他那个时候变得只想找回自己。至今，他仍然没有解决自己对于未来计划的矛盾，但是他对自己的家庭非常大方。父母都是聪明、工作努力的学术人才，尽管娜塔莉有很好的智力，但是在学习上却并不好。

从我与他们的会面来看，我不能评估娜塔莉的认知技能。母亲说起娜塔莉在学校的表现时非常焦虑，而娜塔莉看起来并不关心。母亲提出所有的问题，而娜塔莉看起来哑口无言。然后母亲会回答自己的问题，娜塔莉就会说，"不，不是这样的。"但是她不会解释自己的观点，而是在母亲尝试另一种方式表达的时候继续听着。娜塔莉将她口头表达能力和焦虑投射给母亲，而母亲问的所有问题对她也同样适用，就像它们只是关于娜塔莉的一样。而后母女进入争吵状态，这与她们相互的分离并挣扎于相互的投射有关。这种情况被父亲的丧失加剧了，他的存在会打断母女的这种共生关系。但当父亲过于关注工作并离开母女俩来满足自己的需要时，这个问题便早于分离而发生了。

　　母亲有时候会管理孩子的卧室，就像一个监控父母和闹钟一样。当母亲感到娜塔莉应该作为一个青少年对自己的生活负责的时候，她也会警告娜塔莉早上应该自己起床。但是当母亲也睡晚了，娜塔莉也会睡晚。母亲说（娜塔莉点头），娜塔莉会在对自己有利的时候抱怨说母亲是她的室友，但另外一些时候又要求其作为母亲。

在这个案例中，两代的界限没有一致性，而这不是因为对角色理解的缺失，而是因为在母亲和女儿之间未解决的分离和个体化问题。

再婚后的家庭

离异的单亲家庭和再婚家庭都建立在丧失的基础上。他们的存在取决于先前家庭中父母关系的破坏，这就促成了悲伤和内疚。如果能识别这些情绪，并对之进行工作，家庭就可以很好地运作。但是更常见的是，悲伤和内疚以黏附对失去父母一方的记忆、对继父母防御性的拒绝和自我毁坏或者讨厌的行为来寻求惩罚这样的方式在表达。这个新的家庭与先前的家庭不仅仅是在成分上不同，同时在历史上也是不同的，还可能在街坊邻居、经济条件以及日常生活起居上都不同。

再婚家庭的治疗工作需要适合他们独特环境和特征的模式。除非考虑到制定治疗计划，否则治疗不会强调现实。将一个实际是更广意义上的家庭的一部分当成核心家庭来治疗毫无意义，但也有很多来自再婚家庭成员的压力让我们忘记他们的实际情况。因为他们对自己的认同和生活史感受到羞愧，他们宁愿再婚家庭的现实状态被忽视。

再婚家庭的隐形术

"再婚家庭宁愿混入其他'寻常'家庭中不被识别"，这是韦谢斯在《再婚家庭的隐形术》（1979）中谈到的。韦谢斯指出，对家庭成员生活的接纳度的统计学数据显示，离婚、再婚家庭的统计是滞后的。他们注意到，现在美国有三分之一的婚姻都是再婚，七分之一的孩子可能有一个继父母。直到20世纪70年代中叶，都很少有文章写到再婚家庭。再婚家庭和专业人员一起支持了再婚家庭的隐形。我们认为之所以这样，是为了避免对先前家庭破坏性的痛苦回顾。

有一些再婚家庭假装成原生家庭，这样就不会在学校或其他家庭之外的地方引发评论。有一些再婚家庭甚至否认他们自身之间的不同，这样再婚家庭取代了原生家庭而不是作为替代，但他们用这样的方式企图删除原生家庭。

> 南希8岁时，母亲死于乳腺癌。她的中年父亲很有吸引力，他很快就开始约会并与小他15岁的女朋友同居。父亲的女朋友对南希很好。因为母亲长期的精神病状态，南希以前跟母亲的关系存在很多困难，所以母亲的死也让她有一点舒缓。她说："生活在继续。"她强烈地渴望与父亲的女朋友伊丽莎白联系，并祈求父亲和伊丽莎白结婚。
>
> 在他们结婚后，他们都决定让南希称伊丽莎白为"妈妈"。几个月后，伊丽莎白收养了南希，那个时候她11岁。他们搬到一个新的城市，在那里没人知道他们的故事。南希开始在一个新学校上学，她从来不提及自己的收养，并让她的朋友们认为现在的妈妈就是她的亲生母亲。她们确实看起来很像，但是朋友们会问："为什么你的妈妈看起来这么年轻？"在超市里，收银员也会注意到这一点，伊丽莎白和

南希都更愿意保持这个秘密。

我几年后看到她们，那个时候伊丽莎白怀孕了，南希看起来有撤回的迹象并易激惹。南希表面上为这个未来的孩子感到兴奋，而将自己的恐惧聚焦于她与同学的问题上。他们会说："为什么你的妈妈在这么多年后怀孕？"南希潜意识的恐惧是亲生孩子会取代她这个被收养的孩子。在我的办公室，南希和母亲面临着一个亲生孩子与一个被收养孩子之间不同的事实。伊丽莎白一再向南希保证她会继续爱她，并把她带大。就在她们都感到疑虑消除之后，她们选择继续保持这种幻想，即伊丽莎白就是南希的母亲，他们拒绝进一步的治疗。

未完成的哀悼

离婚后的新家庭包含了两个家庭：一个围绕着父亲，一个围绕着母亲。两个家庭的相互不同与父母之间不可调和的不同一样多。一个家庭可能有父母和孩子住在一起，而另一个家庭可能是一个单亲父母偶尔来看看孩子。显然，两个家庭的生活方式可能是天上地下的区别。不管是不是有共有的监管，孩子是两个家庭的成员，每一个家庭都宁愿消除另一个家庭。治疗需要强调这种否认，并帮助现有家庭作为一个广泛意义上的家庭的一部分来肯定孩子的现实。这可以在同时会见两个家庭或者关注家庭之间的转换上实现。因为哀悼被体验为对新家庭的威胁，所以这通常都是受阻的。治疗师帮助家庭发展哀悼的能力，这是新家庭成长的必要条件。

卡多萨一家有父亲弗雷德、母亲玛姬以及两人各自的孩子，布鲁斯是弗雷德的孩子，劳瑞是玛姬的孩子，两个孩子都来自前一段婚姻中。劳瑞的父亲并不支持他，他在国外居住，几乎都不来看他。布鲁斯的母亲住在同一个州的农民家庭，每到周末都来带布鲁斯去她家。

我还没有发现同时见两个家庭的重要性，我的治疗只是和卡多萨一家进行，包括布鲁斯和劳瑞。

在一个星期天的晚上，玛姬对布鲁斯非常生气，因为他让劳瑞远离电脑，这样他自己就可以玩。他根本不听她说，并立即开始击打键盘。玛姬最后将他从椅子上拉开。弗雷德回到家后便开始批评她的暴力，布鲁斯说："你让劳瑞用这个电脑，为什么不让我用？"

首先，他们讨论布鲁斯并不按照继母的话来做事，以及布鲁斯使用电脑的破坏性，因为他不像劳瑞那么会细心爱护它们。我了解到事件发生在周日的晚上，并想到布鲁斯是不是刚从他母亲家离开回来，所以我问在这之前发生了什么。玛姬已经对布鲁斯非常愤怒了，因为他从母亲家回来晚了，靴子上的草和泥土还弄脏了客厅，另外如果他睡不好就会变得很暴躁。她和弗雷德都对布鲁斯的母亲没有很好地管教他感到愤怒，而布鲁斯非常期待跟母亲的见面，感到跟母亲一起干农活非常快乐，他可以一直玩到他觉得想要上床睡觉，也不用担心弄脏屋子。玛姬非常关心布鲁斯在上学的时候是否穿着得体的衣服和干净的鞋子，而这并不是他的母亲教他的方式。

对于玛姬来说，她宁愿布鲁斯将他的工具放在地下室，行为要合乎他们连体公寓的生活方式——做得相当合乎情理。但是布鲁斯却不能将其分割开，他在潜意识里渴望整合两者。在回家后，他还在渴望母亲，并希望用泥土和干草留住母亲。他的"坏"行为激怒了玛姬，让她成为一个"坏"母亲，这强化了他正在想念的"好"母亲形象。这个孩子处在两种文化的碰撞中，击打键盘就是一个隐喻。他的话"你让劳瑞用这个电脑"指出了他的幻想，即每一件事对亲生子女都容易。

治疗师的目标是，帮助家庭承认不管他们对布鲁斯母亲的批评如何，布鲁斯与母亲以及母亲生活环境的依恋确实存在，并帮助劳瑞对

布鲁斯的冲突产生共情。对劳瑞来说这也一直很困难，因为他自己的
父亲对他如此忽视，所以他没有体验过这种对父母忠诚的冲突。劳瑞
承认，表面的情形实际上是一种丧失。这样治疗后两个孩子能够相互
帮助来哀悼，父母也得到帮助，即在不感到他们的新生活会因此而削
弱的前提下去容忍哀悼。

界限的模糊和弥漫

再婚家庭另外一个需要注意的特征是，界限的模糊和弥漫。

玛丽·贝斯离异的父母对她非常担心，因为她在学校的成绩迅速
下降，他们认为这与她很难适应他们的离婚有关。尽管她平时很可
爱，最近却变得很健忘并且很暴躁，看起来什么都不听。在她父母之
间任何的不同意见都会让她感到心烦。父母虽然已经意识到他们的痛
苦以及相互不喜欢，不过还没准备好放弃做一些事情来相互激励。两
个人都真心希望避免让玛丽感到心烦。尽管他们都想咨询怎样应对这
样的情形，但他们不得不分别看治疗师，因为父母一方害怕整个治疗
过程会逼迫他们在一起。

玛丽13岁，主要是和母亲住在一起，父母共有监护权。她在父亲
家有自己的房间、电视和玩具。父亲的房子很近，也很容易过去。玛
丽可以留在父亲家的时间在协议中看似说得很清楚，却很容易导致误
会。父母在周末和假期的定义上有争议，特别是在假期中周末的定义
上。事情的发生是因为母亲感到父亲经常试着为玛丽建立一个同等而
不是一个次要的家，而这是因为父亲感到玛丽被令人窒息的母亲绑住
了。玛丽是母亲的知己，在母亲家里可以待到很晚才睡觉。父亲和他
的新妻子带着玛丽周旋于成人约会和高级餐厅之间，并希望她能在合

适的时间早点上床睡觉。这解释了父母和孩子在时间界限上的模糊，有时候玛丽看起来就像父母的同代人一样。

玛丽对在父母各自家中的转换时间和实际安排都感到非常困难，这是因为母亲经常因焦虑而提前做事，而父亲则经常迟到，所以时间界限是模糊的。然后，父亲可能在房子里踱步，宣称他部分拥有者的权利，所以空间界限也没有受到尊重。进一步说，当母亲抗议父亲不再寄来支票时，给玛丽留下的印象是她父母离婚了却仍然在愤怒地相互联系着。玛丽在父亲家的某个周末，母亲可能会打电话来说有急事要玛丽快点回家来见一些重要的亲戚，如果父亲同意，他会感到被强迫了，即便他不同意的时候，他的计划也从某种程度上被破坏了，因为玛丽可能不再完全放松。反过来也是这样。尽管他同意了在一些特定的日子照看玛丽，但他可能会因为出差让玛丽和她母亲在一起而不尊重母亲为自己计划的权利。

治疗集中在发展出更为清晰的界限以及给玛丽在父母双方的转换上更多的支持，允许她有时候骑自行车去父亲家。父母同意不在玛丽面前传递支票或者讨论钱的问题；他们同意如果有一方因为突然的事情需要离开时，仍要保持对玛丽的交替看护责任；他们也达成一个相对严格的对周末时间的界定，并且认为这一点很必要。玛丽的学习成绩在一个月里提高了——在没有治疗的情况下。

经济压力

很多离婚的家庭或者再婚的家庭都有经济压力，这就让怨恨占了上风。同时，孩子经常对物质条件很贪婪，对一方父母抱怨另一方父母不给他提供什么东西。比如，玛丽的母亲给她足够的零用钱，但是父亲可能会给她买一些很贵的礼物来嘲笑这点零用钱。孩子们通常会在对父母的爱感到不安全时表现出物质占有欲，就像可以紧紧抓住一些东西以弥补他们没有的安全感一样。

除了对家庭的影响以外，在计划咨询或者治疗的时候应该现实地处理经济条件，所以治疗师要很清楚父母哪一方应该买单。很不明智的做法是，让未到场的父母一方付费，更不用说治疗结束后还没有收到费用。具体而言，最好是评估家庭的经济承担情况，治疗师要在脑海中清楚认识到，对每个索引病人的家庭和个体的联合治疗虽然是行之有理的，但可能在经济上不现实。如果我们感到这种联合治疗设计非常关键，我们可以减少费用或者推荐给收费很低的诊所和治疗师，让家庭和个体能保持正常的治疗频率。

夫妻离婚后的关系

夫妻离婚后的关系处在多方面的压力之下。邻居和朋友通常不能够对离婚的双方同时保持友谊，可能会选择站在某一边，最常见的是站在母亲这一边。父亲通常与离婚之前共同的朋友和邻居分开。如果他再婚，他可能依赖于新妻子的朋友圈，其中有些人会怀疑他的离婚状态，还有些人会拿他和她之前的丈夫或男性朋友相比。如果母亲再婚并搬走，她也同样面临类似的环境，失去支持系统。如果她的新丈夫搬进她与前夫所住的旧房子里，邻居会对此感到很不舒服。当涉及孩子上学的问题时，继父母可能对他们权威的正当性感到棘手。

在再婚家庭中，经济压力也是一个问题。再婚夫妻中最多的争吵是围绕着钱以及孩子的行为。钱的事情与前夫或前妻的威胁紧密相连。夫妻害怕对方以撤回对孩子资助的形式进行报复，或者因为金钱的关系而使再婚家庭中的情感分享受到困扰。

在一个关于再婚的广播谈话节目中，我的任务是讨论来自三个再婚家庭的看法。节目中途，我发现我不得不说："这个节目是关于再婚的，但是我们现在讨论的是如何管教孩子。"夫妻们都笑了起来，并承认这花费了他们很多的精力。他们感到自己没有太多的私人时间来享受二人世界，因为他们不得不工作赚钱来支持家庭（通常不止一人），也因为有无数的组织、令人眼花缭乱的管理手段，使他们完全习惯了孩子被不同的标准促成的行为。同时，他们也不像第一次婚姻中孩子降临之前的二人世界那样了，他们被扔进了一个已经有亲附关系的现成家庭中。一位男士强调他不得不对孩子们说，他和从前一样爱他们，但是孩子们最好能理解他的再婚才是主要的，整个家庭对他来讲是次要的。他的意思是说他的再婚是他生命的核心，所以对他希望提供爱的感受的家庭来讲，他和新妻子也需要成为家庭的核心。但是他的女儿非常暴怒，他们花了相当长的时间来解决这个问题。观众的反应是站在被置换的女儿这一边，愤怒的听众非常清楚地认同着她。

这对夫妻感到来自孩子的攻击，孩子嫉妒这个新的关系。可能会出现孩子不睡的情况，这样夫妻遭到嫉妒的亲密就会被对这个醒着的、神经质的孩子的关注所打断。在之前离异家庭中体验到的对父母关系的不安通常留给孩子的是需要测试新的联结。新夫妻通常被感知为俄狄浦斯期孩子的父母夫妻的新版本。另外，就像一个新生婴儿所做的事情那样，继父母加入了兴奋性小组，再婚夫妻可能被看成一对哺乳的母子，就像母亲和婴儿，新的再婚父母被相互的以及他们自己的联结形式所占据。新的继父母被看成一个获得最大满足的奇妙的、嫉妒的、恨的客体的孩子。就像新婴儿的出生，其他孩子对父母的爱感到不安全，所以恨的是这个竞争的新来者而不是有一个新孩子的父母，孩子可能恨继父母，而不是冒险体验对亲生父母的恨、失望和丧失。

相比之前或者其他的家庭，再婚夫妻也会因他们所具有的内疚而感受到威胁。为此，他们将目标放在源于对被不开心的、受剥夺的孩子的内疚所激发的攻击上。他们补偿性的愿望通常很强烈，但是又被不满意的孩子弄坏。父母需要在治疗中获得帮助，这不是让他们强迫性地去弥补离异后的孩子来满足他们自己减少内疚的需要，而是要他们帮助孩子们面对现实。

孩子的角色压力

在面对离异或者死亡阶段，有一种将父母和孩子拉到一起的温暖和安慰在一定程度上替代了夫妇一方或父母的丧失，并重新创造出一个错过的婚姻关系的副本。孩子对此可能有兴奋的、内疚的方面，并回应着俄狄浦斯胜利并置换强大的母亲或父亲。当父母再婚，孩子通常感到可怕的失望，并再次体验到这种丧失和先前的丧失。孩子可能看起来像离开的父母一方，大多数会在青春期就很成熟。这可能对再婚夫妻造成威胁，让他们面对一个持续的前夫（妻）的展现。这对孩子来说也很难，他会对自己出现的身份有冲突，特别是当这威胁到父母性的夫妻时。一方面，孩子可能喜欢这种力量并故意强调共通性；另一方面，孩子可能通过自我掩饰的服装或发型来隐藏自己。

很多孩子多年保持着这样的幻想：他们的亲生父母可以复原。再婚让他们的幻想变得不太可能，但这种幻想或许会持续地作为一个有安慰性的秘密以否认再婚父母生活的重要性。所有的孩子都希望父母能够相亲相爱，但他们是指亲生父母两人，而不是再婚的这两个人。如果他们接受现实，他们会面对他们对亲生父母夫妻亲附的丧失，以及现实与他们需要一个爱的、有性联结的父母的巨大矛盾。他们通常在联结中体验一种恶化的性好奇、嫉妒以及破坏性的攻击。

杰瑞由母亲自己抚养，而父亲不再管他们，因为他曾在一次服用麦角酸二乙基酰胺后的虚幻感中自杀了。母亲是一个强迫型的人，她努力工作并将心思全部放在儿子身上，每个晚上都在家陪他做作业、玩耍，以此来处理被抛弃的丧失和愤怒。杰瑞在意识层面是很渴望一个父亲的。在多年单身之后，母亲遇上了一个喜欢的男人，并建立了关系。杰瑞表面上很兴奋，很享受跟他一起进行体育活动。当这个男人开始在他们家过夜，杰瑞开始出现失眠，无法摆脱地想"他们是不是在做那个"。他感到自己被母亲的男朋友从母亲那儿移开了，不过他也感到自己强烈地渴望母亲与男朋友的新关系把他从母亲身边移开。

继父母的角色压力

尽管有些继父母自己也有继父母，但大部分还是没有角色的模型。他们不知道怎样做继父母，必须边做边学。他们对这个角色的解释从朋友到替代的父母，有很多不同。如果这个角色适合这个家庭，那一切都好。在寻求治疗的家庭中，继父母通常在教养方面都是最不舒服的。什么才能让继父母作为最好的第二父母或后备父母呢？一个做法是与孩子保持距离，继续依照其父母制定的纪律，在讨论中分享，但将主要决定仍留给其亲生父母去做。这可能会让孩子产生没有获得与继父母作为父母的直接关系的感受，但这比将继父母作为与亲生父母之间困难方面的投射的矛盾移情客体要好。继父母和孩子之间既没有结成联盟，也没有早年亲附的历史，而这些是有助于修通的。有一些勇敢的家庭确实很痛苦，但最终还是能渡过难关。

对继父母负性的投射是最难忍受的。社会对继父母的观念还受到"灰姑娘"的影响，这个童话也源于我们的文化。孩子们感到对他们的父母怀有攻击性，原因是父母不再相爱，不能维护家庭的完整，但这无法被表达出来并留下亲生父母。父母也可能因害怕被攻击而选择离开。于是作为替代，孩子恨继父母。对于继父母来说，孩子挑衅的、愤怒的行为很难以友善的回应加以吸纳。即便是一个调整很好的成年人，想着对孩子诚心诚意，也会越来越觉得不愉快并用惩罚性的方式行事，所以"灰姑娘"中的感受是真实的。继父母感到被孩子疏远，运作的人格的部分被感受为"不是我"。在这种情况下，可以理解继父母的自尊是很低的。治疗师理解这样的痛苦体验可以帮助继父母忍受通过投射认同所激发的情绪状态，讨论这种体验可以帮助他们避免对这些投射认同，这样他们就不会掉进仇恨的"不是我"的陷阱中。

对于那些没有自己的孩子的人来说，做继父母特别困难。他们不仅有被排斥在自己的现成家庭外的感觉，有被看成是对手和没授权厉行纪律者的压力，而且还没有任何和孩子一起生活的经验。

亚瑟·纽索姆40岁，一个人住在整齐的公寓里。后来他跟莫莉结婚，莫莉有两个孩子，13岁的海伦和14岁的比利。他们的父亲并没有抚养他们，而亚瑟准备好了介入他们，并与莫莉一起养育孩子。他的收入改善了家庭状况，但是很快他对孩子们的吵闹和脏乱感到气恼，而他们也因为他的吹毛求疵而气愤。亚瑟觉得自己像这个家中的陌生人，他会退到房间里找回以往的宁静。莫莉在调和他和孩子们之间的关系上已经筋疲力尽，一边证明孩子们不都是不好，一边恳求孩子们依照亚瑟的意思去做。

我们在家庭治疗中讨论这无休止的争吵。我问亚瑟，他以前是个什么样的孩子。他一直是个顺从的孩子，接受了他父亲一直坚持的工作和艰苦的习惯。现在，他是对自己控制很严格的成年人。在这次治疗后，亚瑟对比利的不服非常生气，并完全被这种极大的愤怒所压倒，最终打了他，这出乎所有人的意料。在下一次家庭治疗中，亚瑟记起他曾经有过一次类似的想要反击的感觉，那是他的父亲因为他没捡柴而要惩罚他的时候。亚瑟明显抑制了他对力量强于自己的父亲的

愤怒，还变成了和父亲一样的人——一个严格控制自己的、成功的
人。很可能在这些被压抑的客体关系回归时，亚瑟很难应对一个自然
的孩子。但是在再婚家庭中，一个挑衅的青少年就这样突兀地出现
了，而且还没有父亲和孩子之间通过多年的孩童时代建立起来的可用
来调和的爱。

亚瑟很真诚的懊悔让他迅速开始了自己的个体治疗，比尔对自己
被打很生气，说他想杀了亚瑟。他希望能和亲生父亲住在一起，他永
远都不会打自己。莫莉说，事实上父亲经常打他。于是我们就能理解
比尔是怎么激惹亚瑟让他更像自己的父亲，同时找到拒绝亚瑟的借口
以支持他对缺失的父亲的错误的理想化记忆。

对否认现实的治疗模式

我和纽索姆一家的工作，让我知道了时刻记住家庭的外延的重要性。

我们一起工作快一年了，在确定亚瑟的权威上有了进展。莫莉作
为母亲一方变得更加果断，他们可以根据自己的价值观支持孩子们的
成长。然后，孩子们再次开始撒谎和玩到很晚。就在我们说这些的时
候，孩子们紧紧地坐在一起，激动地挑衅、摩拳擦掌、相互偷偷地搞
些秘密活动。比尔在画画，并用"比尔"和"家"的字盖住他画的那
页。父母对白天没人管理孩子们感到很焦虑，希望孩子们去加利福尼
亚一周时间。可是孩子们不愿意去，并抱怨他们得共用房间。出乎我
的意料，我了解到他们去加利福尼亚实际是去他们父亲那儿，且每年
都要去一个星期。我接受了这个再婚家庭的认同，即家庭的父亲整个
是缺失的。我说他们应该很想排斥父亲，因为他们对他的不抚养感到
愤怒。孩子们谈到跟他在一起受到的折磨，因为他大多数时候都在喝

酒，但他们还是很喜欢海滩的。我看见比尔在画上面写"比尔"和
"家"，想着他有多恐惧离开家，但是我没有讲出来，我问他这两个
字的意思。

　　令人惊讶的是，他回答道："这当然是我的名字，比尔·荷姆
（Bill.Home）！"我感到相当震惊，我从来没想到他会坚持自己原始
的姓。

很明显，这不只是我的忽视：我一直在对再婚家庭的外延的否认上随
行。在揭示他名字的那一刻，我意识到比尔和海伦的认同还没有在治疗中
得到验证，这就促成了孩子们对家庭治疗的阻抗。如果他们没有得到根本
上的理解，讨论他们的日常生活又怎么能提供帮助呢？

寻找为再婚家庭设计的治疗模式

　　这是引导我们现在的治疗模式发展的案例。如果可能的话，我们将分
别会见带着孩子的双方离异父母的家庭。现在，在纽索姆家庭案例中，我
们推测荷姆先生不接受和孩子们一起治疗。事实上他被要求来参加家庭治
疗，继而他又拒绝前来。这一点会建立起孩子们认同的重要性，会让孩子
们知道他们与父亲的关系是一个至关重要的问题，需要对此进行工作。如
果孩子不是索引病人，我们会单独会见孩子来讨论他们在两个家庭间的转
换，还有他们独立的领域，如学校、同伴和社会关系以及体育生活。或者
我们简单地轮流会见每个家庭，孩子们每次都到场。这个模式给治疗师一
个媒介，在这个媒介中孩子们能够在两个完全不同的家庭感受中转换，并
有希望在孩子们的人格核心中整合这些复杂的关系。

　　下面的案例即上述模式的家庭治疗，展现了会见双方家长和继父母的
重要性。

威尔逊-哈尔的再婚家庭

安妮·威尔逊14岁，在学校缺课、饮酒过度、吸食毒品。母亲哈尔太太对她很担心，继父觉得她对任何人都只会说“不”。安妮生气的时候会沉默不语，有两次抓伤自己的手腕。她的父亲威尔逊先生觉得她对自己相当坦率，但是也担心她的学习成绩。父亲、母亲和继父都是很成功的政府律师，都看重朝着专业目标而努力工作，都住在聚集了上流社会的市区。

罗夏墨迹测验揭示，安妮有行为上的冲突模式。这个测试结果也提示了她抽象思考的能力有限，将会限制定位于个人领悟的个体心理治疗的作用，不过可能在家庭治疗中会取得更大的进展，因为在家庭治疗中讨论关系和感受更加有效。

在个人精神科的诊断会谈中，安妮急切地要跟我交谈。会谈被分离、拒绝和重聚的主题所占据。她有种用攻击性冲动组织自己的倾向，就如她抓伤自己的手腕，并且认为自己需要赞赏和照顾。作为诊断过程的一部分，我也见到了她16岁的姐姐谢丽尔、她的母亲和继父，然后我又会见了她、姐姐和她的父亲。在两个家庭中，安妮在别人试图“进入她的脑袋”探知她的想法时很沉默，直到谢丽尔接过话茬愤怒而又挑衅地说话。这个家庭唯一能控制这个现象（谢丽尔意识到的现象）的方法，就是让谢丽尔离开。

两个家庭都接受联合治疗的计划。他们宁愿和我一起工作而不愿意被转介到一名黑人治疗师处进行治疗（种族差异和态度也在治疗中得以强调，但因为这不是再婚家庭情形的重点，所以在本案例的呈现中没有集中探讨）。安妮在我这里进行每周一次的个体心理治疗。我两周会见一次哈尔的家庭：母亲、继父鲍勃、安妮以及谢丽尔。每隔一周的同一时间与威尔逊一家进行工作：父亲、安妮和谢丽尔。父母们对治疗都很热情，谢丽尔看上去反对这个计划，因为她有自己的个体治疗师，但是安妮同意试一试。他们在治疗费用的问题上没有什么冲突，两个家庭都会上报保险，父亲会直接付钱给我，母亲会付给他一半的共同保险。

威尔逊家庭的会谈 第一次治疗中，谢丽尔没有来。安妮说谢丽尔对来这儿很心烦，因为她和继父吵架了。第二次，谢丽尔抱怨我的风格，觉得我太沉默，也不喜欢我所说的。她激发的与继父之间的战争让她错过了上一次治疗中与父亲交谈的机会。

接下来的一次治疗，安妮穿着白色的衣服，谢丽尔穿着黑色的衣服。安妮开始惬意地谈谢丽尔缺席的那次治疗，谢丽尔耷拉着坐在沙发上。但是当父亲开始跟她说话时，穿着黑衣服的谢丽尔舒展开并坐了起来，穿着白衣服的安妮却陷了下去并蜷缩起来。我说父亲一次只能和一个女孩说话，可能每个人都渴望能够和他有一种配对的关系，以此避免为三角关系的嫉妒和竞争而烦恼。谢丽尔说她很乐意退出，但是她的继父一定要让她来。她说她很不舒服，前来治疗没有得到足够的反馈，她没学到什么，只是在浪费时间，这就是为什么她对继父让她来很生气的原因。当她在家如此抱怨的时候，继父打了她。她继续描述她对继父的恼火。

我说："家里人让谢丽尔谈她和继父的家庭生活，因为害怕……"

但是我没能继续说下去，谢丽尔打断了我说："你是精神科医生？你在哪里培训的？你认识利蒂希娅吗？利蒂希娅，我的治疗师，她认识你。"

我觉得谢丽尔尽力将我与她的黑人治疗师联结起来，这样她就可以不用见我们。关于这一点还在争执中。我现在很直接地与谢丽尔进行治疗工作，我觉得很有必要与她建立信任关系，我与安妮的个人联盟足以让我能做到这一点。我也觉得她可能通过对我和她自己的治疗师的移情重演她在父亲和继父之间有关忠诚的冲突。

父亲打断了我们："回到你的位置上去，谢丽尔。你发现你继父对你控制太多，是吗？"

我介入进来："你说得就像谢丽尔对继父让她做什么有困难，而对你让她做什么没有困难一样。这是你注意到的事情吗？"

父亲回答："嗯，是的，对她来讲，继父比我有更多的责任。她假期待在佛罗里达的时候，才关乎我的责任。"

我说："你让自己和女儿们都恪守治疗协约，并且她们中有一人不需要出现。"

"明白了！"安妮说。

父亲说："哦，我希望谢丽尔不用每次都来。我想和你（安妮）讨论一些事情，但是我来得越多，越是觉得我也想解决我和你、谢丽尔之间的事情。我很矛盾，但是我希望你来。比如，你不回我电话，你经常听起来那么有优越感。"

谢丽尔辩解，但是父亲坚持他的看法。当他看起来对她有些恼怒时，谢丽尔变得很生气——其实是再次对她的继父生气。我面质谢丽尔，因为她在这里和父亲谈话，受到父亲的压制时却对继父很恼怒。我说："可能你很害怕对你爸爸恼怒。"她说："不是的，我对继父生气是因为他总是告诉我要做什么。"我说："也可能是这样，你实际上对爸爸很恼火，而他不在你身边让你将怒气转向了继父。这就是为什么现在是继父告诉你要做什么你很生气的原因。"谢丽尔这么聪明的女孩可以理解这一点。父亲对她解释说："你对我的离开并让你的生活中多了一个继父很愤怒。"谢丽尔开始哭泣。她说："爸爸，我要告诉你我对什么很恼火。我找你要300美元买电脑，而你说只付得起200美元，但是随后你给自己买了一个新相机。而且还问我'这个怎么样？'然后我问'这个多少钱？'你说'500美元'。我告诉你，我再也不想找你要任何东西了。"

他们一起对这些感受进行工作，安妮现在也加入进来。他们获得了一些理解，父亲需要在他自己的需要和给孩子的额外支出之间保持一定的平衡。父亲谈到自己很遗憾，在孩子成长的日子里都不在她们身边。他说他很爱她们，他想与她们保持联系，了解她们在意什么，这就是为什么每个星期花时间聚在一起这么重要。我觉得他很认真，很诚恳，但是女孩子们说她们知道这只是表面上的。她们继续批评他"仅仅花时间"的观念。她们说："你对我们一无所知，你根本不关心。"他说："这就是为什么你们必须来跟我谈的原因。""不是的，"女孩们说，"你必须得来看我们玩曲棍球，来参加我们学校的家长会，这样才能够了解我们。"他说："但是你们从来没邀请过我，你们可以给我打电话告诉我说'嗨，爸爸，来看我们星期二的游戏'。"女孩们认为，她们的父亲应该像母亲那样更加关心和了解她们。她们讨厌还要去教育他怎样做好父母的角色。他感到，在由母亲管理的她们的生活中自己被排斥在外，他很难感到自己在那里有权威，而是把很多权威给了她们的继父。他在家庭治疗中必要的参与支持了他的父亲权威，也强调了女孩们的家庭和他作为当前现实的存在。

哈尔家庭的会谈　哈尔家庭的会谈也同时进行。尽管刚开始确实是继父鲍勃在告诉女孩们要做什么，后来明显变成了没人遵守他的纪律。这对夫妇有相对自由的宵禁规定，并总是希望将安妮从宿醉中拯救出来。他们并没有像安妮恐惧的那样对她进行压制。谢丽尔带着很大的愤怒对抗鲍勃控制她生活的权力，不过唯一我很确定的控制就是他让谢丽尔来参与家庭治疗。谢丽尔也批评我，我感到她潜意识中不得不去抢夺安妮的治疗师和母亲的丈夫。安妮在家庭治疗中很安静，尽管她也在听，但是在个体治疗中她却说个不停，重新创造了一个二元体，既满足自己又满足家庭。家庭倾向于在一系列二元体中运作，以此置换原先破碎的婚姻和离婚前几年"父母-孩子"的二元关系。

安妮在家庭谈到祖母的时候振作起来。我之前还没有意识到与哈尔家庭的会面如此不完整。安妮的祖母是一名84岁高龄的酒鬼，住在地下室，每天上楼来做饭吃和聊天。安妮恨她，从来不想让祖母跟他们一起住，而且对母亲这样的安排很恼火，她觉得母亲对祖母做的事情比对自己做的要多。

鲍勃认为家庭有责任保护养育了哈尔太太的女人。母亲希望自己没有带她来，但是也没有其他更好的办法。我建议祖母也来参加治疗，但是他们都拒绝了这样的提议，说他们的家庭治疗只是为了他们自己，而不希望他们的生活被酒醉的祖母所占据。安妮的醉酒看起来跟祖母很像，母亲和继父也都很担心安妮会变成酒鬼。

在后来的治疗中，谢丽尔再次表达了对来治疗的阻抗。我的解释是她可能在为所有不会坦白的有着复杂感受的人代言。母亲接下来很直接地、独断地表达了对我的感受。她知道我是一名分析性家庭治疗师，认为我既冷酷又沉默。然而几次治疗之后，她开始觉得我不是这样的。她预期我很疏远，但是当她给我打电话的时候感受到我很有帮助。她一直担心因为我是白人，所以不能理解他们的文化，而之后她并没觉得我无知又无情。她觉得我的付费安排很死板，当她谈到他们的保险赔偿有延迟时，我仍然要求他们按时付费。她觉得很困惑，觉得她应该把这些说出来。我没有选择探索一个人的焦点移情，而是拾起家庭共有的情境移情。我感谢她承担起表达这些感受的责任，所以我们现在知道谢丽尔并不孤独。谢丽尔同意母亲的发现，也感到我作为治疗师给了她很大的安慰，之后对再来治疗的抱怨就变少了。不久后，母亲足够自信地去面对自己的母亲，安排她戒酒并住院治疗。

安妮最终停止了饮酒，但仍然坚持个体治疗，以解决她与朋友的问题，这些朋友大部分都饮酒。她在家庭治疗中和母亲及继父在一起，公开表示她希望让祖母住在房间里。当这个愿望最终实现了，她开始更加坚定自信地挑战母亲和继父的安排，这让大家都感到从以前的被动和不顺从中释放了出来。

交替的合并和联合家庭治疗模式

离异和再婚家庭的孩子从合并和联合家庭治疗模式中特别受益：孩子们随着母亲及母亲的家庭，然后又随着父亲和父亲的家庭来见治疗师。索引病人可能也会进行个体治疗。这种模式最大程度上给了孩子以整合和区分分离家庭体验的机会。治疗中的家庭工作完全确认了其他家庭成员对孩子的重要性，而这些家庭成员往往会被忽略。这种模式将孩子们置于他们体验的核心，赋予他们责任来帮助处理他们复杂的现实问题。

第十七章　有成年子女的家庭

晚年家庭模式的可变性

作为再生单元的家庭，穿过再生过程之后面临着家庭缩小的过程。在孩子们通过了青春期这一关、完成了自己再生产的生物意义上的任务之后，夫妻们再一次在家中相互面对。很可能家庭的前若干年都是被青春期孩子的问题以及一个或多个孩子的激励所占据。其中一些主题在之前章节中呈现的某些案例中显而易见，随着青春期孩子的成长，撬开了父母长期处于静态的"分离–个体化"情形，家庭通常会体验到内在、外在的暴风骤雨。

然后，通常孩子开始离开。这其中包含一种文化假想，即这种离去是一个平稳的、纯洁的划界事件。这不是一个硬性规定，可能也有例外。一位母亲谈到，她读大学的女儿每次暑假回家都"决心在一个月以内得到母亲一年的照顾"，这就是"维修站"现象。在这个现象中，成长的孩子感到他们必须很快地"中途加油"，使得他们在下一个行程中可以生存。一个二十五六岁的"孩子"在某个周日带着她的丈夫到城那头的娘家去，她说："当我们中午在这里吃东西时，我是你的小女儿。但是当我们出去后，我们可以像成年人一样在一起。"她看起来是拒绝"加燃料"了，但是随后她说："所以，你不得不带我们出去吃晚餐。"

这个离去是一个不均衡的事件，或多或少涉及已成年的中年子女和年老的父母，也或多或少涉及他们回巢以获得各种各样的需要。生活模式现在是多变而复杂的，所以五十多岁的成年夫妻有着已婚的子女和孙子女只是老化家庭的一种转化。也有一些再婚的夫妻在他们五十多岁的时候还有成年的单身子女，或者在第二个家庭中还有孩子在读小学。在这一阶段的家庭也逐渐开始增加对他们年迈的七八十岁父母的照顾或监护任务。

晚年生活家庭模式的可变性随着早年生活中核心家庭的去标准化而增加。因此，一旦我们意识到有1~4个孩子的核心家庭在完成抚养孩子阶段后，核心家庭模式不再是明确的主要模式，那么我们就能意识到他们在晚年生活中家庭系统排列的多样性。有着各自成年子女的再婚夫妻，或者夫妻有一方的父母是寡妇或鳏夫并与他们生活在一起，或是住在公寓里，或是生活在疗养院，这都成了晚年生活的普通模式。

没有必要在这里列举每一个普通或可能的模式，而有必要去注意任何见到过其中一种状态的家庭治疗师对其模式的动力学思考。我们必须对心理治疗师、社会工作者和内科医生进行培训，让他们认识到有这样一种家庭，它与所出现的临床情境相关联。随着对老龄人群治疗的兴趣和知识的增加，对这个群体的动力性家庭治疗也得到重视。这扩展了精神分析家庭治疗方法的运用，可以将其用到生命周期的各个阶段，这毫无疑问是动力学心理治疗的范围（Butler & Lewis，1976；Clayton & Barnstein，1976；Scharff，1982）。

对老年抑郁症夫妇的家庭干预案例

韦恩太太现年83岁，是被她60岁的儿子带来诊所的，因为她最近开始有些意识模糊的迹象，看起来焦虑不安。她85岁的丈夫也来了，来的原因只是诊所常规地要求只要在可能的情况下夫妻和转介人员要一起过来，也因为转介人在之前电话介入的过程中感到他们存在具体的婚姻问题。韦恩先生自己根本没有意识到会卷入妻子的困境中。

临床表现很清楚，这个家庭有很强的治疗动力。韦恩先生和韦恩太太有着52年的幸福婚姻，但是最近韦恩先生在家里需要很费力地从椅子上起来。自从韦恩太太15年前退休以后，她花了大量时间照顾他吃喝，但是因为她自己的能力也逐渐衰退，包括早期白内障的视力模糊，这让一切都变得越来越困难。儿子在几个月前参与进来，急着要求他们搬到一处退休老人社团中去。韦恩太太认为这样做倒是松了一口气，但是韦恩先生却拒绝了。他坚持这是他的家，打算留在原地。夫妻之间的冲突如此紧张，让儿子不得不暂时退却，儿媳也因为不愉快不再每天来看望公公婆婆。

这样一来，韦恩太太开始产生无奈的丧失感，她不知该如何处理，她从已成年的孩子那里也得不到多少支持，自己的身体也不能很好地运转了。韦恩太太出现了常见的带焦虑症状的反应性抑郁症，意识模糊状态时有时无。在诊所面谈过程中，当她试图谈她和丈夫的困难时意识模糊状态出现了。韦恩先生变得更加久坐不能动弹、倔强和消极，这是他逐渐加重的抑郁和孤僻症状，也是他对失去家和对妻子抑郁症的反应。

这个干预涉及弄清对丧失的哀悼的困难之处，在老年生活家庭的继续发展过程中这通常都成为一个突出的话题。尽管很多事件在长时期富有成效的家庭活动和再现中已经能处理得很好了，但日益衰退的资源和能力重新激活了旧的长期休眠的内在情形。一个儿子在二战中丧命以及12岁时母亲的去世，悲伤占据了韦恩太太的内心。早年生活事件的重新激活给她的老年抑郁提供了基础。

对于韦恩先生来说，意味着丧失他生活了45年的家，这一威胁看起来象征着他个人的衰退，他不能哀悼。他坚持妻子能"管理"他的情况，这显然是他早年生活情形的再现，当时他的父母不能为他这样做，并经常忽视他很多的丧失。这被称为"自我中心主义"的基本要素。在健康和成熟的夫妻动力中，这仅仅是一小部分特征，但是在他们共有的哀悼老年丧失的困难的过程中却被过分夸大了。

当夫妻治疗帮助韦恩家人开始哀悼并接受他们新的现实时，我与他们的儿子及儿媳会面讨论他们撤回的原因。他们曾经有一段忠诚、让人羡慕的与父母的关系，不能忍受这种关系现在变成了他们的负担。他们意识到，父母不知不觉地撤回代表了一种混合了内疚、恼怒和伤心的感受，他们不能命名，也面临着无助。认识到这些后，他们便产生动力去激励他们的父母，帮助他们制定一个合适的计划搬去运作良好的退休机构，在那里他们可以得到需要的帮助。

成年家庭中的丧失和哀悼

丧失和哀悼是家庭穿越每一个发展阶段和生命危机的要素。帕克斯（1971）引入了"心理–社会过渡"这一术语来描述"生活空间中发生的主要变化，这些变化发生在相对短的时间里，具有持续的作用，并影响到假想世界的大部分领域"（p.103）。它们中有一些伴随着特定的仪式，并有清楚的标记：生日、毕业、婚姻、孩子的出生、死亡。另外一些比较微妙，包括随着年龄增长导致的变化。在每一个心理过渡期家庭都需要哀悼旧的环境和忍受面对新事物的焦虑，以此来应对改变的生活环境。

对于生活空间减少的哀悼和焦虑的管理在适应生命周期每个阶段时并不是那么明显，除非发生真实的丧失，比如孩子的丧失或夫妻一方的死亡或残疾。在抚养孩子的任务多多少少完成之后的成年家庭阶段中，哀悼和走向新生活的能力最大程度地受到检验。这是夫妻相互成为对方全部的能力，这种方式他们以前从来没有碰到过，或者自从结婚以来他们从来没有面对过。在更早的时期，他们有着对将来共有的期待，相互带着美好的、主要是正性的感受。对于未解决的客体关系的困难来说，慢慢衰退的情形很可能变成一个文化媒介。

这里可能会有一种失落感，在生活中失掉从孩子身上获得的替代满足，会给夫妻带来与日俱增的耗尽感。更坏的是夫妻之间相互指责的重演（以前是被孩子作为一个抚慰的客体的存在中和了），因为这会导致两个人被锁在一个都很耗竭并且事实上确实有害的环境中。就像埃里克森描述的（1950）：个人整合的问题现在变得极为重要，因为个体正在面临自我的丧失，他有机会成为并且已经成为自我理想希望他成为的样子。此时的个体开始与所处的环境斗争，试着去适应夫妻两人的生活，因为不会再有更大的家庭领域可以过活了。

有年轻成年人的家庭

当家庭有年轻成年人要离家或者在情感上、经济上更多地独立时，与丧失和哀悼相关的问题首先会变得明显。年老的父母可能对孩子离家以及把情感转到伴侣身上都有困难，或者他们对重新建立自己的私人亲密关系可能已经"等得不耐烦"了。在一个连续谱上，从对孩子强烈的思念到等不及让他们走出自己的手心有很多的变化。每一种态度和体验都有其潜在的考验和痛苦，这涉及夫妻哀悼变化以及继续新生活的能力。下面的例子描述的就是一些都有可能的无止境的变化。在本章最后一个例子中不会再做详细描述，而只是探索治疗过程中的几个方面。

家庭有成年子女而又近期分居的夫妇

米克和莉斯已经分居一年半，他们要求进行联合治疗看是否能复合。他们都是接近60岁的年纪，在分居之前已经结婚25年。在他们分居之前，米克有了外遇。莉斯感到丈夫自从医学院毕业成为一名外科医生之后，她就再也没有得到重视。在他们分居前两年，莉斯被发现患有乳腺癌，现在已治愈。

在分居的第一年中，他们的痛苦主要集中于财产的分配问题（尽管有足够的钱供分配）。近几个月，他们达成了和解。他们对夫妻治疗的目的并不清楚。他们还没有决定完全结束关系，但是每个人都在某种程度上希望如此。不久之后，很清楚的是米克实际上一心一意地希望和解，而莉斯很警觉，害怕掉进好不容易解脱出来的同样的陷阱中。慢慢地，他们搬到一起寻找他们多年来的改变方式——分开的时候他们也在寻找。当他们再次约会时，他们都经历了丧失分居时所结识的伴侣的痛苦。

治疗工作中的一部分包括理解和哀悼莉斯切除的乳房，乳腺癌对他们两人都是很大的打击。这意味着共有的性的部分丧失，而且他们都感到这是哺育失败的标志。莉斯因为米克在丧失上的困难而感到被抛弃，他认为妻子逐渐衰退的身体状况不能照顾好他。

当他们变得更联合时，他们再次不得不应对他们已成年的子女。儿子已经去德国上学，在慕尼黑学习啤酒酿造。他放假回来的时候，容易对母亲建立有很多要求的依赖关系。她觉得很难再次违背她的自主性，她希望米克能够一起承担。米克这样做了，但是他发现自己不再习惯每天做父亲来满足孩子的需要。这可能是他从来没有过的感觉。

女儿在加利福尼亚上学，会回家与父母继续青春期的斗争，并因为父母在她大学期间分居而对他们增添了怨恨。对他们来说处理这个孩子的问题稍微容易一些，因为他们是一起被攻击的。

最后，他们与自己的父母之间也有些困难。莉斯的母亲在他们的和解过程中去世，他们第一次一起旅行就是参加她的葬礼。这让莉斯记起青少年晚期离开中西部家乡嫁给米克的丧失感。这个死亡也意味着她对年迈父亲责任的增加，因为父亲失去了妻子。莉斯与父亲的矛盾关系现在看来形成了她对米克的怨恨，因为米克和她的父亲都不对妻子和家庭予以重视。

经过所有这些过程，他们对相互的需要、宽容和尊重的能力不断增长，看起来能够和解。但不幸的是，莉斯的乳腺癌在另一个乳房上再次发作，并面临着做出另外一个重大调整的全面挑战。这次，米克在整个手术和化疗期间都陪伴着她。他们相互的爱和尊重的加强是他们相互支持的来源。他们决定，无论如何，遵从莉斯重新在一起的意愿，继续他们的亲密关系，但是不搬到一起住，直到她恢复她的个人平衡。

这对夫妻不得不面对中年危机的很多困难，并在非一般的环境下试图修复他们早期成年生活中的裂缝。但他们这样做的时候，也夹杂着更多意料之中的复杂问题，包括应对他们年轻的成年子女，应对他们的父母，应对悲惨的疾病，这些形成了一系列的挑战。但是这些挑战通常以一种缓慢的速度到来，都是夫妻在中晚年生活中的挑战。面对这些潜在的、毁灭性的危机，能为夫妻重新修复旧伤害提供机会。对他们来说，挑战并没有毁坏夫妻和解的工作。最后，疾病让莉斯继续朝她希望的方向发展成为可能。

重新聚焦于夫妻

有很多不同的事件标志着成年夫妻重新聚焦于他们的夫妻关系，当抚养孩子多年后，孩子和围绕着他们的事件决定了绝大部分进入他们心理过渡的内容。对某些父母来说，很难跨越这些开始转变的事件。对另外一些父母而言，再投入到自己的关系中让他们跨越了很多的失望。

孩子突然死亡之后

格林逊夫妇因为孩子去世的悲痛来求助于我，他们的孩子亚伯在高速公路中段驾驶时因为撞在一根灯柱上而死亡。亚伯曾由于面对青春期发展的挑战而倍感焦虑，在我这里接受过治疗。因为他的死亡，父母的生命阶段突然地、悲剧性地发生了改变。他们曾将自己看成一名焦虑但是活泼的青少年的父母，他们将自己未来的希望寄托在儿子身上，现在他们却成为孤独的幸存者。这种悲剧和隔离感因为他们和另一个儿子的相处失败而加剧，这个儿子是一个部分行为不良的男孩，而且极度活跃，还因为女朋友怀孕在19岁的时候就结婚了。因为亚伯的死亡，他们重新投入到大儿子的年轻家庭中，但是他们过早地、痛苦地面对了相互感觉到的界限，还有他们的关系。

失去对孩子的期望之后

我们在第十二章中谈到过瓦格纳夫妇，他们带着同性恋女儿罗宾来治疗，因为他们很难接受她的同性恋倾向并与之像平常一样相处。一个简短的六次系列治疗就足以在罗宾和父母的关系中建立一个新的基础，并讨论每个人进行个体治疗计划的需要。从根本上来讲，瓦格纳夫妇重新改造了他们之间的关系，而不是继续把他们的将来与罗宾联系在一起。他们的转变帮助罗宾不再试图取悦他们和让他们"支持她的同性恋",而是制定她自己的计划(无论是治疗性的还是个人的)。她和父母在家庭治疗后更加亲近了,正在进行的个体治疗可能会进一步促进他们将来的关系。

抱持情境的失败

雷德胜夫妇因为雷德胜先生的阳痿被转介给我。先生塞缪尔62岁,太太普鲁登斯61岁。在雷德胜太太无法性唤起和达到性高潮症状被治愈的六年后,雷德胜先生的阳痿才开始出现。他们看过很多精神科医生,其中有一些他们能够与之很好地开展治疗工作,但是大部分都被他们批评为专制、具侵犯性或不够关心病人。

他们是由一个同事转介而来,这名同事警告我说,他们觉得大部分治疗师都不行,即使他们忍受了一些治疗师,也是"带着某种放任",即治疗师不能算是很好的。

第一次与雷德胜夫妇见面,他们描述了塞缪尔的晚年生活危机。他以前是一个成功的建筑学实践家,早退休一年并从此逐渐抑郁。两人都有一个让他们感觉专制的母亲和充满批判且不能接近的父亲。当我指出塞缪尔退休和他恐惧年纪老的不安全感及阳痿发作的日期之间的关系时,他们让我明白我恰好读懂了这些情形。他们理想化了我,说他们感到我理解了,而其他医生都不能完全理解他们。

第二次会谈中,他们对我的理想化开始破灭。我想单独了解他们的愿望,这挑战了雷德胜太太的宽容度。无论如何,在与她的个体会谈中,她一直描述自己对母亲专制的怨恨以及对父亲的轻蔑,她说这是妨碍她靠近父亲的理由。当她后来开始渴望父亲时,她很痛苦地开始反对母亲。

雷德胜先生的父亲也在家里被专制的母亲投上了阴影。他对父亲有一个黑白印象：父亲是一个批判性、严厉和冷漠的人，或者是一个理想的楷模，是雷德胜先生一直寻求赞许的对象。

随着这些个体访谈的深入，雷德胜太太认为我对她期望太多了。她说她不能承受继续挖掘过去的痛苦记忆，她不再来见我。我看起来变成了她专制和批判性的母亲。雷德胜先生则决定继续来见我。他告诉我一个完整的故事，有关他整合性衰退的故事。他在生命中有多次外遇，其中包括妻子的一些好朋友。最开始他是希望自己的正直诚实能够得到修复，当他开始与我一起工作时，有一种对好父亲的强烈渴望，因此有了这样的结果，即他不断地夸奖我而不顾他妻子对我的回避和"拒绝"。我开始感到了希望。很快，他对我另一面的感觉也浮现出来。他对我能为他受损的完整性提供修复的希望有一种失望感，并不再来见我。在失败中，主要的移情看起来是失去了希望。移情是在他的一个梦之后发生的，梦中他去找一个叫大卫·门德尔的男人，这个人是唯一能还原木管乐器的工匠（雷德胜先生是一名爵士乐爱好者），他相信这个人能恢复他单簧管的真实音调。

我对雷德胜先生的反移情，让我对他这个梦以及对我投注的这种希望和魔法的力量感到兴奋。然后，我感到怀疑，怀疑这是一种诱惑，在他突然停止来见我的时候更得到了确认，他说能和妻子一起解决问题。我力量膨胀的幅度、他能够去做的顺利程度，以及对我希望能和他一起工作的破坏都是他在不可避免地让妻子失望时的移情版本。

这对夫妇带着理想化移情开始与我一起工作，我已经知道自己被分裂成两半，不是被理想化就是被玷污。在第一个小时里他们看起来对我的理想化步伐一致，我的反移情也反映了这一点，他们让我感到温暖并易回应。除了更好的评价，我几乎是魔法般地希望能与他们一起工作。但是，当我对他们进行个体治疗时（我经常这样做，通常会有比较好的结果），共有的情境性移情在个体模式中溶解了：雷德胜先生继续将我理想化，并在我们的关系中注入不可抵抗的希望；雷德胜太太则很快把我体验为她侵入性和威胁性的母亲，在用她不完美的丈夫的模式剥夺她的父亲。尽管这让共有的情境性移情在个体治疗中溶解了，但是最后他们再次一致起来，雷德胜先生也开始感到继续治疗会威胁他的婚姻。另外，他感到在我面前继续探索他失败的不完整性太过暴露。

　　两人用一起的抱持能力解决了这一攻击，通过融合各自对我的反应来让情境性移情走到其反面。我现在变成了他们害怕、憎恨和污蔑的客体世界的表象。他们关闭了对我的通道，因为他们个人的移情威胁着他们共有的抱持能力。很清楚的是，任何我不得不提供给他们两人的抱持都不够。

　　从这个例子中，我们可以看到夫妻在情境性移情和个体移情之间的轮换。在某种意义上更清楚的是，他们个体移情的困难都包含了对他们能力和保持一个共有的抱持环境的猛烈攻击。最后，通过转向他们共有的我的形象和对危险的外在世界的感受，他们成功地保持了一致。他们运用他们的观念来保持这样的障碍物，以防止他们觉得我会予以他们猛烈的打击，而这实际上是源于他们的内在客体。当我们开始讨论造成他们虚弱的共同的抱持环境的困难时，他们感到了对配对的渴望和沮丧。在这个剧烈的过程中，我抱持他们的能力还不足以完成这个任务，并且我感到我的投入交替地遭受着理想化和猛烈的打击。我的遭遇给我一种感觉，他们在一起的生活应该是什么样子？

　　雷德胜夫妇的困难和治疗失败与他们所处的生命阶段有关。当他们看到富有价值的外在生活在减少时，他们被迫将更多的精力放在对方身上。这里他们的绝望感、失去完整感，以及关系中困难的积累都回应了他们各自的关系。所有这些失败的总和呈现在他们最初不能保持对我让他们工作的抱持功能的移情中。最后他们增加了相互的隔离，并扩大了他们共有的绝望感。

与子女和孙子女的关系

很多成年夫妇密集地投入大量精力在他们的子女和孙子女身上。如果这种对他们过去的再生赋予生命的投入是他们自尊持续的来源的话，那么他们现在不得不通过他们已长大的孩子来实现了。对一些夫妻来说，积极的隔代教养满足了这个需要。另外，投入家庭外的志愿者工作和事务，也回应了他们再生年代的活动。这个模式有意思的变体能在下个案例中看到。

寻找替代物

皮特和莎拉在第四章中提到过，他们结婚15年但没有自己的孩子。莎拉一直养育她弟弟的孩子，弟弟的女儿就像"她自己的女儿"一样，很多方面她都感到与孩子太亲近了。表面上她感到没有自己的孩子很好，因为她自己是孩子的时候就曾感受到被忽视的痛苦，她母亲的多病导致她被送到不同的人家寄养。但是，在这样一个替代母亲的形象上，她希望能生育的愿望表现得很明显。皮特能支持莎拉对侄女的投入，尽管他对自己的孙子女（他第一次婚姻里女儿的孩子们）也很关注，但他们对他的反应却不冷不热。他在那段婚姻中把大部分精力投入在事业上，并在中年生活的晚期也没有表现出变弱的迹象。

丧失目的感

对一些夫妻来讲，失去他们关注多年的生产和再生产的核心效果导致了混乱的秩序。健康的夫妻会欢迎彼此投入对方，接受新的生活契机。稍微不那么成熟的夫妻可能表现出对他们的自由的欢迎，却也对失去有目的的生活感到恐惧。

> 罗伊和马布尔，丈夫60岁，妻子56岁，在最后一个孩子离开家之后开始试验开放的婚姻。马布尔开始有意寻求爱人，旨在找到某个人让她感到被爱，因为她觉得丈夫并没有做到。这部分源自罗伊很难将全部精力重新投在她身上，也有部分是她内化了她与父母痛苦的关系。当她还是个女孩的时候，家里便知道她的父亲在外面有女人，她的母亲经常派她去要求父亲晚上不要出去。当马布尔有了自己的两个儿子后，投注在儿子身上的俄狄浦斯情结掩盖了婚姻中的空虚感。当儿子离开之后，她对父亲的认同让她建议与丈夫试验开放的婚姻，并以此作为治疗她感觉丈夫缺乏性热情导致的空虚感的良药。对这对夫妻的治疗包括性治疗和婚姻治疗，治疗最终恢复了他们在婚姻中相互投入的能力。

回到潜抑

所有成年夫妻都有一个问题，就是如何保持爱的感觉，并与时间的破坏性和不断向"被压抑坏客体的回归"相对抗（Fairbairn，1952）。每个人被压抑的客体和自我都需要被看到和被听到，这就意味着，这些痛苦的被压抑的客体关系都必须在婚姻中得到容忍。一个扩大的家庭在它们可能浮现出来的时候还存在更多的其他关系，这就暂时保护了夫妻的关系。但是，这种出现被限制在夫妻的客体关系系统中，就会给理想化彼此的能力造成损失，并给维持婚姻的光和热泼冷水。

当夫妻继续经历关系延长甚至是耗尽的阶段时，婚姻的问题是夫妻需要重新找到彼此的问题，这是婚姻持续的核心问题。重新寻找是时时刻刻重新发现，就像在受尽磨损的困难日子之后夫妻重新一起回来，或者形成接下来的争吵。重新寻找是一个接受微小的丧失，允许小小的哀悼出现，然后重新开始亲附的过程。这是随着每日的分离发生的。小的哀悼的增加也让夫妻做出应对年迈所带来的丧失的调整。这么多个小丧失的过程和重新寻找，为夫妻面对他们所恐惧的、可以预期又不得不时时忍受的更大的丧失做好准备。夫妻对这些最终丧失的哀悼的调整关系在莉莉·平卡斯所著的《死亡和家庭》中有精彩的描述。

重新找回的需要

下一个案例中描述的夫妻，在他们步入老年时在重新寻找自己的价值和管理自身上出现终身的困难。他们的问题也同样源于成年子女以及孙子女，同时也有关他们继续将精力投入在相互的生活方面。给出案例的细节是为了描述在这个发展阶段的夫妻治疗情形。

重新寻找彼此的老伙伴

吉恩来见我的时候，他和罗丝已经结婚45年了。他67岁，来诊的原因是去年经常发生阳痿（阳痿的出现频率在很多老年夫妻家庭治疗中并不作为转介因素，这个案例说明大卫从性问题的专业角度认为这是一个假性的阳痿）。这与此前他父亲去世之后他偶尔发生的阳痿不同，那个时候吉恩53岁。那种短暂的阳痿发生在吉恩与罗丝第二次蜜月期间。他们从小青梅竹马，后来就结婚了，吉恩从来没有和其他女人有过交往。有时候他会想与其他女人在一起是什么样子。后来他对已往认识的女人产生了强烈的兴趣，这让他陷入激烈的矛盾中，因为这时他不能勃起，即使是在手淫和清晨初醒的时候。最重要的是，吉恩描述他的婚姻是有正常波动的好婚姻。

罗丝65岁，她呈现出婚姻很不同的一面。她易激惹，有点怨妇的感觉，她说吉恩这些年都很不容易相处。他们有两个孩子，一个儿子和一个女儿。她留在家照顾他们，而吉恩管得很少。她从来没有过性高潮，刚开始结婚的时候她很难允许丈夫进入自己的身体。在她的描述显示即使在吉恩出现问题之前他们的性生活也不能让她满意，因为他一直无法满足她，通常在她还想要的时候吉恩就射精了。另外，他喜欢做一些事情毁坏她的兴趣和她有些虚弱的体质。她已经接受了多年的治疗，他曾总是嘲笑她依赖于治疗，但他最后也开始接受心理分析，这让她感到为他提供了很大的帮助。

罗丝认为不只是性的问题让他们分开，他们在教育孩子方面也存在着分歧。罗丝跟女儿相处有困难，她觉得女儿在青春期的时候很恨她，对父亲却理想化，因为吉恩不做任何事干扰她。他们两人的二重唱就是让她渴望有外遇的部分原因。尽管她从来没有外遇，却花了数年时间在家庭之外去寻找婚姻中的东西来让自己的生活有意义，这让她一直都感到痛苦。很难说罗丝是否有像她描述的那么痛苦，或者这种痛苦是因为现在的失望而对生活史的重温导致的。

在任何情况下，吉恩和罗丝展现出的画面有很惊人的差异。他描述的婚姻看上去还不错，有时候有一些张力，而她描述自己的婚姻却是终身的让步。当我面质这些差异时，他们笑了，承认这是他们在态度上的一贯差异。罗丝给了我一个模糊的微笑，说她猜想事情并没有现在看上去的那么糟，而她不断重复抱怨吉恩的是他不能听进去她的那些负性评价。

整个家庭史提供的不只是信息本身。回顾这些最初的能量的爆发点让他们能够突然地重新寻找彼此。

在个人评估治疗中，吉恩告诉我他害怕老了之后跟他父亲一样。他父亲是移民，年轻的时候是铁匠，后来做生意。他母亲的家庭都轻蔑父亲，却最后都跑来依赖他。父亲对生活有自己的口味，即使80岁时也是这样。但是吉恩年轻的时候，母亲不让他亲近父亲，所以他一直没有机会了解父亲，直到吉恩26岁时才与父亲开始相互了解。吉恩对母亲的描述是"几乎和我有性关系。在我很小的时候她会亲遍我全身，把我放在她赤裸裸的胸部上。她想得到我什么她都得到了，但是当我大了之后，我开始操纵她、戏弄她"。对父亲，吉恩认为母亲是不准有性的，这一点是他在父母结婚50周年时发现的。父亲将手放在母亲的衣服扣子上，母亲说："走开！"对于父亲的兴致受到打击，吉恩认为"我打赌他们今晚会有性生活"。父亲一个月后死了，吉恩从那以后非常想念父亲。他采纳了父亲的意见："我死了以后不要让你妈妈来跟你一起住。"母亲直到死，都对此感到很痛苦。

当吉恩告诉我这些关于他父亲的事情，以及详细描述他父亲的性兴致和死亡时，我认为他们联结得很紧密。我发现我自己在这段访谈中非常喜欢和欣赏吉恩，他父亲的死亡让我突然感到很悲伤。我询问他父亲的死与他自己最近的阳痿之间的联系，接下来的几分钟他告诉我他最近的恐惧是在晚上睡觉的时候，"我不是真的恐惧死亡，我恨的是无尽的死亡的念头。"

我说，这与他对死亡的恐惧和他对父亲作为一个老男人的认同被带进了家庭有关，正是因为他退休以及他自己现在的年纪成为强有力的理由让他看起来会死，特别是他和罗丝在晚上做爱的时候，这常与他认为女人是诱惑人和蛊惑人的观念结合在一起。我告诉他，不管怎么样，看起来他的阳痿也有器质性的原因。

身体和泌尿科检查都显示吉恩有先天性的阳痿，而这是由于众多不明确的身体原因导致的。阴茎夜间勃起区分了他的阳痿是由身体还是心理原因引起的，这意味着他患有可疑的身体疾患，需要考虑阴茎植入物。

吉恩对我解释的反应很是惊讶。在长达六个月的阳痿之后，他和罗丝在接下来的一个星期里成功做爱三次。吉恩回来告诉我，我跟他说的将他"打回了原形"。他感到自由地与罗丝再结合了，他要看看他是否能够避免他父亲老了之后的情形。

罗丝对吉恩复兴的能力感到很兴奋。但无论如何，她还是对一起的生活感到不开心，有一些涉及她自己的早年生活。她的父亲受众人爱戴，但是他更喜欢她的姐姐。罗丝对她的母亲更为认同，认为父亲轻视和嘲笑她。她合并了母亲的剥夺感，母亲在3岁的时候丧母。"这是典型的残忍的继母的故事，"罗丝说，"我妈妈经常感到被虐待和被剥夺。"这种剥夺感也在罗丝的关系中有很明显的痕迹。"所以尽管我崇拜我的父亲，但我感到就像我母亲一样，我从来没有从他身上得到多少。"这种被拒绝和忽视的感觉也缠绕在她与吉恩的生活中，挥之不去。她认同了他们的儿子，她感觉儿子跟自己很像，又因为经常与女儿发生争吵而责怪吉恩，她感觉女儿看起来像他。罗丝被剥夺的感觉和一个得不到的父亲与吉恩习惯于对她隔离自己的情绪是一致的。她感到，吉恩母亲经得起他父亲的衰退正好回应了她对吉恩在婚姻中控制态度的退让。

评估之后，他们开始夫妻治疗。他们发现自己比以前梦想的更能够共情。罗丝同意同时进入无法达到性高潮女性的小组治疗中，开始越来越多地感到吉恩的关心。我首先是以性治疗的形式对他们进行治疗，后来根据马斯特斯和约翰逊（1970）以及卡普兰（1974）中的技巧做了修正，这在《性关系》附录2（Scharff，1982）中描述过。这是运用渐进性操练行为的模式（夫妻私下练习）将心理动力带到表层来。在训练中，吉恩记得在阴道中的感觉是诱惑和限制，就像有什么关键的东西从他身上被取走了一样。这让他记起五年前短暂的牢狱之灾。

　　吉恩告诉我一个故事，他因为误会而以很不体面也很惊恐的方式入狱。首先他的家庭并不知道他在哪里，并且在他们很大的努力下这个误会才得以解除。他描述关在监狱的日子之后，罗丝说："勃起的困难又开始了。当他出狱的时候他只是想被抱着，但是他不能勃起。我不介意，但是他非常心烦意乱。"

　　吉恩很快想到，不得不抑制愤怒的体验可以相互联系起来。在监狱里，他不能在监狱官面前表达愤怒，否则有被打的危险，或至少会失去特权。他认为这些存贮起来的愤怒与面对罗丝时的感觉是一样的：他不能冒险变得愤怒。这种风险似乎也与他那具有诱惑性和压倒性的母亲有关。

　　他们很多对我共有的移情都是在对父亲抗争。对于吉恩，我是一个指导性的理想化的父亲，这一形象也是母亲希望为自己保留的，这导致罗丝对我产生嫉妒。对于罗丝，我是一个找回来的父亲，更喜欢姐姐并轻视罗丝。这样，竞争我和我的喜爱让情境性移情很困难，根据他们很难感觉到相互的爱可以理解这一点。在这些工作的过程中，夫妇俩发现了相互之间很多年没有体验过的方式。在性之后有新的方式在他们之间相互运作，由此他们继续将治疗工作聚焦于他们关系上的其他负担。当他们感到比之前45年在一起的时光更加快乐的时候，挖掘出了他们更新的关系。

　　其中一个方面就是他们在看待与女儿的共同关系上。女儿最近离婚了，他们帮助她买了房子，产生了一些经济上的小困难。他们像往常一样争论着怎样管钱，但值得注意的是，他们在一起讨论钱的问题时比以前好多了。这个问题基本上还是关于他们对女儿的态度问题。他们都对她的婚姻结束感到难过，但是吉恩比罗丝更难以接受。当女儿希望他们给钱的时候，母亲很有同情心，父亲是界限的设置者。

　　这很明显，罗丝要求吉恩成为拒绝女儿过分要求的人。我指出罗丝很愿意"用"吉恩来设定界限，而他很愿意"用"她来感到温暖。他们都极端化并分开了他们之间的这些功能。如果罗丝比吉恩更多地为女儿设定规则，她不会感到他很残忍。如果他能够坚持让罗丝自己这样做，他就能够对女儿有更多自发的共情。我说如果他们能够吸收一部分他们设定给对方的功能，他们运作和感觉的方式可能会更加平衡，相互之间以及女儿在他们中间也会比较少怨恨。在这个觉醒工作中，他们自愿帮助女儿在假期带孩子，两个人都发现他们开始享受作为祖父母的感觉。他们唯一的抱怨就是因为家里多了一个青少年，妨碍了他们重新开始的性生活。

与这对夫妻的工作描述了和老年夫妇一起工作和与年轻人一起工作具有一样的广度和深度。这项工作通过观察他们的相互关系、移情和反移情，并运用他们的原生和现在的家庭史来尽量理解他们的内在客体关系系统以及对现在关系的影响，这起到了很好的催化作用。工作越深入，就越会聚焦于他们对已成年的子女和孙子女的生活中有帮助的部分。这方面的工作从来没有使针对他们自己关系的处理黯然失色，也没有减少他们所看重的在某些脆弱部分的收获。

对于他们和子女以及孙子女的关系上的治疗工作，增加了他们有能力在年轻家庭成员中变得重要的满足感。这种"通过其他人"展现的能力是继续他们晚年成长的关键方面。

成年夫妻和他们年迈的父母

成年人家庭通常不得不准备好照顾他们年迈的父母。这些"孩子"现在都已经是五六十岁的人，面临着困难的决定：父母是独自生活在一个退休团体或者疗养院里，还是与"孩子"一起居住？当这些年迈的父母与成年夫妇一起居住时，对他们之间关系的侵入可能被忽视了，而让彼此的关系变得舒服起来；或者对单独住在一起的夫妇之间的张力也可能是一个受欢迎的缓解，也可能形成激烈的干扰。接下来的案例描述了很多可能发生的情形。

有年迈的酒精依赖母亲的家庭案例

霍尔夫妇是一对再婚夫妇，他们与霍尔太太的女儿们住在一起，两个青春期的女孩，一个叫安妮，一个叫谢丽尔，这在第十六章中提到过。他们因为安妮来向我咨询，她有诸多症状，其中之一是一直饮酒过量。我了解到，他们很担心安妮变成跟她祖母一样的酒精成瘾患者。直到我们一起工作了数月之后，我才知道祖母实际上是住在他们的地下室。安妮感到被这个需要宠爱的祖母替代了。同时，祖母也在霍尔夫妇工作的时候做饭、做家务，所以安妮又部分地将其作为父母的替代而憎恨她。我问他们，霍尔太太的母亲与他们一起居住有多长时间了，他们告诉我有10年了。本来，霍尔夫妇已经去佐治亚州帮这位祖母寻找疗养院，但是当霍尔太太看到母亲越来越糟糕的处境，觉得自己是把母亲放在别的地方等死，所以她把母亲带回了家。丈夫完全支持她的责任感，尽管就像安妮一样，他也很憎恨霍尔太太对母亲的关照。

听到祖母饮酒以及安妮对母亲被祖母霸占的怨恨，我建议他们坚持让祖母也来参加治疗。我希望整个霍尔家庭现在的成员都能到场，一起对安妮和她祖母之间的破坏性认同进行工作。家庭拒绝了我的要求，说家庭治疗是他们自己家庭的需要，而与祖母无关。他们在家中花了很多时间来关心她、照顾她，导致父母都没有足够的时间给两个女儿。当他们这样说的时候，我感到这是一个防御性的姿态，可能会让祖母一直在地下室饮酒，但是我尊重这一防御。随后，我学会了用更积极的精神来看待这一点。

几周后，家庭面临祖母戒酒治疗的安排，坚持要求她进行住院治疗。他们热心地参与到医院治疗中，其中也包括家庭治疗。当祖母坚持自己喝酒的权利时，大家都很失望。在医院的家庭会谈中，家庭和祖母达成一致，如果她继续随意饮酒，她最好住在她自己的地方。通过对祖母的集中治疗，霍尔一家坚持他们要尝试着帮助她，同时也为了他们自己而和我一起进行家庭治疗。他们所勾画的家庭治疗界限是预先围绕他们的核心家庭所设的，所以青少年以及夫妻关系的需要就会得到更密切的关注。没有了他们不现实的企图以及将祖母治疗好的压力，也没有了他们潜意识地简化这些问题的压力，他们最终在养育青春期孩子和重建他们之间的关系上取得了进展。

对所有的成年人家庭而言，哀悼的问题、再生产阶段之后的生命阶段继续发展的问题，以及处理留给年迈父母越来越少的时间的问题，给他们构成了很大的威胁。在他们生命的这个阶段，分析性家庭治疗师有很多东西可以提供给家庭。

第十八章 经历了丧失、损伤或死亡的家庭

丧失和哀悼在家庭发展过程中扮演着非常重要的角色，即使在没有撞上不平常的或极端丧失的家庭中也是如此。每一次重大的转变对于任何家庭成员以及作为整体的家庭都需要哀悼已有的丧失，并且忍耐和经受对即将来临的未知世界的焦虑的考验。我们前面已经提及，每一次心理社会转变中丧失和哀悼过程中发展性的一面是成长能力的基石（Parkes，1971；Viorst，1986）。

悲痛阶段

约翰·鲍尔比（1969，1973a，1980）是从人类亲附心理成长方面研究哀悼丧失过程的主要探索者，并根据对其他物种的了解来对人类进行检验。依据费尔贝恩的精神分析理论，鲍尔比将动物行为学的原则运用在人类亲附研究中。他得出结论说，源自年幼动物为了生存的原始亲附需要过

程有其特异性含义。鲍尔比提供的悲痛模式建立在林德曼（1944）研究的
基础上。这不是一个严格依次进行的过程，大致顺序如下：

（1）麻木和怀疑；

（2）抗议和愤怒；

（3）失望和悲伤；

（4）解决和接受；

（5）重新联结的能力。

这个模式在动物世界可以说是有启发性价值的。年幼的动物迷路了几
分钟，它不会惊慌，随着时间的推移，它抗议的哭喊就会警示母亲"它身
在何处"。这种抗议在动物责怪母亲离开以便劝阻它不要再犯同样的错误
方面也很有用。如果动物在一段时间后仍然处于迷路的情况中，它就会进
入一个节制状态，为的是不将食肉动物吸引过来。

正如鲍尔比（1980）所做的，当我们将丧失过程与亲附过程并列起来
时，可以看到丧失过程的重要性。在将亲附列为生存和生命中基本的身体
和心理需要时，他注意到坠入情网是一个伴随制造原始依附的过程，安全
感伴随保持亲附的情绪，而哀悼是一个伴随剪断原始亲附的过程。在这一
点上，悲痛就像伤痛治疗的一个痛苦过程，是有机体能够再次成为整体之
前的必经之路。就像伤口愈合，它涵盖着对一部分自我的损伤和丧失。在
客体关系术语中，外在人物的丧失带给我们的是与此人的关系的那部分自
我的丧失。根据弗洛伊德的构想（1917a），我们可以说这也是将失去的
人的形象转移到自己身上，或者转移到一部分自我上。

丧失和哀悼失败

鲍尔比的丧失和哀悼模式可以被运用到任何严重的生命丧失中，如库
布勒·罗丝将此运用到接受死亡阶段，那是对自己的终极丧失。个人和家

庭为这样严重的丧失体验做着准备，用家庭为其成员提供的成长进程中普通丧失过程的容器方式做准备。在这个过程中，每一个丧失也同时是一次新的发展机遇，家庭在乐观和悲观之间的平衡给个体提供每个阶段对眼前丧失顺利通过的情景。因此，在某些家庭中，最小的孩子在五六岁时离开家去上学对母亲来讲会被感受为一场悲剧，因为她独自留了下来，这让她感到被剥夺了亲人以及自己毫无用处。每一次孩子成长随后的阶段都被感受为一种前进性的丧失。当这样的家庭中有一种抑郁和无报答渴望的气氛时，我们可以把这种困难描述为病理性悲痛反应占据了家庭整体的空间。

在更易调整的家庭里，孩子上学的丧失可以为家庭提供一种发展性的危机，母亲和家庭开始寻找在这个世界上生活以及共处的新模式，走向新的机遇。很多这些发展性的"丧失"或者变迁对家庭随着时间的成长和改变来说是必需的。因此，有处在青春期孩子的家庭就必须承受孩子长大、毕业甚至辍学的变化（Schaff，1975；1976；1980）。在毕业之前辍学的孩子，和他们的家庭一起挣扎于机会和希望的丧失感中，这种机会和希望是孩子为长期的丧失和绝望提供的一个虚幻的解决办法。在此学校通常通过与家庭紧密团结的方法以避免引起其幻灭感，这被看成是对个体和家庭丧失的反应。但孩子和家庭仍会开始感到在顺利过渡到更广的世界时被孤立、被忽视，因此他们通常将这一世界视为威胁和不友好的。

另外一些丧失不能视为常规的或不可避免的，这就是本章想要讨论的家庭中承受的丧失经历，它们包含了我们临床患者中的大部分丧失经历。有些家庭带着好的结构来，饱经风霜而带着韧性和乐观，这为修复降临在他们身上的悲剧做好了准备。有些家庭则带着旧有的关系困难和焦虑的亲附而来，这是一种病态准备状态。

在临床病例呈现中，我们已经描述了很多经历过丧失的家庭。分离和离异是关于丧失和重建的特殊类别。也有些家庭中，丧失是由长期的早年忽视形成的或病人确实经历过被抛弃的威胁，这些与事实上失去父母的体验具有同样的杀伤力（Bowlby，1973a）。

本章接下来的部分，我们将处理临床上有确定丧失的案例。第一个要讲述的家庭对第一个孩子的智力迟滞有丰富的经验。这个案例让人想起索尔尼和史塔克（1961）对有这样孩子的家庭关于哀悼需要的研究。第二个和第三个家庭具有面临父亲的去世和通向这些丧失的妥协经历。第四个家庭失去了一个处在青春期的儿子，这个孩子曾经是他们的骄傲。

有受损婴儿的家庭案例

一位产科医生同事让我对一个家庭做咨询。阿特和露丝有个7天大的孩子梅根，她生下来就有"吞食胎粪"的迹象，阿普加（对新生儿的标准评估量表）分数很低。尽管她是足月出生，体重却只有4.5斤，胎盘是正常值的一半大小。所以，我们需要关注的是随后梅根会怎样。随着发育不良以及发展缓慢，低出生体重和最开始的担心也随之而来。那时候医生没有对婴儿症状做出明确的诊断，但是这对夫妻逐渐开始醒悟了，他们的孩子不正常，他们最好的做法是全心投入到孩子的发展中，给她任何可能的机会。

医院始终对这个孩子没有给出明确的诊断，但告知他们下一次怀孕时孩子正常的几率非常高。随着认识的渐渐清晰，他们也开始为梅根寻找合适的教育和发展项目，更多参与到国家智力迟滞和残疾儿童协会的活动中。

在最近几个月里，露丝开始意识到她原本可以有更多孩子，但自己总是在找借口避免怀孕，因为她非常害怕上一次怀孕的结果会重演。她没有什么过错可以为这样的结果而被责怪。她不抽烟，在整个怀孕过程中仅仅喝过一次酒，做了一次心电图。但是，她被再次怀孕的恐惧折磨着。这不是说她恨梅根，相反她感到非常依恋和关心她，她开始带着梅根每周四上午参与矫正项目以及婴儿激励项目。尽管梅根仍然很小，2岁半的体重只有22斤，不过看上去她在认知上赶上去了。在那个时候，梅根身体上只落后了6个月的发育，但是她的认知水平加速成长，所以可以想象她是完全可以赶上正常儿童水平的。阿特说他认为露丝非常乐观，而乐观和悲观的不同也正是他们之间性格的不同。她表示同意，但却说她对阿特做的一些事情非常不舒服。他最近总是猛烈地抨击别人。阿特在电梯里抱着梅根，当有人说："天啊，她这么小。"阿特会回应说："比你这么肥要好。"露丝感到非常丢脸。阿特说他对自己这种反应也非常不舒服，他唯一的选择就是垂下头。在类似的环境下，露丝说她不会说任何话，但是感到非常的灰心和失败。

我对这对夫妻感到非常同情，特别是在露丝的恐惧上。我非常钦佩她对梅根的调整和奉献。我将她的奉献与梅根在发展上的改善联系起来，她的乐观取得了回报。另一方面，要在她恐惧怀孕结果的重复上做工作。我想阿特在电梯里更加防御的反应，以及他防止发生自己被露丝可能谈到的丢脸行为，代表他自己在接受这个事实及其所带来的问题上存在困难。因此我说，乐观和悲观在夫妻之间是有倾向的。露丝看上去表现了乐观的一面，但是也隐藏着她担心怀孕结果重复的恐惧。而阿特的悲观远远地将她推至保持乐观的状态，否则他们都会感到没有希望。这让她不能够讨论她对阿特的担心，更不用说他对她乐观态度的夸大，这样的代价就是她对担心的压抑，导致她经常在内心责怪自己。另一方面，阿特过度保护的不仅仅是梅根，还有他们两人的现实处境，就像承认这一处境就将导致绝望。阿特认为他继承了过度保护孩子的倾向，就像梅根是他作为保险推销员的客户一样。我认为阿特和露丝都在努力将梅根作为一个理想的客体，这意味着他们两人都抑制了对她的失望。

我说他们俩都在哀悼丧失上出了问题，梅根不能算是完全正常的孩子，不承认这个现实就很难忍受这个事件可能重演的恐惧。当露丝部分地仍然在否认现在的事实时，他们不可能分享他们的不确定感，阿特仍然会愤怒并苦于绝望。当露丝展现出她的恐惧时，他们共有的无能以及哭泣意味着阿特抛弃了带着焦虑的露丝，而露丝则扔下了满心愤怒的阿特。我想如果他们可以相互面对他们的恐惧和丧失，他们可能就能够忍受第二次怀孕所需要面对的焦虑和不确定感。如果事情进展顺利，第二次怀孕对双方来说都将是巨大的安慰，但是首先他们不得不忍受不确定的阶段。

六个星期以后他们再来，说他们之间比以前好了很多。露丝能够告诉阿特她对什么不安，开始分享夫妻的噩梦。两人感到彼此的分享让他们更加坚强了，如阿特最近能够告诉露丝他让一位客户来找他了，在此之前他是永远不会告诉她这些的。最后她也停用避孕药来尝试着怀孕。当她有一次认为自己可能怀孕了但是这个月有过出血时，阿特通过陪伴她到产科医生那去给了她很大的支持。

在感受到有相互支持能力后，他们的疑虑消除了。一年之后，我听那位产科医生说他们生了一个8.4斤的健康男婴。

这个案例的哀悼是被丈夫和妻子的联结困难阻碍了，两个人卡在了哀悼过程的不同地方。因为对对方处理悲痛丧失的防御性孤立方法不满，他们拉远了彼此的距离。鲍尔比（1973a）谈到了这一点，即年幼儿童的自然恐惧——感应环境被特定的环境所恶化：不熟悉的环境、突然的活动、巨大的噪音、黑暗以及独自一人。当然，大部分对我们适用的都是由成年人假定的，这些成年人从来不会全部讲出我们的童年或者我们的恐惧。和其他孩子在一起，对不熟悉的环境的焦虑，对将来未知的黑暗以及隔离感增加了这份恐惧。另外，被抛弃感在恐惧或焦虑的时候加大了拒绝内在客体的力量，尽管这被理解为防御的原因，但在潜意识里则被体验为拒绝性客体，夫妻一方就会感到被抛弃。

相反，为伴侣分享恐惧和交换防御的夫妻一方更像一个理想和爱的客体，处理着恐惧并提供抱持和容器。在这个案例中，夫妻双方都能够通过在个体治疗的帮助下催化对方的哀悼，这为他们在哀悼中没有阻碍地走向新生活提供了足够的容器和可能。尽管这不是他们根本上的改变，但成功的解决危机确实给他们增加了更多分享和开放性的成长，并在跨越危机的阶段中一直持续着。

面临父亲即将去世的家庭案例

泰瑞是一个5岁的女孩，由她的儿科医师介绍过来。我看到她时，她跟27岁的母亲和6岁的姐姐希瑟在一起。父亲拒绝来这里并诋毁推荐者的整个建议。

两个女孩看上去非常相像，瘦、金发、都很吸引人。在访谈开始的时候，当我和她们的母亲劳斯太太交谈时，她们便转移到一张小的游戏桌上开始静静地用蜡笔画画。劳斯太太告诉我泰瑞有躯体症状，包括头痛和胃痛，并且在过去的一年中几乎天天都有。去年在幼儿园，她被查出有中度行为问题，但是智商很高。泰瑞生下来时还有哮喘和耳朵感染史，这些在她2岁的时候消失了。劳斯太太非常清楚，泰瑞的躯体化症状是为了认同她的父亲，父亲三年前被诊断为白血病。

劳斯太太告诉我的个人史慢慢对我产生了影响，给我一种她积累了对丈夫的怨恨的感觉。劳斯先生在泰瑞1岁的时候离开了家庭，不定期地来看两个孩子。但是泰瑞2岁的时候他回家了，并且他仍然以自我为中心。

这时候，希瑟说话了，说她们知道一只狗在过生日。我让她们开始交谈。希瑟说狗是4岁，事实上是她和泰瑞有两只几内亚小猪。

"耶！"泰瑞第一次呼喊，开始了她口齿不清的发言："当它们有一个孩子的时候，我们也将有一个男孩。"

劳斯太太幽默地纠正她："她是说如果我们有一只几内亚公猪，他们就会有孩子。"

女孩们继续带着兴奋、压抑的热情讨论几内亚猪。她们每人有一只几内亚猪，但是泰瑞的很胖，可能是怀孕了。她以前有过一只生了病的几内亚猪，所以不得不把它还回去。"它的名字叫罗利亚。"她说这话的时候我注意到，她说话显得发育不成熟，并且她不能发"r""s"的音。病了的几内亚猪回到了她们生病的父亲那里。泰瑞告诉我说："他得了癌症。"，希瑟确认说："有时候他看上去是病了。"泰瑞插进来说："他经常头痛，就像我一样。"

我问到孩子是怎么知道父亲生病这件事的。劳斯太太告诉我去年圣诞节的一个故事。那天父亲和往常一样抑郁，他坐下来和孩子们交谈，泰瑞开始了谈话："爸爸，等我长大了，我要嫁给你。"他回答说："不行，等你长大了，我就死了。"大概孩子们强迫他解释这是什么意思以及死是什么样子的时候，他撤回了并拒绝说话。劳斯太太接着说，泰瑞对她父亲这样说的数周之前，她和叔叔讨论过罗曼蒂克。这是她第一次展示自己对父亲的爱，自从那次以后就再也没有过了。

当我们讨论这件事的时候，希瑟给母亲一张她刚刚画好的图画，她说自己在他们的房子里，太阳就在头顶上（如图18.1）。我打断讨论，进入她对图画的描述，然后继续与母亲讨论完泰瑞与父亲俄狄浦斯的故事。我感到女孩们活跃起来，这就可以讲得通泰瑞的躯体化症状。我感到她不成熟的讲话似乎与父亲对她俄狄浦斯的请求以极端威胁的说法进行回应有关。

母亲现在继续讨论父亲在三年前回到家中的行为。开始的两年，他能够做兼职，但是剩下来大部分时间都花在交际上。他非常强硬，在充分地运用他短暂的生命。他四处拈花惹草，有一次甚至在劳斯太太不知情的情况下带了一个女伴参加聚会。当她知道的时候她被激怒了，感到非常丢脸，但是因为他的医疗残疾所提供的经济资助，她不得不跟丈夫继续在一起，这样她就能够有钱读完大学并"能够在将来有一个更好的生活"。当她说到这个的时候，我对她的反应改变了，从开始对她的被动感到恼怒到现在欣赏她的生气蓬勃。

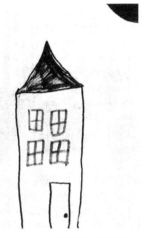

图18.1　希瑟的"房子"

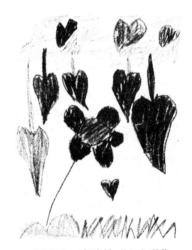

图18.2　泰瑞的"心和花"

母亲继续说父亲非常敏感和严厉。他通常是疏远别人的，泰瑞事实上是唯一一个可以和他相处好的人，这也是在去年他开始意识到自己有了家庭之后的事。不久前，他好像试着去了解孩子，也放弃了四处跑的生活。他们结婚九年，前三年非常甜蜜，在他搬出去的时间里他变了。他曾这样对她说："我觉得婚姻很累，所以我要离开。我会付房租，但是你得自己靠自己了。"她不太确定那个时候他是不是对疾病有预感，但是她认为疾病因为他人格上的困扰而被放大了。

当母亲描述她和父亲的斗争时，泰瑞走过房间，给母亲一幅画

（图18.2）。我要求看一下画，并用它来探索情绪和认知问题。这是一个有七颗心悬挂在天空中的画，它们围绕着长在草丛中的一朵花。她可以命名这些心的颜色，并描述这幅画，而不将这幅画与任何具体的事情联系起来。她看上去至少是已经有认知能力的年纪，我尽可能去理解这粗糙的画面，却让我再次对她不成熟的讲话印象深刻。我说着这些心和草的时候，她回去开始再画，就像我选择了与母亲交谈似的。

希瑟斜靠在椅子上看着母亲讲话，母亲描述她九个月前接到丈夫从医院打回来电话的情形。他告诉她病情，哭着说："我爱你，我必须回去和你在一起。"而不管她是否愿意。她说："他缠死我了，我让他回来了。孩子们也开始求我让他回来。"

我问她希瑟是怎么看待这个的。劳斯太太说希瑟一直是一个模范小孩，直到父亲回家，那时候她3岁（当母亲这样说的时候，孩子们摇晃着她们画画的桌子，吸引我的注意力）。劳斯太太继续说，接下来的一年希瑟变得混乱，并经常醒来哭。她看起来很抑郁，在幼儿园里不能结交朋友，完全孤立自己。这让母亲开始为她寻求治疗。曾经有一年时间她看过一名心理学家，并且有了很大的改善（希瑟那时候是4岁半到5岁半）。在同时期，母亲为自己也找了心理治疗师进行了六个月的治疗，并再次感到获得了较大的帮助。她的丈夫始终坚持说自己的整个状态没有什么不好，并拒绝参与治疗。他也反对今天带泰瑞来这里。

现在希瑟给我另外一张画（图18.3），说这是泰瑞在她的松树下玩耍和种花的图："她将花的种子放进去并给它浇水。"

我问是不是泰瑞喜欢让事物成长，希瑟说："是的，你是不是呢？"当她说这个的时候，她很带攻击性地把这幅画推到泰瑞的鼻子边。这让我觉得很不愉快，所以我问她们怎样才能和平相处。她们开始相互挠痒和揪打。泰瑞说希瑟捏了她的鼻子，所以她不能呼吸，而希瑟否认。劳斯太太说事实上泰瑞更喜欢从希瑟那里抓东西。直到现在，希瑟并没有为自己辩护，但是她在治疗后变得更加独断。

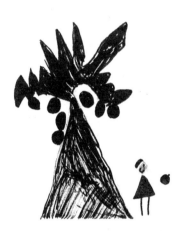 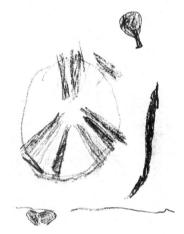

图18.3　希瑟画泰瑞种花　　　　图18.4　泰瑞的"树、花和彩虹"

我开始理解母亲认同泰瑞和父亲是一个侵略者，而希瑟则是自己一个人。我想，"抓"就是一种与父亲有关的特质。我在面谈中的观察是希瑟看起来更具有攻击性，对泰瑞咄咄逼人，但是我不想驳回母亲的观察。

泰瑞现在给我看她的画（图18.4）。她告诉我，这是一棵有花和彩虹的树。图中有一条黑色的宽带子画在右边，她说，这可以什么都不是也可以是一根棍子。这幅画更加不成熟，我什么都看不出来。劳斯太太说孩子们经常画他们的房子，她非常惊奇她们今天没有这样做。

泰瑞现在开始画她们的房子，告诉我它有一个红色的门，窗户是白色的（图18.5）。我用这幅画来对孩子进行访谈，有关她们在家中的生活、她们的房间以及睡觉的设置。一个生动的夜晚画像出现了：

两个孩子都想要开着灯睡觉。泰瑞很嫉妒希瑟靠浴室的灯要近一些，所以每当她害怕的时候，她就会从楼梯上滑下来进入父母的卧室。父亲直接表达了对这种不便的异议，但是她爬到床上靠近母亲的一边。

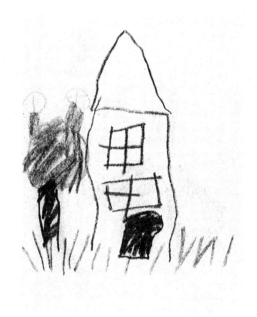

图18.5　泰瑞的"房子"

两个女孩现在开始积极地告诉我，她们是在害怕：怪物、鬼和住在她们附近的可能出来吃了她们的"Grumblins"。她们在对我强调"Grumblins"的时候相当活跃，"Grumblins"是电影《小精灵》中一种生物的直译。她们没有见过，但是听说过，希瑟现在给我看她在自己小钱包中揣着的"Grumblins"的尖刀。

我说："如果你把它们放在你钱包里，它们不会吓人的，因为你可以掌控它们。"但是她们不理睬我的说法，很兴奋地告诉我蜘蛛和"Grumblins"在她们的房子里，甚至就在她们的地毯下面。

"你的房子是一个危险的地方。"我这样说，改变了干预的水平。

希瑟说："但是我们在地毯上走，杀了它们。不管怎样，只有'Grumblins'吃人。"

泰瑞说："风把我的门吹开了，吹得窗帘在动。"

我现在开始想，这些恐惧存在有多长时间了。最清楚的有症状的恐惧是在十个月前泰瑞换日间托儿所的时候，那是在恐惧这个鬼屋之前。在那之前，她在学校一直都很好，但是随着她的改变，她对打盹儿都很恐惧。现在母亲不得不给她读书，或者躺下来陪着她，让她可以打个盹儿或者晚上入睡。当母亲说这个的时候，泰瑞扯希瑟的头发，我制止的时候她说这不是头发。泰瑞说希瑟的房间离灯比较近，但是希瑟反驳说泰瑞的房间离爸妈的房间比较近，我说这看起来对她们来说很重要。我再次就这些争论问母亲，母亲的回答让我更加确信泰瑞在压力下存在的困难。母亲说在两个月前的一次冲突中，泰瑞跑进厨房，用刀在胳膊上留下了划痕。

"是什么让你那个时候抓狂了，泰瑞？"我问道。

"爸爸！"她说，"我想让他离开，我想跟妈妈在一起。有时我在跟他玩的时候他伤害我。有一次我想给他爱，他将我打下沙发。"当她说这个的时候，她胆怯得有些口吃。

"你是不是感到他不关心你？"我问，她点头。"那谁关心你呢？"我继续问，她指着母亲。我又问："希瑟关心你吗？"

"我不知道。"她说。

希瑟说："我关心。"

现在，泰瑞给我一张几乎让我哭起来的图（图18.6）。这是一个婴儿，圆圆胖胖非常快活，用黑色画的，有一个明亮的红色的嘴。她用一种兴奋的近乎颤抖的口吃说："这个嘴是红色的，因为妈妈给她涂了口红。这个孩子有一………………一岁了，是个女孩，但是他的妈妈得工作，所以爸……爸爸照顾他。他们有一段很美好的时光，他们去博物馆，然后去看野生动物。他们喜欢……他们喜欢大象。她在动物园爬上大象（平静下来），然后他们回到野生世界。这是她的游泳衣，她的名字叫提拉。"

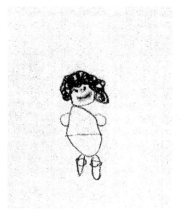

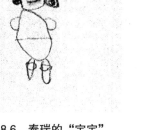

图18.6　泰瑞的"宝宝"　　图18.7　希瑟的"我爱你，爸爸"

希瑟说："哦，我知道提拉是谁。她在电视里是具有男子气概的人！"

我说："这个小孩和她的爸爸有一段很愉快的时光。"

在这次面谈接近尾声时，我希望可以了解有关劳斯太太的一些家庭情况。她的父母离异了，父亲在她童年的大部分时间都出海。母亲被诊断为精神分裂症，不能照顾她的孩子们，所以劳斯太太很有主见的祖母收容了她。

母亲告诉我这些时，希瑟给我一张画（图18.7）。劳斯太太说："这是在说'我爱你，爸爸'。"

"是的！"希瑟说，"这是两个带着心的爱心熊。"

"我和祖母相处得很好，"劳斯太太继续着，"她抚养大所有的孙子孙女，因为她的女儿完全没有能力抚养。她带孩子太累了，她说

'你是我照顾的最后一个孙女'，我们相处得很好。她现在85岁了，非常健康。我至少一年见她一次。我的母亲住在阿肯色州，跟她没法有好的关系。只要电话响，她就认为有人在后面跟着她。"

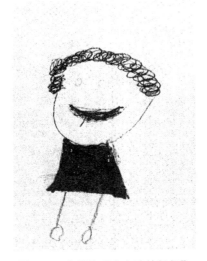

图18.8　泰瑞的"小女孩的妈妈"

希瑟现在对母亲开始讲悄悄话，说她想去咖啡厅，因为她饿了，但是泰瑞给了我另外一张画（图18.8）。"这是小女孩的妈妈，她也有红色的嘴唇，因为她也把妈妈的口红涂上了。我要画一幅爸爸的画，他在外面工作。"她继续自己的工作——画画。

我感到，这是泰瑞对自己的母亲失去母亲的故事非常直接的反应，她在这一个小时里有些认同她的母亲。我想这显示出她对母亲认同的转变前景，这可能会支持她俄狄浦斯的发展，因为父亲对她发展性的积极主动采取了残忍的对待，导致了她在这一发展上的阻碍。

在总结和建议之前，我希望了解一点劳斯先生的家庭背景。劳斯太太说，丈夫的父亲是一个"很坏的酒精依赖者，经常醉酒"。他显然是虐待孩子的，在她丈夫很小的时候就被他打骂。另外，她的婆婆也对劳斯先生的白血病非常不安，坚持他必须在她"可以撑着见到他"之前"战胜白血病"。这导致这个家庭与祖父母的联系中断，孩子们都很想念他们。

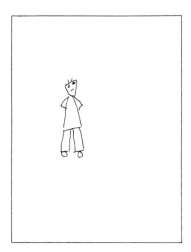

图18.9　泰瑞的"孩子的爸爸"

泰瑞现在扯我的胳膊，给我看一张"孩子的爸爸"的画（图18.9）。这张画简单多了，看起来也没有那样歇斯底里。她给我看她丢了的一张被她画乱了的版本。那张画上她给爸爸画了睫毛，而他应该是没有睫毛的。我不能说出这是不是性别差异的标志，或是她在记录化学药物的副作用。

"这是一个快乐的家庭吗？"我问道。

"是的，"泰瑞说，"他们到国王领土（当地一个娱乐公园）去了，在游泳池里一起游泳。"

现在，是结束治疗并总结我的想法的时候了。我感到被这个家庭世代的悲剧和艰难装满了，但我还是对劳斯太太对孩子们以及自己所做的不屈不挠的努力印象深刻。我的工作就是在和母亲讨论我的想法之前，对女孩子们的感受给出一些另外的理解。

我转向两个女孩，说我认为她们很害怕夜晚是因为她们担心父亲生病和去世。她们害怕父亲，因此也害怕自己。

泰瑞说："不是的！我害怕'Grumblins'。"

我说，"我知道你害怕'Grumblins'。但是当父亲对你很生气的时候，当他将要去世的时候，你要是不为父亲感到不安的话，你是不会害怕'Grumblins'的。你感到自己很害怕怪物，这是因为你对家庭的担心。我想你也担心妈妈，担心她是不是做好了，她能不能照顾好你。"

对劳斯太太，我说我很钦佩她在孩子面前能谈这些，为了泰瑞来寻求帮助是非常正确的决定。我们为进一步的诊断会谈约好了时间。

因为这只是诊断性的第一次面谈，没有必要做出一些劝告。我们需要评估泰瑞能够独立与治疗师一起工作的水平，并听她母亲来谈一些她不能在孩子面前说得更深入的事情。但是我很清楚无论有没有父亲参与家庭治疗，父亲都必须成为治疗性计划的一部分，需要考虑她们中弥漫着的"她们彻底完了"的性质，这就像她们要在可预见的将来面临父亲的死亡一样。

在这个家庭中，哀悼的能力是由多方面妥协而成的——其中首要的是孩子的年纪。这个年纪的孩子有一种与生俱来的哀伤过程，可以通过观察来证明（Robertson & Bowlby，1952；Robertson & Robertson，1971）。虽然如此，已经被证实过的是，他们的哀伤过程并不能真的让他们度过父母的丧失，所以青春期晚期之前任何时候丧失父母一方而导致严重精神病理状态的发生率都是比较高的。在此时的治疗是帮助他们撑过最坏的时刻，这很关键。

另外，这个家庭中每个人哀悼的能力是他们与即将去世的父亲的关系的妥协物。在接下来的讨论中，我们会假定（为了讨论方便）：这个父亲与呈现出的形象几乎一致——我们认识到如果有机会见到他，他可能表现不同。我试着说服他在治疗中代表自己，但是他不愿意来。他给人的印象肯定是困难的、防御的和伤人感情的男人，女儿们最多期待的是矛盾的他，而矛盾客体在任何阶段的哀悼都是最难的。对反力比多客体的激怒和失望，以及反力比多自我对它客体的黏附性，让这种有问题的关系很难有足够的空隙继续前进，并在一种理想化兴奋客体的"躁狂修复"倾向，它与威胁的客体广泛地分裂开。通过躁狂修复，我们想到克莱茵关于解决抑郁位态虚假方法的概念，在这样的状态中实际上不能忍受对客体的矛盾，而是要击败客体，但这种情形是不现实并且通常是对客体的蔑视（Klein，1935）。我们可以在案例中看到，在痛苦的访谈结束时泰瑞得意扬扬地恢复着一个快乐的家庭———一个将要走向乐土、国王领土的家庭，本质上是从此以后就快乐了。这并不构成对哀悼的修通，因为这一快乐在傍晚怪物出现时就会被打破。

面对家庭抱持情境巨大的失败，泰瑞的不成熟和困难是意料之中的。导致这一结果的并不是父亲在她取得俄狄浦斯进展时对她断然拒绝的单一事件，而是持续地联结不上父亲以及成长的困难。尽管家庭告诉我们这些具体事件，让我们可以重建导致他们困难的生活史，但我们并不能得出这样的结论，即问题取决于一小部分不连贯的创伤性发作。这是一个多样的日常创伤事件的积累（Khan，1963），发生在核心抱持关系中和情境性关系的错误抱持中，结果就是泰瑞表现出广泛的不成熟。另外一个结果是，泰瑞、希瑟都遭受到行为困难和感受到神经症性恐惧。

但是从另一个意义上讲，我们看到泰瑞作为家庭成员是发展过程中最敏感的人，是家庭所面临的困难的发言人。事实上，母亲对生活环境的重视让抱持环境比其可能有的样子好了很多，尽管她决定与丈夫坚持下去，也同样将他们表现出的困难呈现给了孩子们。

在这个案例中，母亲让每个孩子获得帮助的决定是她提供给孩子们转化容器的一部分。在这次面谈中，从三个家庭成员的情境移情到治疗师的抱持都非常好。这就像女孩们在母亲安排的环境中感到完全信任，展现了为家庭治疗准备得非常好的情境移情。

这个案例展现了有年幼儿童家庭在面对父母濒临死亡时的困难，与父母最初的分离是脆弱最先出现的地方。父母自己的早年父母丧失史是很重要的背景，这让家庭对丧失以及哀伤的困难更加敏感。这对父亲是最明显的，他看上去无能，以至于不能忍受对自己的失望或者对家庭造成的后果。母亲则相反，看起来她已经成功获得了足够的父母照顾，尽管她自己在选择伴侣和安排自己的生活时有困难，但她很坚定地为孩子以及自己提供了抱持和容纳。她这样做的原型是她的祖母。她接受自己的丈夫就像她的祖母接受她一样，而如果她选择拒绝的话，就会看起来和患精神分裂症的母亲一样。

下一个案例中，正当孩子青春期的时候，父亲去世了。家庭对丧失的反应是再次明显地妥协，但不是由于孩子的不成熟，而是因为原生家庭中损坏的关系和父母分离的家庭史。

没有父亲又暂时失去母亲的青春期孩子家庭案例

玛利亚14岁，与42岁的母亲霍金斯太太、16岁的哥哥安东尼奥及19岁的哥哥保罗住在一起。玛利亚在一年前因为抑郁以及在学校表现不好被送到精神科医生处做评估，经协商让她回到意大利同她的外祖父母一起完成当年剩下的学业，父亲去世前她就住在那里。霍金斯太太给我打电话是因为玛利亚的抑郁，但是她在电话里说："玛利亚说作为一家人，我们相互都不说话，所以我想第一次你最好能见我们所有的家人。"

家庭来到之后，玛利亚坐在母亲旁边，在椅子的最边上，她的哥哥们离我最近。家庭中有一种很伤心的气氛，但是他们都可以很随便地说话，除了保罗，他在面谈的前半部分说得很少。这个家庭说他们来是因为玛利亚抑郁、哭泣。安东尼奥可能是做得最好的，他戴了一只耳环，头发造型很朋克，他在一个小的同龄群体中找到了接纳。而保罗在当地公立大学的第一学期就无精打采，显得对什么都不感兴趣。并且他很爱喝酒，很少学习。

在这个时刻里涌现的故事是很悲伤的。霍金斯先生三年前去世，在罗马的美国大使馆完成了他最后的使命。从那以后，整个家庭就变得非常奇怪。他死的时候他们已经回到了美国，住在霍金斯太太工作的地方波士顿，她那时刚刚获得学位。当他们在意大利的时候，她离开了孩子以及丈夫，因为她感到婚姻不能再继续，她不得不去拿一个学位来养活自己。所以当玛利亚9岁时，她离开了家，并告诉孩子们只离开几个月。她在波士顿待了18个月来拿学位，期间仅仅回了一次意大利。在那次母亲回来又面临分别的最后一刻，玛利亚记得自己拼命地黏着母亲，哭道："不要走，不要走！"男孩子们也记得他们异常想念母亲。

矛盾的是，当母亲走了以后，父亲第一次变得关注他们了。他以前一直给人很有距离感，很难亲近。但是三个孩子都感到被他们的母亲抛弃，说他们都找到了与父亲的关系，父亲成了他们最主要的亲人。

霍金斯太太在第二年的十二月回到意大利，她和丈夫打算搬家。他们在大使馆的任务大概在两个月内结束，所以打算回到波士顿。父母带着孩子们回到美国，然后霍金斯先生回到罗马完成他的合约。但是在他本应该回家的前两周，霍金斯太太接到电话留言，说他已经死于心脏病发作。

霍金斯太太在治疗中描述此事的时候十分痛苦，看起来内疚让她受到了很大的折磨。她觉得自己此前应该做一些什么，比如让他去看医生，特别是因为她没有注意到他肿大的踝关节和短促的呼吸而内疚。他则完全不顾她的关心，拒绝她为他约好的医生。他死了之后，她才知道美国的一名医生已经为他做了全身检查，并建议他做心脏分流手术，但是她的丈夫拒绝了。奇怪的是，当她说出这个过程的时候，孩子们没有哭，但是看起来有些不耐烦或者愤怒。对我来说，这个经历在情感上来说是让人费解的，我开始感到自己的不安，因为孩子们看起来很平静，而霍金斯太太在三年之后仍然陷在这个死亡事件中。

直到后面，我才解开这个疑惑。霍金斯太太告诉我，在丈夫死前不久她告诉过他决定跟他离婚。这一点让孩子们活跃起来，并且看起来很愤怒，他们看来都站在死去的父亲那边。她之前悲痛的表现让我感受到一点背叛，因为现在我发现她早就决定离开他了。没有这段婚姻史，这个故事会让人不明白，所以我开始提问。

霍金斯先生在意大利国家部门工作，他们也是在那里认识的，霍金斯太太是意大利人，经常住在罗马她父母那里。回顾起来，她将自己突然的婚姻看成是对自己母亲的逃离。婚后这对夫妻搬到了墨西哥，他们在那里生了第一个孩子保罗。霍金斯先生酗酒，她那时就预期要离开他了，但是那个时候他的父亲死了，他们到得克萨斯参加葬礼。期间霍金斯先生发生了一些事情使他开始完全戒酒，情绪上也更加易亲近。后来，他们生下安东尼奥来挽救他们的婚姻。在霍金斯太太看来，她觉得万一他们离婚她还有孩子。但是事情有些好转，霍金斯先生被派遣到巴黎大使馆，那里至少离他们意大利的家比较近。在华盛顿短时间的旅游后，他们搬到了罗马。玛利亚就是在他们去巴黎之前生的。三个孩子都在美国学校上学，而到意大利的时候，他们到专门为大使馆工作人员的孩子设立的学校上学，那里与霍金斯太太的父母离得很近，这也意味着这是他们有过的最亲近的家庭体验。

　　霍金斯太太告诉我这些关于丈夫酗酒的经历时，孩子们非常注意地在听，表现得非常惊奇。我再次对她的处境感到很同情，我把她理解为一个与父母关系很近甚至受到一些压制特别是母亲的压制的年轻女性。与她丈夫的经历比起来有一种原始的觉醒，却与她的文化和家庭联结有着巨大的距离。尽管他们回到了意大利，但与丈夫情感上的距离使她感到被抛弃。

　　在治疗中，情感困难第一次转向玛利亚，当母亲离开意大利并承诺会回来的时候，她感到被母亲抛弃了。当玛利亚说母亲对她撒谎时，霍金斯太太说："我说了我会很快回来吗？……是的，我是这样说了。我不知道该怎么说，我只是觉得我必须离开才能活下去。"

　　玛利亚说："当妈妈回家的时候，我一直都跟她在一起。她再次离开，我只能不停地告诉自己，她已经不会在这里了。我非常孤独！"她开始流泪。

　　霍金斯太太也开始哭，说："那两个星期她整天都黏着我，我很难回到学校。"

　　当霍金斯太太这样说的时候，我感到自己为她离开玛利亚非常愤怒，但是同时我也对她的生活故事感到更加同情。所以我开始有一种感觉，她将自己悲惨的内在挣扎传递给自己的孩子们，但我很少感到要责怪她。

　　在母亲离开了18个月而家庭计划搬家的时候，父亲死亡的事件发生了。霍金斯太太对这件事的即时反应就是内疚："我知道他没了我不能活，我想是我拿走了他活下去的愿望。这就是他死的原因。"

　　一搬到波士顿，母亲就开始了全天工作，孩子们被丢在一边自行调整。她说："我从来都没有时间来哀伤，有些日子我觉得我不能再继续下去了。孩子们有一段很艰难的时期，我不知道该为他们做些什么。我在上班来回的路上哭，因为我不想让孩子们看见我在家里哭。

现在我知道我错了，因为我们从来没有相互表现我们的哀伤。我觉得每件事都压在我的肩头，这一年半的离开把孩子们推向了他们的父亲，而现在他走了。孩子们面临我要成为他们的父母，他们却真的已经不再了解我！"

孩子们现在开始感到不安了。玛利亚一直哭着，安东尼奥盯着自己的膝盖，保罗冷漠地看着母亲，用手指着她说："爸爸死了以后，她让我们去了波士顿。我们的所有东西都被剥夺了，这不公平！我们不认识任何人，唯一认识的人就是她！"他说当母亲在意大利离开他们的时候，他也感到很孤独，但是他也感到，尽管困难，他们与父亲再次有了联结。因为母亲的失职，父亲和孩子们不得不度过没有母亲的日子，这种状态至少是保罗非常在意的。他们用一种粗略的方式结束了亲近的感受。比如，父亲开始学着对保罗试图朋克的装扮容忍一年而没有过度反应，这也是安东尼奥自他们搬到华盛顿之后一直的装扮。

去年在华盛顿的事情现在可以理解了，因为这件不幸的事之后家庭有了距离感和敌对。家庭从波士顿搬到华盛顿是因为孩子们在那里太孤独了，他们说服母亲搬到别的地方。他们在华盛顿的意大利社团中有一些朋友，家庭曾在几年前被分配住在那里，所以母亲在那里找了工作。当他们到了华盛顿，保罗在高中找到了一些朋友，也开始做些一般的工作，喝酒的行为却增加了；安东尼奥从家庭中退出进入到他特立独行的小群体里；玛利亚开始与母亲争吵、纠缠，看起来更加思乡。所以，玛利亚去年学年假期时被送到意大利跟祖父母住在一起，并在那里上学，他们感觉那个地方才是家。在那里六个月之后，她觉得足够坚强可以回家了。回家之后，她开始做得很好，但是当她没有朋友的时候，她变得更加抑郁。

自从治疗支持玛利亚回到意大利之后，霍金斯太太一度因为抑郁和"哀伤反应阻碍"参加一个小组治疗，但是她不能找到内心的平静，或者找到一种对孩子们更加支持的方式。这种将母亲视作"坏客体"的观念，霍金斯太太自己也有。这意味着整个家庭没有有效的容器，尽管带给家庭帮助，但玛利亚还是试图替代母亲提供方向和容器。因此，在家庭和个人面谈的最后，我给他们的建议是开始家庭治疗，帮助他们理解他们共同的经历作为每个家庭成员广泛困难的背景。

　　会谈的结果是，家庭刻不容缓地需要更多的治疗方法。当玛利亚的勇敢面对帮她度过了最艰难的时期之后，她看起来却比在初始评估中更加抑郁。她说当家里其他人在家庭治疗中工作时，她感到被排斥在外，感到她自己的问题被忽视了，并且再次感到被抛弃了。在几周的时间内，她因过量服用了母亲的安眠药"希望可以永远睡过去"被送进了医院。她被送进住院病房，在那里有医院增加的个体治疗和家庭治疗资源。这给了她一个集中的治疗，为她和整个家庭提供了相对坚固的抱持。

　　我对自己有些自责，因为没有看出在整个家庭的混乱中，玛利亚有更加紧急的需要。我能看到反移情对我评价的影响，也参与了家庭的期望，即玛利亚会成为新的、充满爱的母亲，以回应他们对霍金斯太太作为"坏的客体母亲"的感受。当我意识到当玛利亚不再能坚持她的角色时，她广泛的抑郁就发作了。

在这个家庭中，哀悼的能力被很多事情侵入了。从母亲的角度来看，她的婚姻、和她丈夫的矛盾、她对丈夫的愤怒，以及离家的内疚在家庭评估的时候仍然还是很尖锐。当她感到内疚时，孩子们开始指控她是一个坏的、缺乏爱心的母亲，他们这样的方式代表着她自己严厉批评的内在客体控诉她所恐惧的事情。

从孩子的角度，由父母的敌对导致他们在家庭中早年生活的被剥夺，远在霍金斯太太离开并延长与他们的分离之前，这些为婴儿的焦虑和对父母作为一对夫妻的担忧埋下了伏笔。对于所有的孩子来说，在他们早年就有一种感受，那就是父亲的缺场，接着又是母亲的逃离。这对玛利亚来说特别艰难。这也是一个巡回的故事，意味着他们没有地理意义上的根，没有家。

在霍金斯太太的内在客体关系体系中，必定有一些让她做母亲的能力受阻的因素，这也被她妥协的婚姻经历加重了。我没有任何她与父母关系的直接信息，只知道她年轻时候的分离困难，这就部分预示了当她离开丈夫和孩子来到波士顿时，这种逃离可能不仅仅是婚姻，还有可能是感到因为与住在罗马的父母的重新亲近吞没了她。

孩子们迷失的经历让他们都感到抑郁、受阻、孤立，都有着绝望和渴望，渴望他们在罗马有过的虚幻的温暖。事实上，他们的母亲已经离开他们，似乎他们那个时候已经很抑郁了。也就是说，渴望拥有好的、能照顾他们的父母是孩子们共有的幻想，在这个幻想中，爱和拯救被看成死了的父亲和祖父母的本质，愤怒就集中在母亲身上，将其作为一个抛弃的形象。因为母亲自己对自身的愤怒和内疚同时并存，家庭中也在幻想层面上是一致的，即她是罪犯，应该对孩子们在情感上的孤儿感觉和父亲的死负责。

家庭经历的全部可以被描述为一个病理性的哀伤反应，在悲剧中的这部分反应得到了少量的释放，所以愤怒和责怪很安全地集中在了母亲身上，孩子们就是受害者，是抑郁的和无助的。在这样的理解和母亲分享的幻想中，玛利亚是被虐待的女儿，她代表了霍金斯太太不再能在自己身上找到爱和包容的愿望。保罗和安东尼奥则认同死亡的这一面，同时是父亲——他的酗酒、他的愤怒以及他作为距离的牺牲品，在他们之间重演了保罗用朋克的穿着对抗父亲而父亲对此回应以亲切的忍耐这一幕，现在安东尼奥一身朋克打扮，保罗忍耐着，但是他们相互需要做的是指向母亲的愤怒、指责。

这是一个愤怒和抑郁的家庭。没有单一的标准可以对此做出评价，他们相互提供抱持来分担困难，或者利用原始的家庭治疗资源来分担他们的无力，以发展出更多相互间的理解和支持。不过，他们的困难中有一个非常关键的问题可以考虑和切入，他们很难哀悼他们的丧失、分享他们的悲伤，不能顺利发展出为各自提供更好支持的方式。他们每个人都确定相互是拒绝的客体，这就是他们在相互之间或者在别的地方发现其他人有更多爱的主要障碍。

丧子的家庭案例

另外一个家庭的简短介绍填充了我们关于家庭丧失的图画。在很多方面，这个家庭很像霍金斯家庭，他们在丧失发生之前的很长时间里处在一种危险的状态。

在16岁的孩子亚伯死了之后（见第十七章），格林逊一家来找我。孩子在死之前因为"性方面有问题"找过我，所以我见过他两次。他曾描述说从一开始他就对性极端焦虑，尽管潜在的困难是对关系极深的恐惧。后来他死于酒后驾驶，是在分隔式公路途中开车撞到标杆上即刻丧命的。我给他的父母写了一封吊唁信，并说明可以提供帮助。他们在六个星期后给我打电话，要求来见我。

画面非常伤感。格林逊是一个不太成熟的男人，他经营着属于他大家庭的一家鞋店。就家庭而言，几乎没人愿意让他继续经营这家鞋店。格林逊太太绝望地忍受着他，感到他很执拗并经常狂怒，她怨恨自己不得不努力让家里人满意以继续丈夫的工作，这也是一家人的经济来源。

他们有一个20岁的儿子斯坦，这个儿子对于他们来说是令人失望的，他有诵读困难和多动症，处在不良少年的边缘。10个月前，斯坦不得不结婚，因为跟他约会的一个女孩怀孕了而且女孩拒绝流产。这个事件可能加重了他的弟弟亚伯对性和女孩的焦虑。斯坦的小家庭现在还带着个新生儿，已经开始体验到麻烦，他们开始不断转向格林逊夫妇寻求帮助，就像斯坦之前就频繁这样做的一样。斯坦和父亲的关系一直都有困难，需要格林逊太太经常予以调和。

这就很清楚了，亚伯一直是家里的希望。他们将他视为"正常的男孩"，可能加入父亲的生意。父亲对亚伯非常严厉，相互难以亲近且没有愉快感。亚伯的善良以及对人的包容（也包括其父亲）让他在家庭里成为最受喜爱的人。尽管他的学业表现平平，但他在外面的工作方式能让他的父母为之骄傲，并且看起来他们对他的希望是正确的。

他的死让父母遭受重创。他们知道喝酒的后果，但是他们感到"他一直是个好孩子"。看起来特别不公平的是，他被留下来独自承受哥哥的重负。哥哥斯坦经常以轻率的态度对待死亡，这也是家庭无止境的麻烦的来源。即使是现在，斯坦还是不能持续做一份工作。格林逊先生害怕自己可能会让他在鞋店工作这个想法。

在超过七个月的时间里，我帮助这对夫妻哀悼亚伯的死亡，并走向他们自己的生活。他们之间的痛苦和愤怒形成了主要的困难，因为只要他们感到他的死亡对他们意味着什么，他们的绝望感就会卷土重来。大概六个星期之后我开始会谈，格林逊先生开始在工作上表现得很不对劲。他开始倾向于责骂顾客，因为顾客让孩子冒险或者因为他们不喜欢店里的商品，他就会对他们发火。他不断向他的大家庭讲述亚伯死亡的不公平。在这些治疗中，格林逊太太警告他，她感到他们开始质疑要不要让他继续管理这个店，但是他很难听进去她说的话。

　　过了几个月，这对夫妻能够开始去哀悼并且共同做出努力。格林逊太太原谅了丈夫，因为她感到亚伯自从青春期开始就是被惩罚性地对待的，夫妻开始更多地关注斯坦和他的妻子，特别是他们的小孙女。带着新的能相互承载过去积累的怨恨和失望的能力，他们开始前所未有过地一起工作。过了一段时间，格林逊先生开始平静下来，格林逊太太也表现出对他很支持，并且恢复了和他大家庭的关系。他们两个人开始更关注斯坦和他的家庭，他们走出了很大的一步，与其他哀伤的父母组成一个小组并建立了一个机构的分支，用来为丧子的家庭提供支持。

　　他们结束了治疗，虽然仍存在着多年积累起来的问题，但是他们可以重新投入他们现有的家庭、富有成效的生活和相互之间的关系中。

　　这两个家庭只是来做评估，所以我未能继续他们的治疗。本书中别处还有很多例子列举了类似家庭的治疗经过，这些家庭把丧失作为嵌入他们内在世界的外来物。本章描述的家庭都经历了公开和明显的丧失，因为伴随丧失、分离和痛苦的是家庭和个体成长过程中每一阻碍的要害，所以丧失的治疗和促进哀悼涉及每一个家庭治疗的案例。

第五部分

结　　束

第十九章　家庭治疗的终止

在个体心理治疗和精神分析的文献中，对适合治疗终止的标准有了很深入的讨论（Nacht，1965；Ticho，1972）。然而，在实际操作的时候，治疗的终止总是以这样或那样的方式出现，而并非按照那些标准发生。这些方式也许因为治疗师还是一名有待提高的新手，或者是病人认为治疗已经足够了而治疗师并不这想，或者是病人搬家离开了本地，或者是他们的保险到期了，以及其它诸如此类的因素。因为在家庭治疗中，会有很多人被牵扯进来，这些环境的因素也会导致家庭治疗的结束。此外，每个家庭成员的进步很难保持一致也是家庭治疗结束的因素之一。因此，终止过程包括哪些内容需要联系治疗目标和家庭在治疗中的实际情况来考察。

当家庭治疗的目标达成的时候

当我们认为家庭治疗的目标已经达成的时候，我们可以将家庭看成一种园林艺术，这是由约翰·希尔在讨论家庭研究项目设计的时候提出来的一个比喻，这个观点对我们来说很有帮助。我们可以这样来解读他的比喻，家庭的需要可以被视为对一片花园的培育和维护的需要：对于环境中清洁的空气和水源的需要可以比喻为社会资源对家庭健康的支持；花园四周的篱笆可以抵御外来的侵犯，就相当于家庭的边界；对土壤的施肥和照顾就相当于家庭中相互分享的抱持能力；对不同的植物区别照顾意味着对每个家庭个体独特的对待。所有这些因素都在花园的经营中扮演着一种角色，并且每个行为在某一时刻都会被用上。

但是，这里是指家庭作为一个整体来照顾那个花园，而不是让我们治疗师来照顾。当家庭遇到一些挫折或暂时的危机时，治疗师会进入家庭，但并不是要接管整个家庭。我们要做的，是那些能够让园丁们更好地恢复工作所需要的事情，而不仅仅是种植一棵植物或栽种一茬稻谷。家庭治疗师怀着这样的尝试进行工作，于是工作就变成了一种干预，主要的目标集中在家庭中低于社会水平和高于个体水平的那些方面。这是一种兼顾社会和个体水平的干预，同时也完全兼顾个体心理治疗。但是，符合家庭水平的干预目标在于使那些园丁们能够以一种相当有效的方式照顾他们的花园。当我们做到这些以后，就到了结束的时候。并不是说，家庭会按照我们的方式去处理那些事情，也许他们更有可能不那么做。但是，至少这些准则能够带给我们一个概念：在何时我们应该考虑结束治疗，在何处我们还做得不够。

一般来说，客体关系家庭治疗的目标包括以下几个方面：

（1）对家庭中早已形成的投射认同这一防御方式进行识别和修正；

（2）增强家庭提供抱持性氛围的能力，以满足家庭成员对于依恋的需要并推动个体的成长；

（3）全方位地建立或恢复在家庭成员两两之间存在的核心抱持关系，由此提供他们对于依恋、个体化和成长的足够支持，继而推动个体发展的自主性；

（4）使家庭回到全面发展的水平上，以完成所要面对的发展任务，这些任务是由每个家庭不同的倾向以及家庭成员不同的需要所决定的；

（5）澄清一直以来存在于家庭成员中的个体需求，使它们能够从家庭内部获得足够的支持继而得以满足。由此我们能够归纳出特别符合心理治疗的个人需求，以及符合其他成长过程的常规需求。

治疗结束的标准

在通常的案例中，一般不会考虑来自治疗之外因素的影响，治疗目标是否达成会作为治疗结束的主要参考因素，对于家庭和治疗师双方来说都一样。即使治疗师不认同，但是对于治疗有严重问题的家庭，考虑这些因素是很重要的，尤其在缺乏明晰指导的情况下更是如此。毫无疑问，如果从一开始就有一个武断且不可更改的次数强加于治疗之上，将会使情况更加混乱。我们应该避免这种复杂而主观的考虑。就如我们在本书一开始（第二章）就重点说明的那样，在一般情况下这种理想的形式并不能达成。与治疗进程及治疗结束直接相关的因素错综复杂，使得我们所思考、所工作的内容比单纯根据工作手册进行来得更为复杂。

家庭何时会准备好？

不同的家庭会在不同的时间以不同的方式准备好为他们自己获取一些东西。当青少年结束住院治疗出院的时候，家庭会认为他们在治疗中已经做得够多了。于是他们会利用出院作为契机来结束家庭治疗，并且不会在乎医生认为这样做是否合适。另外，学期结束和青少年的暑假安排都会使家庭治疗戛然而止。在某些情况下，这些事件与家庭的内在需要没有太多关系。但是在另一些情况下，这样的日程安排会成为治疗的一种限制，并且我们能够感觉到与治疗本身有关，有些例子能够说明这种可能性。

在第十四章，我们介绍过迪基的家庭，他们利用暑假暂停治疗来测试整合家庭的能力。到了秋天，他们发现自己已经得到了足够多他们想要的东西，他们现在能够处理好家庭内的事情了。治疗师也认为他们不需要做更多的工作了，双方不谋而合。

相反，我们在同一章中也描述过沃尔夫的家庭。治疗进行了几个月，其间父母解决了复婚的问题。并且，治疗一直持续到孩子们与父母的关系达到一个较为稳定的地步才结束。在这个时候，治疗师与家庭均认为对三个家庭成员——父亲、母亲和威尔逊——分别进行个体治疗会更有意义。随后，姐姐返回家庭并愿意参与到个体治疗和家庭治疗之中。这个家庭作为一个容器有能力支持他们的个体治疗了，在之前这是不可能的。

在另一个家庭治疗中，有三个成年的孩子——两个姐姐和一个弟弟——以及他们的母亲。治疗持续了六个月，其焦点就在孩子们与母亲的关系上。尽管可以感觉到他们之间的交流在增加，但是孩子们还是会感觉到母亲依旧在否认负面情绪。因此，他们还是停留在从童年就开始的状态中：母亲无法听见他们真实的声音。母亲已经能够向孩子们说出当他们长大的时候她所感受到的紧张和孤独。但非常明显的是，母亲仍旧觉得自己被误解和中伤。当她对新墨西哥过于温暖的气候感到厌倦时，就如同发出了一个信号，意味着她对于理解孩子们的抱怨的尝试结束了，同样也意味着孩子们不得不自行完成他们的成人事务。

分析性家庭治疗有一个优势，就是有助于家庭成员理解家庭作为一个整体所要面对的任务，以及他们各自所需要面对的任务，无论是长期任务还是短期任务，也无论是源于环境还是源于自身缺陷。治疗师接受培训以分析性的眼光来看待家庭及其成员，这可以提供一种对家庭长期的、与生命周期相关的轮廓。但这并不意味着在任何情形下都必须建立长期治疗。如果治疗师发现，他与家庭建立长期工作关系是相当理想却无法实现的时候，并没有任何理由去限制他运用短程治疗的概念去进行治疗。我们期待这种分析性视角的培训和经验能够帮助治疗师在不同的条件下工作，并提供一种方式去审视那些受限制的治疗所能起到的作用。例如，当一个家庭进入治疗是因为有一个成员正在接受住院治疗时，那么在病人出院之后，家庭治疗也会随之终止；或者如果病人是一个军人，那么其家庭治疗可能会在他开始治疗数周后因搬到别的地方去而停止。这些对治疗的限制都是真实发生的。在这样的案例中，我们希望治疗师能够调整好他们有限干预所起的作用，并且告知家庭自己对于遗留问题的思考。当治疗师做这些工作的时候，这些与家庭的短暂会面会因为他们对家庭生活更广泛的理解而变得内容丰富，甚至他们能提供在其他场合下不能提供的帮助。

终止的多样性

我们将回顾治疗结束时的整个状况：有些因为治疗失败而结束；有些则结束得很勉强（比如治疗师的离开或家庭的搬迁）；而有些则是圆满结束。

老年夫妻圆满结束治疗的案例

我们在第十七章中描述过吉恩和罗丝的治疗，包括性治疗和婚姻治疗。当治疗要结束时，他们已经快七十岁了。他们用一种全新的眼光看待对方，就像在高中时的那些甜蜜日子一样。当治疗临近结束时，我开始有一种略带甜蜜的伤感。我想起吉恩的父亲在去世之前已经年逾八旬，但是他仍旧充满激情地向往爱情。我很愉快地认识到，我开始很想知道自己的晚年生活会变成怎样，我又能够给他人带去些什么。

　　我的想法正合吉恩的心意。但是罗丝却对此有着不同且更为困难的反应，她将我对安静的田园生活的憧憬视为一种粗鲁的侵犯。吉恩注意到，因为他曾经说过他已经准备好了要结束治疗，为此罗丝对他很生气，即使她也曾经同意他们已经准备好了。"我们非常亲近地一起度过了一段美好时光。但是，现在有些事情干扰了我们的生活。我觉得很困难，但是我希望能去克服它。"

　　之前吉恩曾做过一个梦，梦里的事情发生在新英格兰他童年住过的小镇。"我在波士顿的一辆电车上，期待与一位父亲交谈。那就是你在我内心所扮演的角色，我失去你就像我再一次失去我的父亲一样，并且我只有在长大之后才能找到他。在梦里我会想'在华盛顿没有电车'。"

　　这一点符合我对他和对他们充满深情的反移情。我能够感觉到在他字句里所蕴含着的温情和取悦，以及对我们的分离所带来的伤感和良好情绪的淡然处之。

　　但是罗丝说她有一些更难受的情绪——曾经有一个孩子在她的身体里，但是没有存活下来。当她的肚子渐渐地长大，那个孩子也就慢慢地死去了，令人感到震惊。这不再只是她自己的事情，而是关系到他们双方以及他们已经长大的孩子。"我父亲也死了。我曾经同吉恩分享过这样的渴望，渴望一个父亲，像天主教听告解的神父。但是我知道，我现在对你很愤怒。尽管所有的好事都来了，我跟吉恩和我的孩子更亲密，但我觉得这些年真是浪费了。"然后，她也谈到了那天晚上做的一个梦。

　　"我参加一个聚会，和很多人在一个大厅中，我们友好相处，但是我们都不再见面了。这就像我在医院里去见心理治疗师，但我并不是很想见。当我们握手的时候他很友好，我跟他说：'你希望到另一个房间去吗？'他回答说：'是的，我并不认为这个房间可以使用。’我同意并且在想‘如果这个房间一直都不能用，那么我们的治疗该怎么办呢？’那个治疗师说：‘你打算怎么办？’我当时仍旧在梦里，想‘这就像是在喝酒。我必须要自己负起责任来改善它’。”

我们都理解，这个梦在述说她对我的投射体验，以及对此所怀有的无助与愤怒。在梦的结尾，事情有了解决之道，她为自己的问题承担责任，也就是她看见过去的疾病以及现在的改善。但是她被变老吓着了，同时，她所感受到的在某种方式上已经与最初的不同了。

她问道：“最近我真切地感受到了对母亲的爱，这在以前是被我隐藏起来的。在我的经验中，我从未感受过这些。我也有一种孤独感，这很不一样，你是知道的。我的很多东西都很积极。”

“除了对我生气之外。”我说道。我能够了解这些，因为我正在忘掉因她不欣赏我而带来的愤怒，并且我也看到她那长期的愤怒和渴望，那些她曾经以及将来必须与之共存的东西。

“是的，”她说，“我已经有了变化，但是我觉得在这一刻，我对你就像是对过去的治疗师那样，他说‘当你想出如何去获得性高潮，你就成了一个女人。’但是他又说‘也许你绝不可能获得性高潮。’不过，我现在可以做到了，谢谢你。我现在真的非常感谢，别以为我不会。但是我必须要让你知道，对于那些我不得不共存的东西，我感到生气，就像你所知道的那样。”

“我了解。”我说。

我很感谢她让我知道了她的失望，也感谢她没有让我带着失败的田园梦想而离开。我认为也许有一个母亲在我身上重现，一个能听见她的失望和愤怒而不会一直拒绝和否认她内心体验的母亲。

“你有没有想过，罗丝在谈论一些好的事情，同时也谈了一些失望和愤怒，这对你们两人都有帮助？”我问道。

吉恩说："我确实这么想，我很难去了解她内心所保留的那些事情以及由此带来的感受。但是既然我做不到，我想对她来说会更困难，于是会有些东西发生在我们两人之间。不管怎么说，是她使得我们之间有了更多的情感，这一点很重要。我确实认为我们准备好要停止治疗了，但是那也确实不容易。"

我现在也理解了他的需要，他也有些对于结束的阴暗面要述说。对于童年时母亲在他面前否认父亲的愤怒，以及无法对父亲表达的愤怒，这些方面一同形成了他的问题，他将这些问题放在了罗丝身上，并因此而试图从她那里获得帮助。我感到一些兴趣和伤感重新出现。这对夫妻愿意参与的治疗，不像别的家庭那样顽固和持久，我也将失去他们了。

这对夫妻表现出了愉悦和伤感，这使得结束时的工作取得了令人满意的效果，就像是沿着正确的路在行进，尤其是那时还伴随一种在治疗师的反移情中有意识的类似的哀伤。

当停止治疗有帮助的时候终止

下一个案例中混杂了成功与失败。家庭成员并没有准备好要结束，但治疗师却认为在可预见的未来，治疗不会有更多的进展。在结束阶段，家庭中有一种阻塞感。

罗伯茨一家因为性的问题来就诊。罗伯茨先生在结婚后不久就很快对性生活失去了兴趣，而罗伯茨太太在婚前就对性很主动，无意识中选择与罗伯茨先生结婚，就是因为他在性方面的退缩，使罗伯茨太太确信他不会抛弃她。最初，我们进行性治疗，夫妇间的性能力在逐渐恢复，能够更有规律地在一起亲密。直到此时，事情变得很清楚，他们之间的问题更多出现在他们两人的伴侣关系和家庭关系中。罗伯茨太太希望去改变丈夫，就如同她曾经选择跟某个人在一起并教会他性方面的事情。她在夫妻治疗期间做了一个梦，当时她正与某个人野餐，这时罗伯茨先生骑着一辆超级大的摩托车大叫着冲了过来。他们两人都能理解这个梦里所蕴含的毫不掩饰的愿望，那就是他秘密地转变成了充满野性的男性并从别人手上赢得她。

甚至在他们与婚姻中的失望和缺乏融合感做斗争的时候，我们也能够很清楚地看到他们的两个孩子也被卷进冲突的许多方面。于是，我开始改变治疗的规律，以便只是他们夫妻两人前来。此时我们正在处理罗伯茨太太对12岁女儿的投射，这是罗伯茨太太自己那冲动、幼稚并以自我为中心的母亲的再现（参见第十九章对这个家庭的一次治疗的描述）。经过一年多的治疗，罗伯茨太太对女儿的这一投射及对10岁儿子的完全理想化的强度消退了。两个孩子在家庭中被更为个性化、更有弹性地看待。然而，夫妇两人的关系并没有更多的改变。罗伯茨太太将她的决定无限期地延后，但是，罗伯茨先生则没有变得更有弹性。在接下来的几个月中，无论个体治疗还是夫妻治疗都无法改变这些状况。

我开始认识到，家庭本身已经取得了很大的进步。但是治疗却正在成为他们不必为自己的决定承担责任的借口。对我来说，这似乎变成了一种轻微分裂的部分，以我的理解来说，它是不可改变的。于是我带着痛苦选择了妥协，即建议结束治疗。我认为他们知道我要做的事情，并且能够调整他们的能力去使用它。同时，他们在未来的某一时刻可以再次自由地回到我这里。我也告诉他们我的担心，那就是这会变成一种反作用。

对于终止治疗，他们显得很不情愿，特别是罗伯茨先生，他说喜欢被人教导。但不管怎么说，治疗都不会有现实性的变化。因为我不认为有机会为他们做出更多的努力，也因为如果坚持下去这种治疗会变成他们避免面对现实的借口。

在最后的几次治疗中，讨论的焦点集中在家庭关系中相互妥协的特质，以及他们对利用治疗的困难。我们这样做是为了让他们的注意力集中到如何快速地改变自己上，这是以他们过去并不了解的方式进行的。当我们在治疗结束阶段反复这么做的时候，他们感受到丧失治疗所带来的哀伤，这使得治疗以一种新的、更为强烈的方式进行着。但是当家庭离开的时候，他们依然对能否做得更好缺乏信心。

这个家庭中所达成的在关系上的妥协，在某种程度上我们必须接受。尽管常常会带有强烈的痛苦，但并不是每个家庭都能够跟随治疗师的带领而建立一种更好的功能状况。我们必须要有能力去结束治疗，当家庭需要已经超出我们的作用时，我们只能接受在获得进展方面的有限性，同时为将来的接触留下可能性。

因为缺乏情境性抱持而停止治疗

有时候家庭的抱持能力有很大的损害，以至于在治疗一开始的时候，其焦点移情成为中心议题，但缺乏情境移情的发生。虽然治疗也会被这种有问题的焦点或核心移情所支配，但是这种情境关系的缺乏确实会导致治疗的失败。在接下来的案例中我们可以看到，这个问题有一部分来自父母中的一方无法承担起抱持功能，还有一部分来自他们所能做的努力缺乏效果。

马里恩一家是再婚的家庭组合，因为在继子女间发生了乱伦而来接受治疗。父母双方都曾有过一段糟糕的婚姻。马里恩先生的前妻在一次精神病发作期间自杀了，当时是被3岁的小儿子发现的。马里恩太太的前夫则是一个酒鬼，并因为强奸而有过短时间被拘留的经历。

为了由这六个孩子组成的新家庭的成长，马里恩夫妻有着强烈的治疗意愿。但是，他们很难持续地付出努力以抗拒对治疗有害的诸多因素。家庭中最大的男孩子处于青春期，是这一乱伦事件的主导者。在治疗中，他的戏谑被其他两个小一些的男孩子所模仿，他们一个11岁，另一个5岁。这个大哥会用各种行为来扮演一个移情性的领导者，比如将画纸当作纸团打仗，在言语中嘲笑我们的干预，很多时候男孩子们停下来去拆开玩具或撕毁女孩子们的画。

同样，在过去几年当中，其他孩子会跟着他去尝试性活动。与这个家庭一起工作是一件很困难的事情，工作是在协同治疗的模式下展开的，我们常常会感到难以独自面对，必须寻求另一个治疗师的协助。但是，我们在改善家庭抱持的方面进展甚微。于是在治疗开始几个月之后，我们告诉这个家庭，尽管父母表现出了很好的合作性，但是只有对两个大一些的男孩子进行持续性关注和强力干预，情况才会有所变化。虽然家中的次子确实曾因为先天多动症以及学习与行为障碍接受过长期住院治疗，但是父母无法接受我们针对长子所做的建议，尽管他持续地在一位治疗师那里做每周一次的心理治疗，不过这对于他不断增加的人格问题和少年犯罪行为还远远不够。

对这个家庭的治疗始终都受到不断增加的破坏性攻击的主导，以至于在家庭治疗中我们无法提供必要的帮助。鉴于此，我们建议结束家庭治疗，转而以个体治疗作为延续。个体治疗主要针对那个5岁的男孩和即将进入青春期的女孩进行，女孩就是这些乱伦行为的主要对象。我们其中的一个治疗师将会定期对夫妻进行治疗工作。结果证明，这几种治疗结合在一起的方式也无法取得很好的效果。但是，似乎在所有可能有效的方式中，只有这样做才能够获得最好的效果。

在咨询后突然结束

当我还是住院医师时，我曾经观摩过南森·阿克曼所做的治疗演示，那是我治疗的第一例家庭。那时我正在处理这个家庭当时的问题：他们17岁的儿子患有学校恐惧症。这种恐惧源自母亲的依赖以及她的内疚感，那是对在她青春期时去世的兄弟的一种反应。父亲对治疗显得很被动，就像儿子害怕学校一样。在与阿克曼访谈的时候，父亲并没有出现。阿克曼对此进行了处理。在访谈中他问那个男孩有没有想过邀请母亲去参加学校的舞会，想以此来全面并富于表现力地探讨他与妈妈留在家里所出现的俄狄浦斯情结。听众们都喜欢这个问题，我也不例外。不过，这也是我最后一次见到这个家庭。

即使在治疗中没有被"大师"所刺激，这个家庭也完全有可能会停下来。在与家庭进行治疗的时候，我们都会犯下类似的错误，特别是在一种教学式的咨询中，我们会变得富于表现或力求有趣味。因此，无论是作为治疗师还是老师，谦逊是很重要的。在最初的访谈中，小心地处理阻抗并将注意力集中于情境移情，要比探究防御以成就我们自己作为优秀治疗师的虚名来得更为重要。

因治疗师或家庭搬迁而过早结束

有些治疗会因为外在因素而受到限制，比如日程安排、搬迁或者治疗安排上的改变，这些都是外界强加在治疗自然过程之上的。这其中也包括治疗师到某个机构去工作，以及家庭中某个成年人的工作变动。如果家庭不能充分理解将孩子留在家庭中的需要是一个问题，那么孩子去上大学也会成为强加于治疗中的限制因素。在面对这些变化时，治疗师会认为家庭是短视的，竟然允许这些外在事件左右治疗的持续。也有一些案例中家庭会坚持将送孩子去上大学，即使治疗师怀疑孩子是否有能力做到独立。细致地解释和修通能够将治疗延续到自然结束。当治疗师对于治疗计划有某种程度的决断时，问题就变成了家庭将外在限制作为一种防御在使用。不管怎么说，即使治疗师认为这些外在因素都是被家庭想要从治疗中逃开这一动机所驱使，也不一定能将这一观点证明给家庭并劝说他们继续治疗。

　　还有一些环境因素会超出家庭和治疗师的控制范围，比如治疗师培训计划的周期，或者病人军事计划的周期等等。这些时间上的限制可以被用来压缩哀伤的过程，并证明家庭中丧失的影响。这种带有时间限制的家庭治疗脱胎于短程治疗的规程，这种规程设计了一定数量的治疗次数，并将焦点放在丧失和哀伤过程以阐释病人的问题所在。

　　在动力性和精神分析性心理治疗中，短程治疗有一种特殊的位置。巴林特和他的同事们（1972）证明，在短程治疗中使用精神分析的解释技术是可行的。从那以后，曼恩（1973）、席福纽（1972）、马伦（1975）以及戴文陆（1978）等人对短程动力性心理治疗的技术进行了大致的描述。曼恩曾将短程治疗定义为一种有限的过程，它围绕着对于治疗不可避免的结束所导致的哀伤而进行，这一过程将成为病人处理生活中其他丧失的一种基本模式。这比较接近诺曼·保罗（Paul, 1967; Paul & Grosser, 1965）对于家庭中哀伤的核心角色所做的早期工作。席福纽描述了短程治疗用于一种强烈的以治疗目标为焦点的工作，在这一工作中治疗师既可以有目的地挑起焦虑，也可以利用伴随危机的焦虑。我们关于短程家庭治疗的概念也是基于这些理念的。

　　如果因为来自环境或家庭自身状况所导致的治疗之外因素的影响而使得家庭治疗不得不被压缩，那么我们应该充分利用时间来检视家庭问题及其特征，来标识出最近出现的危机，并帮助家庭为今后的生活做好准备。如果限制来自家庭成员对他们自身需要的看法，那么我们应该小心地沿着正确的路线行进，在对他们的短视进行解释和接受他们有权利设计他们的治疗目标之间取得平衡；如果限制来自强加在家庭之上的外在因素，那么我们工作的一部分是帮助家庭成员理解外界现实对他们生活的影响，另一部分则是要让家庭留下一个印象，一旦他们能够控制好自己的生活环境并协调好治疗时间，就能够得到一个长程的家庭治疗。在这两种情形下，我们都应该完成一个有限度的工作，以帮助家庭去理解什么是他们需要的但是现在仍然缺乏的。要注意，不要采取冒失的干预强加给家庭一些可能还不足以说明什么的观念。

这种利用结束来突显家庭对于丧失反应的方式，对于任何结束阶段的工作来说，都是治疗过程的一部分。正如在一些精神分析的过程中一样，处理对治疗师和治疗环境的丧失都是家庭治疗的一部分。下面的两则案例会说明这一点。这两则案例展现出当家庭因为他们无法控制的职业原因必须搬迁时，在与治疗师分离的过程中某些主题会再度出现。

在不完整的治疗中的哀悼过程

一个看起来很有才华的被督导者在培训中报告了他在咨询中所见到的邓斯坦一家。邓斯坦夫妇将邓斯坦太太前一次婚姻中的三个孩子带进了治疗中。15岁的女儿蕾切尔拒绝见她的亲生父亲，她声称，在最近一次探视中他对她有过性骚扰。然而她的两个弟弟对父亲则表示出亲近，其中8岁的男孩路易斯对缺场的父亲有一些认同，并抱怨妈妈和继父的搬家使得他离开了父亲。因为继父参加了研究生培训计划，这个家庭临时搬到了华盛顿。

家庭治疗是以夫妻治疗和对女孩的个体治疗同时展开的方式进行

的。在治疗中，我们可以确定存在来自父亲的性骚扰。这有可能与母亲自己对原生家庭投射的体验有关。在母亲童年的时候，她就利用性的方式来接近男人以获得对她的照顾。母亲在夫妻治疗和家庭治疗中都能够向同伴们分享她对前一段婚姻的感受并去哀悼她所缺乏的有效照顾，正是这些让她成了今天这个样子。我们也可以将此方式与她选择第一任丈夫相联系。治疗工作做得并不容易，因为邓斯坦夫人具边缘型人格障碍的同时还极具表演性和创造性。她表现出该诊断所包含的各种特征，如容易失控、容易感到空虚、突然出现暴怒等。但是，在治疗的过程中夫妻之间的关系变得更强韧了，并且蕾切尔和路易斯也在改善他们在家庭内外的人际关系。比如自从发现父亲对男孩子也有着确实的边缘性侵犯之后，路易斯开始能够利用来自继父的新支持来哀悼对于亲生父亲关系的丧失。

经过一年的家庭治疗，邓斯坦先生完成了他的硕士学位，于是家庭准备回到俄勒冈，孩子们的亲生父亲就住在那里。这一次家庭不得不去哀悼与治疗师关系的终止。家庭认识到他们成长了许多，但是在治疗计划完成之前必须结束治疗令他们感到害怕。在面对这一威胁的时候，害怕和惊恐弥漫在整个治疗过程中。邓斯坦太太第一次开始责备丈夫和治疗师，认为他们没有照顾好自己，对自己没有帮助；孩子们看上去情绪低落；而邓斯坦先生则显得非常无助。在个体治疗中，蕾切尔再次对母亲表现出愤怒，并且以诱惑亲生父亲那样的方式来诱惑治疗师。

在反移情反应中，治疗师开始怀疑治疗的有效性。尽管到目前治疗还是令人满意的，但他不知道家庭能否处理好这一丧失。此外，治疗师感觉到家庭对于他帮助他们的能力表现出一种突兀且冷酷的攻击，他觉得受到了伤害。在督导中，他能够理解这是一种初始问题的重现，并理解这种情形为触及客体丧失问题提供了新材料，虽然它们始终是潜藏在表面问题之下的。

　　带着这样的理解，新的问题可以被理解为家庭与个体在面对丧失治疗师时的退行反应。这种丧失不仅包括治疗师对他们每个人来说都是很重要的一个人，也包括失去治疗性的抱持环境。这些对于他们形成相互帮助的新能力意义深远。在他们必须离开之前，治疗进行了三个月，并取得了较好的结果。最终他们变得更安静了，并且能够修通对于离开治疗和治疗师所带来的丧失感，他们能够重新获得更高水平、更为成熟的相互支持和依赖。他们强烈地感到，在俄勒冈也需要治疗，他们也非常感激已经做过的那些治疗，并且对于他们能够处理好更多的事情表示乐观。

在面对结束的时候，这个家庭认识到他们无法停止治疗，他们已经变得重视并信任治疗师和治疗工作。但是不管怎样，这个结束过程还是刺激了他们的成长，可以认为这一工作为他们今后寻找另一个治疗情境铺平了道路。

　　在接下来的一个案例中也出现了相似的情形，虽然具体的细节有所不同，但是同样取得了令人满意的结果。

　　对皮尔森夫妇和他们九岁女儿茉莉进行治疗是一件很困难的事情。皮尔森先生有分裂和边缘型人格障碍。他认为外界都在指责他，并且很难与之探讨感受。皮尔森太太具有表演性人格障碍，她来自一个缺乏关爱的家庭环境。她曾经数次将自己关在储藏室，以免自己会伤害到茉莉。皮尔森先生和太太都曾经接受过住院治疗，在精神病状态和自杀方面有过短暂的疗效。这个家庭被冠以"不可治疗"的结论，一位颇为资深的家庭治疗师接手了对他们的治疗。在治疗师的建议和坚持下，皮尔森家庭平静下来，并且在接下来的两年中有规律地接受治疗，最终他们要求将治疗频率增加到一周两次。开始的时候，家庭中存在一种精神病性的代偿机能减退，尤其是在皮尔森先生那边。同时，皮尔森太太会习惯性地在某一时刻离开家庭一周，以避免对他们发火，避免感到他们在对她设置陷阱。茱莉对每一次治疗都投入了很大的关注，她画了很多长着巨大牙齿的怪兽和动物。随着治疗的进展，她在画中怪兽的牙齿上画了一些牙套，并且让怪兽的嘴巴也发生了改变，它们是为了获得营养和说话而存在的，而不像过去那样只是为了撕咬。

当父亲因为工作需要接受调任的时候，家庭在治疗最终结束之前还有六个月的时间。他们退回到治疗开始时摆在他们面前的问题上，但是随着治疗师持续地解释说这是对丧失的反应，他们渐渐能够清楚地表达出对丧失的体验以及对治疗师的依赖感。

这时，皮尔森太太做出了一件令人完全意料不到的事情：她找到了一份工作，这样就能够每周回到本地要求继续接受治疗师的治疗了。治疗师欣然同意这样做，当这个想法一被同意，皮尔森先生就立刻建议他们可以每隔三四周一起回到此地继续这个治疗，这个提议被接受了。治疗工作在前面的基础上得以继续下去。有许多事情随着哀悼出现并且得以解决，这为重新开始的会面提供了基础。

在这一案例中，治疗师同意了家庭提出来的新的治疗安排，他不清楚这是不是与家庭一同在回避治疗结束所带来的哀伤。而督导师认为，在治疗的最后阶段并没有出现家庭所需要的结束过程，因此治疗师没有理由拒绝家庭关于继续治疗的建议。这个母亲对于个体治疗的要求表现出她获得的一种新能力，她能够转向别人求助以处理她所发现的威胁。那个父亲能够同意表现出对治疗的一种责任，这是他过去所不能做到的。在这个例子中我们可以了解到，重要的并不在于我们谨守教条把结束过程看得有多么神圣，而在于关注到家庭所需要的东西。

接下来的一个例子呈现了一名治疗师的反移情，他认为有很多事情还未完成，但是因为培训轮转期结束他却不得不终止。

治疗师离开导致对丧失的反移情

这个家庭有一个在大学做教授的父亲，有些偏执并且防御很深；母亲则患有慢性精神病，有着单一化的人格；家里还有两个孩子，大女儿刚刚进入大学，曾经有过短暂的精神病发作，现在在很多方面都有她母亲的性格特点，不过随着时间的推移她的社会功能变得越来越差了；小儿子很敏感，在智力方面有很好的表现，家庭对他寄予很多的期待，希望他能有一个更好的未来和持续的发展。

女儿的问题无法解决，这使得家庭有一种对儿子过分投入的倾向，同时因为家庭对母亲的状况无能为力，也使得家庭对女儿感到担心。经过一年的治疗，父亲变得能够对其他成员多一些信任了，并且能够向大家述说自己对婚姻的失望。父亲的变化帮助母亲对他有了更多的反应，同时也在一般意义上有了部分的好转，比如她可以在教区里参加一些社会活动。接着，因为对母亲的认同，女儿也有了改善。小儿子能够更为直接地说出对自己心理健康的担忧，以及那些家庭过去强加在他身上的东西，还有强加给他的过分保护。

当这名年轻的男治疗师因为在精神科实习期结束而将要离开的时候，他对这个家庭以及他们有限的能力感到失望。但是家庭的能力有所改善，能够去表达他们的感激之情，并且母亲的好转令家庭感到满意。此时，儿子向父亲提出来希望能接受更多的个体治疗以探讨在他身上还没有被发现的事情。父亲采纳了他的建议。

治疗师感受到了一种很特别的丧失，他不能再对那个男孩子进行治疗了，他意识到那个男孩子对他的认同。正因为这样，他无法向家庭提出关于这个男孩子的建议。经过这一过程，治疗师对于丧失的反移情是一种混合物，其中有他自己失去与家庭一起工作的机会，另外也有他对家庭的悲伤和失去机会的体验。他了解到对家庭有帮助的是他们能够信任他并与他一同工作的经历。由此，他以一种新的方式去体验了这一丧失。

这个家庭展现了对丧失的一种复杂体验。丧失治疗会带给家庭数年的空虚的渴望，但也能使他们以一种修正的方式去体验这一点。不管怎样，治疗师的离开让家庭丧失机会，这使得家庭能够表现出他们对于悲剧和失败的承受力。治疗师的离开也包括他能够意识到自己提供给家庭的有限性，这一点既是因为他无法长时间留下来，也因为他们所固有的有限性。

当家庭治疗转为其他治疗形式时的结束

当家庭治疗只是夫妻治疗的一部分，或是家庭提出结束家庭治疗而其他大部分或全体家庭成员的其他治疗继续时，分离的意味就不会那么浓烈。当然，如果有一些家庭成员不跟进，那么他们就需要机会来表达他们的哀伤。

乔丹和潘妮夫妇两人因为婚姻问题来找我做咨询已经有六个月了，一部分工作围绕他们与女儿的关系进行。女儿是潘妮前一次婚姻中带来的，正处在青春期晚期，这给他们带来了很多的麻烦，同时她不愿意搞好学习，也没有动力来接受治疗。夫妻治疗的另一部分工作聚焦于他们的婚姻还能不能维持下去。潘妮发现乔丹对她无动于衷，并且有意疏远她，而乔丹反倒认为潘妮会命令和控制他。

经过夫妻治疗，他们了解到那些特征性的投射源于他们的内心客体世界，于是他们开始收回各自的投射。当他们这样做的时候，他们的女儿在学校里开始有了一些好的表现，不过很清楚的是她不可能做得更好了。经过这一阶段之后，我要他们各自寻找个体治疗。起初，乔丹很难与他的治疗师建立关系，这是因为有许多使他无法处理好婚姻的问题同样也干扰了他与治疗师的关系。潘妮发现，自己很容易去建立一种强烈的治疗关系。一年之后我见到他们，他们都在个体治疗中有很好的进步。现在，当他们能够认识到在争斗中所投射的内容时，他们就能够很快地停止争吵，并且每个人都能持续地意识到他们都有自己的事情要去做，尽管潘妮声称她比乔丹做得更多。

现在，我们可以认为夫妻治疗按照常规在发展。我们结束了治疗，并且留下一个附带说明：当他们中的任何一个人觉得有必要的话，都可以再来找我。之后，我们用了三个多月的时间来确认他们能够自行处理好家庭事务，并且一同来结束我们的治疗。在这一段时间里他们双方都表现出了一种焦虑，担心如果没有夫妻治疗他们就做不了那么好，并且他们也谈到了对我的思念。不过，那种必须自己处理的焦虑并不明显，因为他们每个人都觉得已经获得了足够多的资源。在接下来的两年多时间里，他们分别发展得很好，婚姻也变得更加牢固。当我最后见到潘妮的时候，她说他们个体的成长使得家庭更为亲密并且看起来会一直持续下去。

在这个案例中，哀悼的感受不是非常强烈，因为消失的治疗氛围仅仅是一种相对的消失。他们每个人的个体治疗淡化了这种感受，使得他们仍然感觉到被支持——在他们变得成熟的过程中被支持。丧失集中在他们要失掉的治疗师这个人身上——这是一个他们感觉到很友好的、对他们很有帮助的支持者。而对于他们温和的焦虑来说，这种确定的治疗设置是他们幸福生活的重要元素。

结束之后的转诊

当家庭计划转诊到另一位治疗师或另一个协作治疗团队处继续接受治疗的时候，结束治疗的过程也会有所不同。在这个案例中，哀悼与推进的过程必须着眼于那些将会随治疗师离去的部分。这是一种有用的探索，已经从治疗中获得帮助的家庭将会对治疗师有所投注。尤其是在治疗进行顺利的时候，我们常常会对治疗师很有好感，我们会真的失去一个对我们有帮助的人。然而这不像治疗之外的生活，在治疗中我们不断地审视这些丧失，丧失就会变成我们成长和学习的经验。

有很多病人喜欢他们的治疗师，这些治疗师都不愿意去面对家庭因为要离开而有可能呈现的愤怒。在经历结束的治疗中，关注哀悼过程尤为重要，并且家庭要认识到有一部分丧失感源自离开的那个治疗师。在情境移情中被抛弃的家庭会将愤怒直接指向他们，而不是朝向作为探索者的新治疗师。如果离开的那个治疗师没有澄清和接纳这个愤怒，就会存在实质的危险，家庭会将这一情境性移情固定在新的治疗师那里，而不能建立一个新的联结。

在临床和私人执业治疗中转介家庭

在任何情况下，这种危险都是转介家庭治疗失败的主要原因（这一点等同于在临床治疗中个体治疗病人的转诊）。一种解决之道就是，在新的治疗框架建立之前，拿出一段时间来作为治疗师离开之后的哀悼期。在数周或数月之后，可以由一名资深的临床工作者对家庭重新评估，以明确接下来家庭的需要和近期的任务。在这一点上，了解自己后续需要的家庭会更少地抱着哀伤与新治疗师对抗，因为这不是过去的那个治疗师。

在私人执业的治疗中，转诊比较不常见，治疗师离开的情况更为少见。转诊的需要更多来自一些家庭的原因（比如，我们前面讨论过的家庭的搬迁）。这种因为家庭的因素而产生的变化较少对情境移情带来一种开放的、愤怒的攻击。但是，家庭常常会出现对治疗师的潜意识愤怒，就像是治疗师要抛弃他们而不是他们要离开治疗师。家庭成员们会认为，允许他们离开或终止他们之间的联系是治疗师的过错，这就像青少年离开家庭去学校，他们会对父母产生抱怨一样，因为他们让他去冒这样的风险。这种投射的根源在于青少年理所当然地认为父母要为他们孩子的幸福生活承担责任。任何这种焦虑都反映出他们抱持能力的不足，这样的压力超过了他们的承受能力。然而，年龄并不能消除对我们的这种移情，期待我们对病人的安全和幸福承担责任。

带着结束过程中的这些变化，我们的问题是，应不应该转诊一个已定的家庭，或者应不应该建议家庭在重新开始治疗之前接受一个稳定期。对于很多家庭来说，最有可能的是让治疗师和家庭有一个短程治疗来相互适应，并根据其自身的节奏和整体性来安排短程治疗。如果进展顺利，那么这一评估阶段最后的任务就是评估家庭现在的情况和接下来的任务。

在另外的案例中，治疗会按着治疗师通常所做的那样开始或结束，并且在开始和结束之间会发生强制性结束。在这种情形下，家庭和治疗师就需要一同小心地审视，以判断是否应该鼓励家庭做一次"暂停"，或者家庭需要并准备好直接开始后续的治疗。前面我们曾经谈到过，这种审视包括分享哀伤。

当治疗师接受家庭的转诊时

当我们接受以前在其他治疗师那里接受过治疗的家庭时，我们必须在每一个层面处理好他们这样的一段经历。首先，去见一名新的治疗师会激起对前任治疗师的丧失感。新治疗师要做的事情就是直接去问关于前任治疗师的事情，比如他是怎样的人等。不要让家庭和成员个体用含糊的词句表达，并且治疗师要理解和忍受他们持续的依恋和矛盾情感。这种对前任治疗师的移情将会妨碍家庭与我们建立起情境性移情，因此我们需要在第一次访谈中就对此进行工作。其次，对前任治疗师的焦点性移情也是家庭生活史中的一部分，也同样需要处理。在此刻，这一点与家庭生活史的其他部分同等重要。换句话说，前任治疗师已经成为家庭内部客体关系的一部分。当我们准备好愿意去接手工作的时候，我们可能会厌烦去听到一些其他治疗师的事情。因此，记住这是转诊工作的一部分将会对我们有帮助。家庭采取了一种与前任治疗师相关的防御，他们害怕与我们一起工作并再一次被抛弃。在某种程度上，当我们理解了这些以后，家庭能够接受我们的解释。如果不做这样的工作，转诊治疗将不会成功。

终止治疗的客体关系

我们回顾了在结束过程中的几种主要过程和所需要做的工作。虽然一个设定好的结束会强调一些方面更甚于另一些方面，但是林德曼（1994）和鲍尔比（1960）描述了对于这一伤感过程的一般性指导，并且帕克斯（1972）也做出了详细的阐述。

否认

否认会以各种可能的方式出现，家庭及其成员有可能以此来处理他们结束时的失落。我们知道，家庭成员的感受都有所不同。有些人在意识层面显得乐于离开，然而其他人却显得不安和失落。每个部分都应该被关注，并将其视为处理许多家庭所展现出的丧失体验的一个重要组成部分。

愤怒的抗议

时不时地会有一两个家庭成员谈到对治疗师的愤怒，并诋毁治疗师和临床工作；或者有时愤怒会被大声地直接说出来，由家庭中被允许表现愤怒的某人说出，而其他人有类似的感受却不会承认。例如，家庭经常会有一名怪里怪气的少年跳出来抱怨治疗，通过这种方式来表达一种对"家庭教练"——治疗师的重要情感，此时此刻，探索这一愤怒在其他人中间的反应非常重要，可以揭示出愤怒的归属，以此来触及潜藏着的失望，并发现接踵而来的家庭的恐惧。

悲伤、抑郁和绝望

在每一个丧失的案例中，以成熟的方式来处理与依恋有关的失落和修正矛盾情感时，接纳并忍受抑郁和悲伤是很重要的特征（Zetzel，1965）。在梅兰妮·克莱茵（1935）的著作中，这就意味着对抑郁位态的修正，其目标在于与一个既令人感到愤怒又让人感受到爱的客体建立关系。

在结束过程中，呈现对于失去治疗师的伤感和对于家庭状态的伤感，是哀伤相当重要的部分，尽管这样的伤感不一定总是与失去治疗师有关。对于那些更为自恋的家庭，以及对治疗本就不满意的家庭，丧失更像是一个机会，更像是失去一件事情而不是失去某个人。因此，对于治疗师来说，要去探索这样的失望更为困难，但也正因为这样，我们所要做的就更为重要。对于显得更为无助的家庭，或以抑郁症为主的家庭，绝望感更加突出，这些必须被理解为精神问题的再现。费尔贝恩（1940）和冈崔普（1969）曾经帮助我们对此进行过理解，被治疗师抛弃在家庭的内在世界中印证了家庭的不好和无价值感。在治疗性的框架下，这对他们来说这常常意味着他们是不好的病人，不能得到帮助。因为客体是坏的，如果客体忽视和惩罚自体，那么自体就没有希望了，因为我们无法做任何事情去改善客体。内部调节机制为了让自体感到有希望，就反过来转为谴责自体是不好的，于是就可以维护好客体的想象。当人们能够改善自己的境况时，客体也将会变得更好。费尔贝恩（1943）将这一点称为"有条件的"坏——也就是说能够去改善。

这一点可以解释病人对于丧失的一种经常性的反应。他们会变得自我谴责、自我贬低，而不是将愤怒集中到治疗师那里，或者允许自己去体验丧失所带来的哀伤。家庭会将愤怒转向内部，责备他们中的一员"表现不好"，以此来解释对于治疗师的丧失。无论何时，当重复的丧失出现时，内在的愤怒与无助的绝望感之间的紧密关系是很重要的，尤其在结束治疗的过程中。

为再联结做好接纳和准备

无论家庭是准备好自行往前走，还是计划与另一位治疗师"再联结"，接纳的过程都是很重要的。在我们真正结束治疗之后，在我们对丧失带来的影响完全了解之后，这一部分的工作就会出现。然而，通常哀伤的这个方面会有一些征兆，家庭会开始想象他们可能会去做的事情，或者是他们设想治疗师会如何看待他们，会在将来的某一刻来看望他们。当无法做到这些的时候常常是一种信号，表明存在未显示出来的针对治疗师的愤怒，或者是在先前的治疗中存在着未被释放的抑郁和无助，这些都是应该被关注的。这并非意味着结束的过程会一帆风顺，但是只要有可能，我们就应该理解并解释这种阻塞的特质。

对于再联结能力的浮现，最重要的是与家庭成员放弃治疗抱持的亲附有关，在这样的亲附中他们得以对相互的抱持能力重新工作。对治疗和治疗师的这一方面进行哀悼可以促进家庭成员之间的再联结，尤其是可以吸纳良性的依恋关系，分享抱持能力（这些曾经是由治疗师所给予的）。这些必须被交回给治疗师，但如果治疗师能够很好地离开，那么家庭将能够以一种被修正的、成熟得多的形式重新吸收。

终止时的移情和反移情

我们曾经谈到过的很多内容，会被看成对结束阶段家庭带给治疗师的移情的描述。现在再一次说明，在与整个家庭工作的时候，情境移情就是最焦点的主题。在夫妻治疗中，丧失会在焦点移情中占有很大的一部分。甚至在个体治疗中，大量的丧失感会直接指向治疗师抱持性的丧失。此时，移情回到治疗最开始的时候。在所有形式的治疗中，早期的移情主要是围绕治疗师作为一个容器的能力而形成的。于是，治疗师的离开就完成了一个轮回，以一种方式将治疗的终结带回到治疗的开始。

在使得家庭以积极的方式离开治疗这方面，治疗师对于结束治疗的反移情至关重要。当我们开始计划让家庭离开的时候，就相当于是结束临近了，我们将会感受到与家庭成员呈现出来的情感所互补或相似的情感。当这个家庭对治疗感到失望，或者是有一名成员很棘手时，我们就会感到得到解脱——这有可能也是家庭对我们的体验。我们会因为他们的离开而感到愤怒，就像是我们的服务因此而遭到诋毁。而在那些带着愤怒离开治疗的家庭中，这将是非常重要的情感。或者我们会喜欢他们，会感到一种深层的个人丧失，或者是混杂了失落与骄傲的感觉，就像当孩子长大了父母将其送出家门让他们去过自己健康的生活一样。

想象和情感的疆域是无尽的，如同家庭带给我们的想象和情感一样复杂多变。哈罗德·尔斯（1979）曾经教导我们探索治疗师对病人的成长和病人的离开的反移情、治疗师决定停止治疗的最佳时刻，以及停止治疗对病人和家庭来说的重要意义。

最后一个终止治疗的案例，涉及我们中一人的第一个病人和第一个持续家庭治疗的案例。这个案例曾经出现在第一本精神科著作中，现在也出现在这本书的结尾，就像是以此来完成这本书一样——至少在此时是这样的，这是一个对家庭进行研究的循环，一场与这个家庭一同展开的奥德赛的冒险（Scharff，1969）。

家庭治疗与个体治疗同时终止

在我刚刚成为一名住院医师后不久，我就第一次见到了茱迪，那时她14岁。她被送来接受住院治疗，因为她一次性吞服了100片阿司匹林。此前，她曾经在别的医院有过两次短期的住院经历。她的成长经历颇为复杂。她有一个抑郁且边缘型人格的母亲，曾经在茱迪4岁时强迫给她喂奶，而这时她已经断奶很久了。茱迪跟她的父亲有一种带有过度补偿性质的俄狄浦斯情结，并且有一种带有性意味的紧密关系。在她9~10岁时，父亲去世了，而她与长一岁的哥哥发生了乱伦，并且在这次住院之前的一年中，她一直都存在性乱。在住院期间，她被诊断为边缘型青少年，我对她进行高强度的心理治疗，与此同时，另外有一名社会工作者会见她的母亲和继父。

茱迪在病房里不断地出现自我毁灭的行为，在经过6个月的住院之后，由于我们没办法继续阻止她的行为而将她转介到另一家医院。这一次仓促的转院使得她的治疗有了进展，在治疗中创建了一个情景，即通过失去我的移情再现了她对于失去父亲的体验。但是，这一次的丧失不是永久性的，因为在她出院之后，茱迪又回到我这里继续接受治疗。她的自我毁灭行为停止了，变成了一名受约束的青春期中期的少女，并且很快有了很好的行为。

当茉迪的父母在家庭治疗中变得越来越能够全面地看待问题后，他们也能够接受最先由茉迪所提出的建议——她的弟弟也需要接受治疗。茉迪强调，11岁的鲍勃似乎在为家庭中的其他成员承受惩罚。在父亲临死之前，鲍勃还在母亲胎中，当他出生时，父亲已经去世了。在他的幻想中，母亲必然是很抑郁的。鲍勃在3岁的时候被格林先生所收养，另一个孩子也被收养了。这样的情况下鲍勃也需要被评估，家庭治疗则被提上日程。最初，这个提议使得茉迪非常惊讶。她认为家庭治疗是由我与那位社工来进行，这就意味着我将抛弃她。几周以后，茉迪接受了这一安排，并且在会谈中变成了一个有帮助的附加治疗师，在探索和处理困难主题的时候起到了领导作用，并为家庭提供支持。

家庭中有五个孩子：茉迪现在17岁；她18岁的哥哥汤姆从大学回到家里，偶尔也会出现在治疗中；茉迪的妹妹德布12岁；鲍勃11岁；4岁的山姆是家里唯一再婚后生育的孩子。这个家庭成为一个整体，热切地投入到治疗中。他们对治疗很重视，要开车一个多小时来参加每次的治疗，然后会在几个水平的主题上展开讨论。

在一次治疗中，他们带来了一个"家庭的梦"。格林太太说在上次治疗之后回家的车上她做了一个梦，她认为梦与其内疚感有关，因为家庭选择了鲍勃。在梦里，鲍勃面对一只友好的狮子，这狮子有一头紫色的鬃毛，她不知道是不是应该去保护鲍勃，在梦里鲍勃是一个小婴儿，此外，她甚至都不知道需不需要对此状况进行评估——狮子真的友好吗？

她将这个梦与在鲍勃小时候她对他的忽视联系在一起。格林先生认为这个梦与她不能信任男人有关，就像她经常不信任他。也许"狮子（lion）"的意思是"躺下（lying）"，格林太太说在梦里她觉得鲍勃被救回来了，然而也许她却不能被救。鲍勃则将焦点转移了，他说也许狮子指的是他的小弟弟山姆。与此同时山姆正拿着一个球，他加入治疗中并画了一幅画（图19.1）。他问有没有人注意到他父亲曾经在治疗中戴过的紫色领带，他的这幅画名为"安迪，紫色的狮子"。我对这些话的反移情是"大卫在狮子洞穴里"，我在那一刻有一种完全的确信，大卫是圣经里的一个英雄的全名，他被置于危险之中。我花了几分钟意识到了我在想法上的小错误，也就是我感觉到被家庭所攻击并被鲍勃所认同。

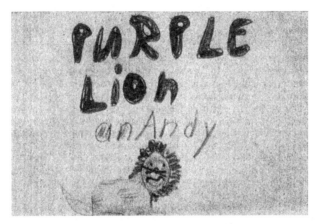

图19.1 山姆的"安迪，紫色的狮子"

在整个会谈过程中，家庭都在讨论对鲍勃和格林先生的投射，结果是使我感觉到身处狮子洞中。随着时间的过去和体验的加深，我现在理解到那个梦部分地表达出家庭的恐惧，他们担心我和协同治疗师无法为他们提供足够的抱持环境，这一点在治疗接近结束的时候就已经有过预兆。

当我们将治疗推进到距离结束很近的时候，家庭确实退行到他们的内心斗争中，他们不知道在没有我们的情况下应该怎么做。茱迪觉得已经做好了结束的准备，她将去上大学，但是其他人还没有准备好。我们会停止治疗，并不是因为家庭的决定，而是因为我的训练结束了并且要离开这个城市。对于茱迪个人来说，因为她在秋天要去上大学而且事情都在按部就班地进行着，所以她到了一个自然结束的时候。但这并不能成为家庭治疗结束的理由。家庭要处理他们的担忧，在还需要继续探索其他主题的时候，结束治疗是一件很仓促的事情。

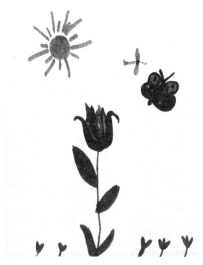

图19.2　山姆的"郁金香、蜻蜓和蝴蝶"

比如说，在离结束还有八周的一次治疗中，茱迪说她认为在鲍勃和德布之间有一种感情，这种感情与她和哥哥在乱伦时候的感情不同。对此，鲍勃开始不断地哼哼，而德布则唱起了披头士乐队的《嗨，朱迪》这首歌，意思是忍受与克制能够变成一首歌治愈伤感，抚慰受伤的心。这看来在我们之间达成了一种理解，那首歌是关于在治疗中的治愈体验。与此同时，山姆又在忙着画画。他画了一株郁金香，有蜻蜓和蝴蝶围绕在四周，太阳则悬挂在头顶（图19.2）。当我们问他这是什么的时候，他说那些昆虫是他和弟弟鲍勃，他们围着姐姐德布飞来飞去。不过，也许那被围绕着的是母亲，那个太阳则是父亲对着家庭在微笑。我们都同意，那被家庭所毒化的感受以变相和幽默的方式得到了处理，一切都很有创造性。

现在，我自己对于失去这个家庭的反应出现在了意识中。我感到我就像是家庭中的一分子，我在专业上与这个家庭共同成长。在次一级的层面上，我的助理治疗师也有同样的感受，因为她也是从这个家庭开始从事家庭治疗的。这种感受同样出现在我与茉迪个体治疗的结束时。

跟茉迪在一起的时候，在最后的几周里我经受住了她情感的退行，她重新变得易于冲动。我仅仅关注她的稳定性，并运用洞察力去探索她对于离开我继续前行的恐惧感。有一天在我们一起工作的时候，一些来自音乐《旋转木马》的字句回荡在我的脑海中。独白中，英雄唱着"我的儿子，比尔"，他在期盼他的第一个孩子，他希望是一个男孩，在女儿出生之前，他会被杀死，但是在15年后他可以有几天的时间从天堂看看他们，当他回来看他的女儿，她现在已经是一个健康漂亮的姑娘了，长得就像是新婚那天他的妻子。这一幻想导致了我的反移情。

这种丧失感以及对我的第一个病人不断成长的积极方面的疏漏令我泪流不止，我清楚地意识到，我们的结束是一种相互的丧失。当我们讨论她对于丧失的感受时，她觉得又重新找到了失去父亲的体验。我没有讨论我的反移情，但是分析他们在哀悼过程中的部分工作令我可以放手让她离开。

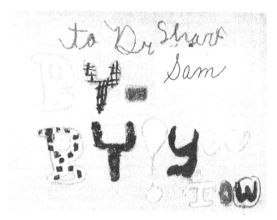

图19.3　山姆结束时呈现给治疗师的画

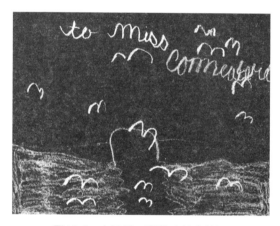

图19.4　山姆另一张治疗结束的画

在家庭会谈中，哀悼也在进行。在最后一次治疗中，6岁的山姆又一次带头开始了情感探索。当他的父母、兄弟姐妹讨论对丧失的感受和继续治疗的计划时，他画了两幅画，送了一幅给我（图19.3），另一幅则给了我的助理治疗师（图19.4）。我的那幅画是一种友好且愉快的告别，她的那幅画则显得含混且意义不明确，像是一个摇篮、一张床、一个坟墓、一个海洋、一缕晚霞、一些粗线条的鸟在周围晃荡。直到我为了写这本书而去回顾这幅画的时候，我才对它以及它的隐喻有了一些了解，这是送给女性治疗师的，与他年龄相称的、带有俄狄浦斯情结的礼物。

在我离开后不久，我曾听到过一些茱迪的消息，最近我收到一封她写来的信，信中她告诉我一些在我最后一次见到他们之后的事情。

她写道："我相信我并没有做好准备在你这里接受治疗直到结束。如果我能够与你一起完成一周接一周的挑战，我应该可以在大学生活中完成一个更有力的转变。"我想她的这种对于新事物的尝试以及在20岁时思想的上下波动导致了这样的观点。在经历了一次仓促的结婚、离婚，以及一个温和的成人早期骚动之后，她最近有了第二次婚姻，嫁给了一个像继父的男人，那个男人与她的父母相处很好。

这个家庭一直很亲密，并且做得格外好，尤其是考虑到在我们最初对家庭的评估认为家庭受到了相当程度的损害的情况下。茱迪表现了一种持续发展的品质，以及在家庭关系中的修通作用。举例来说，她的哥哥已经与她的大学同学有了稳定的婚姻，最近在接受治疗以处理对童年时乱伦的内疚感，在这一工作中，他邀请茱迪陪他去父亲处扫墓。

她也提到了其他的兄弟姐妹，说他们在各个方面都有所努力并且进展不错。鲍勃——这个家庭治疗的艺术家目前进入了一所艺术学校。她对于每个家庭成员的描述，使我们相信每个孩子都以自己的方式长大了并且在成年期有了确实的发展。她写道，她的父母在不断地培育他们与孩子的成长和离开之间的关系，他们更成熟地在一起生活，并且对于目前的状况感到满意。在我们一开始相遇的时候，很难想象有这样的结果。

茱迪希望我了解她现在过得很好。在她写给我的长信之外，她还送了一张明信片，在上面我看见了山姆那不可思议的告别画（图19.5）。家庭和治疗师从我们共同的经历中承载了令人伤感的主题。

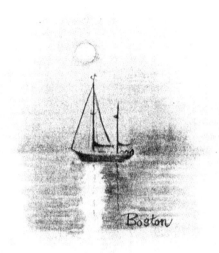

图19.5　茱迪十五年后寄来的明信片

结　语

　　本书中，我们描述了在我们实践和教学过程中的客体关系家庭治疗的理论框架和思考过程。但不管是写作还是教学，与实际操作还是不一样的。我们被体验为家庭共有的内在客体关系的外在版本，由此记述与家庭的工作。我们不想说家庭都千篇一律，不希望给予情境强加的理论或人为的技术，而希望自发和自然的行为、简单的谈话以及别做太多。将我们所做的变成语言不可避免地会产生差异：因为我们的大部分工作都依靠直觉、潜意识，有时候甚至是前语言。在需要报告的时候，回顾性地分析所发生的事情实际上是和我们的工作方式相左的。我们不能有意识地做出每一个回应，过程和回顾作为一个整体是自动且自发的，主要是由潜意识来引航。所以尽管我们已经说了我们所做的，但当我们说的时候可能并没有意识到自己在做什么。

　　为了在潜意识中建立信心，我们必须不拘泥于确定性。写这本书意味着有一种正确的做事方法，但是我们并不想完全依照这本书来工作。在已经形成观念后，我们也需要不拘泥于观念，这样才能重新发现普通人回应和互动的自然性。我们希望保持开放的态度从每个新家庭中学习，这意味着我们不知道我们在哪里，在很多时候也不知道我们在做什么。治疗通常都是在这样的过程中进行的。所以，这本书也是如此：有时候我们的概念也无法做到工整、一致或恒久。我们希望，这些模糊的领域能引入更深入的探索。忍受不确定性和不完全性是痛苦的，但同时也有助于质疑和成长。

因为我们的方法是建立在内在世界足以开放到参与进家庭客体关系系统中的水平上，所以家庭治疗经常会与我们自己的家庭体验产生不适的共鸣。允许我们未知的自己浮现，使我们在与家庭的互动中通常都能得到提升接受和理解能力的回报。因此，这项工作为家庭和治疗师提供了继续成长的机会，这也是客体关系家庭治疗的魅力。

参考书目

Abelin, E. L. (1971). The role of the father in the separation-individuation process. In *Separation-Individuation*, ed. J. B. McDevitt and C. F. Settlage, pp. 229-252. New York: International Universities Press.

—— (1975). Some further observations and comments on the earliest role of the father. *International Journal of Psycho-Analysis* 56:293-302.

Ackerman, N. W. (1958). *The Psychodynamics of Family Life: Diagnosis and Treatment of Family Relationships*. New York: Basic Books. Reissued Harper Torch Books, 1972.

—— (1966). *Treating the Troubled Family*. New York: Basic Books.

—— (1970). Child participation in family therapy. *Family Process* 9:403-410.

—— (1982). *The Strength of Family Therapy: Selected Papers of Nathan W. Ackerman*, ed. D. Bloch and R. Simon. New York: Brunner/Mazel.

Andolfi, M. (1985). Master videotape presented at the annual meeting of the American Association of Marriage and Family Therapy, New York, October.

Andolfi, M., Angelo, C., Menghi, P., and Nicolo-Corigliano, A. M. (1983). *Behind the Family Mask: Therapeutic Change in Rigid Family Systems*. Trans. C. Chodorkoff. New York: Brunner/Mazel.

Aponte, H. J., and VanDeusen, J. M. (1981). Structural family therapy. In *Handbook of Family Therapy*, ed. A. Gurman and D. Kniskern. New York: Brunner/Mazel.

Arnold, L. E. ed. (1978). *Helping Parents Help Their Children*. New York: Brunner/Mazel.

Balint, M. (1952). *Primary Love and Psycho-analytic Technique*. London: Tavistock. New and enlarged edition, 1965.

—— (1968). *The Basic Fault: Therapeutic Aspects of Regression*. London: Tavistock.

Balint, M., Ornstein, P., and Balint, E. (1972). *Focal Psychotherapy: An Example of Applied Psychoanalysis*. Philadelphia: J B Lippincott.

Bannister, K., and Pincus, L. (1971). *Shared Fantasy in Marital Problems: Therapy in a Four-Person Relationship*. London: Tavistock Institute of Human Relations.

Bateson, G., Jackson, D. D., Haley, J., and Weakland, J. (1956). Toward a theory of schizophrenia. *Behavioral Science* 1:251-264.

Beels, C. C., and Ferber, A. (1969). Family therapy: a view. *Family Process* 9:280-318.

Beiser, H. (1976). Play equipment. In *The Therapeutic Use of Child's Play*, ed. C. Schaefer, pp. 423-434. New York: Jason Aronson.

Benedek, T. (1959). Parenthood as a developmental phase: a contribution to libido theory. *Journal of the American Psychoanalytic Association* 7:389-417.

—— (1960). The organization of the reproductive drive. *International Journal of Psycho-Analysis* 41:1-15.

—— (1970a). Fatherhood and providing. In *Parenthood: Its Psychology and Pathology*, ed. E. J. Anthony and T. Benedek. Boston: Little, Brown.

—— (1970b). The family as a psychologic field. In *Parenthood, Its Psychology and Psychopathology*, ed. E. J. Anthony and T. Benedek, pp. 109-136. Boston: Little, Brown.

Berkowitz, D., Shapiro, R., Zinner, J., and Shapiro, E. (1974). Concurrent family treatment in narcissistic disorders in adolescence. *International Journal of Psychoanalytic Psychotherapy* 3:379-396.

Bibring, E. (1954). Psychoanalysis and the dynamic therapies. *Journal of the American Psychoanalytic Association* 2:745-770.

Bibring, G. L., Dwyer, T. F., Huntington, D. S., and Valenstein, A. F. (1961). A study of the psychological processes in pregnancy and of the earliest mother–child relationship. *Psychoanalytic Study of the Child* 16:9-72.

Bion, W. R. (1961). *Experiences in Groups and Other Papers*. London: Tavistock.

—— (1967). *Second Thoughts*. London: Heinemann.

Bird, B. (1972). Notes on transference: universal phenomenon and hardest part of analysis. *Journal of the American Psychoanalytic Association* 20:267-301.

Blos, P. (1967). The second individuation process of adolescence. *Psychoanalytic Study of the Child* 22:162-186.

Bodin, A. M. (1981). The interactional view: family therapy approaches of the Mental Research Institute. In *Handbook of Family Therapy*, ed. A. Gurman and D. Kniskern. New York: Brunner/Mazel.

Boszormenyi-Nagy, I. (1972). Loyalty implications of the transference model in psychotherapy. *Archives of General Psychiatry* 27:374-380.

Boszormenyi-Nagy, I., and Framo, J. L. (1965). *Intensive Family Therapy*. New York: Hoeber Medical Div. Harper & Row. Reprinted New York: Brunner/Mazel, 1985.

Boszormenyi-Nagy, I., and Spark, G. M. (1973). *Invisible Loyalties: Reciprocity in Intergenerational Family Therapy.* Hagerstown, Md.: Harper & Row.

Bowen, M. (1978). *Family Theory in Clinical Practice.* New York: Jason Aronson.

Bowlby, J. (1960). Grief and mourning in infancy and early childhood. *The Psychoanalytic Study of the Child* 15:9-52.

—— (1969). *Attachment and Loss.* Vol. 1: *Attachment.* London: Hogarth Press. New York: Basic Books.

—— (1973a). *Attachment and Loss.* Vol. 2: *Separation: Anxiety and Anger.* London: Hogarth Press. New York: Basic Books.

—— (1973b). Registrars' Seminar, Tavistock Clinic, London.

—— (1980). *Attachment and Loss.* Vol. 3: *Loss: Sadness and Depression.* London: Hogarth Press. New York: Basic Books.

Box, S. (1981a). Introduction: space for thinking in families. In *Psychotherapy with Families: An Analytic Approach,* ed. S. Box et al. London: Routledge and Kegan Paul.

—— (1981b). Working with the dynamics of the session. In *Psychotherapy with Families: An Analytic Approach,* ed. S. Box et al. London: Routledge and Kegan Paul.

—— (1984). Containment and countertransference. Paper presented at the Washington School of Psychiatry, Fifth Annual Symposium on Psychoanalytic Family Therapy, Bethesda, Md., April.

Box, S., Copley, B., Magagna, J., and Moustaki, E., eds. (1981). *Psychotherapy with Families: An Analytic Approach.* London: Routledge and Kegan Paul.

Brazelton, T. B., Koslowski, B., and Main, M. (1974). The origins of reciprocity: the early mother–infant interaction. In *The Effect of the Infant on Its Caregiver,* ed. M. Lewis and L. Rosenblum. New York: Wiley-Interscience.

Brenner, P., and Greenberg, M. (1977). The impact of pregnancy in marriage. *Medical Aspects of Human Sexuality* 11(7):15-21.

Britten, R. (1981). Reenactment as an unwitting professional response to family dynamics. In *Psychotherapy with Families: An Analytic Approach,* ed. S. Box et al. London: Routledge and Kegan Paul.

Bruggen, P., Byng-Hall, J., and Pitt-Aitkens, T. (1973). The reason for admission as a focus of work for an adolescent unit. *British Journal of Psychiatry* 122:319-329.

Butler, R. N., and Lewis, M. (1976). *Sex After Sixty.* New York: Harper & Row.

Byng-Hall, J. (1973). Family myths used as a defense in conjoint family therapy. *British Journal of Medical Psychology* 46:239-250.

Call, J. (1984). Early patterns of communication. In *Frontiers of Infant Psychiatry,* Vol. 2, ed. J. Call, E. Galenson, and R. Tyson. New York: Basic Books.

Clayton, P. J., and Barnstein, P. E. (1976). Widows and widowers. *Medical Aspects of Human Sexuality* 10(9):27-48.

Cooklin, A. (1979). A psychoanalytic framework for a systemic approach to family therapy. *Journal of Family Therapy* 1:153-165.

Davanloo, H. (1978). *Basic Principles and Techniques in Short-Term Dynamic Psychotherapy*. New York: Spectrum.

Deutsch, F. (1957). A footnote to Freud's 'Fragment of an analysis of a case of hysteria.' *Psychoanalytic Quarterly* 25:159-167.

Dicks, H. V. (1967). *Marital Tensions: Clinical Studies Towards a Psychoanalytic Theory of Interaction*. London: Routledge and Kegan Paul.

Duhl, B. S., and Duhl, F. J. (1981). Integrative family therapy. In *Handbook of Family Therapy*, ed. A. Gurman and D. Kniskern. New York: Brunner/Mazel.

Edgcumbe, R., and Burgner, M. (1975). The phallic-narcissistic phase: a differentiation between preoedipal and oedipal aspects of phallic development. *Psychoanalytic Study of the Child* 30:160-180.

Eissler, K. (1953). The effect of the structure of the ego on psychoanalytic technique. *Journal of the American Psychoanalytic Association* 1:104-143.

Erikson, E. H. (1950). *Childhood and Society*. New York: Norton. Revised paperback edition, 1963.

—— (1958). *Young Man Luther*. New York: Norton.

—— (1962). Reality and actuality. *Journal of the American Psychoanalytic Association* 10:451-473.

Ezriel, H. (1950). A psychoanalytic approach to group treatment. *British Journal of Medical Psychology* 23:59-74.

—— (1952). Notes on psychoanalytic group therapy II: interpretation and research. *Psychiatry* 15:119-126.

Fairbairn, W. R. D. (1940). Schizoid factors in the personality. In *Psychoanalytic Studies of the Personality*, pp. 3-27. London: Routledge and Kegan Paul, 1952.

—— (1941). A revised psychopathology of the psychoses and psychoneuroses. In *Psychoanalytic Studies of the Personality*, pp. 28-58. London: Routledge and Kegan Paul, 1952.

—— (1943). The repression and the return of bad objects (with special reference to the war neuroses). In *Psychoanalytic Studies of the Personality*, pp. 59-81. London: Routledge and Kegan Paul, 1952.

—— (1944). Endopsychic structure considered in terms of object relationship. In *Psychoanalytic Studies of the Personality*, pp. 82-136. London: Routledge and Kegan Paul, 1952.

—— (1952). *Psychoanalytic Studies of the Personality*. London: Routledge and Kegan Paul. Also published as *An Object Relations Theory of the Personality*. New York: Basic Books, 1954.

—— (1954). Observations on the nature of hysterical states. *British Journal of Medical Psychology* 27(3):105-125.

—— (1963). Synopsis of an object-relations theory of the personality. *International Journal of Psycho-Analysis* 44:224-225.

Flügel, J. C. (1921). *The Psychoanalytic Study of the Family*. In the International Psycho-analytical Library, No. 3, ed. E. Jones. London: International Psycho-Analytical Press.

Foulkes, S. H. (1948). *Introduction to Group-Analytic Psychotherapy: Studies in the Social Integration of Individuals and Groups*. London: Heinemann. Reprinted London: Maresfield Reprints, 1983.

—— (1964). *Therapeutic Group Analysis*. London: Allen & Unwin.

Foulkes, S. H., and Anthony, E. J. (1965). *Group Psychotherapy: The Psychoanalytic Approach*, 2nd ed. Harmondsworth: Penguin.

Fraiberg, S., Adelson, E., and Shapiro, V. (1975). Ghosts in the nursery: a psychoanalytic approach to the problem of impaired mother–infant relationships. *Journal of the American Academy of Child Psychiatry* 14:387-421. Also published in *Clinical Studies in Infant Mental Health*, ed. S. Fraiberg. New York: Basic Books, 1980.

Fraiberg, S., ed., and Fraiberg, L., collaborator (1980). *Clinical Studies in Infant Mental Health*. New York: Basic Books.

Framo, J. L. (1970). Symptoms from a family transactional viewpoint. In *Family Therapy in Transition*, ed. N. Ackerman, pp. 125-171. Boston: Little, Brown.

—— (1976). Family of origin as a therapeutic resource for adults in marital and family therapy: you can and should go home again. *Family Process* 15:193-210.

—— (1981). The integration of marital therapy with sessions with family of origin. In *Handbook of Family Therapy*, ed. A. Gurman and D. Kniskern. New York: Brunner/Mazel.

—— (1982). *Explorations in Marital and Family Therapy: Selected Papers of James L. Framo, Ph.D.* New York: Springer.

Freud, A. (1958). Adolescence. *Psychoanalytic Study of the Child* 13:255-278.

Freud, S. (1895). The psychotherapy of hysteria. *Standard Edition* 2:255-305.

—— (1905a). Three essays on the theory of sexuality. *Standard Edition* 7:135-243.

—— (1905b). Fragment of an analysis of a case of hysteria. *Standard Edition* 7:7-122.

—— (1909). Analysis of phobia in a five-year-old boy. *Standard Edition* 10:1-149.

—— (1910). Future prospects of psycho-analytic therapy. *Standard Edition* 11:141-151.

—— (1912a). Recommendations to physicians practicing psychoanalysis. *Standard Edition* 12:111-120.

—— (1912b). The dynamics of transference. *Standard Edition* 12:99-108.

—— (1914). Remembering, repeating, and working through. *Standard Edition* 12:147-156.

—— (1915). Observations on transference love. *Standard Edition* 12:159-171.

—— (1917a). Mourning and melancholia. *Standard Edition* 14:243-258.

—— (1917b). Transference. *Standard Edition* 16:431-447.

—— (1917c). Analytic therapy. *Standard Edition* 16:448-463.

—— (1921). Group psychology and the analysis of the ego. *Standard Edition* 18:69-134.

—— (1923). The ego and the id. *Standard Edition* 19:3-63.

—— (1926). Inhibitions, symptoms and anxiety. *Standard Edition* 20:87-174.

—— (1937). Analysis terminable and interminable. *Standard Edition* 23:216-253.

Friedman, L. (1962). *Virgin Wives: A Study of Unconsummated Marriages*. London: Tavistock. Springfield, Ill.: Charles C Thomas.

Frost, R. (1969). "The Oven Bird" and "Nothing Gold Can Stay." In *The Poetry of Robert Frost*, ed. E. C. Latham. New York: Holt, Rinehart & Winston.

Furman, E. (1974). *A Child's Parent Dies: Studies in Childhood Bereavement*. New Haven: Yale University Press.

Gill, M., and Muslin, H. (1976). Early interpretation of transference. *Journal of American Psychoanalytic Association* 24:779-794.

Graller, J. (1981). Adjunctive marital therapy. *The Annual of Psychoanalysis* 9:175-187. New York: International Universities Press.

Greenberg, M., and Brenner, P. (1977). The newborn's impact on parents' marital and sexual relationship. *Medical Aspects of Human Sexuality* 11(8):16-28.

Greenson, R. (1965). The problem of working through. In *Drives, Affects and Behavior*. Vol. 2, ed. M. Schur, pp. 217-314. New York: International Universities Press.

—— (1967). *The Technique and Practice of Psychoanalysis*. Vol. 1. New York: International Universities Press.

Greenspan, S. (1981). *Psychopathology and Adaptation in Infancy and Early Childhood*. New York: International Universities Press.

—— (1982). The second other: the role of the father in early personality formation and the dyadic phallic phase of development. In *Father and Child: Developmental and Clinical Perspectives*, ed. S. H. Cath, A. R. Gurwitt, and J. M. Ross. Boston: Little, Brown.

Gross, A. (1951). The secret. *Bulletin of the Menninger Clinic* 15:37-44.

Grotjahn, M. (1960). *Psychoanalysis and Family Neurosis*. New York: Norton.

Grunebaum, H., and Chasin, R. (1982). Thinking like a family therapist: a model for integrating the theories and methods of family therapy. *Journal of Marital and Family Therapy* 8(4):403-416.

Guntrip, H. (1961). *Personality Structure and Human Interaction: The Developing Synthesis of Psychodynamic Theory*. London: Hogarth Press and the Institute of Psycho-Analysis.

—— (1969). *Schizoid Phenomena, Object Relations and the Self*. New York: International Universities Press.

Gurman, A. S., and Kniskern, D. P., eds. (1981). *Handbook of Family Therapy*. New York: Brunner/Mazel.

Guttman, H. (1975). The child's participation in conjoint family therapy. *Journal of the American Academy of Child Psychiatry* 14(3):490–499.

Haley, J. (1971). *Changing Families*. New York: Grune & Stratton.

—— (1980). *Leaving Home: The Therapy of Disturbed Young People*. New York: McGraw-Hill.

Hartmann, H. (1939). *Ego Psychology and the Problem of Adaptation*. New York: International Universities Press, 1958.

Henderson, E., and Williams, A. H. (1980). An essay in transference. Paper presented at the Washington School of Psychiatry, Fifth Annual Symposium on Psychoanalytic Family Therapy, Bethesda, Md., April 1984.

Hopper, E. (1977). Correspondence. *Group Analysis* 10(3):9–11. April.

Jackson, D. (1965). The study of the family. *Family Process* 4:1–20.

Jackson, D., and Weakland, J. (1961). Conjoint family therapy: some considerations on theory, technique, and results. *Psychiatry* 24:30–45.

Jacobsen, E. (1954). The self and the object world: vicissitudes of their infantile cathexes and their influence on ideational and affective development. *Psychoanalytic Study of the Child* 9:75–127.

Jacques, E. (1955). Social systems as a defence against persecutory and depressive anxiety. *New Directions in Psycho-Analysis*, ed. M. Klein, P. Heimann, and R. Money-Kyrle. London: Tavistock. New York: Basic Books.

—— (1965). Death and the mid-life crisis. *International Journal of Psycho-Analysis* 46(4):502–514.

Jessner, L. (1966). On becoming a mother. In *Conditio Humana*, ed. R. Griffith. Berlin: Springer.

Jessner, L., Jessner, N., and Abse, D. W. (1964). Pregnancy as a stress in marriage. In *Marriage Counselling in Medical Practice*, ed. E. M. Nash, L. Jessner, and D. W. Abse. Chapel Hill, N.C.: University of North Carolina Press.

Jessner, L., Weigert, E., and Foy, J. (1970). The development of parental attitudes during pregnancy. In *Parenthood: Its Psychology and Psychopathology*, ed. E. J. Anthony and T. Benedek, pp. 209–244, Boston: Little, Brown.

Johnson, A. M., and Szurek, S. A. (1952). The genesis of anti-social acting out in children and adults. *Psychoanalytic Quarterly* 21:313–343.

Kahn, M. (1986). The self and the system: integrating Kohut and Milan. In *The Interface of Individual and Family Therapy*, ed. S. Sugarman. Rockville, Md.: Aspen Systems.

Kaplan, H. S. (1974). *The New Sex Therapy: Active Treatment of Sexual Dysfunctions.* New York: Brunner/Mazel.

Kernberg, O. (1975). *Borderline Conditions and Pathological Narcissism.* New York: Jason Aronson.

Kerr, M. E. (1981). Family systems theory and therapy. In *Handbook of Family Therapy,* ed. A. Gurman and D. Kniskern. New York: Brunner/Mazel.

Khan, M. M. R. (1963). The concept of cumulative trauma. *The Psychoanalytic Study of the Child* 18:286–306. Reprinted in *The Privacy of the Self.* London: Hogarth Press and the Institute of Psycho-Analysis, 1974.

Klein, M. (1928). Early stages of the Oedipus conflict. In *Love, Guilt and Reparation & Other Works: 1921–1945.* London: Hogarth Press. Reissued 1975.

—— (1932). *The Psycho-Analysis of Children.* Trans. A. Strachey. Rev. A. Strachey and H. A. Thorner. London: Hogarth Press and the Institute of Psycho-Analysis, 1975.

—— (1935). A contribution to the psychogenesis of manic-depressive states. *International Journal of Psycho-Analysis* 16 and in *Love, Guilt and Reparation & Other Works: 1921–1945.* London: Hogarth Press and the Institute of Psycho-Analysis, 1975.

—— (1936). Weaning. In *On Bringing Up of Children,* ed. J. Rickman London: Kegan Paul.

—— (1946). Notes on some schizoid mechanisms. *International Journal of Psycho-Analysis* 27:99–110. And in *Envy and Gratitude & Other Works, 1946–1963.* London: Hogarth Press and the Institute of Psycho-Analysis, 1975.

—— (1948). *Contributions to Psychoanalysis, 1921–1945.* London: Hogarth Press. Also published as *Love, Guilt and Reparation & Other Works: 1921–1945.* London: Hogarth Press and the Institute of Psycho-Analysis, 1975.

—— (1957). *Envy and Gratitude.* London: Tavistock. New York: Basic Books.

—— (1961). *Narrative of a Child Psycho-Analysis.* London: Hogarth Press and the Institute of Psycho-Analysis, 1975.

Kohut, H. (1971). *The Analysis of the Self.* New York: International Universities Press.

—— (1977). *The Restoration of the Self.* New York: International Universities Press.

Kraft, I., Marcus, I., et al. (1959). Group therapy as a means of studying family diagnosis and dynamics. Presented at the annual meeting of the American Group Psychotherapy Association. Cited in Grotjahn (1960).

Kramer, C. (1968). *The Relationship Between Child and Family Pathology: A Suggested Extension of Psychoanalytic Theory and Technique.* Chicago: The Kramer Foundation.

Kubler-Ross, E. (1969). *On Death and Dying*. New York: Macmillan.

Kwiatkowska, H. Y. (1971). Family art therapy and family art evaluation. In *Conscious and Unconscious Expressive Art, Psychiatry and Art*, ed. I. Jakab. Vol. 3, pp. 138–151. Basel: Karger.

Laing, R. D., and Esterson, A. (1964). *Sanity, Madness and the Family*. Vol. 1: *Families of Schizophrenics*. London: Tavistock.

Langs, R. (1976). *The Therapeutic Interaction*. Vol. 2: *A Critical Overview and Synthesis*. New York: Jason Aronson.

Levay, A. N., Kagle, A., Weissberg, J. (1979). Issues of transference in sex therapy. *Journal of Sex and Marital Therapy* 5(1):15–21.

Levi, L. D., Stierlin, H., Savard, R. J. (1972). Father and sons: the interlocking crises of integrity and identity. *Psychiatry* 35:48–56.

Lichtenstein, H. (1961). Identity and sexuality: a study of their interrelationship in man. *Journal of the American Psychoanalytic Association* 9:179–260.

Lidz, T. (1963). *The Family and Human Adaptation*. New York: International Universities Press.

Lidz, T., Cornelison, A. R., Fleck, S., and Terry, D. (1957). Schism and skew in the families of schizophrenics. In *A Modern Introduction to the Family*, ed. N. Bell and F. Vogel. Glencoe, Ill. Free Press, 1960.

Liley, A. W. (1972). The foetus as a personality. *Australian/New Zealand Journal of Psychiatry* 6:99–105.

Lindemann, E. (1944). Symptomatology and management of acute grief. *American Journal of Psychiatry* 101:141–148.

Loewald, H. (1960). On the therapeutic action of psychoanalysis. *International Journal of Psycho-Analysis* 41:16–33.

MacGregor, R. M., Ritchie, A. M., Serrano, A. C., and Schuster, F. P. (1964). *Multiple Impact Therapy*. New York: McGraw-Hill.

Madanes, C., and Haley, J. (1977). Dimensions of family therapy. *Journal of Nervous and Mental Disease* 165:88–98.

Mahler, M., Pine, F., and Bergman, A. (1975). *The Psychological Birth of the Human Infant: Symbiosis and Individuation*. New York: Basic Books.

Main, T. F. (1966). Mutual projection in a marriage. *Comprehensive Psychiatry* 7(5):432–449.

Malan, D. H. (1975). *A Study of Brief Psychotherapy*. New York: Plenum.

Malone, C. (1974). Observations on the role of family therapy in child psychiatry training. *Journal of the American Academy of Child Psychiatry* 13:437–458.

Mann, J. (1973). *Time-Limited Psychotherapy*. Cambridge, Mass.: Harvard University Press.

Masters, W. H., and Johnson, V. E. (1970). *Human Sexual Inadequacy*. Boston: Little, Brown.

Masterson, J. F., Jr. (1967). *The Psychiatric Dilemma of Adolescence*. Boston: Little, Brown.

McGoldrick, M., Pearce, J. K., and Giordano, J., eds. (1982). *Ethnicity and Family Therapy*. New York: Guilford.

Meissner, W. M. (1978). The conceptualization of marriage and family dynamics from a psychoanalytic perspective. *Marriage and Marriage Therapy*, ed. T. J. Paolino, Jr., and B. S. McCrady, pp. 25–88. New York: Brunner/Mazel.

Menzies, I. E. P. (1960). A case study of the functioning of social systems as a defence against anxiety. *Human Relations* 13:95–121.

Miller, E. J., and Rice, A. K. (1967). *Systems of Organization: The Control of Task and Sentient Boundaries*. London: Tavistock.

Minuchin, S. (1974). *Families and Family Therapy*. Cambridge, Mass.: Harvard University Press.

Minuchin, S., Montalvo, B., Guerney, Jr., B. G., Rosman, B. L., et al. (1967). *Families of the Slums: An Exploration of Their Structure and Treatment*. New York: Basic Books.

Murray, J. M. (1955). *Keats*. New York: Noonday Press.

Nacht, S. (1965). Criteria and technique for the termination of analysis. *International Journal of Psycho-Analysis* 46:107–116.

Nadelson, C. C. (1978). Marital therapy from a psychoanalytic perspective. In *Marriage and Marriage Therapy*, ed. T. J. Paolino, Jr., and B. S. McCrady, pp. 101–164. New York: Brunner/Mazel.

Nagera, H. (1975). *Female Sexuality and the Oedipus Complex*. New York: Jason Aronson.

National Center for Health Statistics (1983). Advance report on final divorce statistics. *Monthly Vital Statistics Report* 34:9, Supplement. Washington, D.C.

—— (1984). *Annual Summary of Births, Marriages, Divorces, and Deaths, U.S.* Vol. 33, no. 13. Washington, D.C.

Paolino, Jr., T. J., and McCrady, B. S., eds. (1978). *Marriage and Marital Therapy: Psychoanalytic, Behavioral and Systems Theory Perspectives*. New York: Brunner/Mazel.

Parkes, C. M. (1971). Psycho-social transitions: a field for study. *Social Science and Medicine* 5:101–115.

—— (1972). *Bereavement: Studies of Grief in Adult Life*. London: Tavistock. New York: International Universities Press.

Paul, N. (1967). The role of mourning and empathy in conjoint marital therapy. In *Family Therapy and Disturbed Families*, ed. G. Zuk and I. Boszormenyi-Nagy. Palo Alto, Calif.: Science and Behavior Books.

Paul, N., and Grosser, G. (1965). Operational mourning and its role in conjoint family therapy. *Community Mental Health Journal* 1:339–345.

Pearce, J. K., and Friedman, L. J., eds. (1980). *Family Therapy: Combining Psychodynamic and Family Systems Approaches*. New York: Grune & Stratton.

Peller, L. E. (1954). Libidinal phases, ego development and play. *Psychoanalytic Study of the Child* 9:178–198.

Piaget, J. (1962). The stages of the intellectual development of the child. *Bulletin of the Menninger Clinic* 26:120–128.

Pincus, L., ed. (1960). *Marriage: Studies in Emotional Conflict and Growth*. London: Methuen.

────── (1976). *Death and the Family: The Importance of Mourning*. London: Faber & Faber.

Pincus, L., and Dare, C. (1978). *Secrets in the Family*. New York: Pantheon.

Pines, M. (1982). Mirroring and group analysis: an illustration with reference to the group treatment of borderline and narcissistic disorders. Paper presented at Washington School of Psychiatry Symposium on the British Group-Analytic Approach to Group and Family Treatment. Washington, D.C.

────── (1985). Mirroring and child development. *Psychoanalytic Inquiry* 5(2):211–231.

Racker, H. (1957). The meanings and uses of countertransference. *Psychoanalytic Quarterly*. Vol. 26. Reprinted in *Transference and Counter-Transference*. New York: International Universities Press, 1968.

────── (1968). *Transference and Counter-Transference*. New York: International Universities Press.

Reiss, D. (1981). *The Family's Construction of Reality*. Cambridge, Mass.: Harvard University Press.

Rice, A. K. (1965). *Learning for Leadership*. London: Tavistock.

Rioch, M. (1970a). Group relations: rationale and technique. In *Group Relations Reader I*, ed. A. Colman and W. H. Bexton. A. K. Rice Series, Sausalito, Calif.: Grex, 1975.

────── (1970b). The work of Wilfred Bion on groups. *Psychiatry* 33(1):56–66. Reprinted in *Progress in Group and Family Therapy*, ed. C. Sager and H. Kaplan, pp. 18–32. New York: Brunner/Mazel, 1972.

Robertson, J., and Bowlby, J. (1952). Responses of young children to separation from their mothers. *Courier du Centre International de l'Enfant* 2:132–142.

Robertson, J., and Robertson, J. (1971). Young children in brief separation: a fresh look. *Psychoanalytic Study of the Child* 26:264–315.

Sander, F. (1979). *Individual and Family Therapy: Toward an Integration*. New York: Jason Aronson.

────── (1985). Family or individual therapy: the determinants of modality choice. *Hillside Hospital Journal of Psychiatry* 7(1):37–41.

──────, ed. (1987). *Report of the Task Force on the Integration of Individual and Family Therapy*. Washington, D.C.: The American Family Therapy Association. Draft in Preparation.

Satir, V. (1967). *Conjoint Family Therapy: A Guide to Theory and Technique*. Rev. ed. Palo Alto, Calif.: Science & Behavior Books.

Savege, J. (1973). Psychodynamic understanding in community psychiatry. Proceedings of the Ninth International Congress of Psychotherapy, Oslo. Reprinted in *Psychotherapy and Psychosomatics* 25:272–278, 1975.

Scharff, D. E. (1969). The inpatient treatment of a borderline personality disorder. *Psychiatric Opinion* 6:37–43.

—— (1975). The transition from school to work: groups in London high schools. In *When Schools Care*, ed. I. Berkovitz. New York: Brunner/Mazel.

—— (1976). Aspects of the transition from school to work. In *Between Two Worlds: Aspects of the Transition from School to Work*, D. E. Scharff and J. M. M. Hill. London: Careers Consultants.

—— (1978). Truth and consequences in sex and marital therapy: the revelation of secrets in the therapeutic setting. *Journal of Sex and Marital Therapy* 4(1):35–49.

—— (1980). Between two worlds: emotional needs of adolescents facing the transition from school to work. In *Responding to Adolescent Needs*, ed. M. Sugar. New York and London: SP Medical and Scientific Books.

—— (1982). *The Sexual Relationship: An Object Relations View of Sex and the Family*. London: Routledge and Kegan Paul.

Scharff, D. E., and Hill, J. M. M. (1976). *Between Two Worlds: Aspects of the Transition from School to Work*. London: Careers Consultants.

Scharff, D. E., and Scharff, J. S. (1979). Teaching and learning: an experiential conference. *Journal of Personality and Social Systems* 2(1):53–78.

Schwarzbeck, C. (1978). Identification of infants at risk for child neglect: observations and inferences in the examination of the mother–infant dyad. In *Traumatic Abuse and Neglect of Children at Home*, ed. G. Williams and J. Money, pp. 240–246. Baltimore: Johns Hopkins University Press.

Searles, H. (1979). *Countertransference and Related Subjects: Selected Papers*. New York: International Universities Press.

—— (1986). *My Work with Borderline Patients*. New York: Jason Aronson.

Segal, H. (1964). *Introduction to the Work of Melanie Klein*. London: Heinemann.

—— (1973). *Introduction to the Work of Melanie Klein*. New, enlarged edition. London: Hogarth Press.

Selvini Palazzoli, M. (1974). *Self-Starvation: From the Intrapsychic to the Transpersonal Approach to Anorexia Nervosa*. Milan: Feltrinelli. Trans. A. Pomerans. London: Human Context Books, Chaucer Publishing.

—— (1985). Towards a general model of psychotic family games. Paper presented at the annual meeting of the American Association of Marriage and Family Therapy, New York, October.

Selvini Palazzoli, M., Boscolo, L., Cecchin, G., and Prata, G. (1975).

Paradox and Counterparadox. Milan: Feltrinelli. Trans. E. V. Burt. New York: Jason Aronson, 1978.

Shapiro, E., Zinner, J., Shapiro, R., and Berkowitz, D. (1975). The influence of family experience on borderline personality development. *International Review of Psycho-Analysis* 2(4):399–411.

Shapiro, R. L. (1966). Identity and ego autonomy in adolescence. In *Science and Psychoanalysis*, ed. J. H. Masserman. New York: Grune & Stratton.

—— (1979). Family dynamics and object-relations theory: an analytic, group-interpretive approach to family therapy. In *Adolescent Psychiatry: Developmental and Clinical Studies*, ed. S. C. Feinstein and P. L. Giovacchini. Chicago: University of Chicago Press.

Shapiro, R. L., and Zinner, J. (1971). Family organization and adolescent development. In *Task and Organization*, ed. E. Miller. London: Wiley, 1976.

—— (1979). The adolescent, the family, and the group: boundary considerations. In *Exploring Individual and Organizational Boundaries*, ed. G. Lawrence. London: Wiley.

Sifneos, P. (1972). *Short Term Psychotherapy and Emotional Crisis*. Cambridge, Mass.: Harvard University Press.

Skynner, A. C. R. (1976). *Systems of Family and Marital Psychotherapy*. New York: Brunner/Mazel. Also published as *One Flesh, Separate Person: Principles of Family and Marital Psychotherapy*. London: Constable.

—— (1981). An open-systems, group-analytic approach to family therapy. In *Handbook of Family Therapy*, ed. A. Gurman and D. Kniskern. New York: Brunner/Mazel.

Slipp, S. (1984). *Object Relations: A Dynamic Bridge Between Individual and Family Treatment*. New York: Jason Aronson.

Solnit, A., and Stark, M. (1961). Mourning and the birth of a defective child. *Psychoanalytic Study of the Child* 16:523–537.

Springmann, R. (1976). Fragmentation in large groups. *Group Analysis* 9(3):185–188.

Stanton, M. D. (1981). Strategic approaches to family therapy. In *Handbook of Family Therapy*, A. Gurman and D. Kniskern. New York: Brunner/Mazel.

Stern, D. N. (1977). *The First Relationship: Infant and Mother*. Cambridge, Mass.: Harvard University Press.

—— (1985). *The Interpersonal World of the Infant: A View from Psychoanalysis and Developmental Psychology*. New York: Basic Books.

Stierlin, H. (1971). Adolescents who run away. Presented at NIMH Residency Program. St. Elizabeth's Hospital, Washington, D.C.

—— (1974). *Separating Parents and Adolescents: Individuation in the Family*. New York: Jason Aronson.

—— (1977). *Psychoanalysis and Family Therapy*. New York: Jason Aronson.

—— (1985). Results of a catamnestic study of family therapy with anorexics. Presented at Psychosomatissche Klinik, Heidelberg, February.

—— (1986). Therapy of anorexia in a family therapy context. Presented at Leonard Morse Hospital, Natick, Mass., October.

Stierlin, H., and Ravenscroft, K. (1972). Varieties of adolescent separation conflicts. *British Journal of Medical Psychology* 45:299-313.

Strachey, J. (1958). Editor's introduction to papers on technique. In *The Standard Edition of the Complete Psychological Works of Sigmund Freud*, ed. J. Strachey, 12:85-88.

Sullivan, H. S. (1953). *The Collected Works of Harry Stack Sullivan*. New York: Norton.

Sutherland, J. (1963). Object relations theory and the conceptual model of psychoanalysis. *British Journal of Medical Psychology* 36:109-124.

—— (1980). The British object relations theorists: Balint, Winnicott, Fairbairn, Guntrip. *Journal of the American Psychoanalytic Association* 28(4):829-860.

—— (1985). The object relations approach. Paper presented at the Washington School of Psychiatry, Sixth Annual Symposium on Psychoanalytic Family Therapy, Bethesda, Md., April.

Szurek, S. A. (1974). Concerning the sexual disorders of parents and their children. *Journal of Nervous and Mental Disease* 120:369-378.

Tessman, L. H. (1978). *Children of Parting Parents*. New York: Jason Aronson.

Thomas, A., Chess, S., and Birch, H. G. (1968). *Temperament and Behavior Disorders in Children*. New York: New York University Press.

Ticho, E. (1972). Termination of psychoanalysis: treatment goals, life goals. *Psychoanalytic Quarterly* 41:315-333.

Tower, L. (1956). Countertransference. *Journal of the American Psychoanalytic Association* 4:224-255.

Tronick, E., Als, H., Adamson, L., Wise, S., and Brazelton, T. B. (1978). The infant's response to entrapment between contradictory messages in face-to-face interaction. *Journal of the American Academy of Child Psychiatry* 17(1):1-13.

Turquet, P. (1975). Threats to identity in the large group. In *The Large Group: Dynamics and Therapy*, ed. L. Kreeger. London: Constable.

Van Trommel, M. J. (1984). A consultation method addressing the therapist-family system. *Family Process* 23(4):469-480.

—— (1985). Institute presented at the annual meeting of the American Association of Marriage and Family Therapy, New York, October.

Viorst, J. (1986). *Necessary Losses: The Loves, Illusions, Dependencies and Impossible Expectations That All of Us Have to Give Up in Order to Grow*. New York: Simon and Schuster.

Visher, E. B., and Visher, J. S. (1979). *Stepfamilies: A Guide to Working with Stepparents and Stepchildren*. New York: Brunner/Mazel.

Wallerstein, J., and Kelly, J. (1980). *Surviving the Break-Up: How Children and Parents Cope with Divorce*. New York: Basic Books.

Wenner, N. K. (1966). Dependency patterns in pregnancy. In *Science and Psychoanalysis* Vol. 10, ed. J. Masserman, pp. 94–104. New York: Grune & Stratton.

Williams, A. H. (1981). The micro-environment. In *Psychotherapy with Families: An Analytic Approach*, ed. S. Box et al. London: Routledge and Kegan Paul.

Williamson, D. S. (1981). Personal authority via termination of the intergenerational hierarchical boundary: Part I, a 'new' stage in the family life cycle. *Journal of Marital and Family Therapy* 7:441–452.

—— (1982). Personal authority via termination of the intergenerational hierarchical boundary: Part II, the consultation process and the therapeutic method. *Journal of Marital and Family Therapy* 8:23–37.

Winer, R. (1985). The recreation of the family in the mind of the individual therapist and the recreation of the individual in the mind of the family therapist. Paper presented at the Washington School of Psychiatry, Sixth Annual Symposium on Psychoanalytic Family Therapy, Bethesda, Md., April.

Winnicott, D. W. (1947). Hate in the countertransference. In *Collected Papers: Through Paediatrics to Psycho-Analysis*. London: Tavistock, 1958, and Hogarth Press, 1975.

—— (1951). Transitional objects and transitional phenomena. In *Collected Papers: Through Paediatrics to Psycho-Analysis*. London: Tavistock, 1958, and Hogarth Press, 1975.

—— (1956). Primary maternal preoccupation. In *The Maturational Processes and the Facilitating Environment*. London: Hogarth Press, 1965.

—— (1958). *Collected Papers: Through Paediatrics to Psycho-Analysis*. London: Tavistock, 1958, and Hogarth Press, 1975.

—— (1960a). The theory of the parent–infant relationship. *International Journal of Psycho-Analysis* 41:585–595. Reprinted in *The Maturational Processes and the Facilitating Environment*. London: Hogarth Press, 1965.

—— (1960b). True and false self. In *The Maturational Processes and the Facilitating Environment*. London: Hogarth Press, 1965.

—— (1964). *The Child, the Family, and the Outside World*. London: Penguin Books. Reprinted 1965, 1967.

—— (1965a). Ego distortion in terms of true and false self. In *The Maturational Processes and the Facilitating Environment*. London: Hogarth Press, 1965.

—— (1965b). *The Maturational Processes and the Facilitating Environment*. London: Hogarth Press.

—— (1971a). The location of cultural experience. In *Playing and Reality*. London: Tavistock, pp. 95–103.

—— (1971b). *Playing and Reality*. London: Tavistock.

Wynne, L. C. (1965). Some indications and contradindications for exploratory family therapy. In *Intensive Family Therapy*, ed. I. Boszormenyi-Nagy and J. Framo. New York: Hoeber.

Wynne, L. C., Ryckoff, I. M., Day, J., and Hirsch, S. I. (1958). Pseudomutuality in the family relations of schizophrenics. *Psychiatry* 21:205-220.

Yogman, M. (1982). Observations on the father–infant relationship. In *Father and Child: Developmental and Clinical Perspectives*, ed. S. H. Cath, A. R. Gurwitt, and J. M. Ross, pp. 101-122. Boston: Little, Brown.

Zawada, S. (1981). An outline of the history and current status of family therapy. In *Psychotherapy with Families: An Analytic Approach*, ed. S. Box et al. London: Routledge and Kegan Paul.

Zetzel, E. (1958). Therapeutic alliance in the analysis of hysteria. In *The Capacity for Emotional Growth*. New York: International Universities Press, 1970.

—— (1965). On the incapacity to bear depression. In *The Capacity for Emotional Growth*. New York: International Universities Press, 1970.

—— (1970). *The Capacity for Emotional Growth*. New York: International Universities Press.

Zilbach, J. (1974). The family in family therapy. *Journal of the American Academy of Child Psychiatry* 13:459-467.

—— (1986). *Young Children in Family Therapy*. New York: Brunner/Mazel.

Zilbach, J., Bergel, E., and Cass, C. (1972). The role of the young child in family therapy. In *Progress in Group and Family Therapy*, ed. C. Sager and H. S. Kaplan. New York: Brunner/Mazel.

Zinner, J. (1976). The implications of projective identification for marital interaction. In *Contemporary Marriage: Structure, Dynamics, and Therapy*, ed. H. Grunebaum and J. Christ, pp. 293-308. Boston: Little, Brown.

—— (1985). The use of concurrent therapies: therapeutic strategy or reenactment. Paper presented at the Washington School of Psychiatry, Sixth Annual Symposium on Psychoanalytic Family Therapy, Bethesda, Md., April.

Zinner, J., and Shapiro, E. (1975). Splitting in families of borderline adolescents. In *Borderline States in Psychiatry*, ed. J. Mack. New York: Grune & Stratton.

Zinner, J., and Shapiro, R. (1972). Projective identification as a mode of perception and behavior in families of adolescents. *International Journal of Psycho-Analysis* 53:523-530.

—— (1974). The family group as a single psychic entity: implications for acting out in adolescence. *International Review of Psycho-Analysis* 1(1):179-186.